EKG-Atlas

EKG-Auswertung für die Praxis

Professor Dr. med. C. S. So

174 Abbildungen

Echo Verlag · Köln
1987

Kardiologie Schwarz Pharma

Anschrift des Verfassers:
Professor Dr. med. Cook-Sup So
Chefarzt der Inneren Abteilung
Kreiskrankenhaus
Dr.-Kiefl-Straße 12
8350 Platting

CIP-Kurztitelaufnahme der Deutschen Bibliothek

So, Cook-Sup:
EKG-Atlas : EKG-Auswertung für d. Praxis / C. S. So. – Köln :
Echo-Verl., 1987
(Kardiologie Schwarz Pharma)
ISBN 3-926518-05-7

Graphic Design: Pabel-Winkel-Köln
Satz und Druck: C. Limbach GmbH, Köln
Printed in Germany · ISBN 3-926518-05-7

Vorwort

Vor 100 Jahren wurde die Elektrokardiographie durch Einthoven in die Klinik eingeführt. Sie ist eine einfache, aber wichtige kardiologische Untersuchungsmethode und kann jederzeit beliebig oft angewendet werden. Bei vielen kardialen Erkrankungen und auch anderen Krankheitsbildern aus der inneren Medizin zeigt das EKG typische Veränderungen, oder es gibt oft wichtige Hinweise.

In diesem Buch werden die Krankheitsfälle behandelt, die in der Praxis häufig vorkommen. So zeigt das EKG z.B. beim akuten oder alten Herzinfarkt charakteristische Veränderungen. Bei hämodynamisch wirksamen Herzvitien finden sich Vorhof- und/oder rechts- bzw. linksventrikuläre Hypertrophiezeichen, die zur Diagnose des Herzfehlers beitragen. Bei der Feststellung der Herzrhythmusstörungen ist das EKG unentbehrlich. Diese 3 Hauptthemen nehmen in diesem Buch einen breiten Platz ein. Sonstige wichtige Krankheitsbilder, wie z.B. Cor pulmonale, Perikarditis, Myokarditis, Hypokaliämie, Hypokalzämie, koronare Herzkrankheit, orthostatische Kreislaufregulationsstörungen, Situs inversus und Mitralklappenprolaps-Syndrom, werden erwähnt. Außerdem werden verschiedene Schenkelblockformen, einschließlich faszikulärer Blockbilder, das WPW-Syndrom und das LGL-Syndrom besprochen, die nur mit Hilfe des EKG's erkannt werden können. Die aktuelle Bedeutung des Belastungs-EKG's bei der Diagnostik der koronaren Herzkrankheit wird ausführlich dargestellt.

Zum Erlernen der Elektrokardiographie ist zunächst das theoretische Studium der Fachbücher erforderlich, und eine Teilnahme an Fortbildungskursen ist sicher empfehlenswert. Dieses Buch setzt ein gewisses elektrokardiographisches Basiswissen voraus. Um dieses Basiswissen zu erweitern, sollte man versuchen, möglichst umfangreiches Kurvenmaterial zu studieren. Dieses Buch soll gerade denjenigen Kollegen bei der Auswertung der EKG's helfen, die ihre EKG-Kenntnisse weiter ausbauen und vertiefen wollen.

Um die exakte Auswertung des Elektrokardiogramms zu ermöglichen, ist es unbedingt notwendig, das sogenannte Standard-Programm mit 12 Ableitungen, d. h. 6 Extremitätenableitungen (3 Einthoven- und 3 Goldberger-Ableitungen) und 6 Thoraxableitungen, zu registrieren. Die zusätzlichen speziellen Ableitungen, wie z.B. erweiterte rechtspräkordiale Ableitungen (V_{r3} bis V_{r6}), V_2 P und V_8, 2 ICR tiefer, 1 und 2 ICR höhere und tiefere Thoraxableitungen, Nehbsche Ableitungen (D, A, J), korrigierte orthogonale Ableitungen (X, Y, Z), sind in diesem Buch ebenfalls erwähnt; sie werden ausführlich in meinem Buch über die „Praktische Elektrokardiographie" dargestellt. Die Papiergeschwindigkeit bei der Registrierung beträgt 50 mm/sec. Ausnahmsweise wird eine Papiergeschwindigkeit von 25 mm/sec, z.B. bei der Rhythmusanalyse, angewendet.

Bei der Beschreibung des EKG's können für denselben Sachverhalt unterschiedliche Ausdrücke verwendet werden, wie P-Zacke oder P-Welle, vollständiger oder kompletter Schenkelblock, Störung des Erregungsrückgangs oder der Erregungsrückbildung. Auch für die Auswertung des Elektrokardiogramms gibt es eigentlich kein einheitliches Schema. Im allgemeinen wird bei der Auswertung folgendes empfohlen: Zunächst werden im ersten Abschnitt Rhythmus, Frequenz und Lagetyp erwähnt. Im zweiten Abschnitt wird das übrige EKG-Bild beschrieben, wobei man zweckmäßigerweise systematisch von links nach rechts vorgeht. Man beschreibt also zunächst die P-Zacke, dann die PQ-Zeit, den QRS-Komplex und schließlich die sogenannte Nachschwankung mit ST-Strecke, T-Zacke und eventuell U-Welle. Dabei sollen normale

Befunde kurz und pathologische Veränderungen ausführlich, wenn notwendig mit Zahlenangabe, behandelt werden.

Bei der Auswertung können die Extremitäten- und Thoraxableitungen gemeinsam oder getrennt befundet werden. Im letzten Abschnitt sollte dann eine Beurteilung abgegeben werden. Für eine fundierte Beurteilung ist es aber notwendig, möglichst viele Daten, wie den Beschwerdekomplex, die klinische Diagnose, das Gewicht, die Körpergröße und, wenn möglich, die Labordaten, zu kennen. Denn es muß immer bedacht werden, daß auch das EKG nur ein Baustein für eine solide Diagnose ist, und es muß vor einer Überinterpretation gewarnt werden. So können z.B. eine ST-Senkung oder negative T-Zacken verschiedene Ursachen haben und begründen für sich allein sicher nicht die Diagnose „Koronare Herzkrankheit".

Zum Schluß möchte ich meinem langjährigen Mitarbeiter Herrn Dr. Klaus Buchholz danken, der bei der Auswahl der Abbildungen behilflich war und außerdem die komplizierten und zeitraubenden Korrekturarbeiten durchführte.

November 1987 *C. S. So*

Inhaltsverzeichnis

Meiner lieben Frau
und meinen Kindern Theo und Hans gewidmet

A Normales Elektrokardiogramm

Schematisches Bild des normalen Elektrokardiogramms

Abb. 1

	Elektroatriogramm (EAG)		Elektroventrikulogramm (EVG)				
Bezeichnung	P-Zacke	PQ-Strecke	QRS-Komplex	ST-Strecke	T-Zacke	U-Welle	
Abmessungen	≤ 0,11 sec ≤ 0,20 mV	0 mV	≤ 0,11 sec	0 mV	> 1/7 von R		0 mV

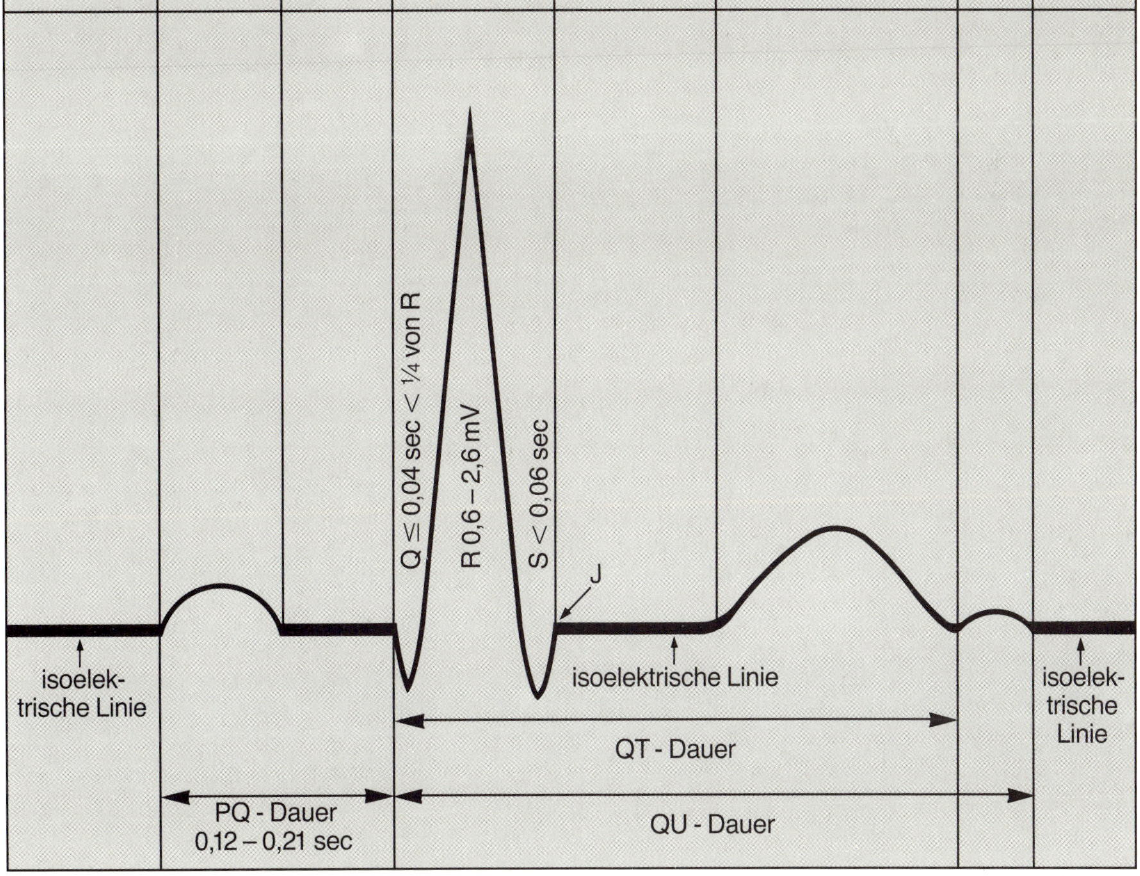

Normale EKG-Werte

	Höhe (mV)	Breite (sec)	wichtige Abweichungen
P-Zacke	bis + 0,20	bis 0,11	P-sinistro-atriale P-dextro-atriale P-biatriale
PQ-Intervall	bis −0,1	0,12 bis 0,21	AV-Block, WPW-Syndrom, LGL-Syndrom
Q-Zacke	bis 1/4 von R	bis 0,04	Herzinfarkt, Volumenbelastung des linken Ventrikels, Septumhypertrophie
R-Zacke	bis 2,6	bis 0,052 nach QRS-Beginn	Kammerhypertrophie, Herzinfarkt
S-Zacke	kleiner als R in I und II	bis 0,06	rechte Kammerhypertrophie, linke Kammerhypertrophie
QRS-Komplex	größer als 0,6	bis 0,11	Schenkelblock, Kammerhypertrophie
T-Zacke	größer als 1/7 von R	–	Herzinfarkt, koronare Herzkrankheit, Elektrolytstörungen
ST-Strecke	bis ± 0,1 (bis + 0,2 in V_1, V_2)	–	Herzinfarkt, koronare Herzkrankheit, Perikarditis
QT-Dauer	bis ± 0,1	frequenzabhängig	Elektrolytstörungen, Jervell- und Lange-Nielsen-Syndrom
U-Welle	flach-positiv	–	koronare Herzkrankheit, Elektrolytstörungen

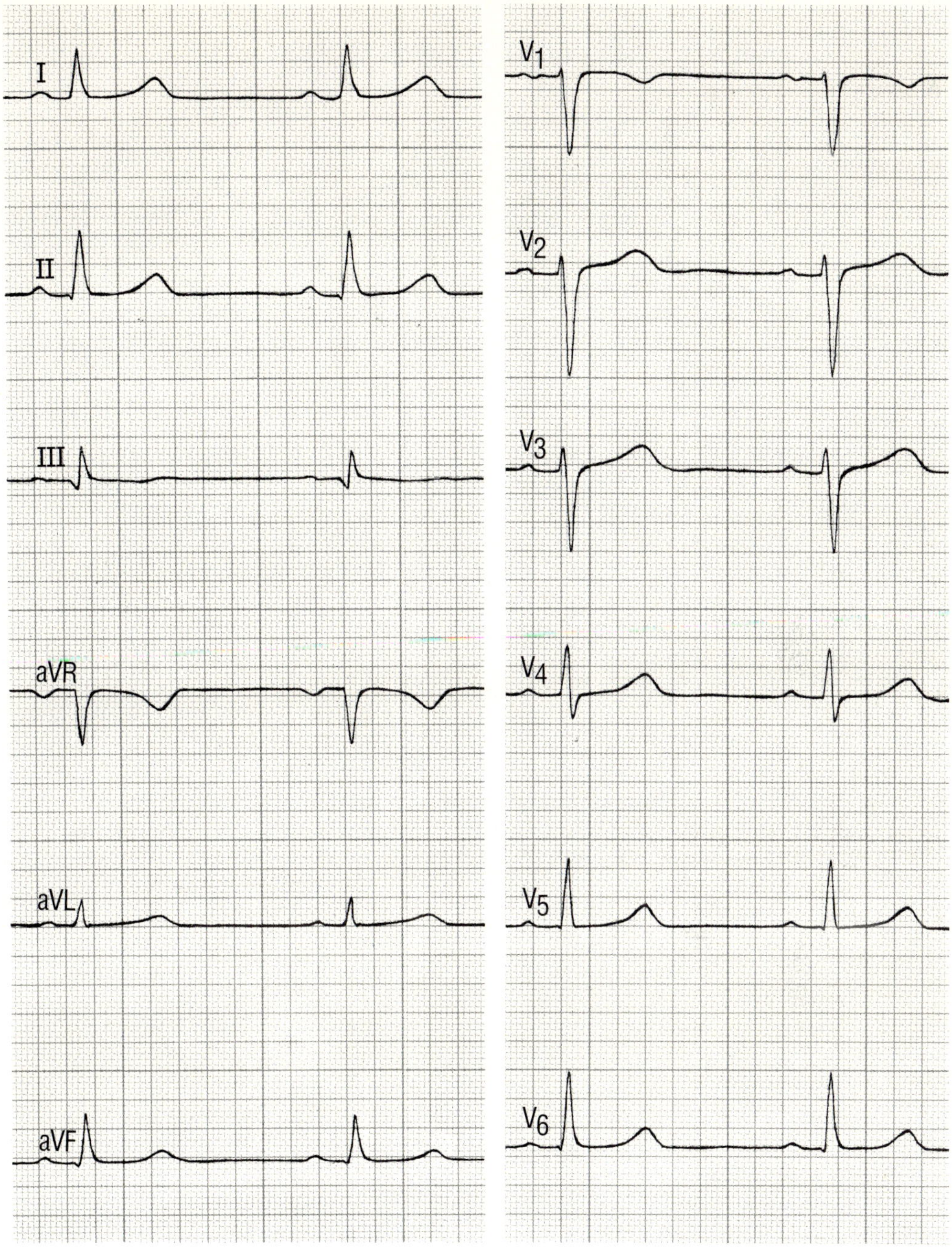

Abb. 2

Klinische Diagnose:
Kein pathologischer Befund, 35jährige Frau.

EKG-Befund:
Sinusrhythmus. Ventrikelfrequenz 62/min. Mitteltyp. Die P-Zacken sind normal konfiguriert und nicht verbreitert. Die PQ-Zeit ist normal. Der QRS-Komplex ist nicht verbreitert. Keine pathologische ST-Strecken-Senkung. Die T-Zacken sind in I, II, aVL, aVF sowie V_2 bis V_6 normal positiv.

Beurteilung:
Sinusrhythmus. Ventrikelfrequenz 62/min. Mitteltyp. Der EKG-Kurvenverlauf ist normal.

B Vorhofhypertrophie

a) P-sinistro-atriale

Wichtige Hinweise bei der Beurteilung der Vorhofhypertrophie

P-sinistro-atriale

1. **EKG-Merkmale:**
   - P in I und II breit und doppelgipflig (breiter als 0,11 sec)
   - P in V_1 breit-negativ und tief (tiefer als – 0,15 mV, negativer Anteil breiter als 0,08 sec)
2. **Ursache:**
   - Überlastung des linken Vorhofs
3. **Vorkommen:**
   - Mitralvitien, schwere Linkshypertrophie (arterielle Hypertonie, Aortenvitien, Aortenisthmusstenose, offener Ductus Botalli), dilatative Kardiomyopathie, akutes Linksherzversagen (z. B. Herzinfarkt)

Vorhofhypertrophiezeichen im EKG

Abb. 3

Klassifikation	**Normales P**	**P-sinistro-atriale**	**P-dextro- atriale**	**P-biatriale**
Bedeutung	normalgroßer Vorhof	Überlastung des linken Vorhofs	Überlastung des rechten Vorhofs	Überlastung beider Vorhöfe
anatomisches Bild	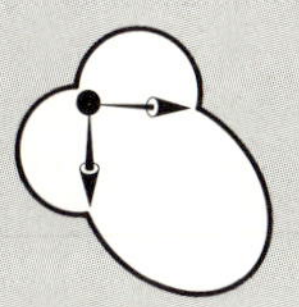	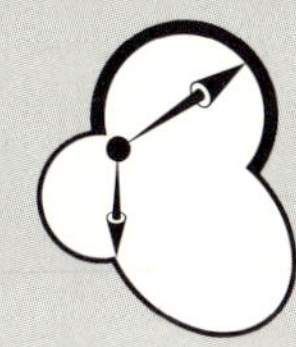	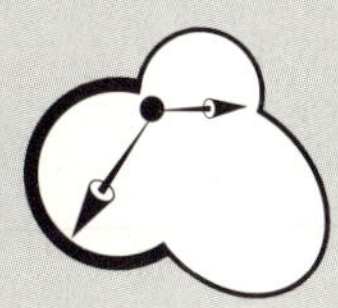	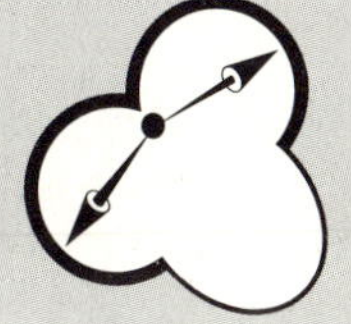
EKG Veränderungen I II III V_1	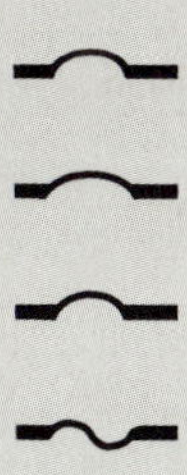	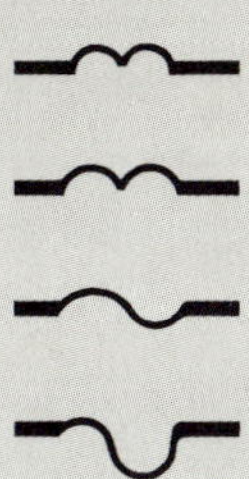	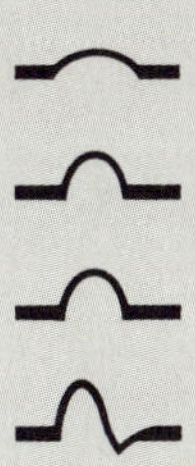	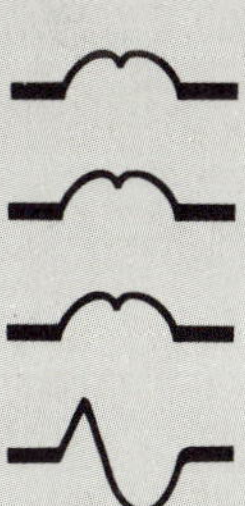
EKG-Merkmale	P < 0,12 sec u. < 0,2 mV in I, II, III P in V_1 < 0,15 mV	P in I u. II doppelgipflig u. verbreitert P in V_1 breit negativ und tief	P in II u. III spitz positiv P in V_1, V_2 hoch	P in I, II u. III breit u. hoch (> 0,12 sec u. > 0,2 mV) P in V_1, V_2 hoch u. breit negativ
häufiges Vorkommen	Normalfall	Mitralvitien, Hypertonie	Herzfehler mit Rechtshypertrophie, Cor pulmonale	Mitralstenose mit pulmonaler Hypertonie (schwere Rechts- u. Linkshypertrophie)

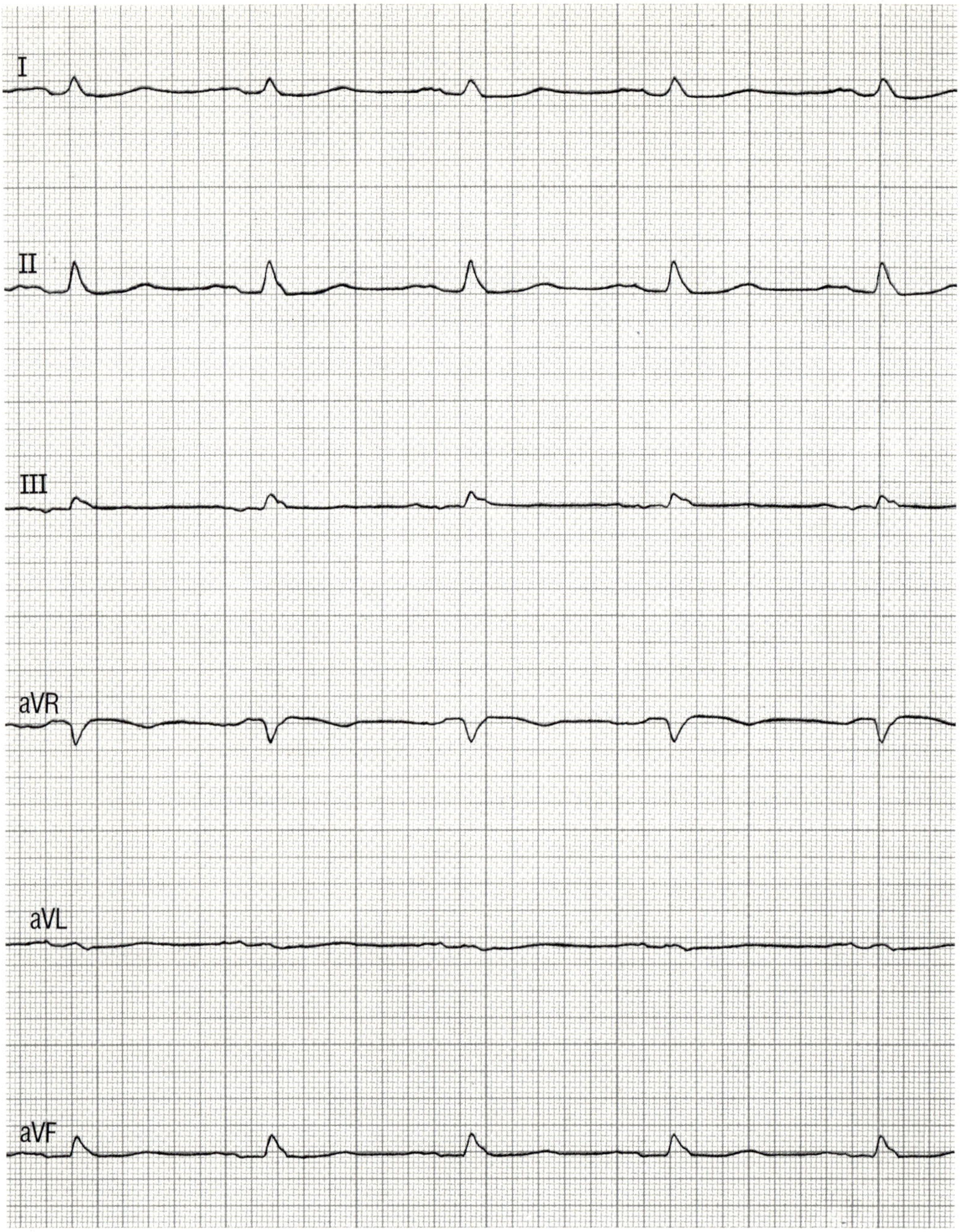

Abb. 4

Klinische Diagnose:
Mittelschwere Mitralstenose.

EKG-Befund:
Sinusrhythmus. Ventrikelfrequenz 86/min. Mitteltyp. P-Wellen in I und II deutlich verbreitert und doppelgipflig (P in I 0,14 sec). P-Wellen in V_1 ebenfalls mit 0,14 sec deutlich verbreitert, der negative Anteil beträgt dabei 0,13 sec (normal bis 0,08 sec). R-Zacke nicht überhöht. Geringe ST-Senkung und abgeflachte T-Wellen in I, III, aVL, aVF sowie V_3 bis V_6. Geringe ST-Senkung in II. T-Wellen in V_1 terminal geringgradig negativ.

Beurteilung:
Sinusrhythmus. Ventrikelfrequenz 86/min. Mitteltyp. Deutliches P-sinistro-atriale. Erregungsrückbildungsstörungen.

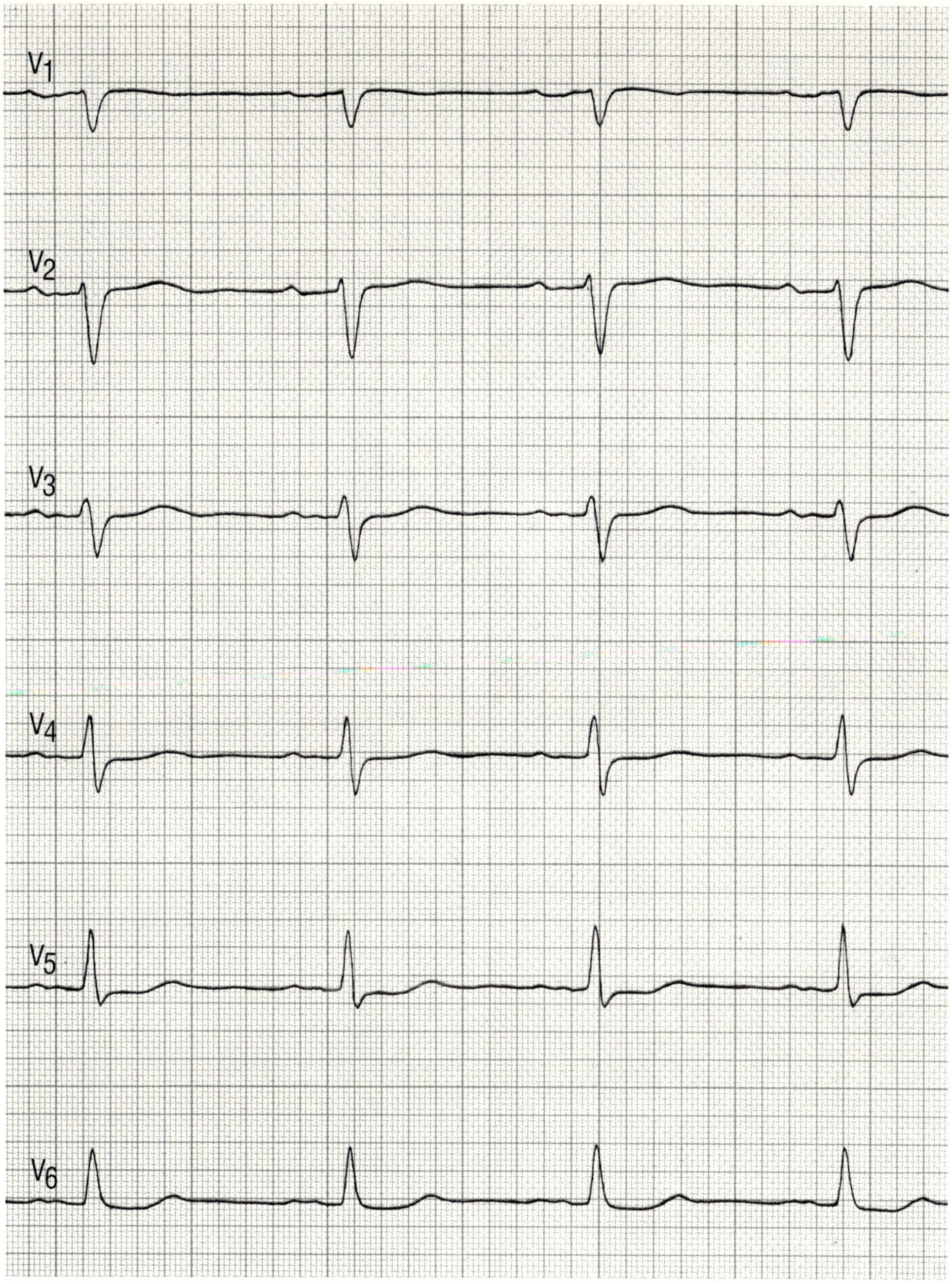
V1
V2
V3
V4
V5
V6

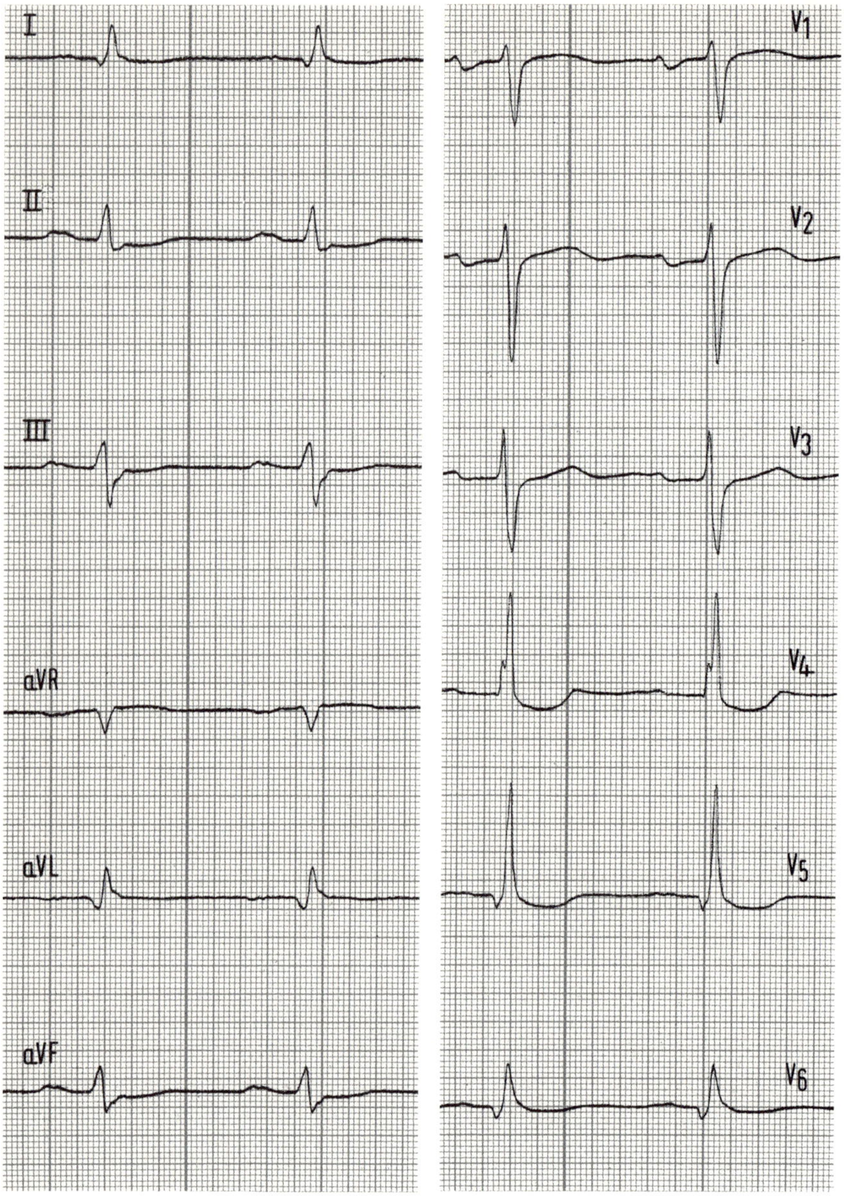

Abb. 5

Klinische Diagnose:
Globale Herzinsuffizienz. Koronare Herzkrankheit.

EKG-Befund:
Sinusrhythmus. Ventrikelfrequenz 80/min. Linkstyp (Semihorizontaltyp). P-Wellen in I und II leicht verbreitert, abgeflacht und doppelgipflig (P II 0,12 sec). P-Wellen in V_1 vorwiegend negativ, negativer Anteil mit 0,09 sec gering verbreitert (normal bis 0,08 sec). Q in I, aVL sowie V_5 und V_6 relativ groß. R-Zacken nicht überhöht. Geringe ST-Senkung und gering negatives T in I und aVL, leichte ST-Senkung und abgeflachte T-Wellen in II und III. Deutliche muldenförmige ST-Senkung und negatives T in V_4 bis V_6.

Beurteilung:
Sinusrhythmus. Ventrikelfrequenz 80/min. Linkstyp. Leichtes P-sinistro-atriale. Mittelgradige Störung des Erregungsrückgangs. Digitalisierung und koronare Herzkrankheit möglich. Relativ großes Q in den linkspräkordialen Ableitungen, jedoch kein sicherer Anhalt für einen alten Infarkt.

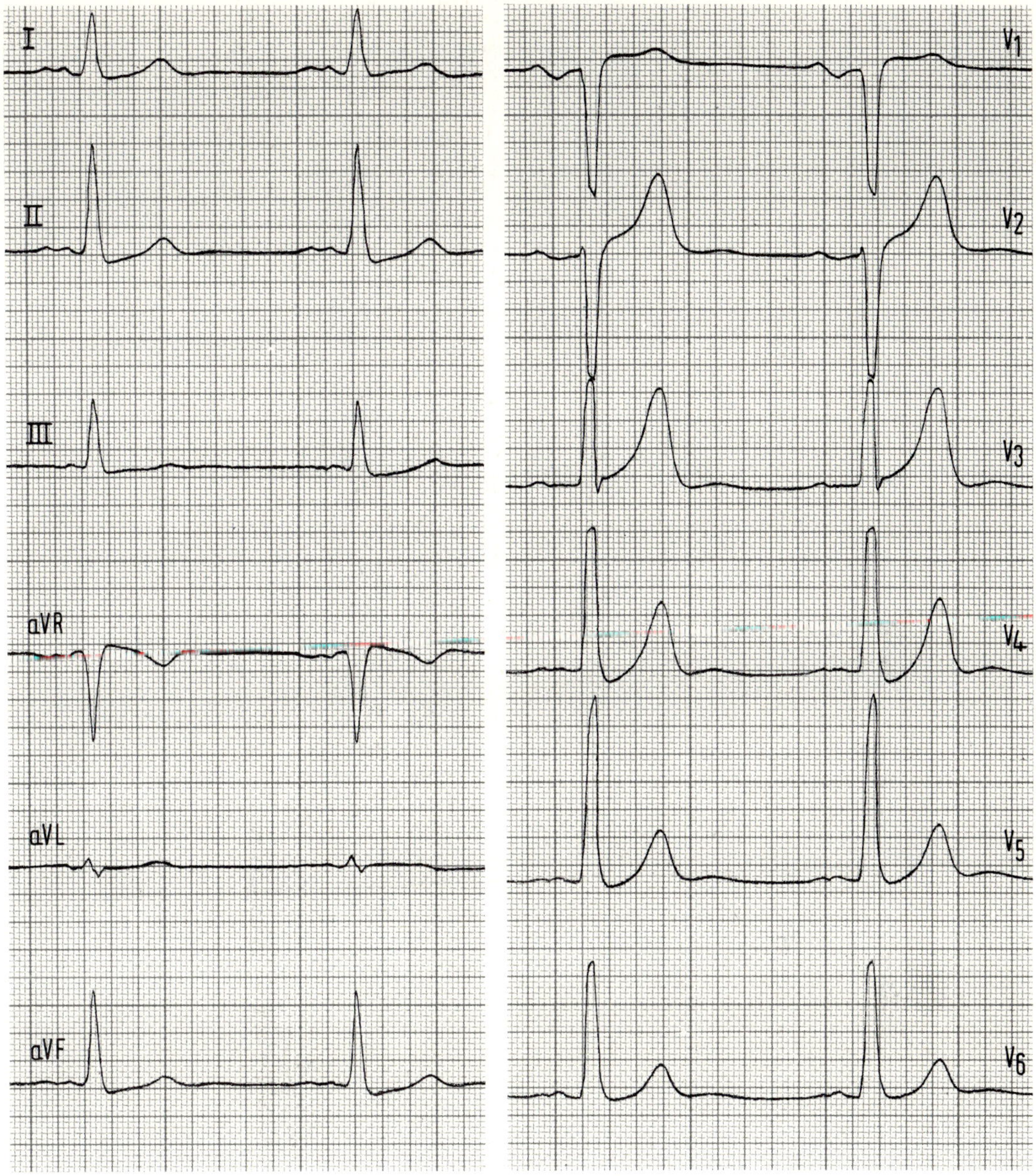

Abb. 6

Klinische Diagnose:
Schwere Mitralinsuffizienz.

EKG-Befund:
Sinusrhythmus. Ventrikelfrequenz 61/min. Mitteltyp. P-Wellen in I, II sowie V_4 bis V_6 deutlich verbreitert (P II 0,15 sec, normal bis 0,11 sec). P-Wellen in V_1 vorwiegend negativ, negativer Anteil 0,09 sec. S-Zacken in V_1 und V_2 tief (S in V_1 2,2 mV). R-Zacken in V_5 und V_6 deutlich überhöht (R in V_5 3,3 mV). Sokolow-Lyon-Index mit 5,5 mV deutlich positiv (normal bis 3,5 mV). Aszendierende ST-Senkung in II, aszendierende ST-Senkung und abgeflachtes T in III. T-Wellen in den Thoraxableitungen hoch-positiv.

Beurteilung:
Sinusrhythmus. Ventrikelfrequenz 61/min. Mitteltyp. Deutliches P-sinistro-atriale. Deutliche Linkshypertrophie.

B

Vorhofhypertrophie

b) P-dextro-atriale

Wichtige Hinweise bei der Beurteilung der Vorhofhypertrophie

P-dextro-atriale

1. **EKG-Merkmale:**
   - P in II und III hoch und spitz-positiv (höher als 0,20 mV bei Erwachsenen, 0,25 mV bei Kindern)
   - P in V_1 und/oder in V_2 höher als 0,15 mV
2. **Bedeutung:**
   - Überlastung des rechten Vorhofs
3. **Vorkommen:**
   - schwere Rechtshypertrophie, chronisches Cor pulmonale, akutes Cor pulmonale, primäre pulmonale Hypertonie, Herzvitien, z. B. Pulmonalstenose, Fallotsche Tetralogie, Fallotsche Trilogie, Eisenmenger-Syndrom

Abb. 7

Klinische Diagnose:

Schweres chronisches Cor pulmonale bei Emphysembronchitis.

EKG-Befund:

Sinusrhythmus. Ventrikelfrequenz 90/min. Rechtstyp. P-Wellen in II und III, aVF sowie in V_1 bis V_4 deutlich überhöht (P in II 0,4 mV, P in V_1 und P in V_2 0,5 mV). PQ-Zeit normal. Der QRS-Komplex ist in V_1 deutlich aufgesplittert und zeigt eine RSR'-Form. ST-Senkung und negatives T in II, III, aVF sowie V_4 bis V_6. T-Zacke in V_1 bis V_3 negativ.

Beurteilung:

Sinusrhythmus. Ventrikelfrequenz 90/min. Rechtstyp. Deutliches P-dextro-atriale. Unvollständiger Rechtsschenkelblock als Zeichen einer Rechtsbelastung. Zusätzlich erhebliche Erregungsrückbildungsstörung.

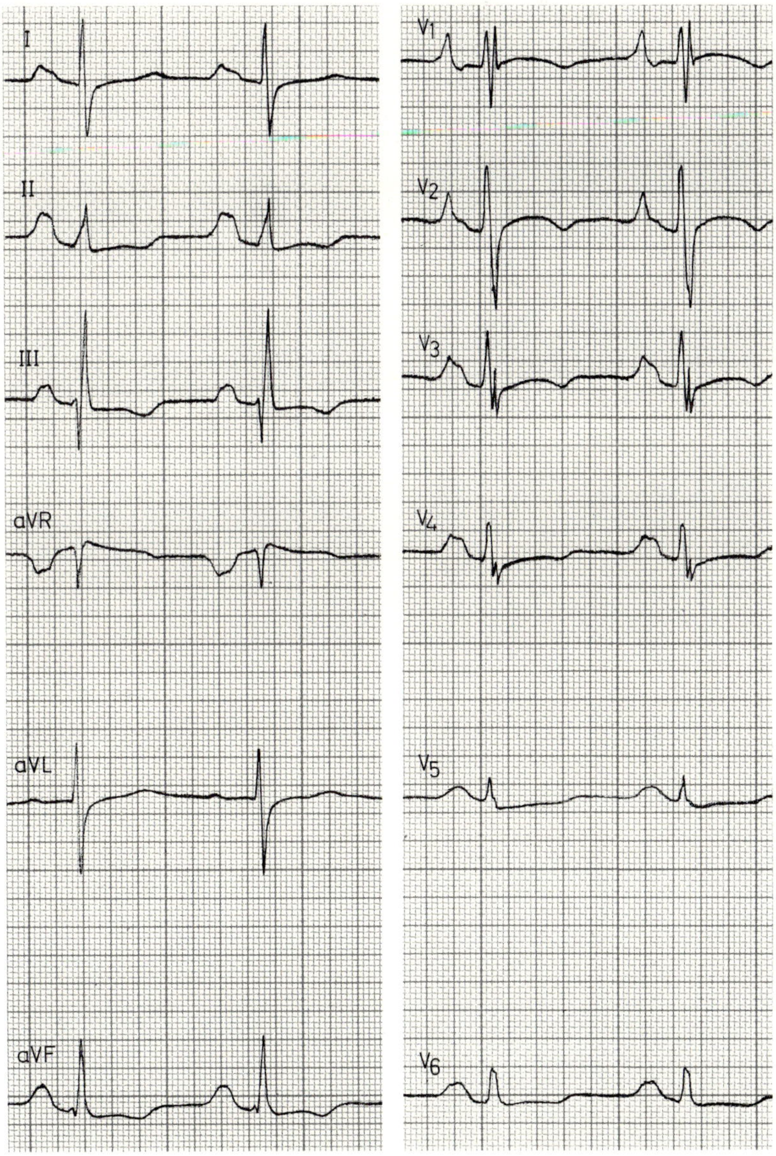

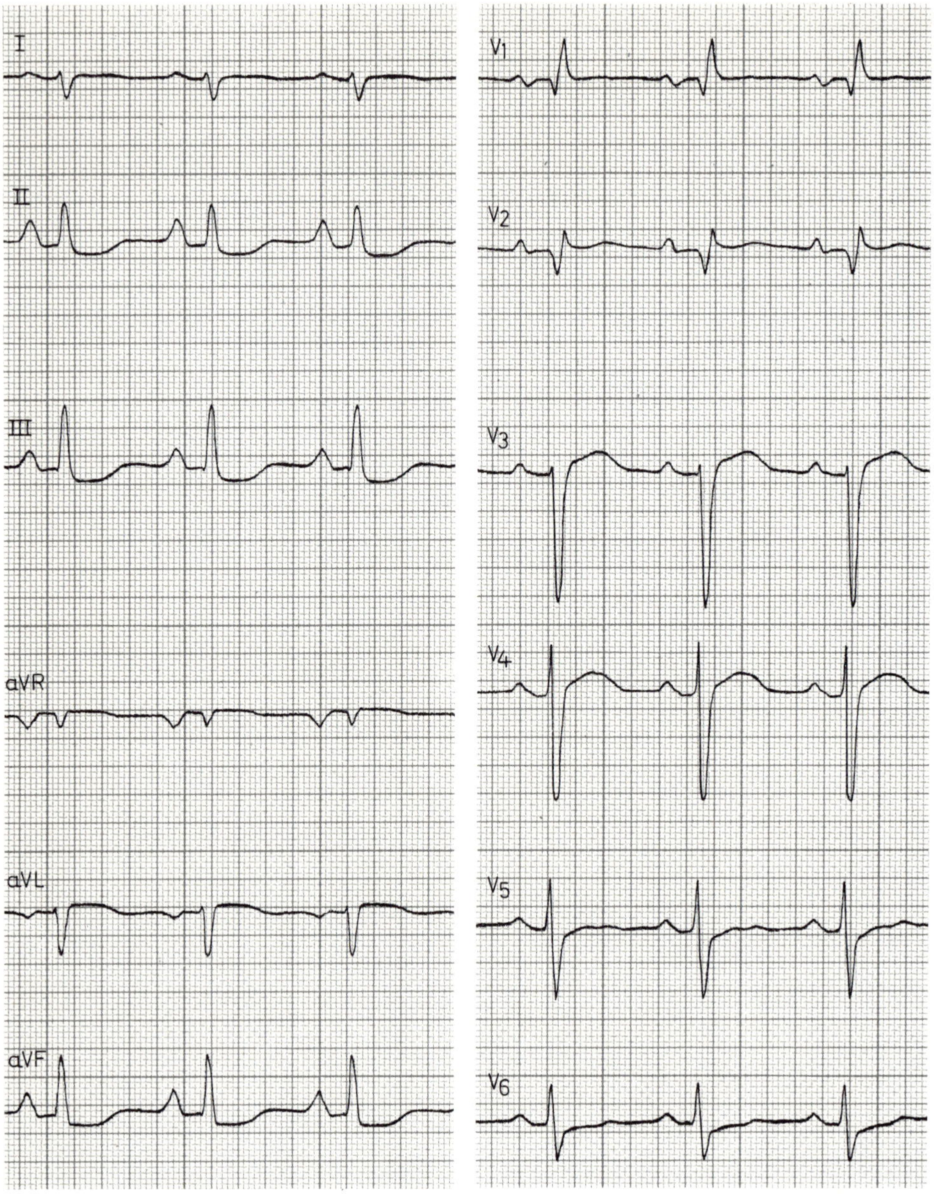

Abb. 8

Klinische Diagnose:

Schweres chronisches Cor pulmonale bei Lungenemphysem.

EKG-Befund:

Sinusrhythmus. Ventrikelfrequenz 112/min. Rechtstyp. P-Wellen in II, III und aVF deutlich überhöht (P II 0,35 mV). QRS-Komplex normal breit. Tiefe Q-Zacke, verspätete und hohe R-Zacke in V_1 und V_2. Deutliche horizontale ST-Senkung und negatives T in II, III und aVF. Leichte ST-Senkung und biphasisches T in V_6. T-Zacken in I und V_5 abgeflacht.

Beurteilung:

Sinustachykardie mit einer Ventrikelfrequenz von 112/min. Rechtstyp. Deutliches P-dextro-atriale. Deutliche Rechtshypertrophie mit Erregungsrückbildungsstörung.

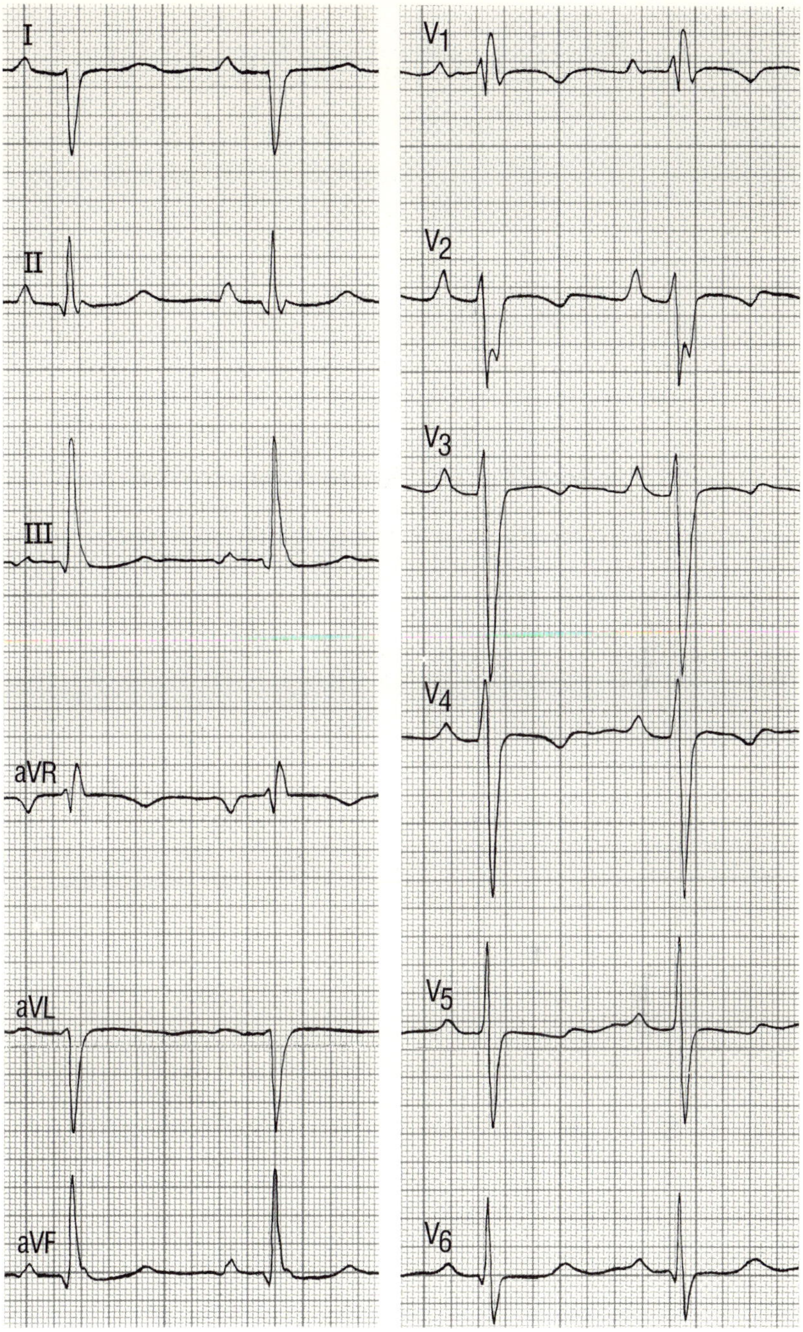

Abb. 9

Klinische Diagnose:
Fallotsche Tetralogie.

EKG-Befund:
Sinusrhythmus. Ventrikelfrequenz 82/min. Rechtstyp. P-Zacke in I, II und aVF leicht erhöht (P II 0,3 mV). P-Wellen in V_1 geringgradig, jedoch in V_2 bis V_3 deutlich überhöht (P in V_2 0,5 mV, normal bis 0,15 mV). rsR'-Form in V_1. QRS-Komplex mit 0,10 sec nicht verbreitert. Tiefes S in V_4 bis V_6. Leichte ST-Senkung und abgeflachte T-Zacken in III und aVF. T-Zacke in V_1 bis V_3 spitz-negativ. Leichte ST-Senkung und biphasisches T in V_5.

Beurteilung:
Sinusrhythmus. Ventrikelfrequenz 82/min. Rechtstyp. Deutliches P-dextro-atriale. Unvollständiger Rechtsschenkelblock als Zeichen einer Rechtsbelastung. Leichte Erregungsrückbildungsstörung.

B Vorhofhypertrophie

c) P-biatriale

Wichtige Hinweise bei der Beurteilung der Vorhofhypertrophie

P-biatriale

1. **EKG-Merkmale:**
   - P in I, II und III breiter und höher als normal (breiter als 0,11 sec und höher als 0,20 mV)
   - P in V_1 zuerst deutlich erhöht und dann tief und breit-negativ (höher als 0,15 mV, tiefer als 0,15 mV)
2. **Bedeutung:**
   - Überlastung beider Vorhöfe
3. **Vorkommen:**
   - Mitralstenose mit pulmonaler Hypertonie
   - schwere Rechts- und Linkshypertrophie

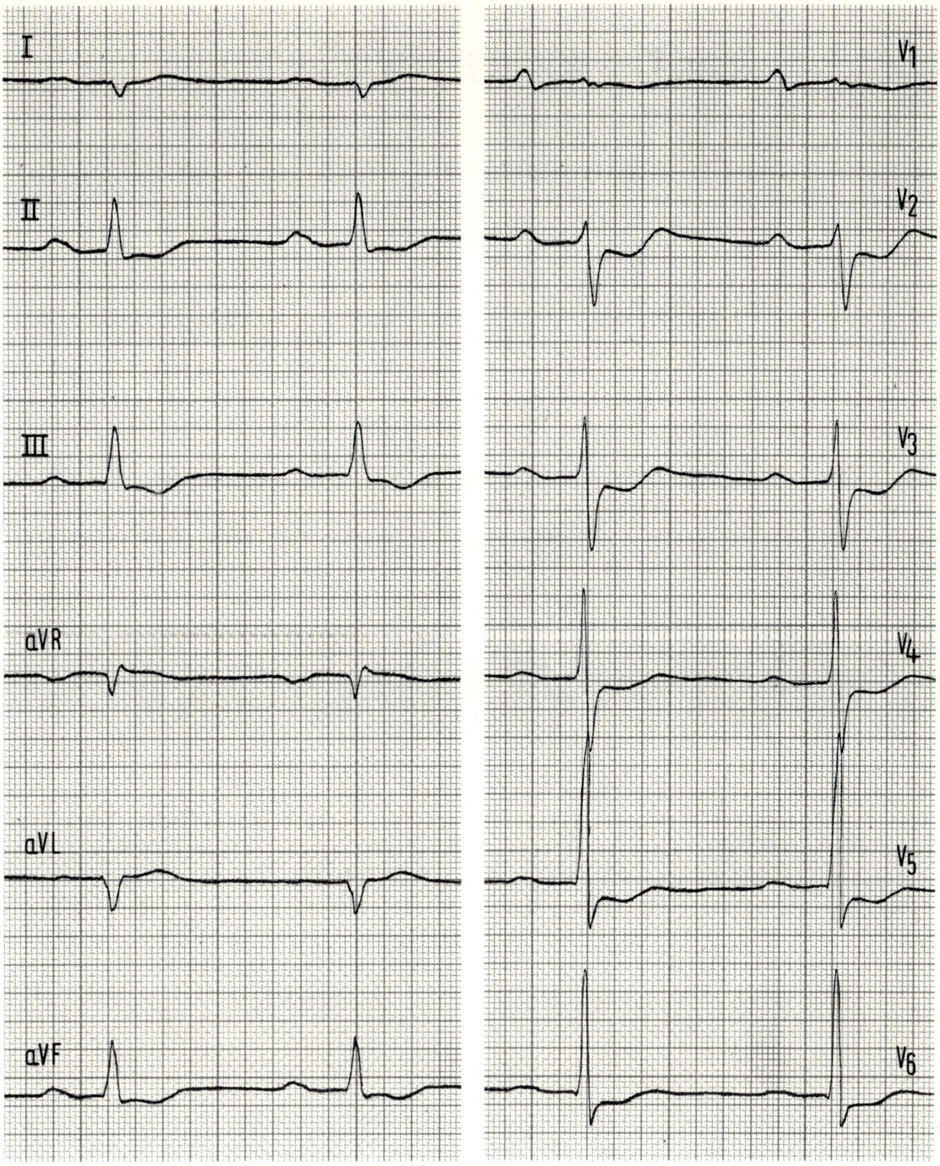

Abb. 10

Klinische Diagnose:
Schwere Rechts- und Linksherzinsuffizienz. Mitral-, Trikuspidal- und Aortenklappenfehler.

EKG-Befund:
Sinusrhythmus. Ventrikelfrequenz 68/min. Rechtstyp. P-Wellen in I und II leicht verbreitert und doppelgipflig (P in II 0,14 sec). P-Welle in V_1 deutlich biphasisch, dabei ist die P-Welle mit 0,2 mV geringgradig erhöht. Die PQ-Zeit ist mit 0,24 sec leicht verlängert. QRS-Komplex in V_1 aufgesplittert. R-Zacke in V_5 und V_6 deutlich überhöht (R in V_5 2,7 mV). Deutliche ST-Senkung und präterminal negative T-Zacke in II, III, aVF sowie V_2 bis V_6.

Beurteilung:
AV-Block 1. Grades. Ventrikelfrequenz 68/min. Rechtstyp. P-biatriale. Linksbelastungszeichen mit Erregungsrückbildungsstörungen.

C

Kammerhypertrophie

a) Rechtsventrikuläre Hypertrophie

Wichtige Hinweise bei der Beurteilung von Kammerhypertrophie

Rechtsventrikuläre Hypertrophie

1. EKG-Merkmale:

Einthoven-Ableitungen
- Rechtstyp
- QRS-Winkel $\alpha > +110°$
- R I < R II < R III und T I > T II > T III
- P-dextro-atriale

Goldberger-Ableitungen
- Vertikaltyp
- aVR: R > 0,5 mV und/oder R/S > 1

Wilson-Ableitungen
- V_1: hohes R
R > 0,7 mV und/oder R/S > 1
- V_1: kleines S
S < 0,2 mV
- V_1: OUP* > 0,03 sec bzw. 0,07 sec bei R'
- V_{r4}: hohes R
R > 0,5 mV und R/S > 1
- V_5 u. V_6: kleines R und tiefes S
S > 0,7 mV
- R in V_1 + S in V_5 oder S in V_6 > 1,05 mV
- P-dextro-atriale

2. Vorkommen:
- angeborene Herzvitien mit Rechtsbelastung (z. B. Pulmonalstenose, Fallotsche Tetralogie, Fallotsche Trilogie oder Ventrikelseptumdefekt), Eisenmenger-Syndrom beim Vorhofseptumdefekt
- schwere Mitralstenose
- akutes Cor pulmonale, chronisches Cor pulmonale
- primäre pulmonale Hypertonie

*OUP = oberer Umschlagpunkt

Schematische Darstellung der rechtsventrikulären Hypertrophie im EKG Abb. 11

Ableitungen	Normal	Ableitungen	Schwere Rechtshypertrophie
I V_6	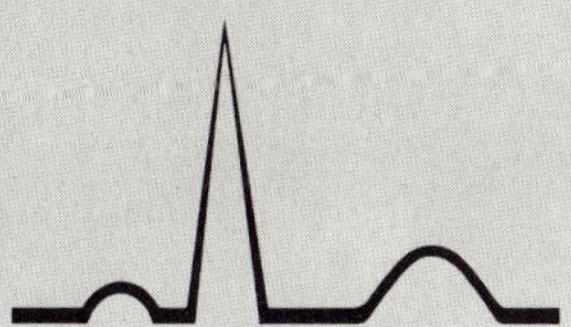 P-Zacke normal QRS-Komplex schmal R-Zacke normal hoch S-Zacke meist nicht vorhanden ST-Strecke isoelektrisch T-Zacke normal	I V_6	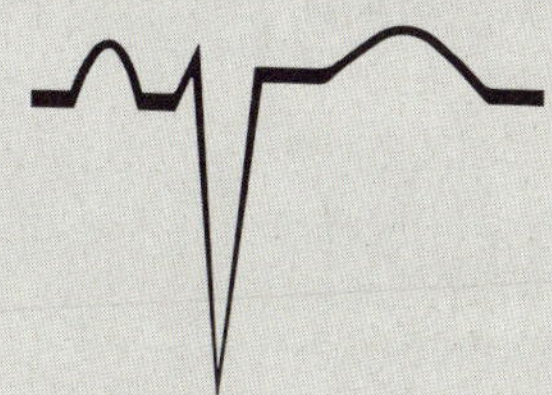 P-Zacke evtl. überhöht QRS-Komplex relativ breit R-Zacke klein S-Zacke tief ST-Strecke evtl. angehoben T-Zacke evtl. hoch positiv
III V_1	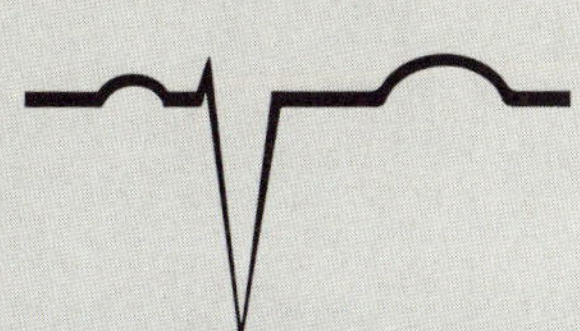 P-Zacke normal QRS-Komplex schmal R-Zacke klein S-Zacke normal tief ST-Strecke nicht gesenkt T-Zacke evtl. positiv	III V_1	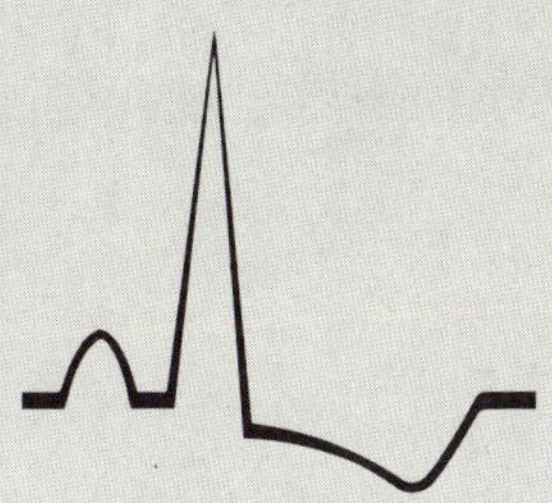 P-Zacke evtl. überhöht QRS-Komplex relativ breit R-Zacke deutlich überhöht S-Zacke meist nicht vorhanden ST-Strecke gesenkt T-Zacke tief negativ

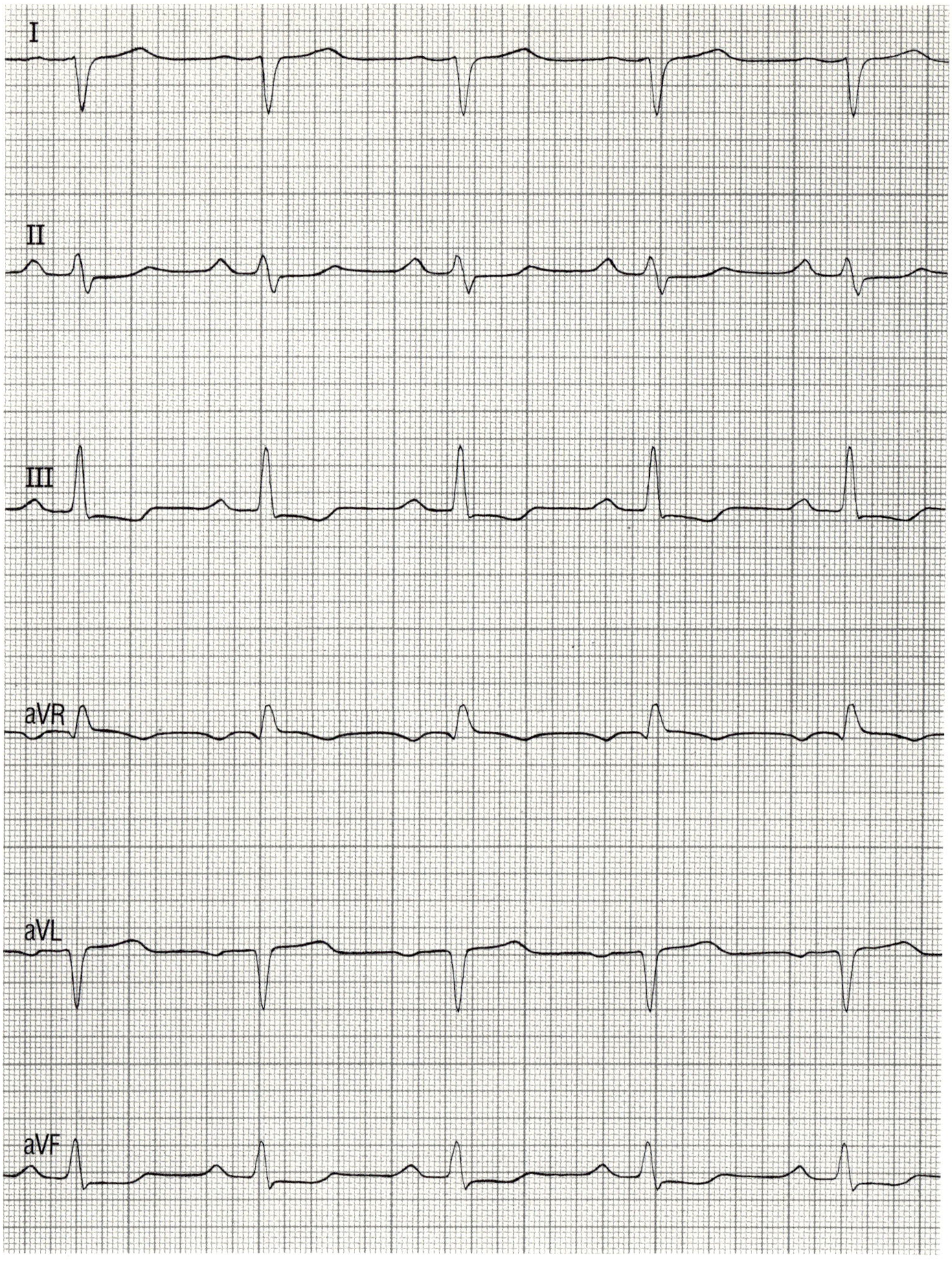

Abb. 12

Klinische Diagnose:
Rezidivierende Lungenembolien.

EKG-Befund:
Sinusrhythmus. Ventrikelfrequenz 82/min. Rechtstyp. P-Welle in II, III und aVF spitz positiv und P in II (0,25 mV) gering erhöht. Tiefe S-Zacken in I, II ,· aVL sowie V_5 und V_6. Hohe und verspätete R-Zacken in V_1 und V_2 sowie aVR (R in V_1 1,4 mV, OUP 0,05 sec). Deutliche deszendierende ST-Senkung und negative T-Zacken in III, aVF sowie V_1 und V_2. Geringe ST-Senkung in II sowie V_4 bis V_6.

Beurteilung:
Sinusrhythmus. Ventrikelfrequenz 82/min. Rechtstyp. Deutliche Rechtshypertrophiezeichen mit Erregungsrückbildungsstörung. Angedeutetes P-dextro-atriale.

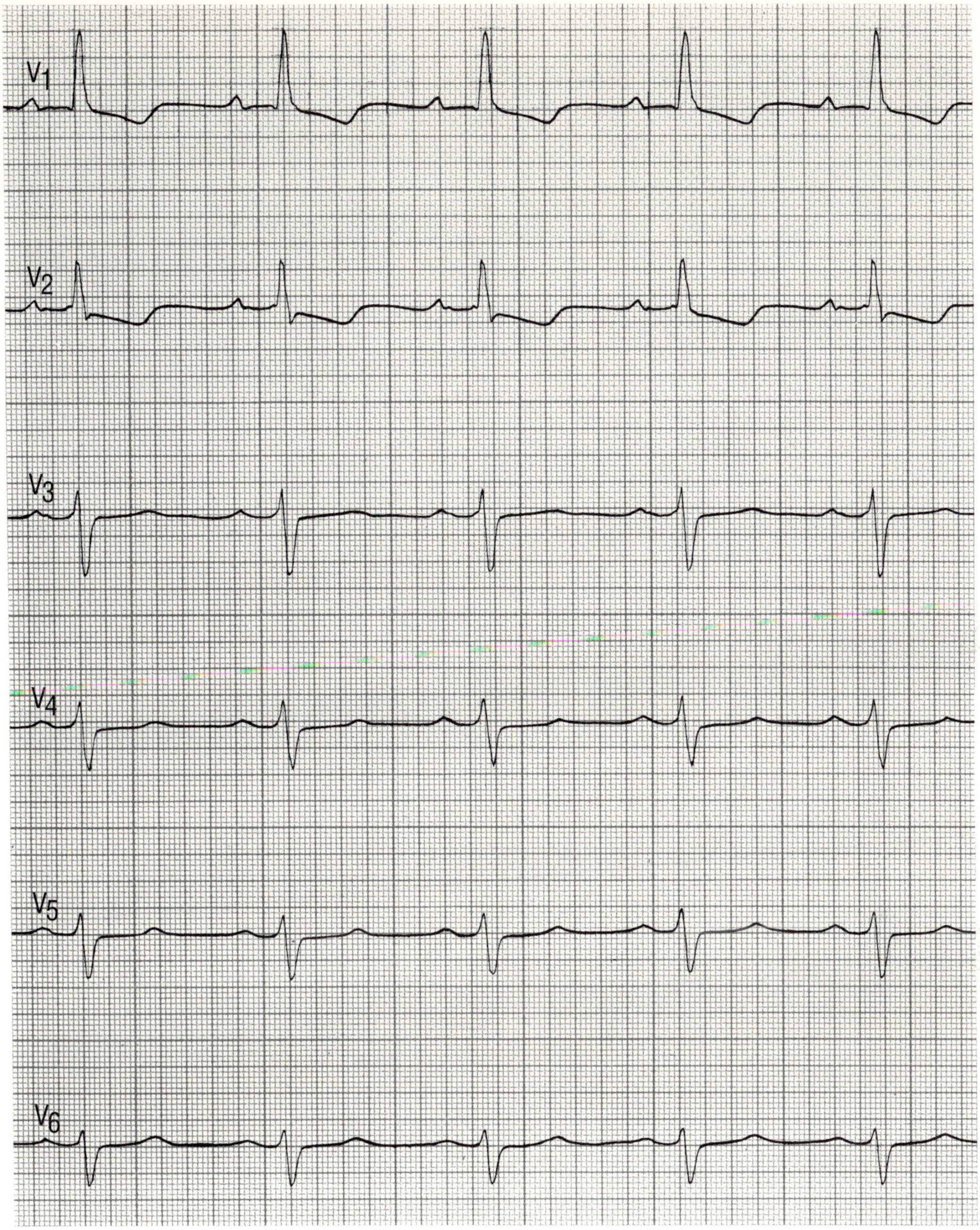
V1
V2
V3
V4
V5
V6

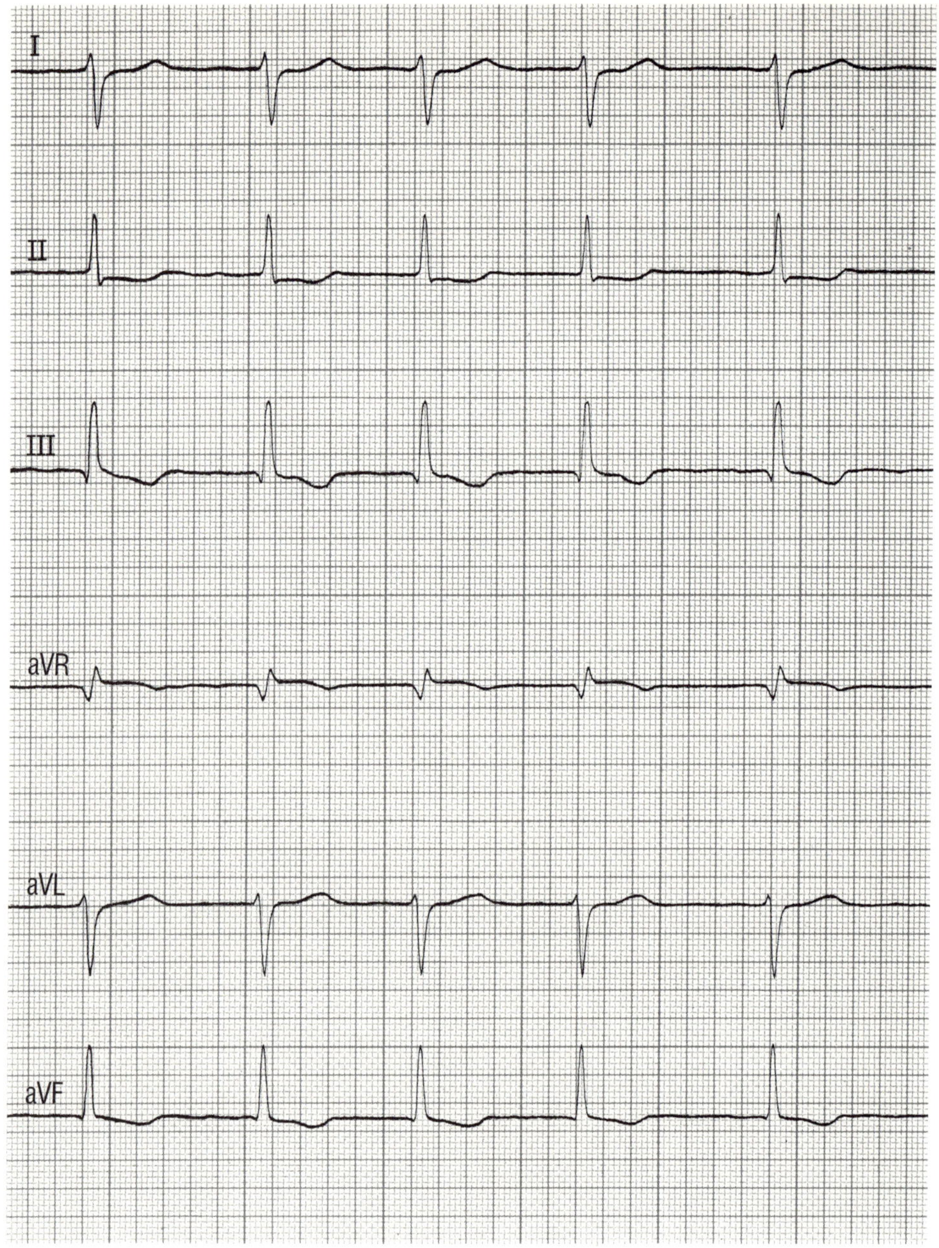

Abb. 13

Klinische Diagnose:
Schwere Mitralstenose mit pulmonaler Hypertonie.

EKG-Befund:
Absolute Arrhythmie bei Vorhofflimmern. Rechtstyp. Ventrikelfrequenz etwa 70 bis 90/min.
Tiefe S-Zacken in I, aVL sowie V_5 und V_6. Relativ hohe R-Zacke in aVR. Hohe und verspätete R-Zacken in V_1 und V_2. ST-Senkung und negatives T in II, III, aVF und V_2. ST in V_3 und V_4 gering gesenkt.

Beurteilung:
Absolute Arrhythmie bei Vorhofflimmern. Ventrikelfrequenz etwa 70 bis 90/min. Rechtstyp. Deutliche Rechtshypertrophiezeichen mit Erregungsrückbildungsstörung.

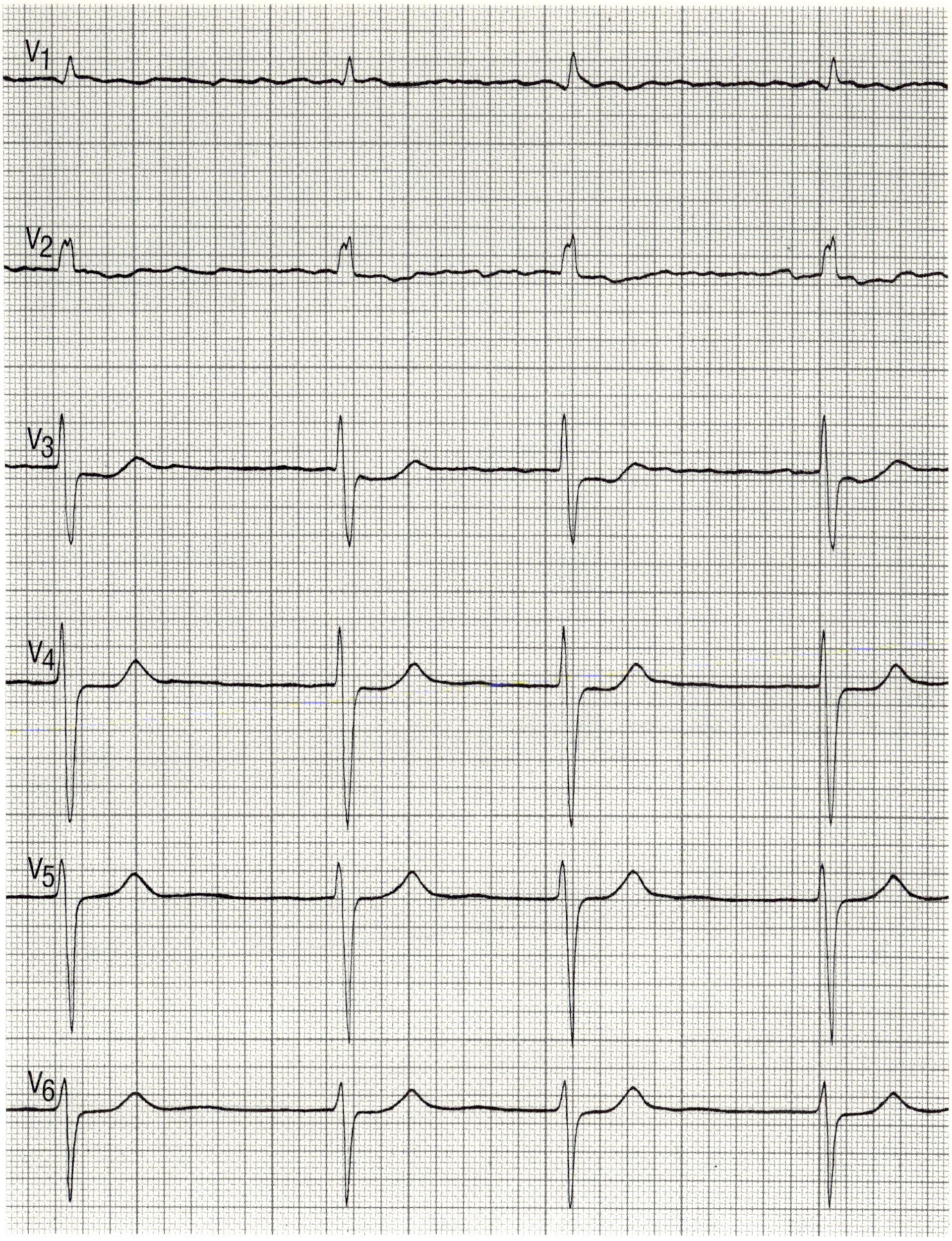
V1
V2
V3
V4
V5
V6

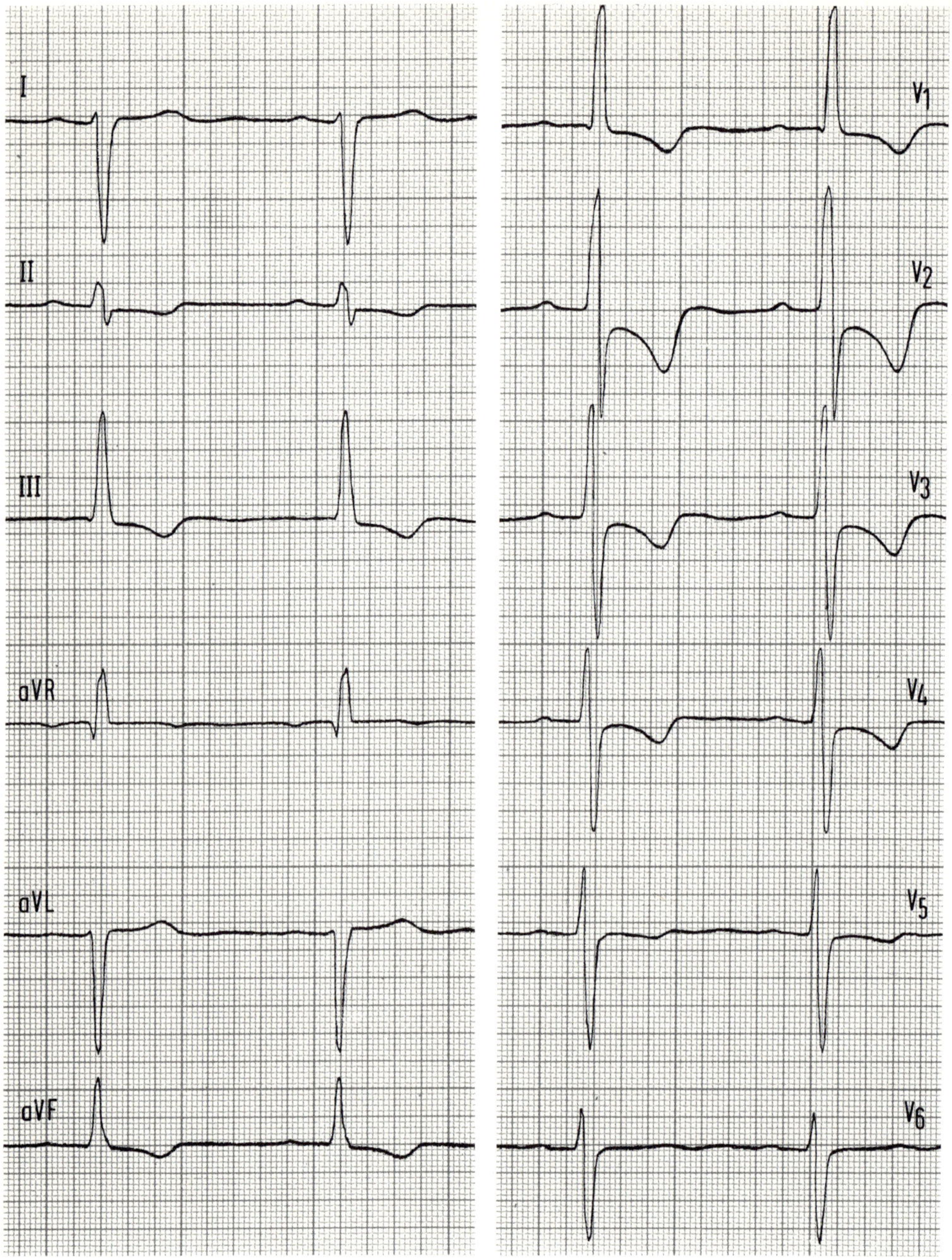

Abb. 14

Klinische Diagnose:
Schwere Pulmonalstenose.

EKG-Befund:
Sinusrhythmus. Ventrikelfrequenz 67/min. Rechtstyp. Tiefe S-Zacken in I, aVL sowie V_5 und V_6. Hohe und verspätete R-Zacken in V_1, V_2 sowie aVR (R in V_1 2,15 mV, OUP in V_1 0,06 sec). Deutliche deszendierende ST-Senkung und negative T-Zacken in II, III, aVF sowie V_1 bis V_4, geringe ST-Senkung und negatives T in V_5. T in V_6 abgeflacht.

Beurteilung:
Sinusrhythmus. Ventrikelfrequenz 67/min. Rechtstyp. Schwere Rechtshypertrophie mit Erregungsrückbildungsstörung.

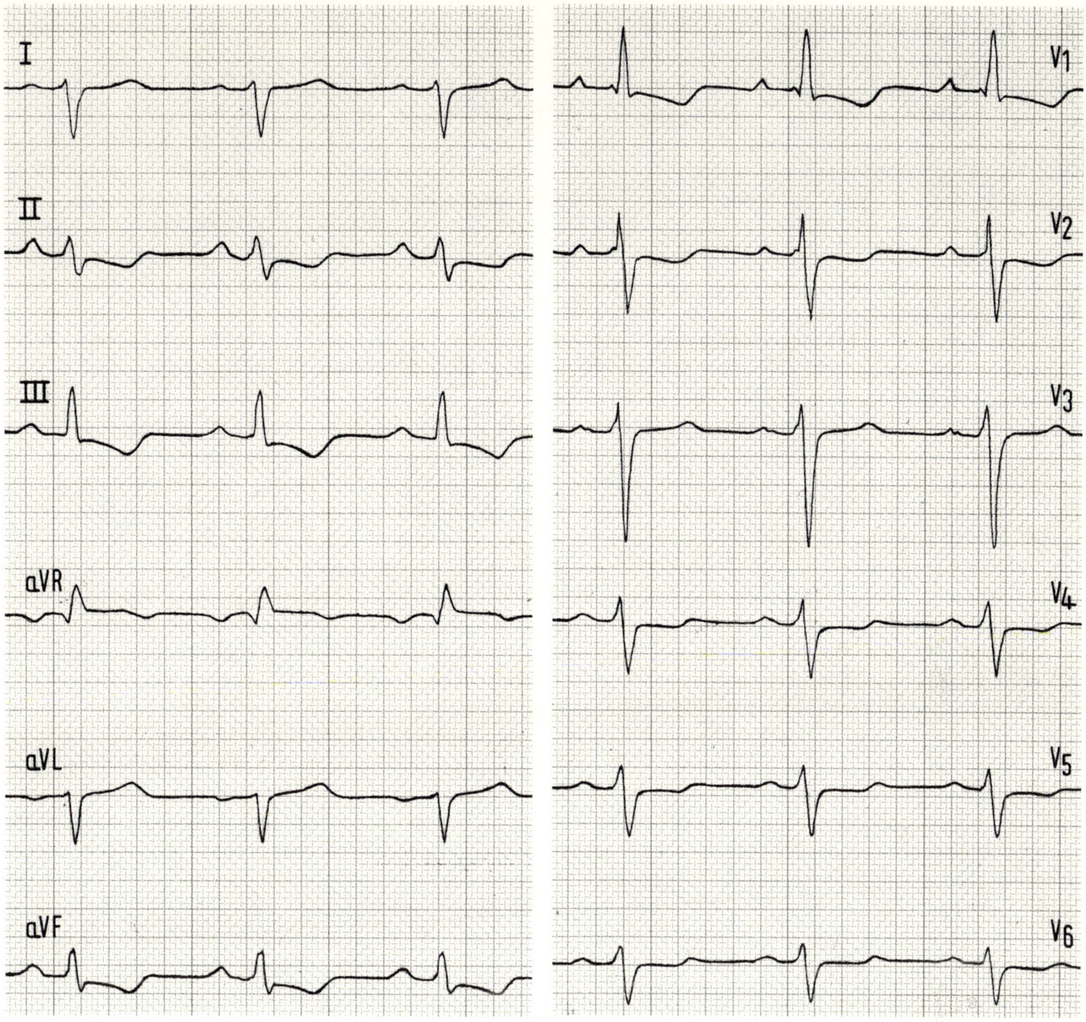

Abb. 15

Klinische Diagnose:
Lungenembolie.

EKG-Befund:
Sinusrhythmus. Ventrikelfrequenz 90/min. Fast überdrehter Rechtstyp. QRS-Breite 0,09 sec. Tiefe S-Zacken in I, aVL sowie V_4 bis V_6. P in II und V_1 geringgradig erhöht. Hohe und verspätete R-Zacken in aVR. QRS-Komplex in V_1 aufgesplittert (rsR's'), die R-Zacke beträgt 1,05 mV. OUP in V_1 0,06 sec. Deutliche deszendierende ST-Senkung und negatives T in II, III, aVF sowie V_1 und V_2. Leichte deszendierende ST-Senkung und biphasisches T in V_4 bis V_6.

Beurteilung:
Sinusrhythmus. Ventrikelfrequenz 90/min. Fast überdrehter Rechtstyp. Angedeutetes P-dextro-atriale. Deutliche Rechtshypertrophie bei unvollständigem Rechtsschenkelblock.

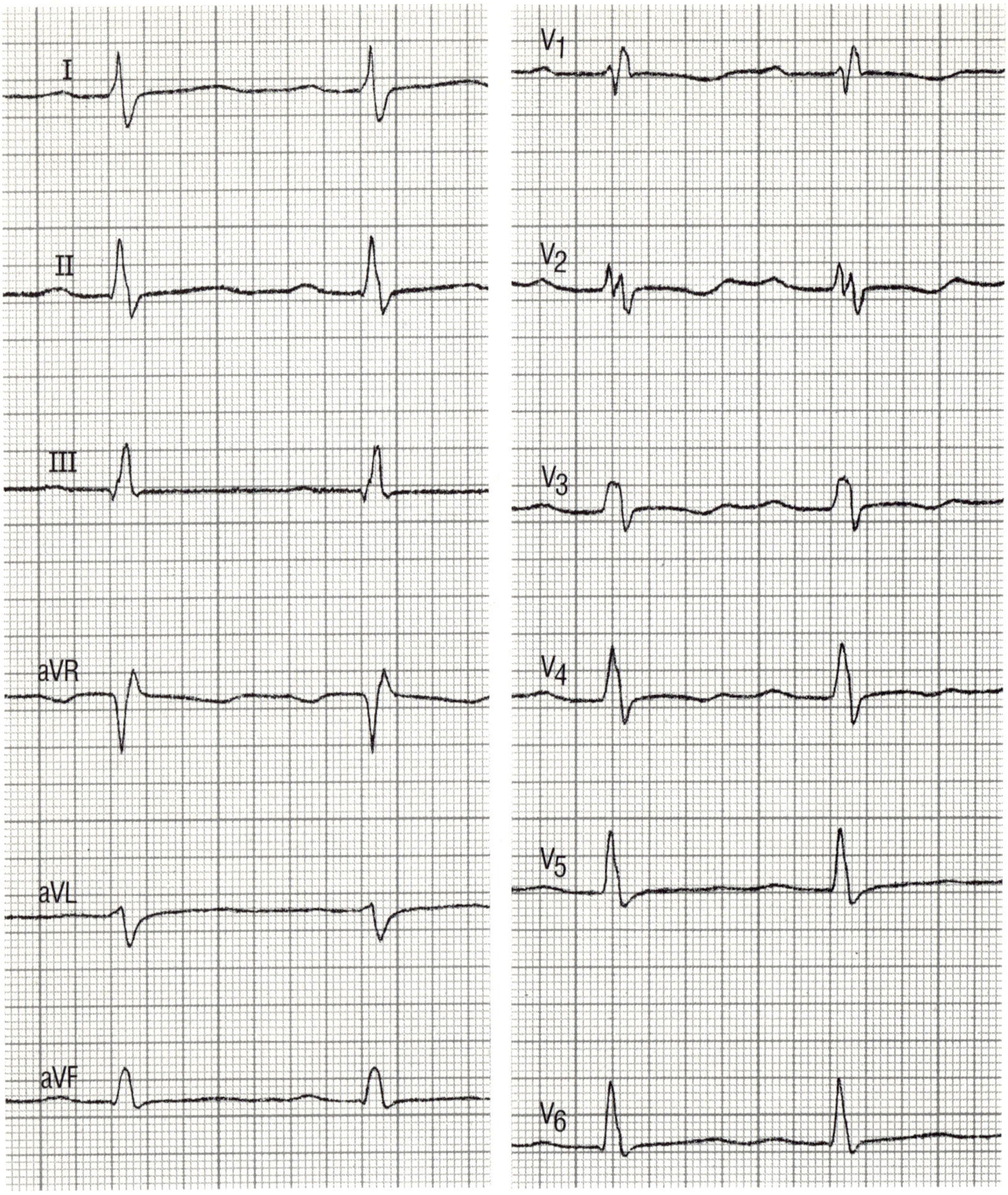

Abb. 16

Klinische Diagnose:
Kleiner Vorhofseptumdefekt.

EKG-Befund:
Sinusrhythmus. Ventrikelfrequenz 86/min. Rechtstyp. P-Wellen normal. PQ-Zeit mit 0,20 sec relativ lang. QRS-Breite 0,09 sec. Relativ tiefe S-Zacken in I und aVL, kleine S-Zacken in V_5 und V_6. QRS-Komplex in V_1 aufgesplittert (rSR'). T in II, III, aVF sowie V_5 und V_6 abgeflacht. ST-Senkung und negatives T in V_1 bis V_3.

Beurteilung:
Sinusrhythmus. Ventrikelfrequenz 86/min. Rechtstyp. Unvollständiger Rechtsschenkelblock.
Bei Berücksichtigung der klinischen Diagnose spricht der EKG-Befund für eine Volumenbelastung des rechten Ventrikels.

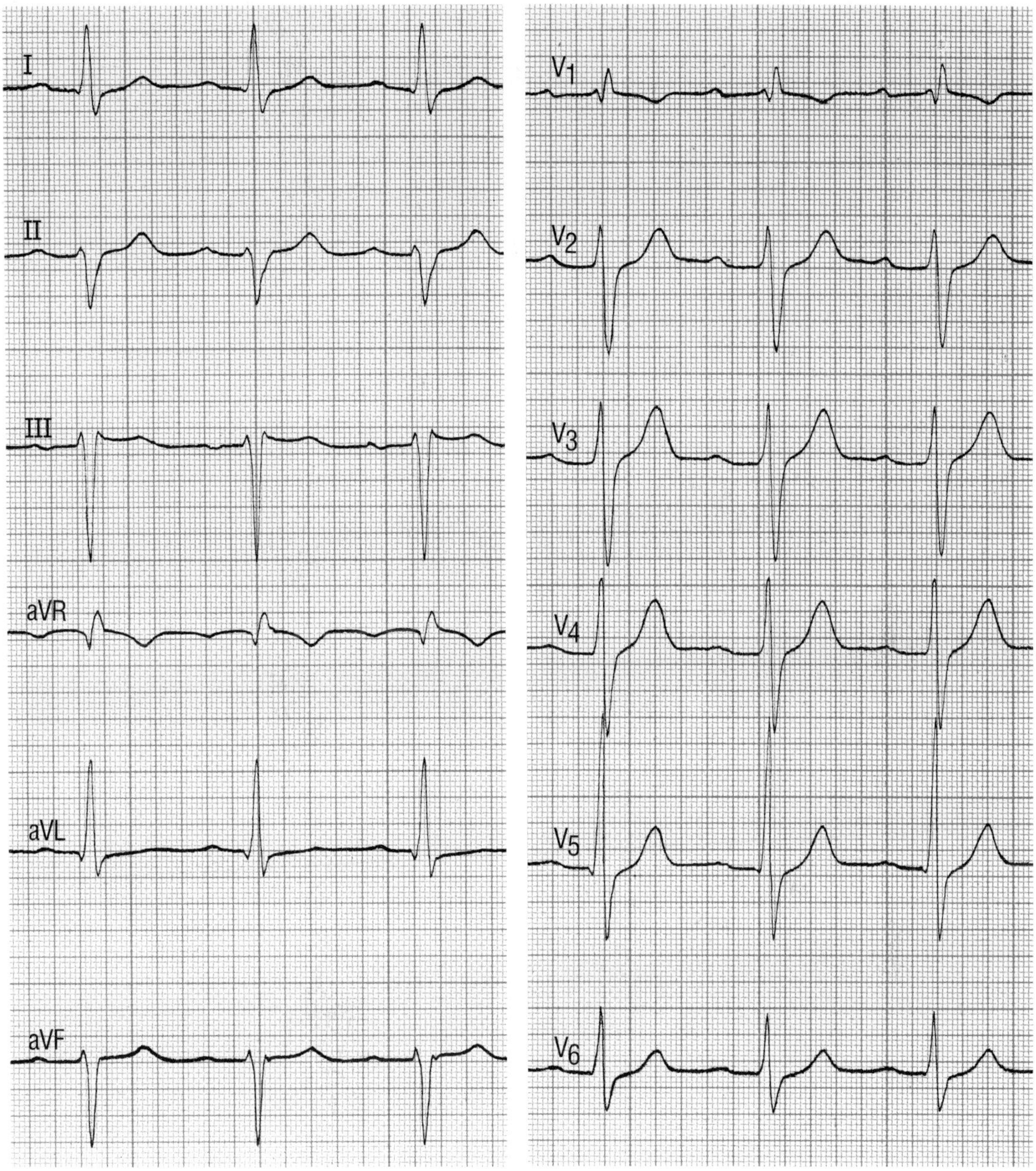

Abb. 17

Klinische Diagnose:
Ostium-primum-Defekt (tiefsitzender Vorhofseptumdefekt mit Mitralinsuffizienz).

EKG-Befund:
Sinusrhythmus. Ventrikelfrequenz 92/min. Überdrehter Linkstyp (tiefe S-Zacken in II und III, dabei ist in Abl. II die S-Zacke größer als die R-Zacke). QRS-Breite mit 0,10 sec normal. Relativ tiefe S-Zacke in I, aVL sowie V_5 und V_6. QRS-Komplex in V_1 aufgesplittert (rsR'). Die R-Zacke in V_5 ist mit 2,9 mV überhöht. T-Zacke in aVL leicht abgeflacht, jedoch in I, II, III und aVF sowie V_2 bis V_6 normal positiv. ST-Senkung und negative T-Zacken in V_1.

Beurteilung:
Sinusrhythmus. Ventrikelfrequenz 92/min. Überdrehter Linkstyp. Unvollständiger Rechtsschenkelblock. Volumenbelastung des rechten Ventrikels. Die Kombination des überdrehten Linkstyps (linksanteriorer Hemiblock) und des unvollständigen Rechtsschenkelblocks (Volumenbelastung des rechten Ventrikels) kommt beim Ostium-primum-Defekt vor. Zusätzlich Linksbelastung.

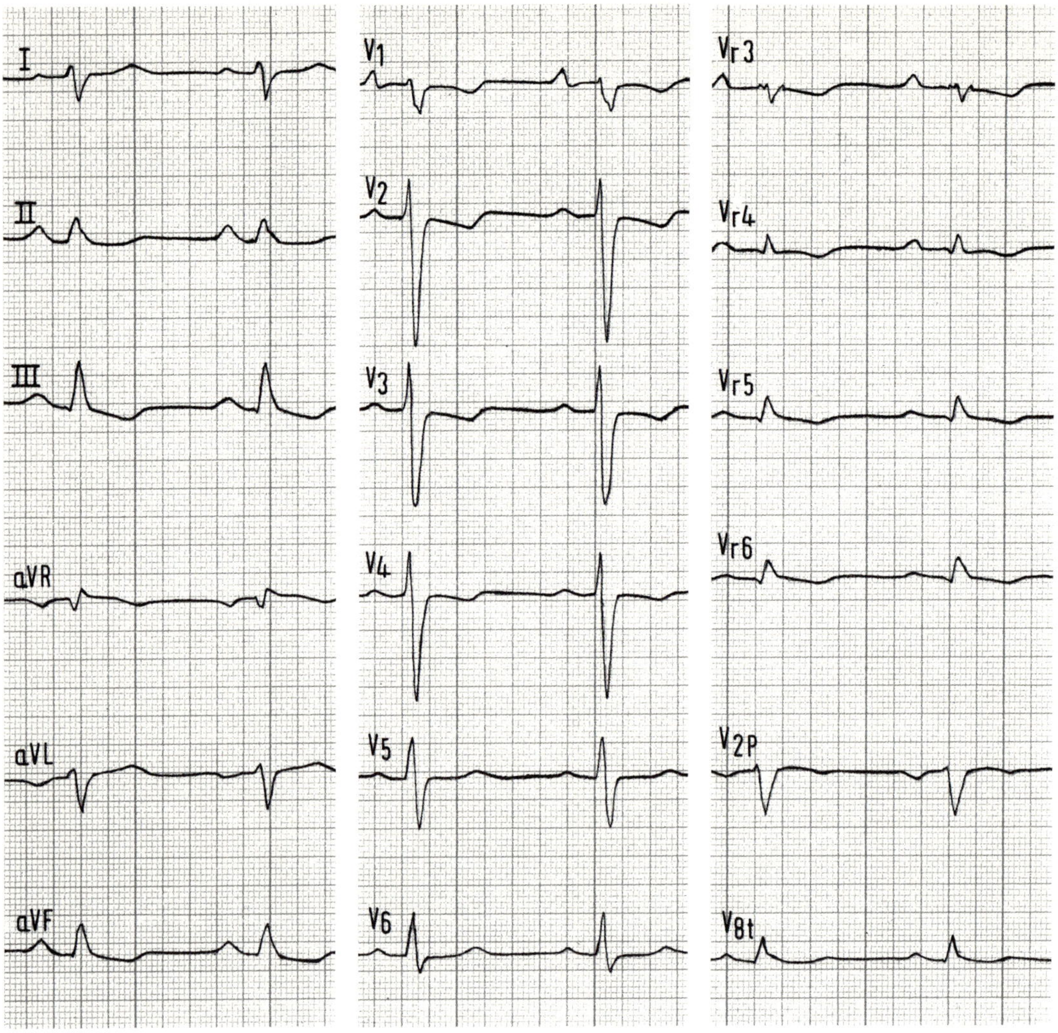

Abb. 18

Klinische Diagnose:
Chronisches Cor pulmonale.

EKG-Befund:
Sinusrhythmus. Ventrikelfrequenz 84/min. Rechtstyp. Tiefe S-Zacken in I, aVL sowie V_5 und V_6. P-Zacke in II und aVF leicht spitz-positiv (P in II 0,2 mV) und in V_1 (0,2 mV) geringgradig erhöht. R-Zacke in V_1 nicht erhöht, jedoch ist die R-Zacke in V_{r4}, V_{r5} und V_{r6} leicht überhöht, so beträgt die R-Zacke in V_{r5} 0,4 mV (normal bis 0,3 mV). ST-Senkung und negatives T in II, III, aVF sowie V_1 bis V_4 und außerdem in V_{r3} bis V_{r6}.

Beurteilung:
Sinusrhythmus. Ventrikelfrequenz 84/min. Rechtstyp. Leichtes P-dextro-atriale. Rechtshypertrophiezeichen in den erweiterten rechts-präkordialen Ableitungen von V_{r4} bis V_{r6}. Erregungsrückbildungsstörung.

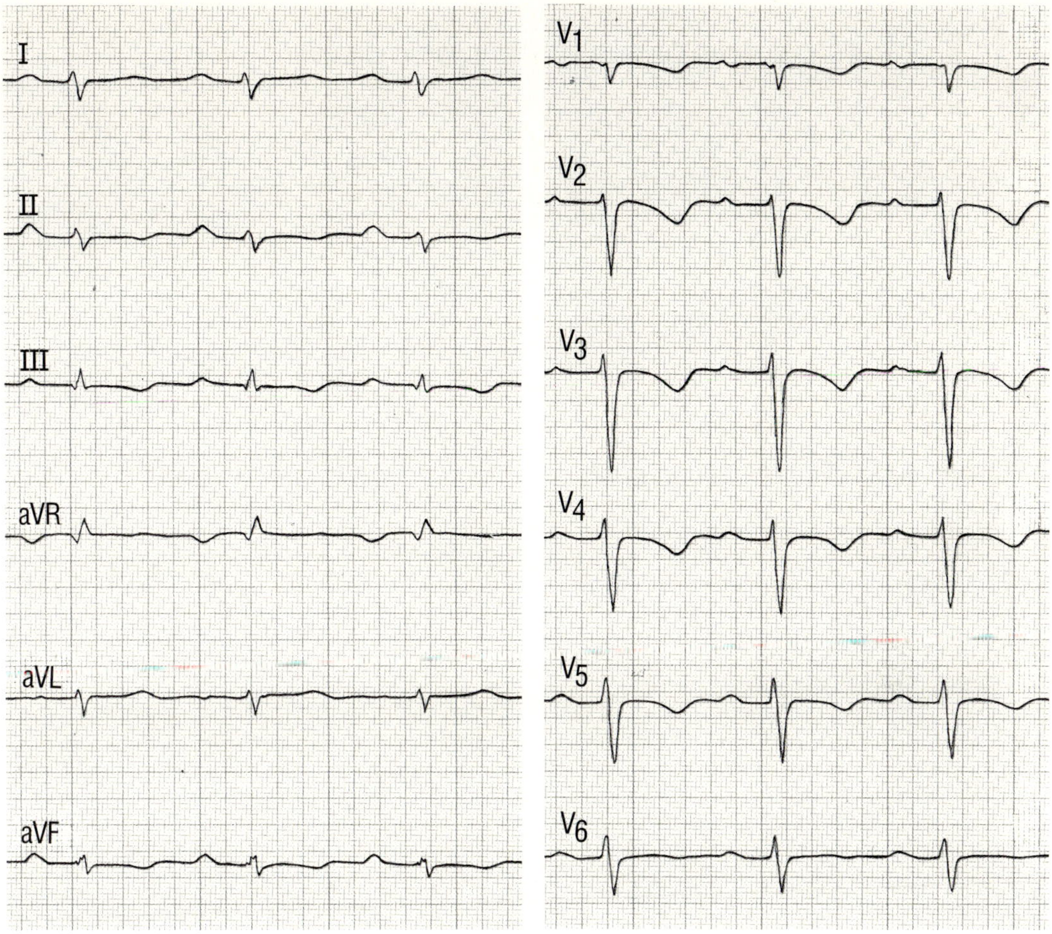

Abb. 19

Klinische Diagnose:
Schweres chronisches Cor pulmonale.

EKG-Befund:
Sinusrhythmus. Ventrikelfrequenz 90/min. Sehr kleine Amplitude des QRS-Komplexes. Überdrehter Rechtstyp (tiefe S-Zacken in I und II und hohe R-Zacken in III, dabei ist in II die S-Zacke größer als die R-Zacke). R-Zacke in aVR verspätet und relativ hoch, die R-Höhe beträgt 0,3 mV, jedoch ist das Verhältnis R zu Q größer als 1. QRS-Komplex in V_1 aufgesplittert. Tiefe S-Zacken in V_2 bis V_6. ST-Senkung und negatives T in II, III, aVF sowie V_1 bis V_5. T in V_6 abgeflacht.

Beurteilung:
Sinusrhythmus. Ventrikelfrequenz 90/min. Periphere Niedervoltage. Überdrehter Rechtstyp. Rechtshypertrophiezeichen (aVR) mit deutlicher Erregungsrückbildungsstörung.

C Kammerhypertrophie

b) Linksventrikuläre Hypertrophie

Wichtige Hinweise bei der Beurteilung der Kammerhypertrophie

Linksventrikuläre Hypertrophie

1. EKG-Merkmale:

Einthoven-Ableitungen
- Linkstyp
- R I + S III > 2,5 mV
- R I > R II > R III und T I < T II < T III
- P-sinistro-atriale

Goldberger-Ableitungen
- Horizontaltyp
- aVL: R > 1,1 mV

Wilson-Ableitungen
- V_1: tiefes S; S > 2,4 mV
- V_5 oder V_6: hohes R; R > 2,6 mV
- S in V_1 + R in V_5 oder R in V_6 > 3,5 mV (Sokolow-Lyon-Index)
- V_5, V_6: OUP* > 0,052 sec
- OUP* $V_6 - V_1$ > 0,032 sec
- R in V_8, 2 ICR tiefer > 1 mV
- T in V_1 > T in V_6 und R in V_6 > 1,7 mV
- Störung des Erregungsrückgangs links
- P-sinistro-atriale

2. Vorkommen:
- Herzvitien mit Linksbelastung (z. B. Mitralinsuffizienz, Aorteninsuffizienz, Aortenstenose, offener Ductus Botalli, Aortenisthmusstenose)
- arterielle Hypertonie
- dilatative Kardiomyopathie

*OUP = oberer Umschlagpunkt

Schematische Darstellung der linksventrikulären Hypertrophie im EKG

Abb. 20

Ab- leitungen	Normal	Ab- leitungen	Schwere Linkshypertrophie
I V_6	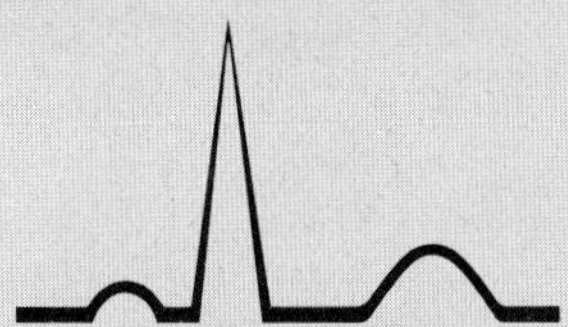 P - Zacke: normal QRS - Komplex: schmal R - Zacke: nicht überhöht ST - Strecke: nicht gesenkt T - Zacke: normal positiv	I V_6	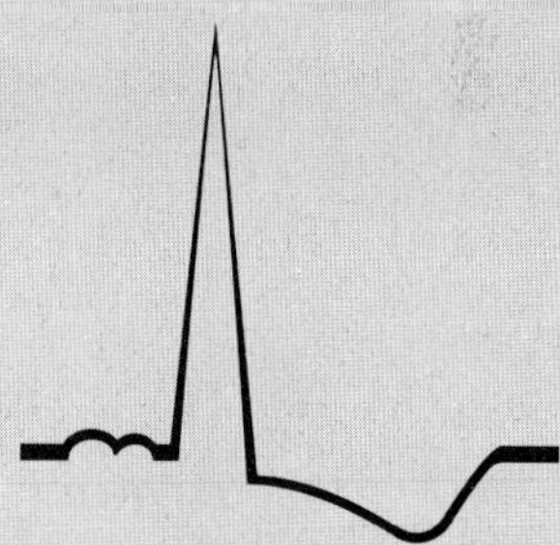 P - Zacke: evtl. breit QRS - Komplex: relativ breit R - Zacke: deutlich überhöht ST - Strecke: gesenkt T - Zacke: negativ
III V_1	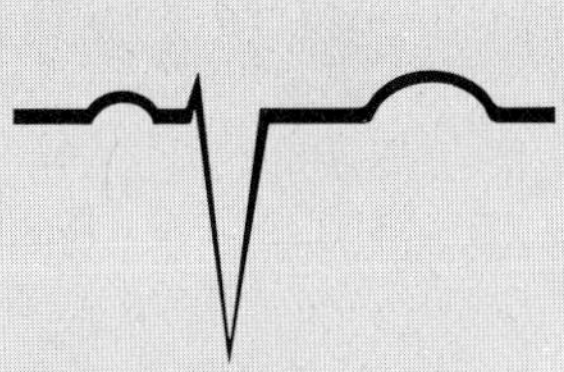 P - Zacke: normal QRS - Komplex: schmal R - Zacke: klein S - Zacke: tief ST - Strecke: nicht angehoben T - Zacke: evtl. positiv	III V_1	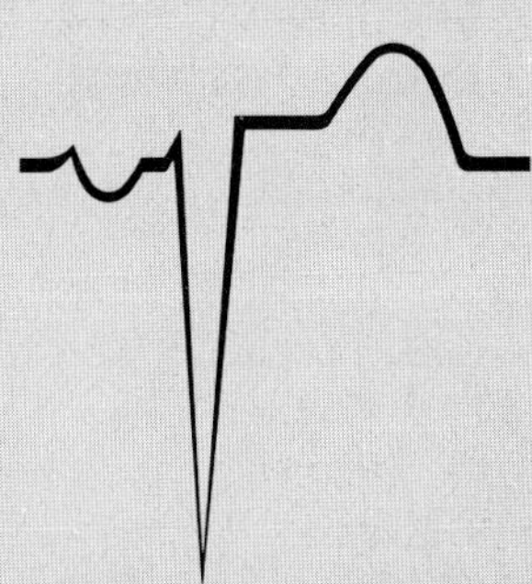 P - Zacke: evtl. breit negativ QRS - Komplex: relativ breit R - Zacke: klein S - Zacke: sehr tief ST - Strecke: angehoben T - Zacke: evtl. hoch positiv

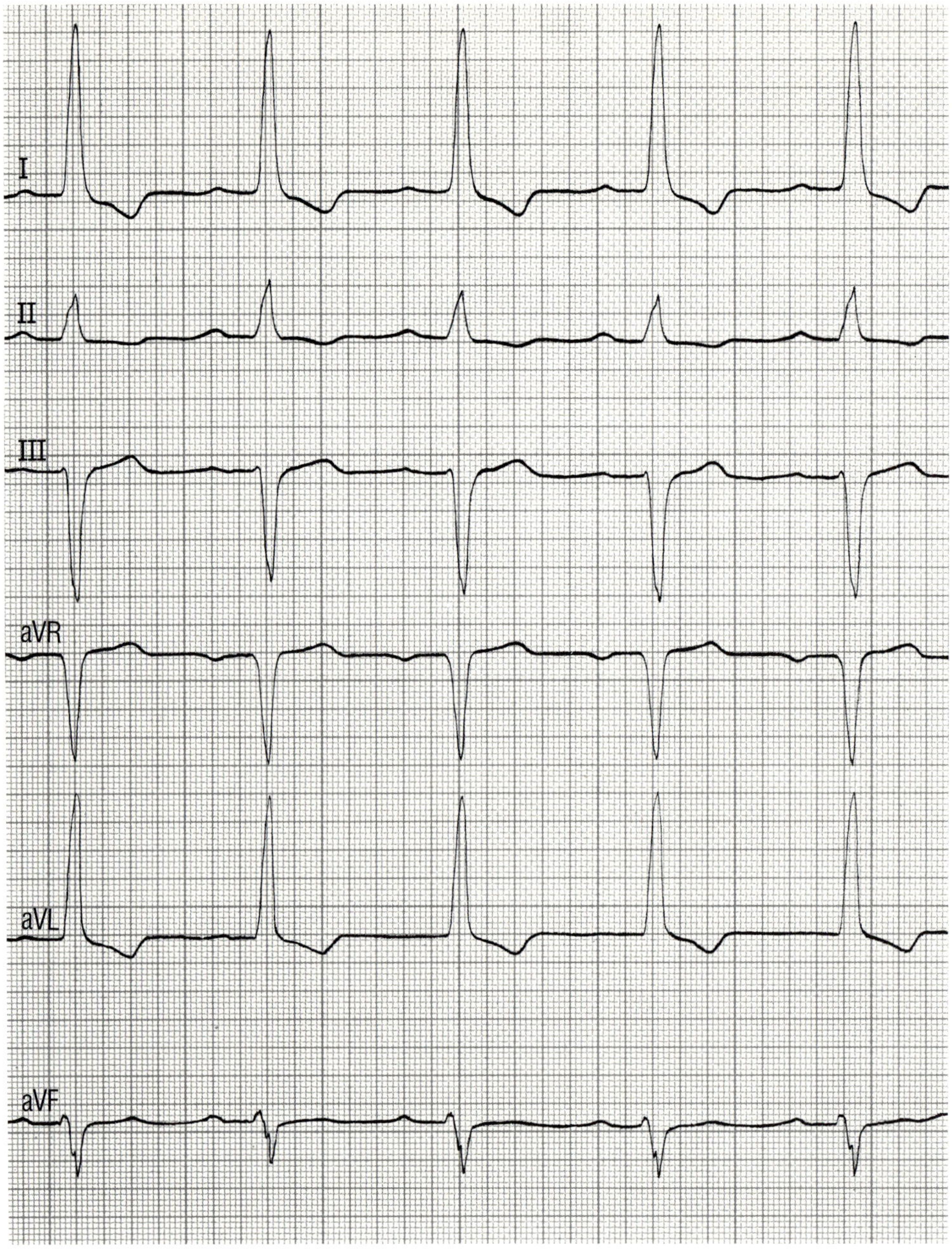

Abb. 21

Klinische Diagnose:

Schwere Aorteninsuffizienz.

EKG-Befund:

Sinusrhythmus. Ventrikelfrequenz 85/min. Linkstyp. P-Zacke und PQ-Zeit normal. Sehr hohe R-Zacken in I, aVL sowie V_5 und V_6 (R in V_5 3,2 mV). Tiefe S-Zacken in III und aVF, vor allem in V_1 und V_2 (S in V_1 3,1 mV). So beträgt der Sokolow-Lyon-Index 6,3 mV (normal bis 3,5 mV).
Deutliche ST-Senkung und negatives T in I, II, aVL sowie V_4 bis V_6. OUP in V_6 mit 0,060 sec verspätet.

Beurteilung:

Sinusrhythmus. Ventrikelfrequenz 85/min. Linkstyp. Erhebliche Linkshypertrophiezeichen mit deutlicher Erregungsrückbildungsstörung.

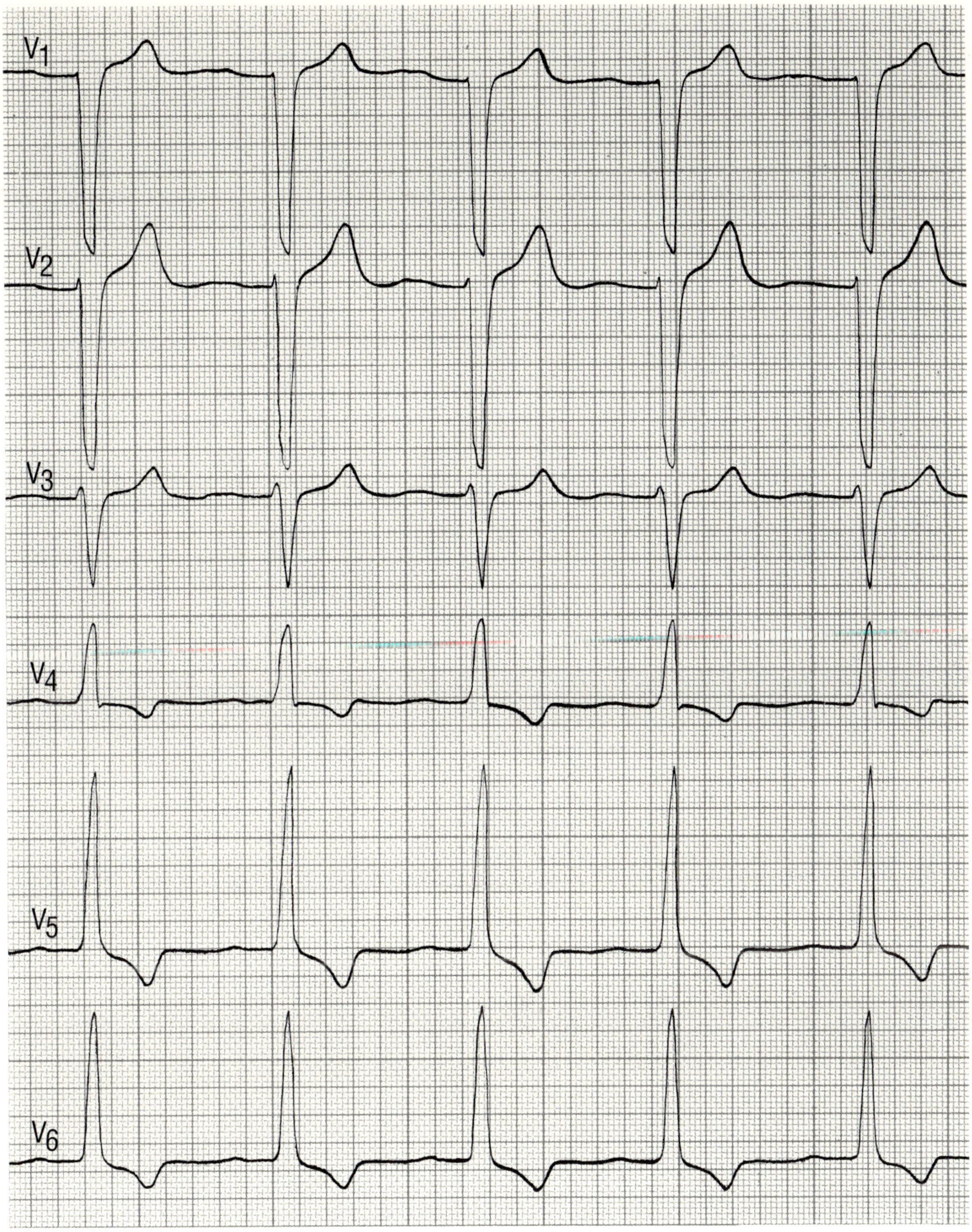
V1
V2
V3
V4
V5
V6

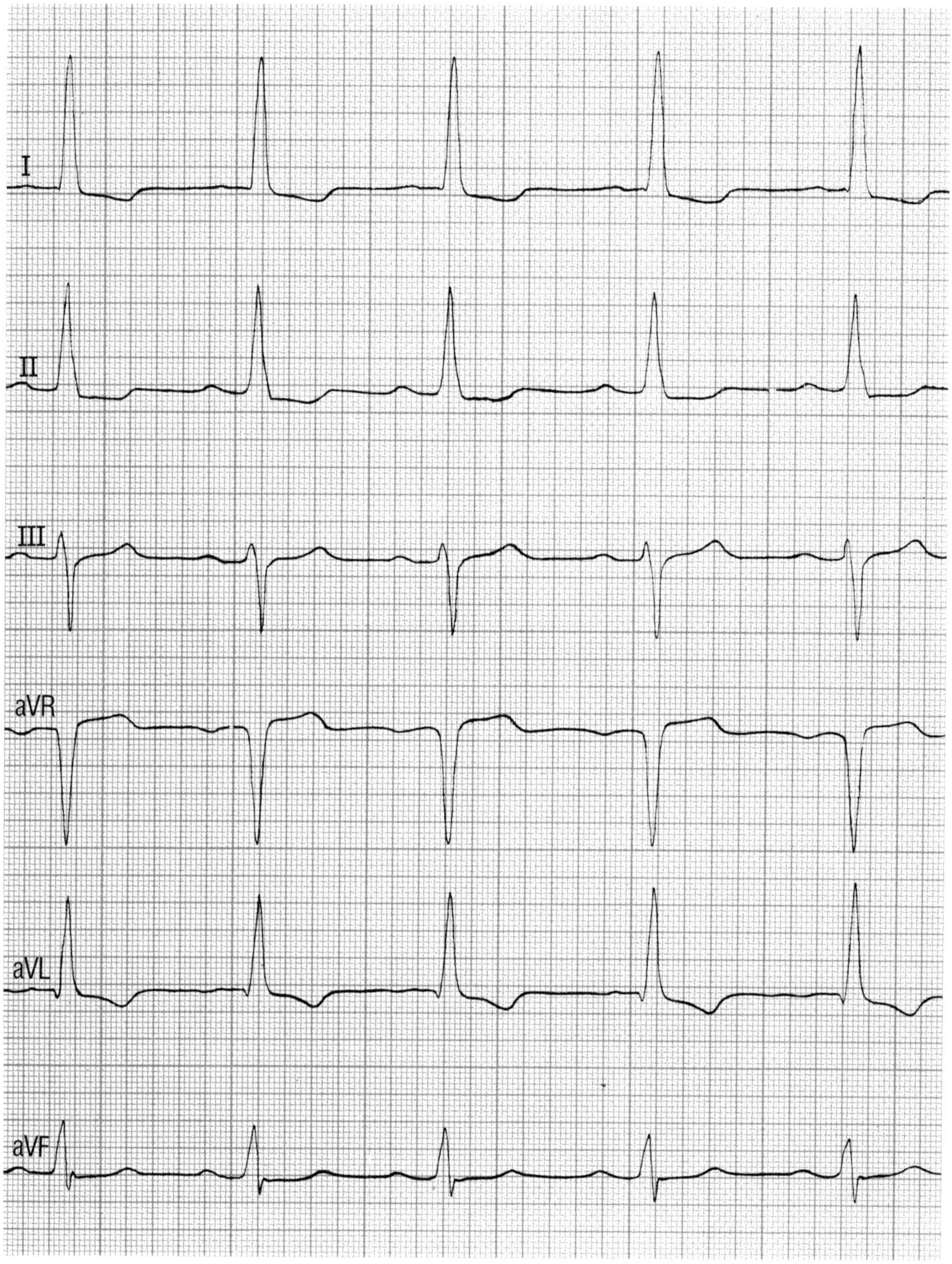

Abb. 22

Klinische Diagnose:
Schwere dilatative Kardiomyopathie.

EKG-Befund:
Sinusrhythmus. Ventrikelfrequenz 81/min. Linkstyp. P und PQ-Zeit normal. QRS-Komplex nicht verbreitert. Hohe R-Zacken in I, aVL sowie V_4 bis V_6 (R in V_5 3,1 mV). Tiefe S-Zacke in III und vor allem V_1 und V_2 (S in V_1 2,6 mV); somit ist der Sokolow-Lyon-Index mit 5,7 mV deutlich pathologisch (normal bis 3,5 mV). QRS-Komplex in V_3 aufgesplittert. Deutliche deszendierende ST-Senkung und negative T-Zacke in I, II, aVL sowie V_4 bis V_6.

Beurteilung:
Sinusrhythmus. Ventrikelfrequenz 81/min. Linkstyp. Erhebliche Linkshypertrophiezeichen mit Erregungsrückbildungsstörungen.

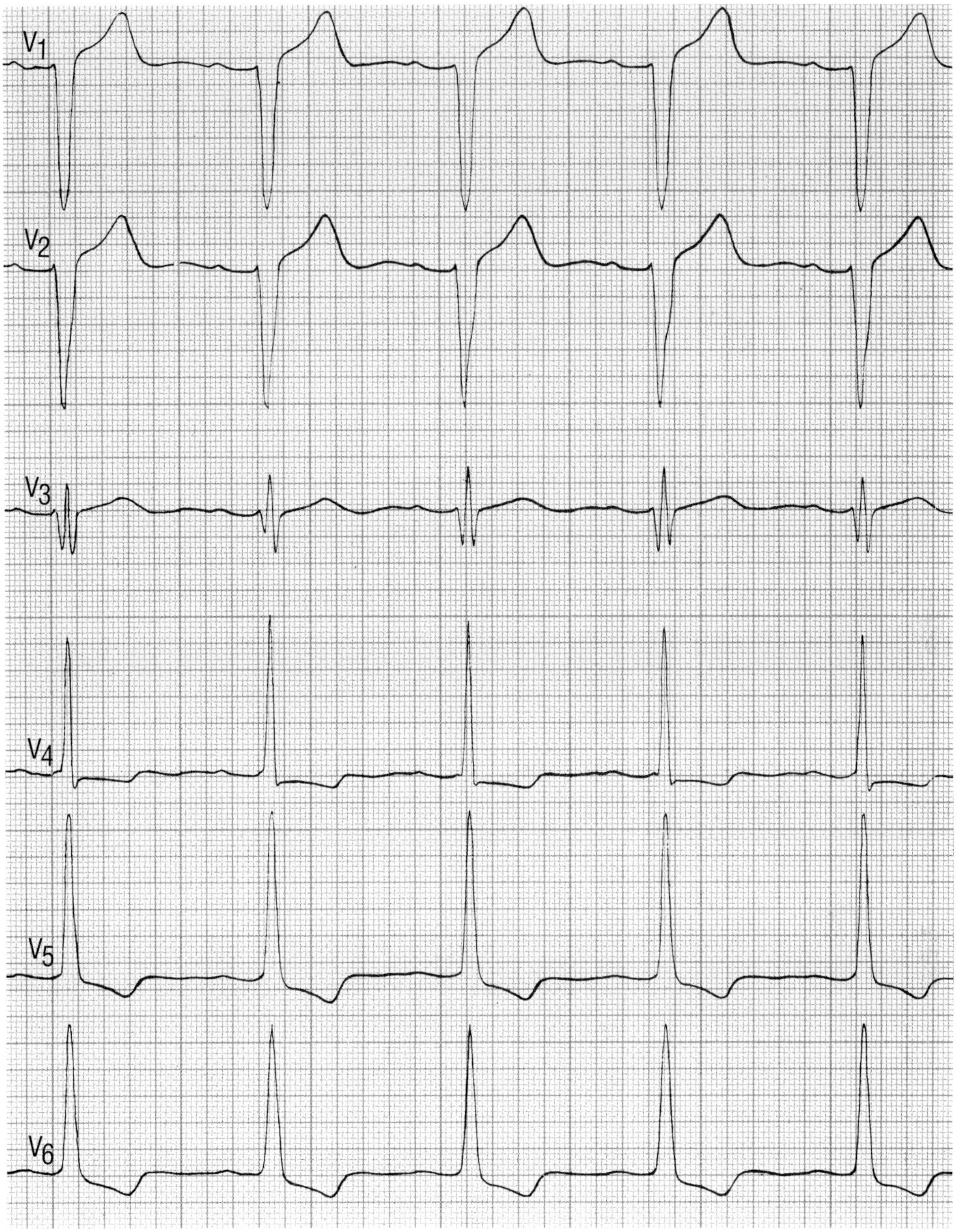
V1
V2
V3
V4
V5
V6

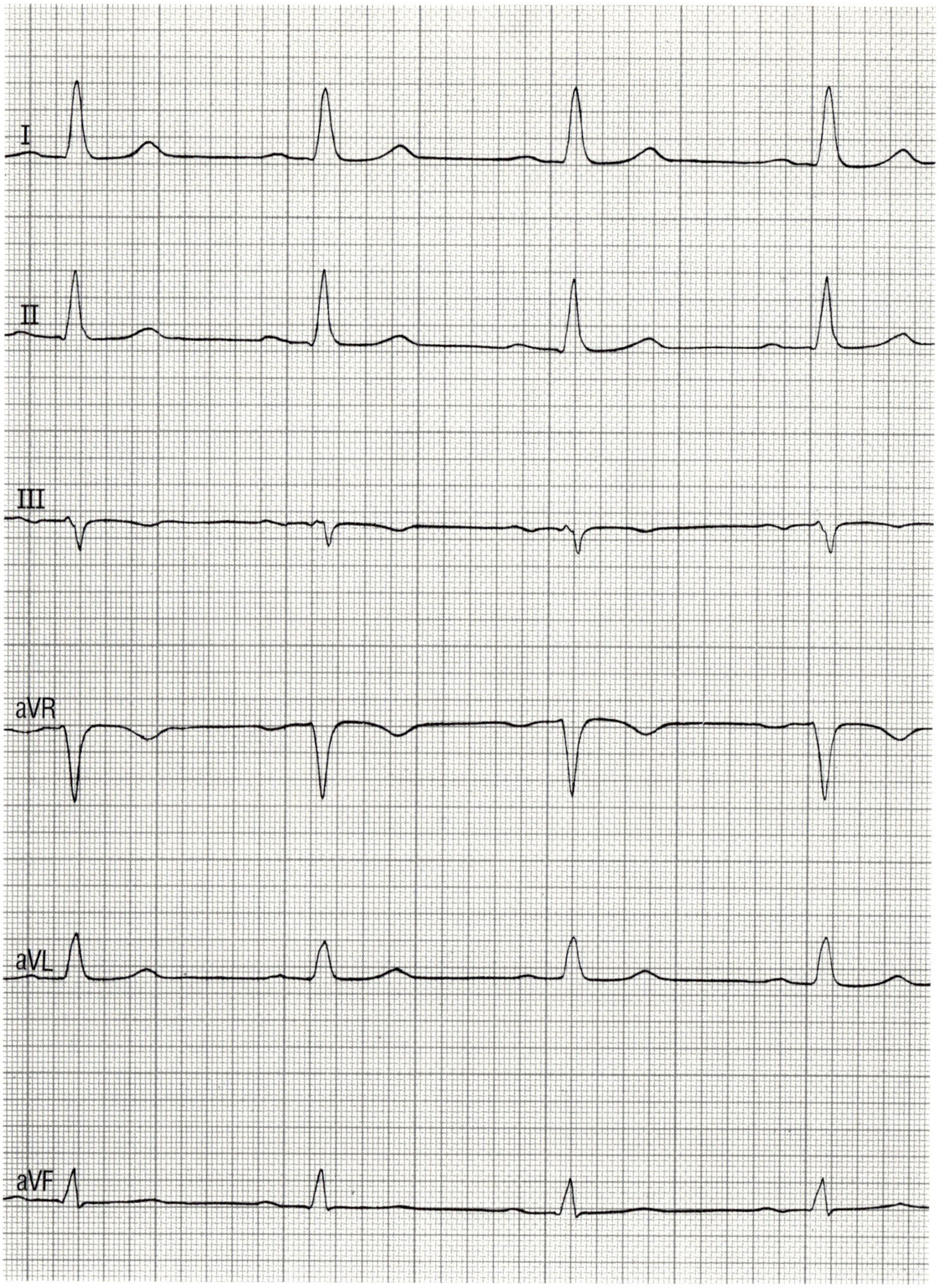

Abb. 23

Klinische Diagnose:
Schwere Aorteninsuffizienz.

EKG-Befund:
Sinusrhythmus. Ventrikelfrequenz 63/min. Linkstyp. P-Zacken und PQ-Zeit normal. QRS-Komplex nicht verbreitert. Hohe R-Zacken in V_5 und V_6 (R in V_5 3,4 mV). Tiefe S-Zacken in V_1 und V_2 (S in V_1 2,2 mV). Der Sokolow-Lyon-Index ist mit 5,6 mV deutlich pathologisch. T-Zacken in I, II, aVL sowie V_1 bis V_6 normal bis hoch-positiv.

Beurteilung:
Sinusrhythmus. Ventrikelfrequenz 63/min. Linkstyp. Deutliche Linkshypertrophiezeichen.

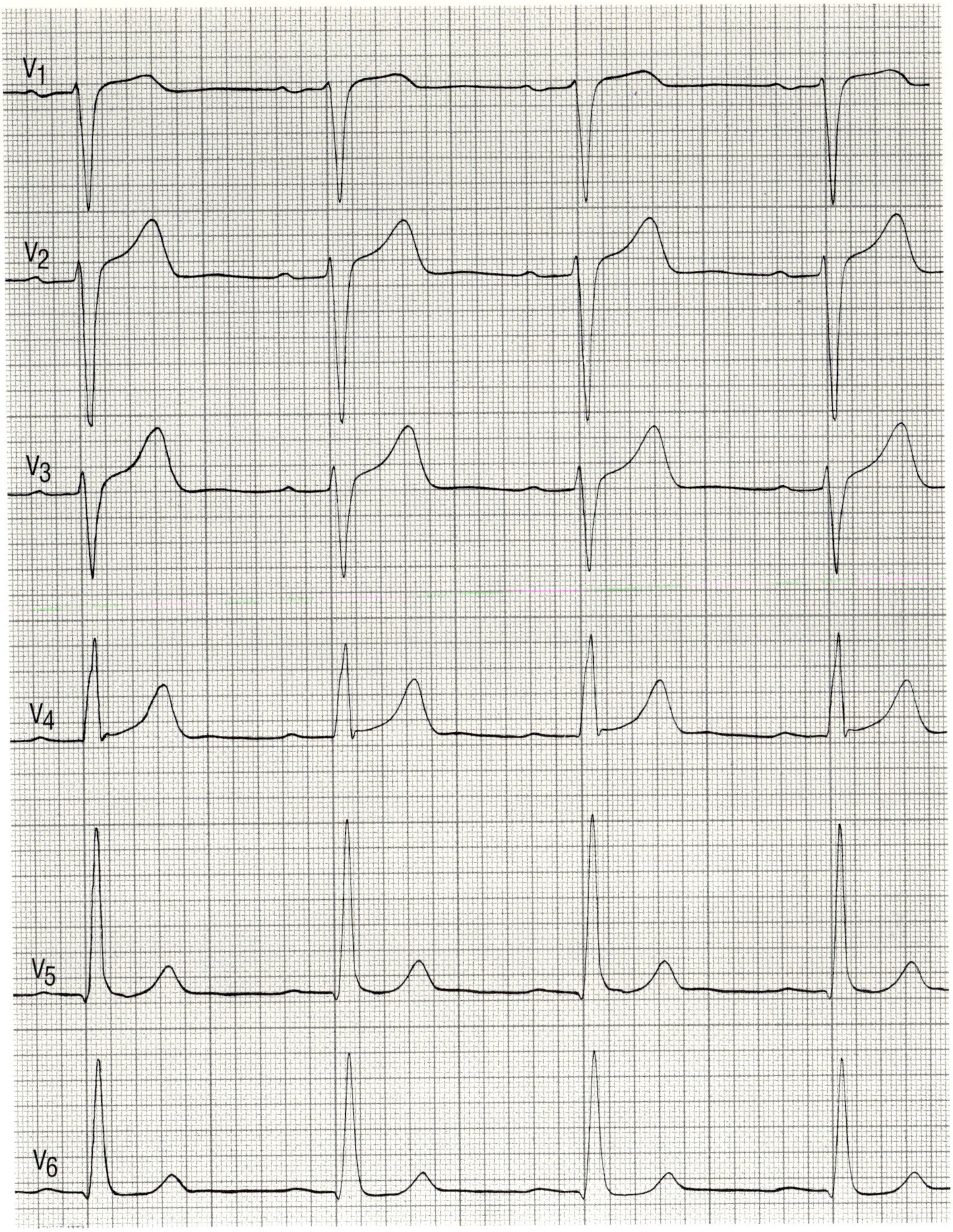
V1
V2
V3
V4
V5
V6

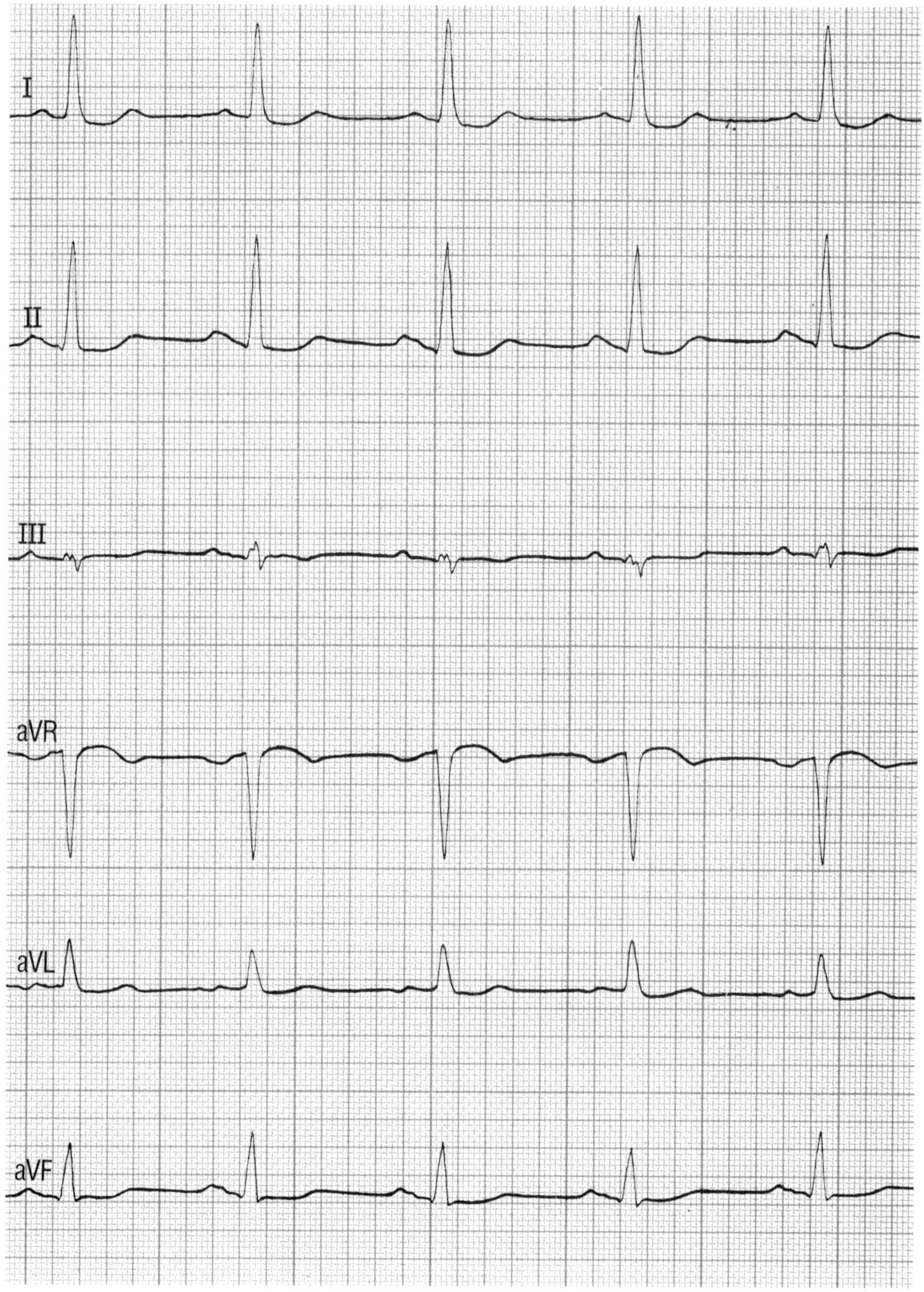

Abb. 24

Klinische Diagnose:
Schwere dilatative Kardiomyopathie.

EKG-Befund:
Sinusrhythmus. Ventrikelfrequenz 87/min. Linkstyp. P-Zacken und PQ-Zeit normal. QRS-Komplex nicht verbreitert. Hohe R-Zacken in I, vor allem in V_5 und V_6 (R in V_5 2,9 mV). Tiefe S-Zacken in V_1 und V_2 (S in V_1 2,6 mV). Sokolow-Lyon-Index mit 5,5 mV deutlich pathologisch. ST-Senkung und abgeflachtes T in I, II, aVL, aVF sowie V_5 und V_6.

Beurteilung:
Sinusrhythmus. Ventrikelfrequenz 87/min. Linkstyp. Deutliche Linkshypertrophiezeichen mit leichter Erregungsrückbildungsstörung.

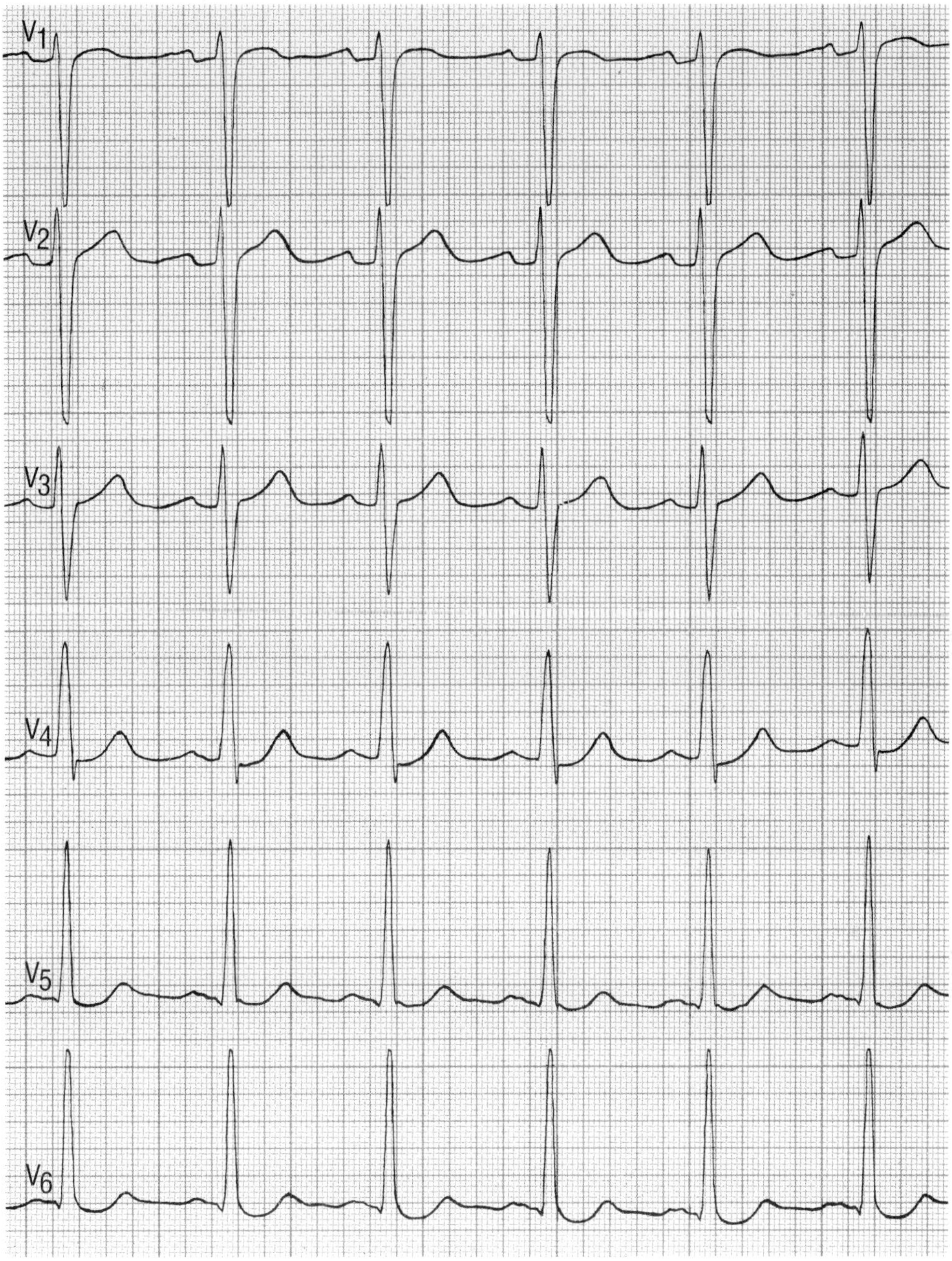
V1
V2
V3
V4
V5
V6

C Kammerhypertrophie

c) Biventrikuläre Hypertrophie

Wichtige Hinweise bei der Beurteilung der Kammerhypertrophie

Biventrikuläre Hypertrophiezeichen

1. EKG-Merkmale:

- hohes R in V_1, V_{r3} und V_5, V_6
- Rechtstyp bei Linkshypertrophie-Zeichen im Erwachsenenalter
- Katz-Wachtel-Zeichen (hohes R und tiefes S in V_1 bis V_4)
- P-dextro-atriale bei Linkshypertrophie-Zeichen

2. Vorkommen:

- Mitralinsuffizienz mit pulmonaler Hypertonie
- offener Ductus Botalli mit pulmonaler Hypertonie
- Ventrikelseptumdefekt mit pulmonaler Hypertonie
- dilatative Kardiomyopathie
- schwere zur Rechts- und Linkshypertrophie führende Krankheiten

Schematische Darstellung der biventrikulären Hypertrophie im EKG

Abb. 25

Ableitungen	Normal	Ableitungen	Schwere Linkshypertrophie
I V_6	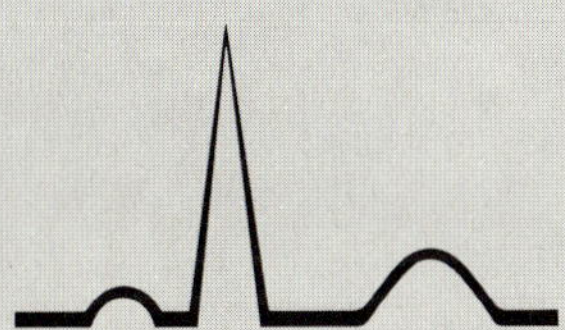 P-Zacke normal QRS-Komplex schmal R-Zacke nicht überhöht ST-Strecke nicht gesenkt T-Zacke normal positiv	I V_6	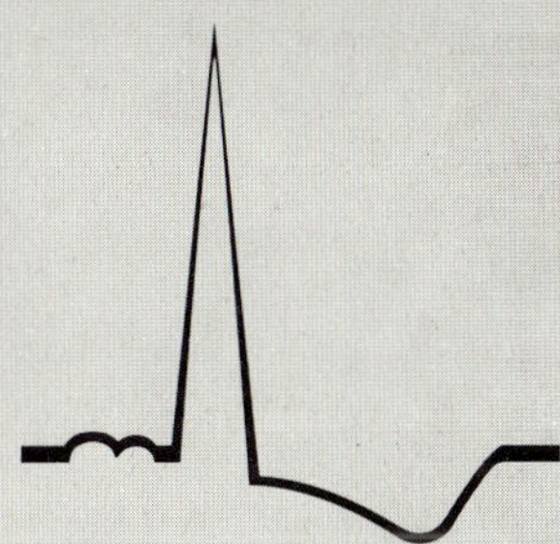 P-Zacke evtl. breit QRS-Komplex relativ breit R-Zacke deutlich überhöht ST-Strecke gesenkt T-Zacke negativ
III V_1	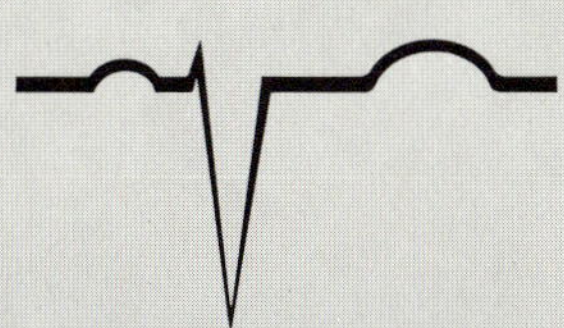 P-Zacke normal QRS-Komplex schmal R-Zacke klein S-Zacke tief ST-Strecke nicht gesenkt T-Zacke evtl. positiv	III V_1	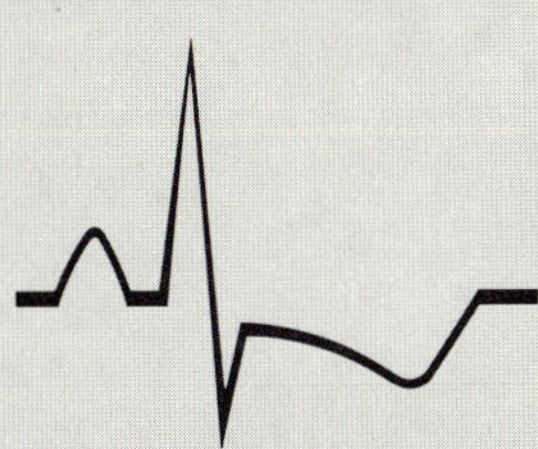 P-Zacke evtl. überhöht QRS-Komplex relativ breit R-Zacke deutlich überhöht S-Zacke meist vorhanden ST-Strecke gesenkt T-Zacke tief negativ

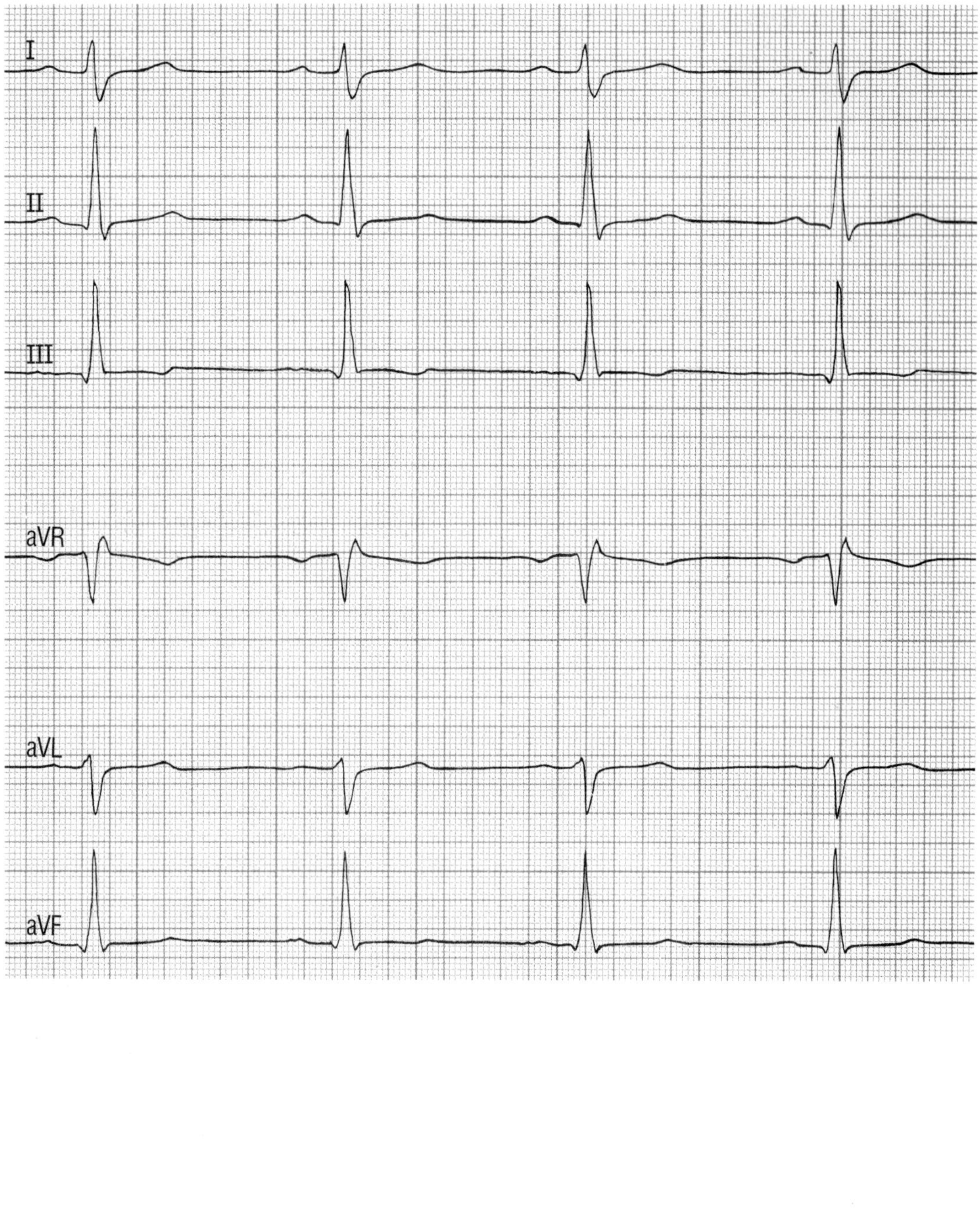

Abb. 26

Klinische Diagnose:
Pulmonalstenose und Aorteninsuffizienz.

EKG-Befund:
Sinusrhythmus. Ventrikelfrequenz 70/min. Steiltyp. P-Zacke und PQ-Zeit normal. QRS-Komplex nicht verbreitert. Relativ tiefe S-Zacke in I und V_5. Tiefe S-Zacke in aVL. QRS-Komplex in V_1 deutlich aufgesplittert (rSR'). Die R'-Zacke in V_1 beträgt 1,5 mV, dabei beträgt das Verhältnis R/S etwa 1. Hohe R-Zacke in V_5, sie beträgt 2,85 mV (normal bis 2,6 mV). ST-Senkung und negatives T in III, ST-Senkung und biphasisches T in aVF, T in II, V_5 und V_6 abgeflacht.

Beurteilung:
Sinusrhythmus. Ventrikelfrequenz 70/min. Steiltyp. Rechtshypertrophiezeichen (unvollständiger Rechtsschenkelblock) und zusätzliche Linkshypertrophiezeichen. Geringe Erregungsrückbildungsstörung.

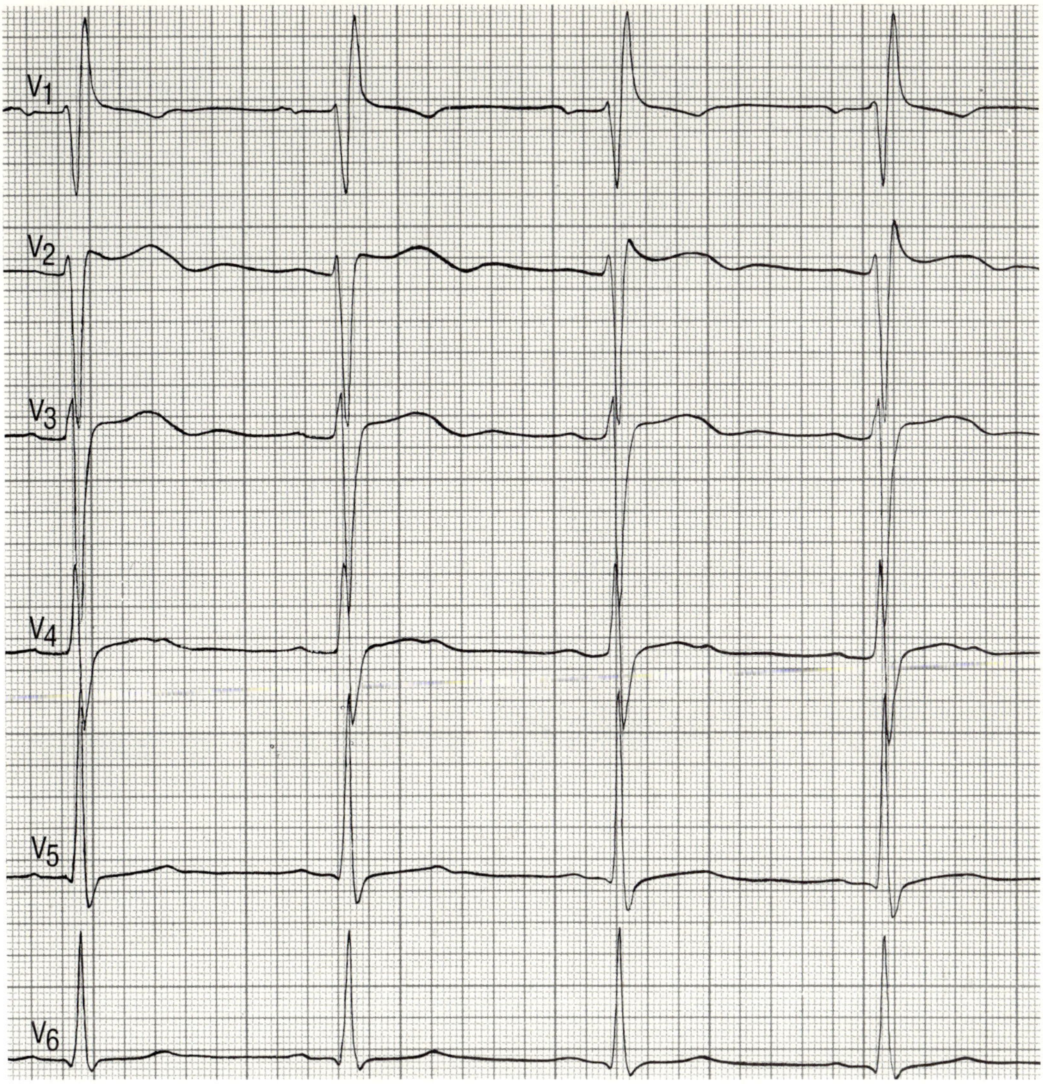

V_1
V_2
V_3
V_4
V_5
V_6

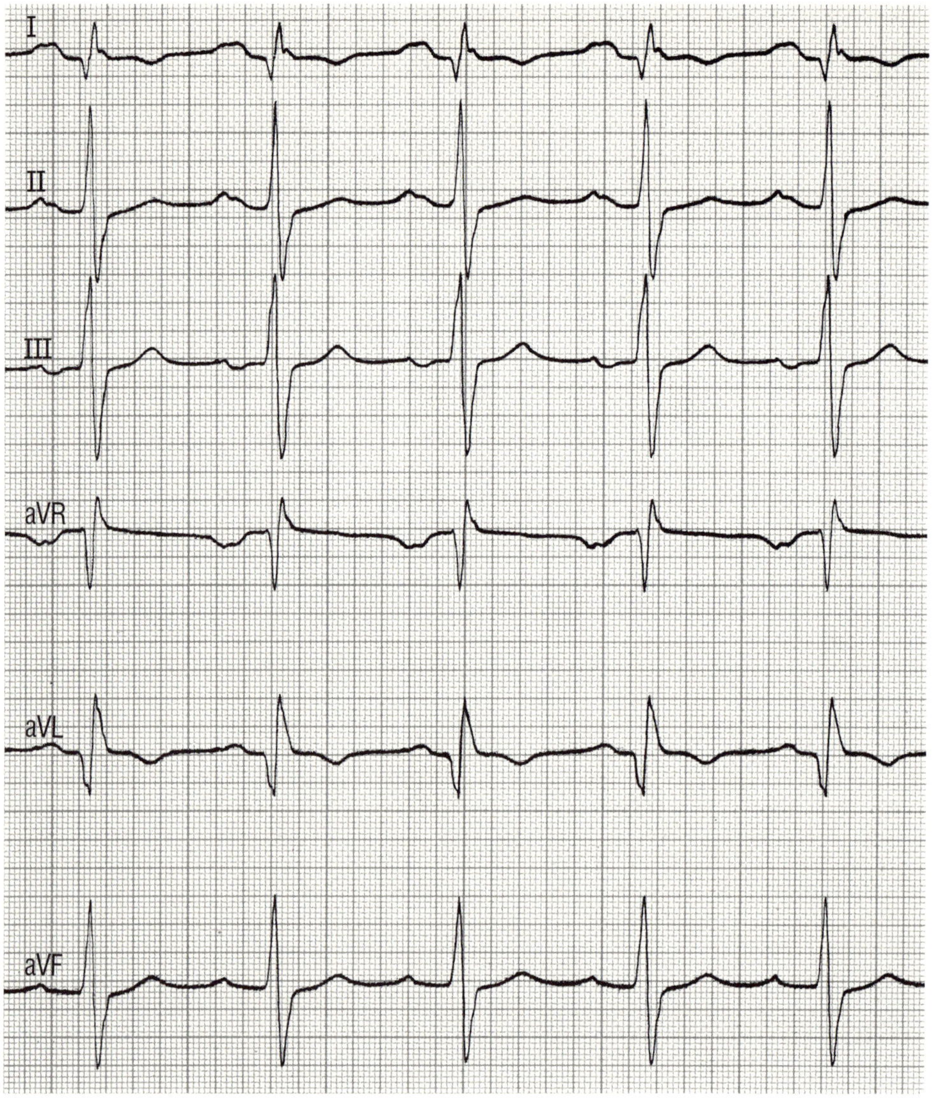

Abb. 27

Klinische Diagnose:

Single-Ventrikel.

EKG-Befund:

Sinusrhythmus. Ventrikelfrequenz 89/min. Q_I-S_{III}-Typ. P-Zacken in I und II doppelgipflig und verbreitert (P in II 0,14 sec) PQ-Zeit mit 0,20 sec relativ lang. Relativ tiefe Q-Zacke in I, V_5 und V_6. Tiefe Q-Zacke in aVL. S-Zacke in II, III und aVF tief. Hohe R-Zacke und tiefe S-Zacke in V_1 bis V_4. Die R-Zacke in V_5 ist mit 2,7 mV erhöht. ST-Senkung und negatives T in I, aVL sowie V_5 und V_6.

Beurteilung:

Sinusrhythmus. Ventrikelfrequenz 89/min. Q_I-S_{III}-Typ. P-sinistro-atriale. Katz-Wachtel-Zeichen als Zeichen einer biventrikulären Belastung. Zusätzliche Linksbelastungszeichen mit Erregungsrückbildungsstörungen.

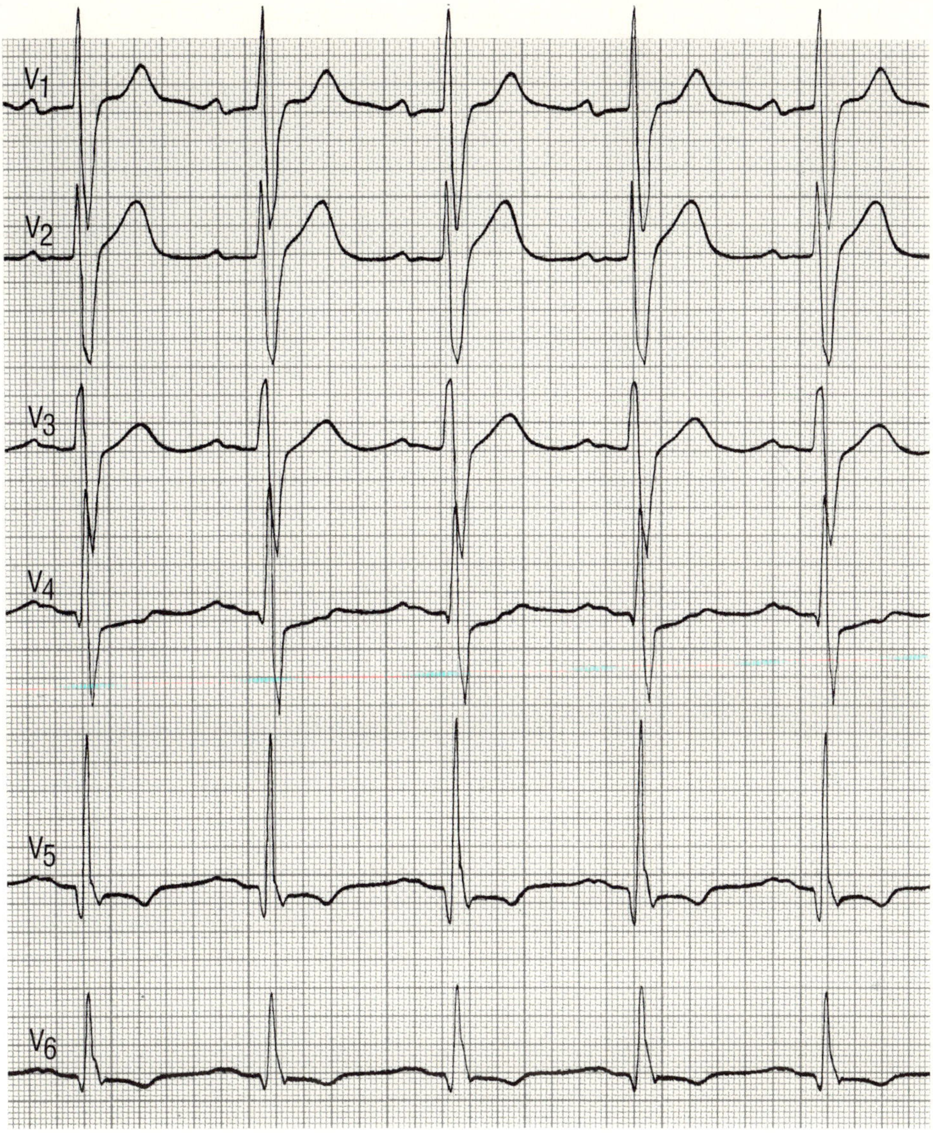
V1
V2
V3
V4
V5
V6

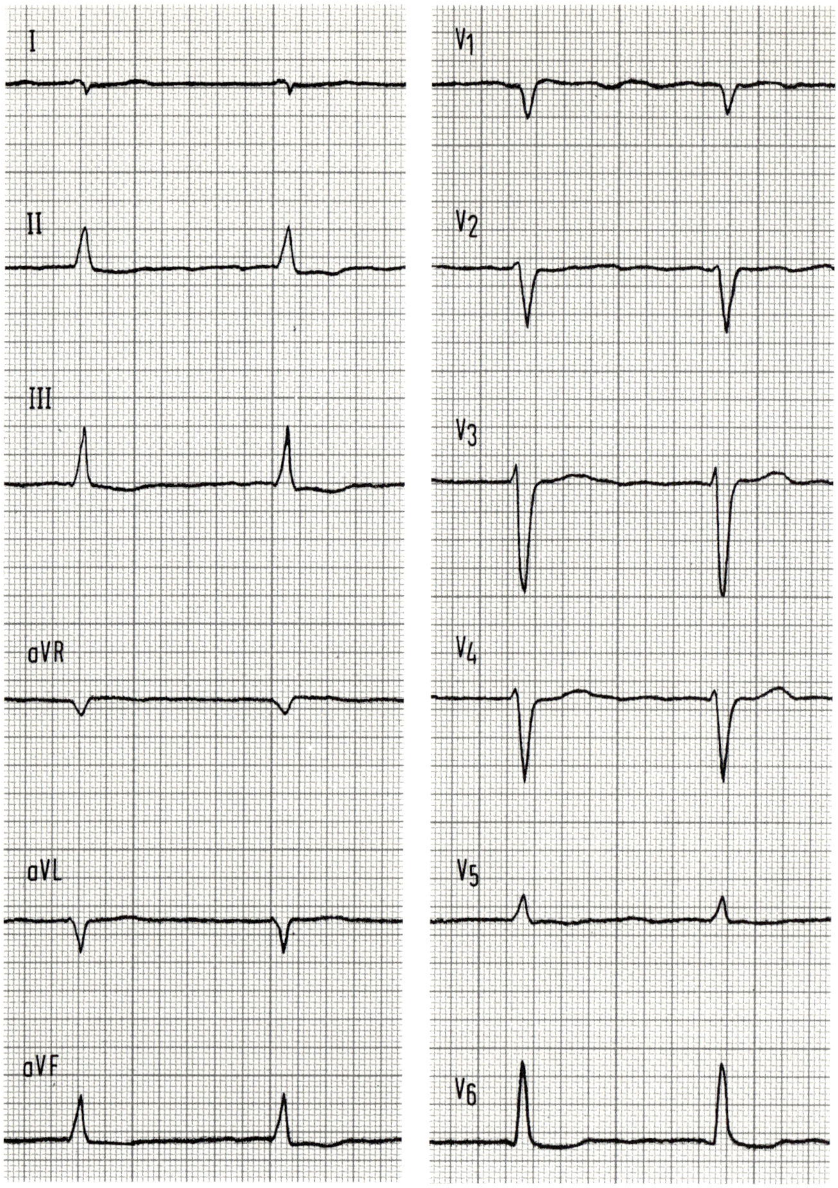

Abb. 28

Klinische Diagnose:

Schwere Mitralinsuffizienz mit pulmonaler Hypertonie.

EKG-Befund:

Vorhofflimmern. Ventrikelfrequenz ca. 80/min. Rechtstyp. Relativ tiefe S-Zacke in I und aVL, hohe R-Zacke in III und aVF. Die R-Zacke ist in V_8, 2 ICR tiefer (V_{8t}) mit 2,4 mV (normal bis 1 mV) deutlich überhöht. Keine erhöhte R-Zacke in den rechtspräkordialen Ableitungen von V_{r3} bis V_{r6}. ST-Senkung und negatives T in II, III und aVF sowie V_5, V_6 und V_{8t}.

Beurteilung:

Absolute Arrhythmie bei Vorhofflimmern. Ventrikelfrequenz ca. 80/min. Deutliche Linkshypertrophiezeichen. Der Rechtstyp bei Linkshypertrophiezeichen spricht für die zusätzliche Rechtshypertrophie. Erregungsrückbildungsstörungen.

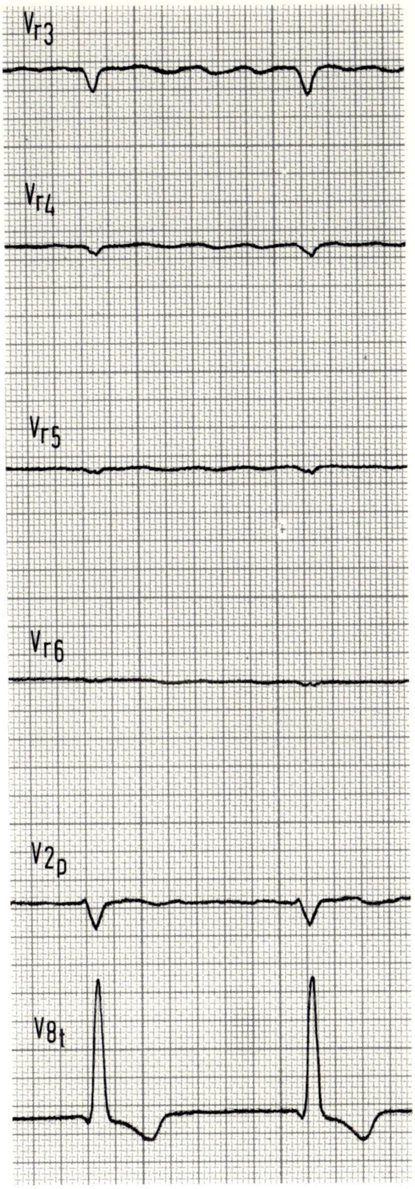
V_{r3}
V_{r4}
V_{r5}
V_{r6}
$V2_p$
$V8_t$

D

Schenkelblockbilder

a) Rechtsschenkelblock

Wichtige Hinweise bei der Beurteilung der Schenkelblockbilder

Vollständiger (kompletter) Rechtsschenkelblock

1. EKG-Merkmale:
- QRS-Komplex ≥ 0,12 sec
- oft Rechtstyp, selten Linkstyp
- R in V_1 M-förmig aufgesplittert und OUP* verspätet
- S in I, aVL, V_5 und V_6 breit und plump

2. Genese:
- meist Blockierung oder Schädigung des rechten Schenkels

3. Vorkommen:
- koronare Herzkrankheit
- Myokarditis
- infektiös-toxische Myokardschädigung
- Rechtshypertrophie

*OUP = oberer Umschlagpunkt

Schematische Darstellung des vollständigen Rechtsschenkelblocks im EKG **Abb. 29**

Ab- leitungen	Normal	Ab- leitungen	Vollständiger Rechtsschenkelblock
I (aVL) V_6	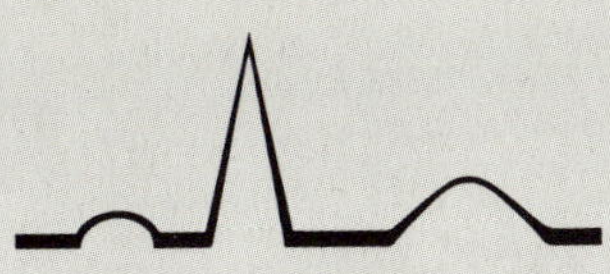 QRS-Komplex schmal R-Zacke normal hoch S-Zacke normal ST-Strecke nicht gesenkt T-Zacke normal	I (aVL) V_6	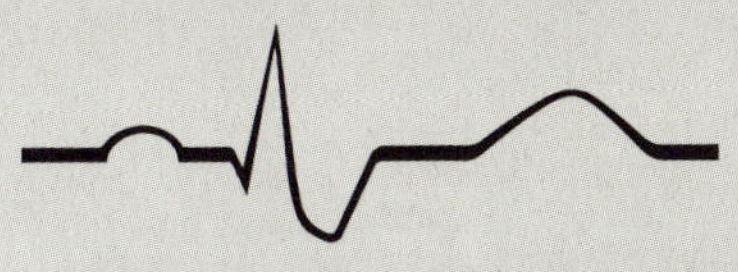 QRS-Komplex breit ($\geq$ 0,12 sec) R-Zacke schmal und evtl. klein S-Zacke breit ST-Strecke nicht gesenkt T-Zacke normal
V_1 (V_2)	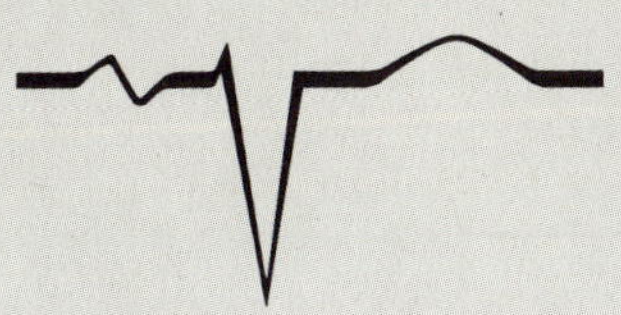 QRS-Komplex schmal R-Zacke klein S-Zacke normal tief ST-Strecke nicht gesenkt T-Zacke evtl. positiv	V_1 (V_2)	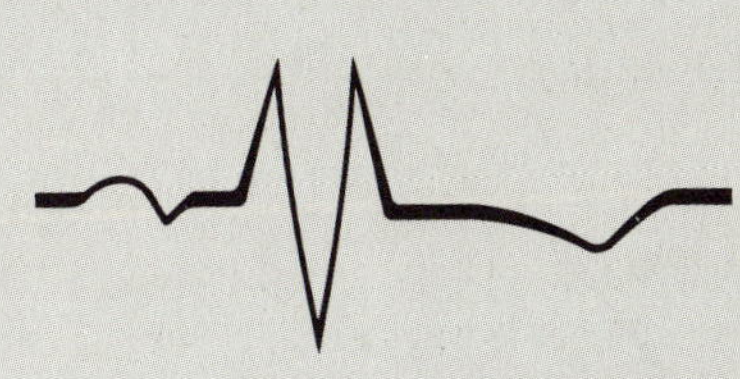 QRS-Komplex breit ($\geq$ 0,12 sec) R-Zacke aufgesplittert S-Zacke evtl. breit oder tief ST-Strecke gesenkt T-Zacke negativ

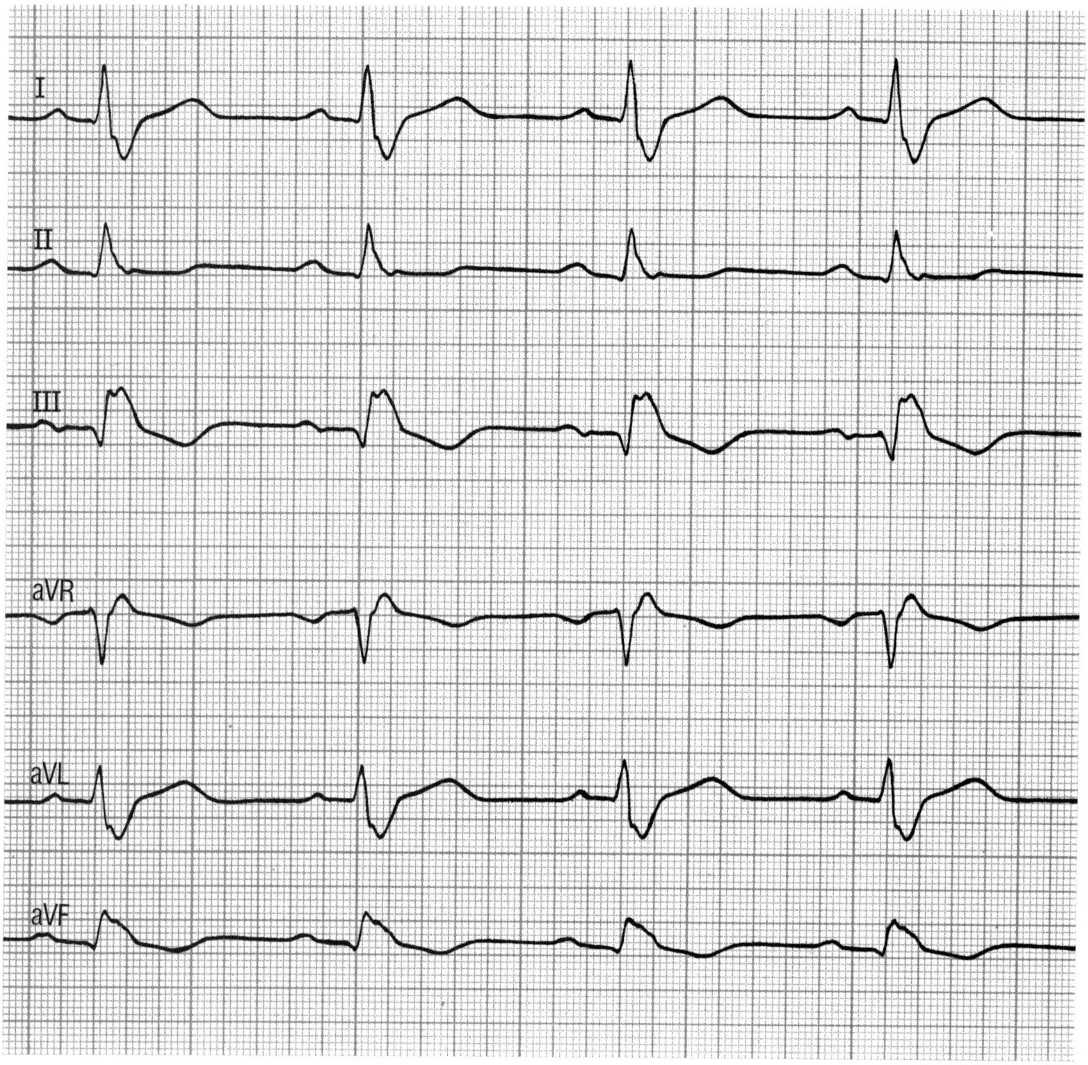

Abb. 30

Klinische Diagnose:

Koronare Herzkrankheit.

EKG-Befund:

Sinusrhythmus. Ventrikelfrequenz 75/min. Steiltyp. P-Zacken und PQ-Zeit normal. Der QRS-Komplex ist mit 0,16 sec deutlich verbreitert und deformiert. Tiefe und breite, plumpe S-Zacken in I und aVL, plumpe und breite, jedoch nicht tiefe S-Zacken in V_4 bis V_6. Der QRS-Komplex ist in V_1 M-förmig aufgesplittert und zeigt eine rSR'-Form. ST-Senkung und negative T-Zacken in II, III, aVF sowie V_1. Sonst sind die T-Zacken in den Thoraxableitungen normal-positiv.

Beurteilung:

Sinusrhythmus. Ventrikelfrequenz 75/min. Steiltyp. Vollständiger Rechtsschenkelblock (Wilson-Block).

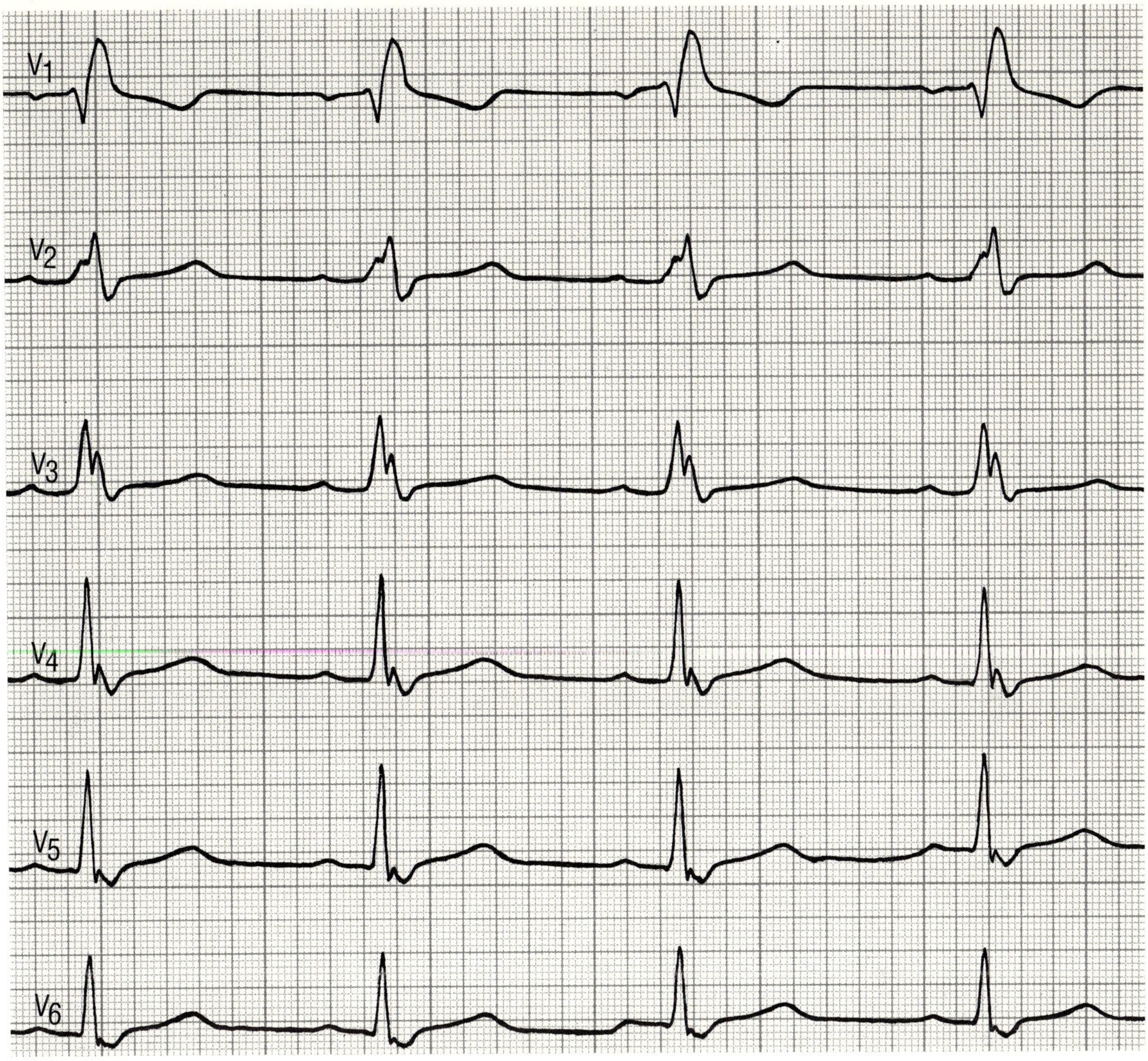
V1
V2
V3
V4
V5
V6

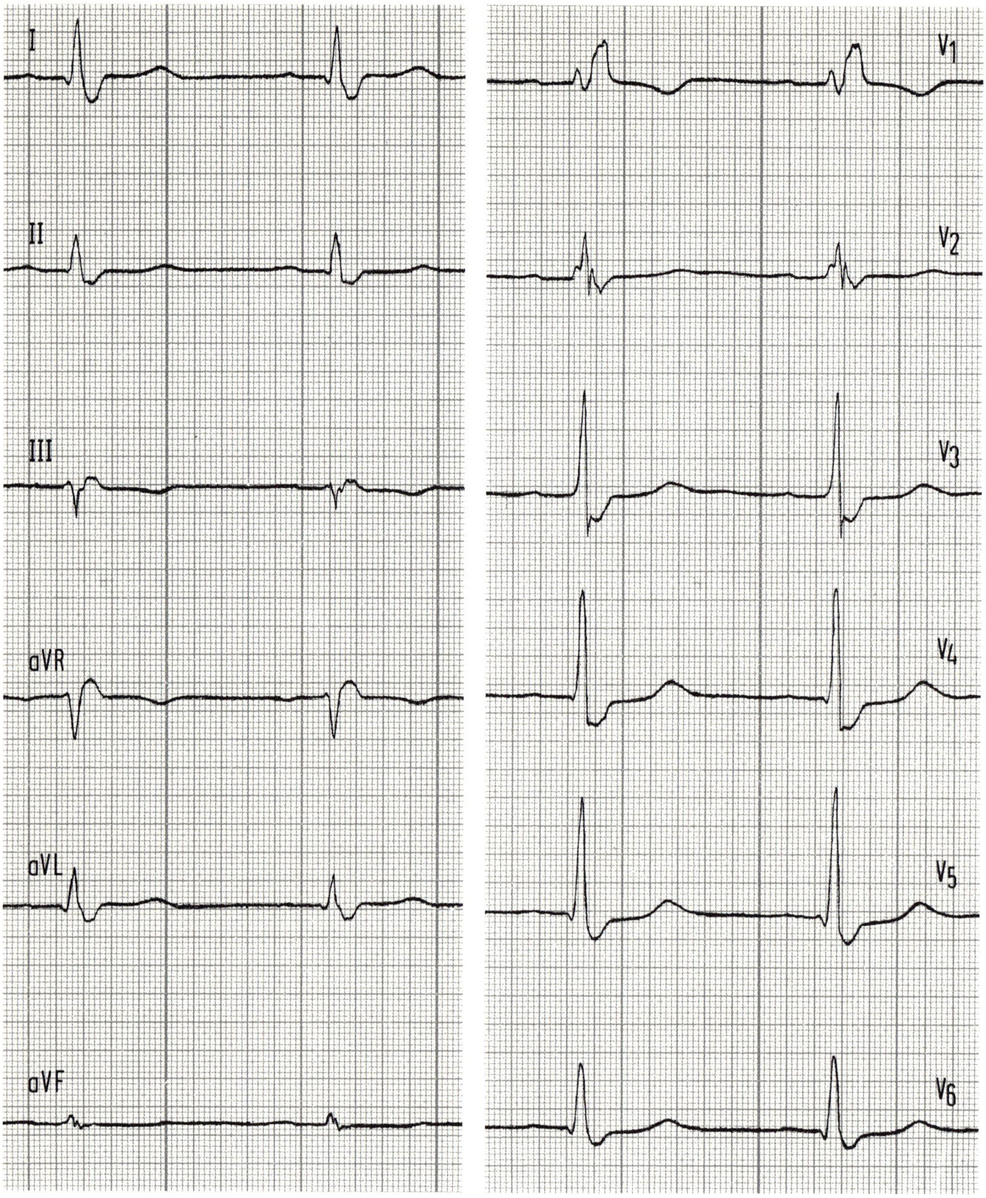

Abb. 31

Klinische Diagnose:
Myokarditis.

EKG-Befund:
Sinusrhythmus. Ventrikelfrequenz 63/min. S_I-S_{II}-S_{III}-Typ. Der QRS-Komplex ist mit 0,14 sec deutlich verbreitert und deformiert. S-Zacken in I, II, aVL und V_3 bis V_6 nicht tief, jedoch plump verbreitert. Der QRS-Komplex ist in V_1 etwa M-förmig aufgesplittert und zeigt eine rsR'-Form, dabei ist der OUP mit 0,12 sec deutlich verspätet. Geringe ST-Senkung und negatives T in III, geringe ST-Senkung und biphasisches T in aVF, geringe ST-Senkung in V_3 bis V_5.

Beurteilung:
Sinusrhythmus. S_I-S_{II}-S_{III}-Typ. Ventrikelfrequenz 63/min. Vollständiger Rechtsschenkelblock (Wilson-Block). Geringe Erregungsrückbildungsstörung.

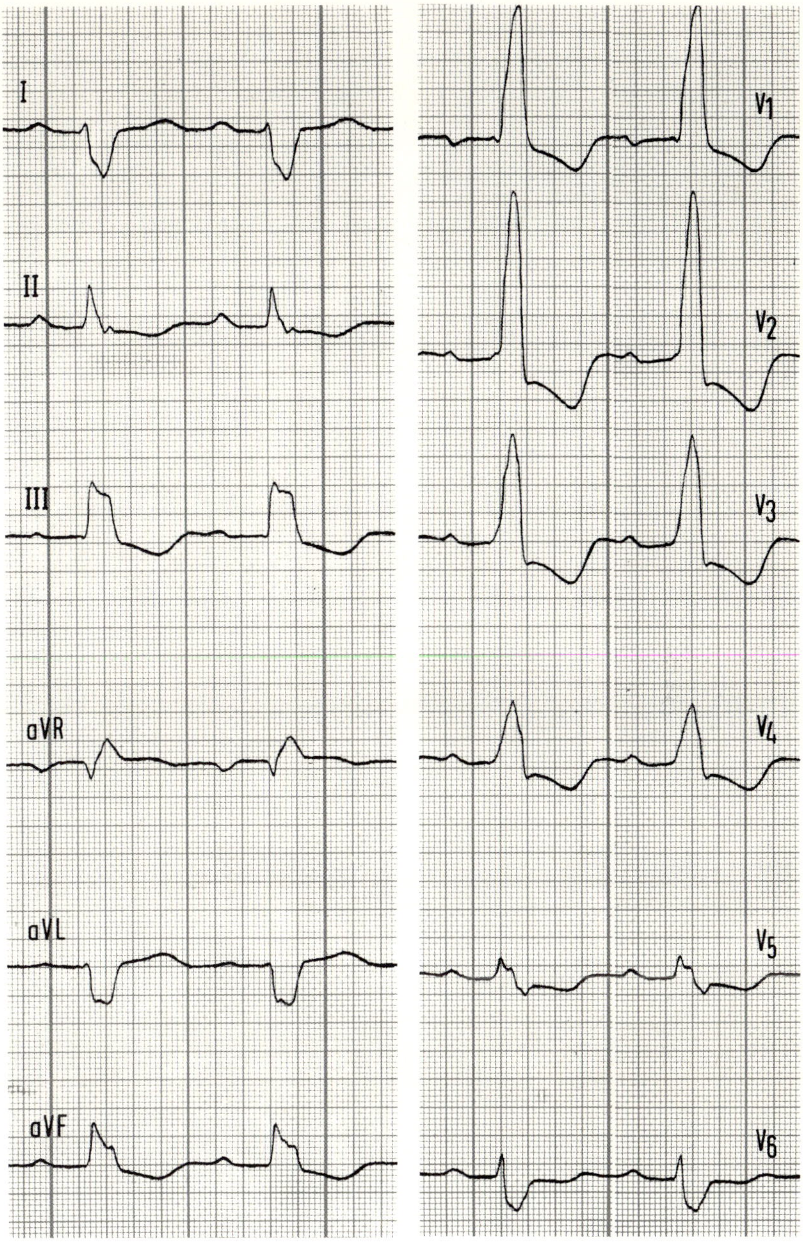

Abb. 32

Klinische Diagnose:
Cor pulmonale vasculare.

EKG-Befund:
Sinusrhythmus. Ventrikelfrequenz 89/min. Rechtstyp. Der QRS-Komplex ist mit 0,14 sec deutlich verbreitert und deformiert. P-Zacken und PQ-Zeit normal. Sehr breite und tiefe S-Zacken in I, aVL und V_6. Hohe und aufgesplitterte R-Zacken in II und III, vor allem jedoch in V_1 und V_2. In V_1 zeigt der QRS-Komplex rsR'-Form. Deutliche ST-Senkung und negative T-Zacken in II, III, aVF sowie V_1 bis V_5, ST-Senkung und biphasisches T in V_6.

Beurteilung:
Sinusrhythmus. Ventrikelfrequenz 89/min. Rechtstyp. Vollständiger Rechtsschenkelblock (klassische Form des vollständigen Rechtsschenkelblocks).

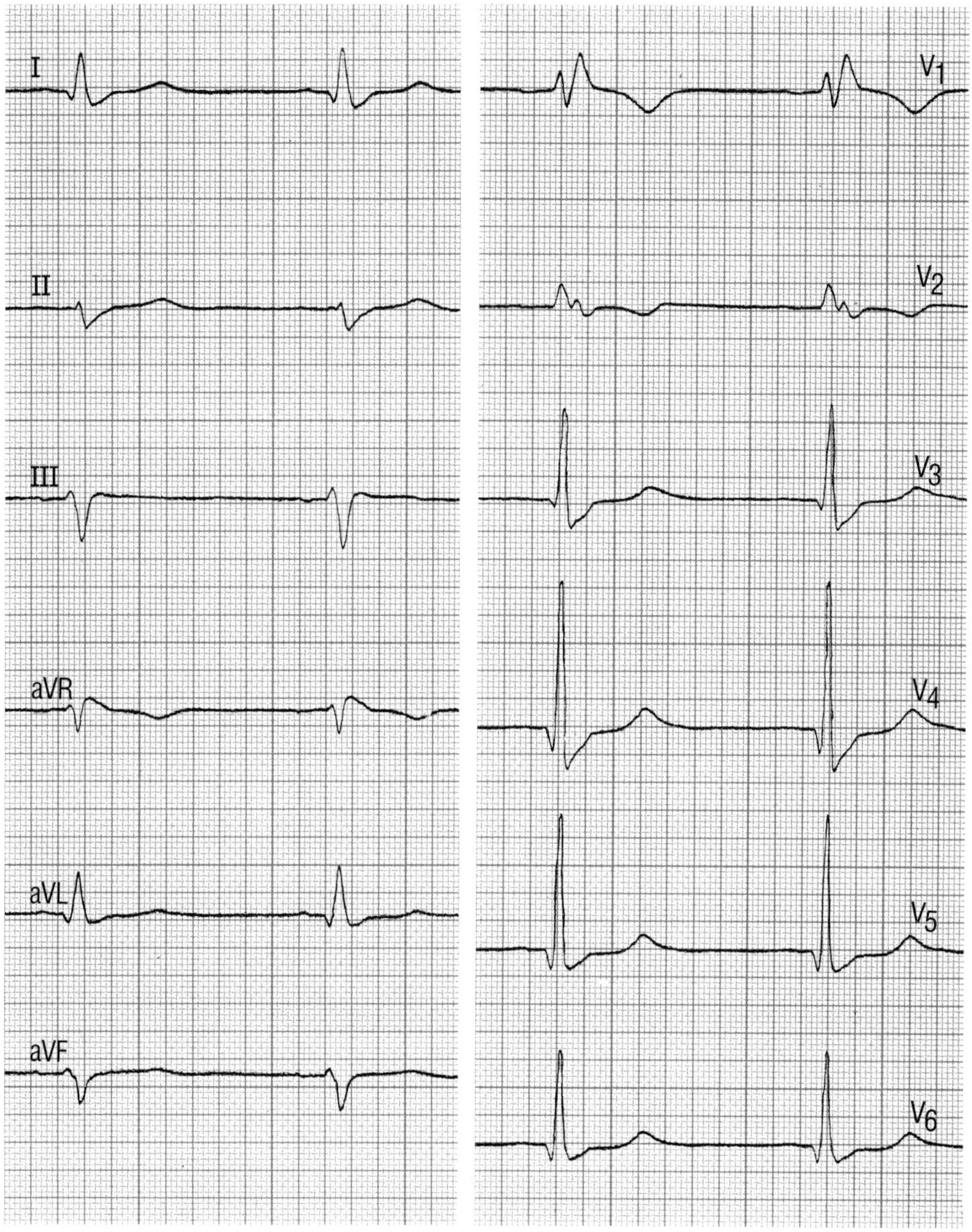

Abb. 33

Klinische Diagnose:

Myokarditis.

EKG-Befund:

Sinusrhythmus. Ventrikelfrequenz 60/min. Überdrehter Linkstyp. Der QRS-Komplex ist mit 0,17 sec deutlich verbreitert und deformiert. Flache P-Wellen. PQ-Zeit normal. Plumpe S-Zacken in I, V_5 und V_6. Tiefe S-Zacken in II, III und aVF, die S-Zacke in II $>$ R-Zacke. Der QRS-Komplex ist in V_1 M-förmig aufgesplittert (RSR'-Form). Angedeutete ST-Senkung in aVL sowie V_3 bis V_5. Deszendierende ST-Senkung und negatives T in V_1 und V_2.

Beurteilung:

Sinusrhythmus. Ventrikelfrequenz 60/min. Überdrehter Linkstyp (LAH) und vollständiger Rechtsschenkelblock im Sinne eines bifaszikulären Blocks. Geringe Erregungsrückbildungsstörung.

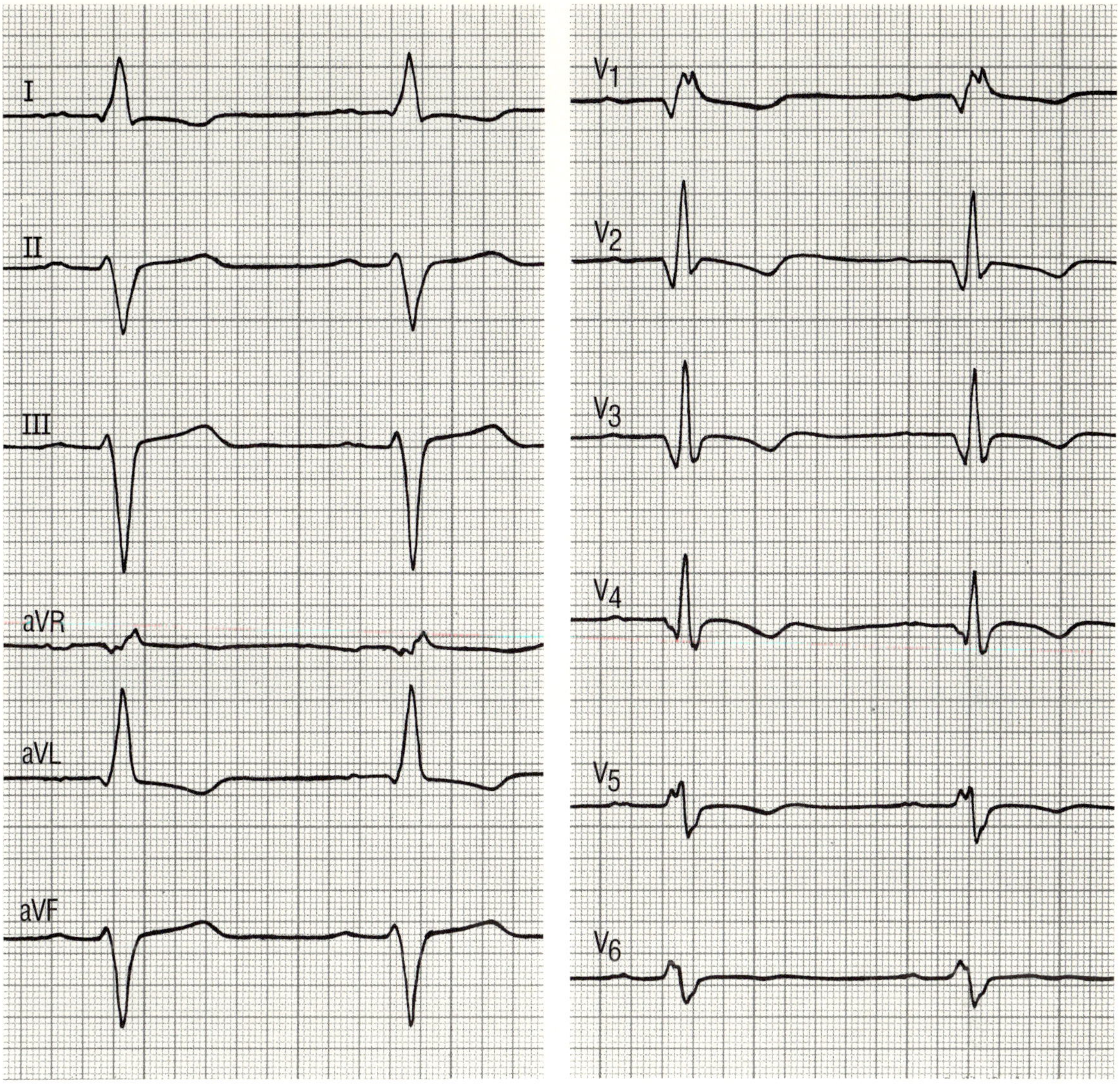

Abb. 34

Klinische Diagnose:
Alter Herzinfarkt.

EKG-Befund:
Sinusrhythmus. Ventrikelfrequenz 63/min. Überdrehter Linkstyp. Tiefe S-Zacken in II, III, aVF sowie V_5 und V_6, die S-Zacke in II > R-Zacke. QRS-Komplex mit 0,12 sec verbreitert und deformiert, er zeigt in V_1 eine QR-Form und in V_2 bis V_4 eine QRs-Form. ST-Senkung und negative T-Zacken in I, aVL, V_1 bis V_6.

Beurteilung:
Sinusrhythmus. Ventrikelfrequenz 63/min. Linksanteriorer Hemiblock und vollständiger Rechtsschenkelblock (bifaszikulärer Block). Alter anteroseptaler Herzinfarkt.

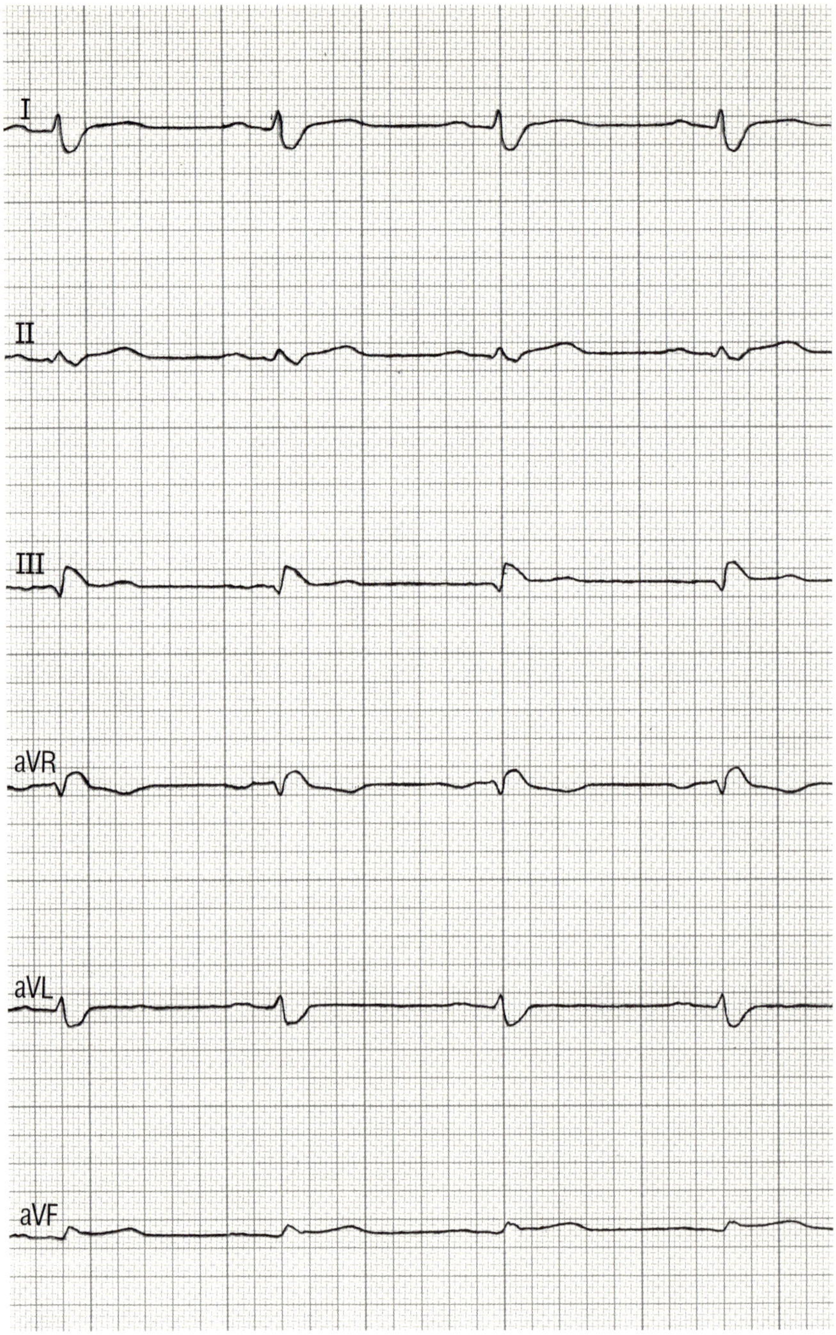

Abb. 35

Klinische Diagnose:
Alter Herzinfarkt.

EKG-Befund:
Sinusrhythmus. Ventrikelfrequenz 75/min. Rechtstyp. P-Zacken und PQ-Zeit normal.
Der QRS-Komplex ist mit 0,14 sec deutlich verbreitert und deformiert. Tiefe und plumpe S-Zacken in I und aVL. Deutliche Q-Zacken und verspätete hohe R-Zacken in V_1 und V_2, große Q-Zacken und verspätete kleine R-Zacken in V_3 und V_4, kleine Q-Zacken und breite S-Zacken in V_5 und V_6.
ST-Senkung und negatives T in V_1, ST-Hebung und negatives T in V_2, ST-Hebung und positive T-Zacken in V_3 bis V_6.

Beurteilung:
Sinusrhythmus. Ventrikelfrequenz 75/min. Rechtstyp. Vollständiger Rechtsschenkelblock.
Alter Vorderwandspitzeninfarkt, Verdacht auf Aneurysmabildung.

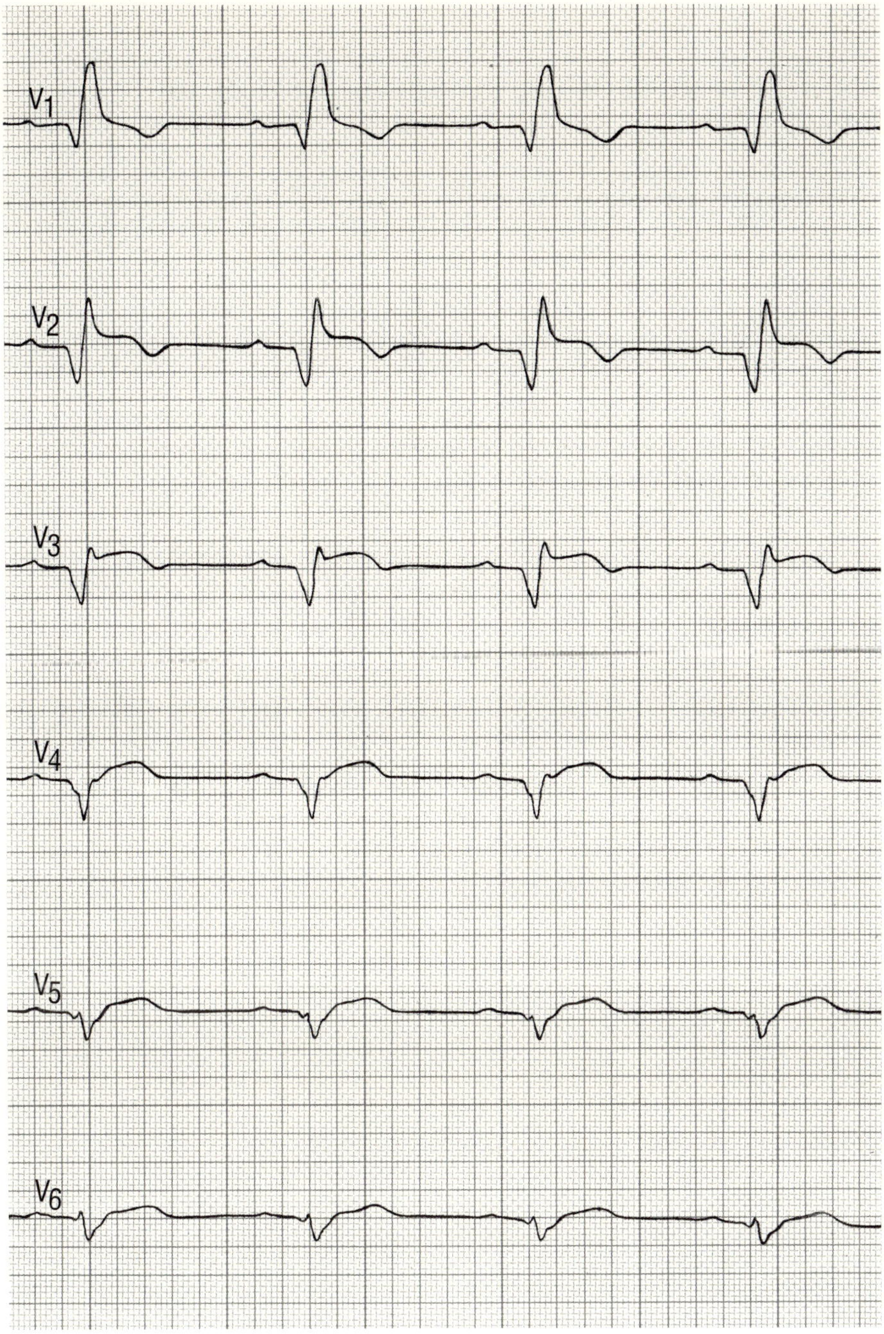
V1
V2
V3
V4
V5
V6

Schematische Darstellung des unvollständigen Rechtsschenkelblocks mit und ohne Rechtshypertrophie

Abb. 36

Typenbezeichnungen	**Typ I**	**Typ II**		**Typ III**
Andere Bezeichnungen	1. physiologischer unvollständiger Rechtsschenkelblock 2. rechtsventrikuläre Leitungsverzögerung	1. unvollständiger Rechtsschenkelblock 2. inkompletter Rechtsschenkelblock		1. unvollständiger Rechtsschenkelblock 2. inkompletter Rechtsschenkelblock 3. Rechtsverspätungskurve
Gemeinsame Eigenschaften	1. QRS-Komplex in V_1 aufgesplittert, zweite R-Zacke stets vorhanden 2. QRS-Komplex $\leq$ 0,11 sec			
Charakteristisches EKG-Bild **V_1**	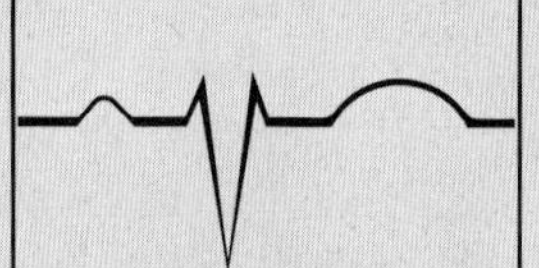 1. r und r' klein 2. S relativ tief 3. r'/S $<$ 1 4. T positiv	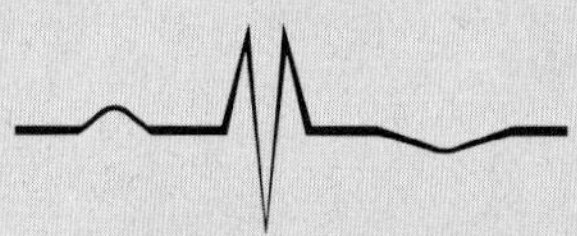 1. R und R' relativ hoch 2. S $\approx$ R' 3. R'/S $\approx$ 1 4. T leicht negativ oder positiv		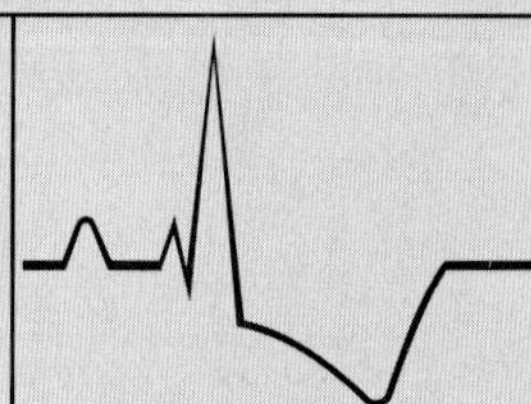 1. r klein, R' hoch 2. s klein 3. R'/s $>$ 1 4. T tief negativ
V_6	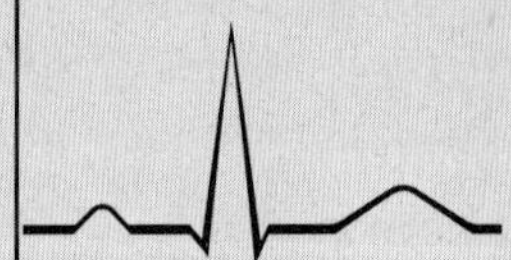 1. R normal 2. s klein	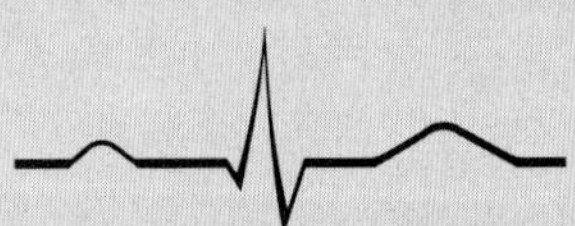 1. R etwas klein 2. S breit und tief		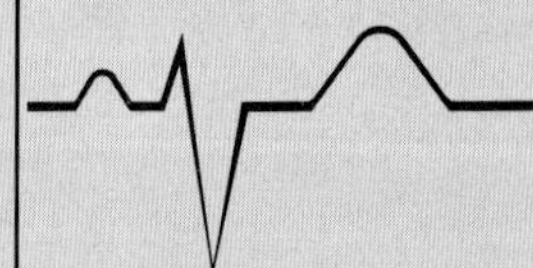 1. R klein 2. S tief
Vektorkardiogramm (horizontale Ebene)	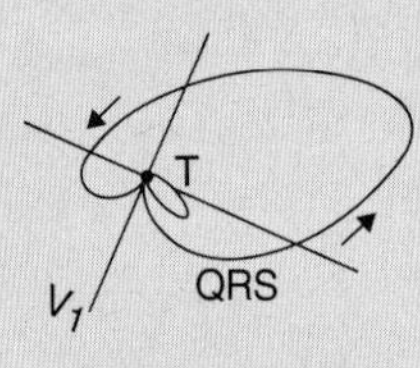 1. terminale QRS-Schleife klein und 2. im Gegenuhrzeigersinn gedreht	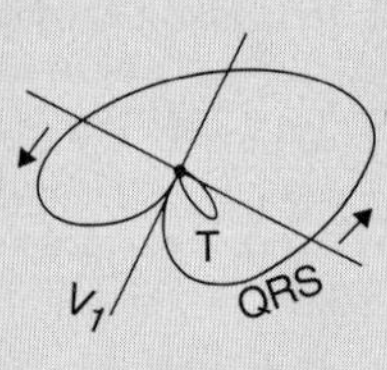 1. zweiter Teil der QRS-Schleife relativ groß und 2. im Gegenuhrsinn gedreht	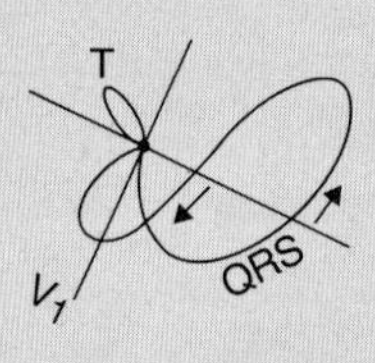 1. zweiter Teil der QRS-Schleife relativ groß, aber 2. im Uhrzeigersinn gedreht	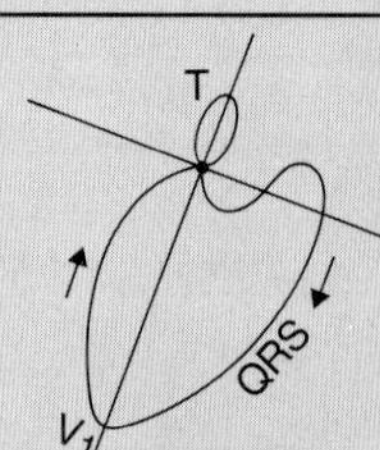 1. Haupt-QRS-Schleife deutlich nach rechts vorn gerichtet und 2. im Uhrzeigersinn gedreht
Klinische Bedeutung	normal bei jüngeren Menschen	kann normal sein; auch Myokarditis, koronare Herzkrankheit möglich	oft Rechtshypertrophie (Vorhofseptumdefekt)	Rechtshypertrophie (Druckbelastung)

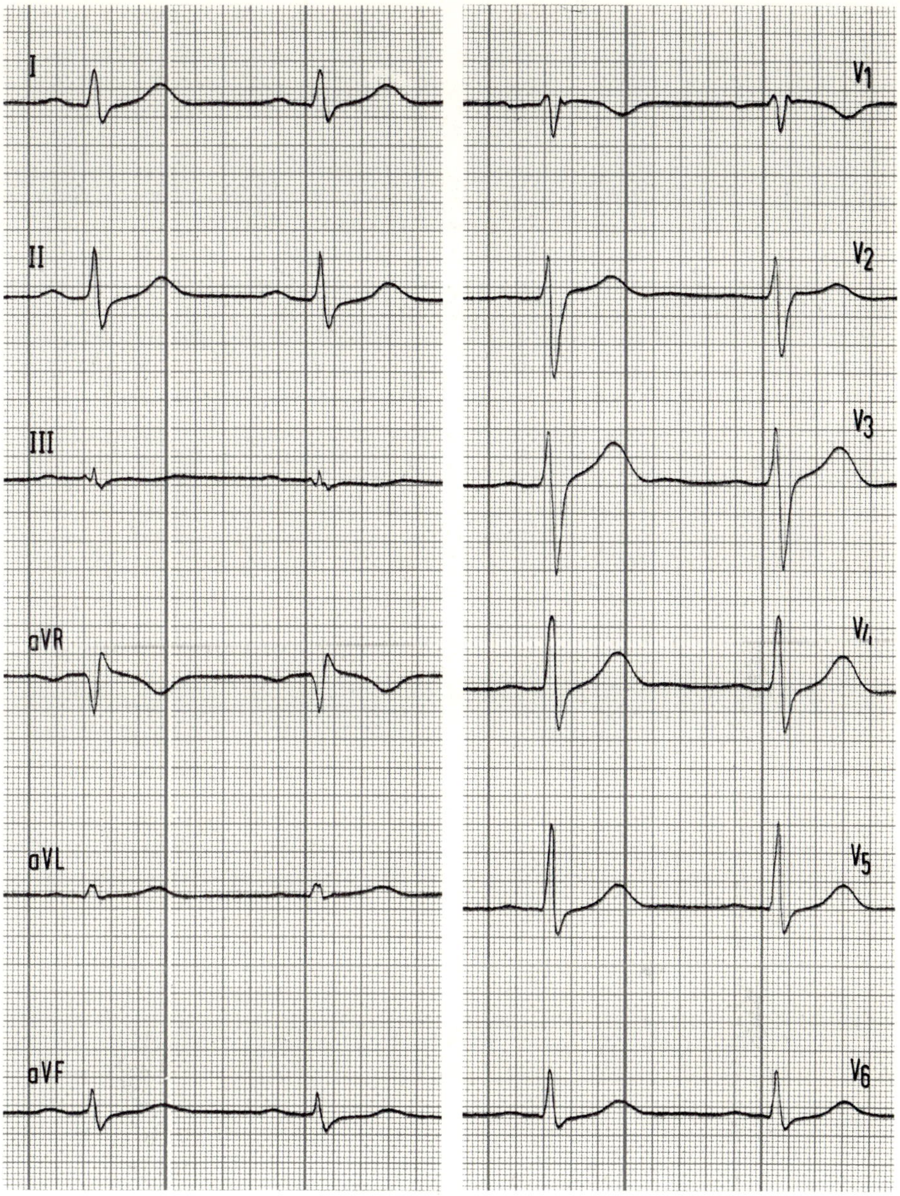

Abb. 37

Klinische Diagnose:
Kein krankhafter Befund.

EKG-Befund:
Sinusrhythmus. Ventrikelfrequenz 72/min. S_I-S_{II}-S_{III}-Typ. P und PQ-Zeit normal. Kleine S-Zacken in I, III und V_6. Relativ tiefe S-Zacken in II, aVF und V_4 bis V_5. Der QRS-Komplex ist nicht verbreitert, jedoch in V_1 leicht aufgesplittert (rSr'), die r'-Zacke ist klein. T-Zacken in den links-präkordialen Ableitungen normal positiv.

Beurteilung:
Sinusrhythmus. Ventrikelfrequenz 72/min. S_I-S_{II}-S_{III}-Typ. Physiologischer unvollständiger Rechtsschenkelblock (unvollständiger Rechtsschenkelblock Typ I).

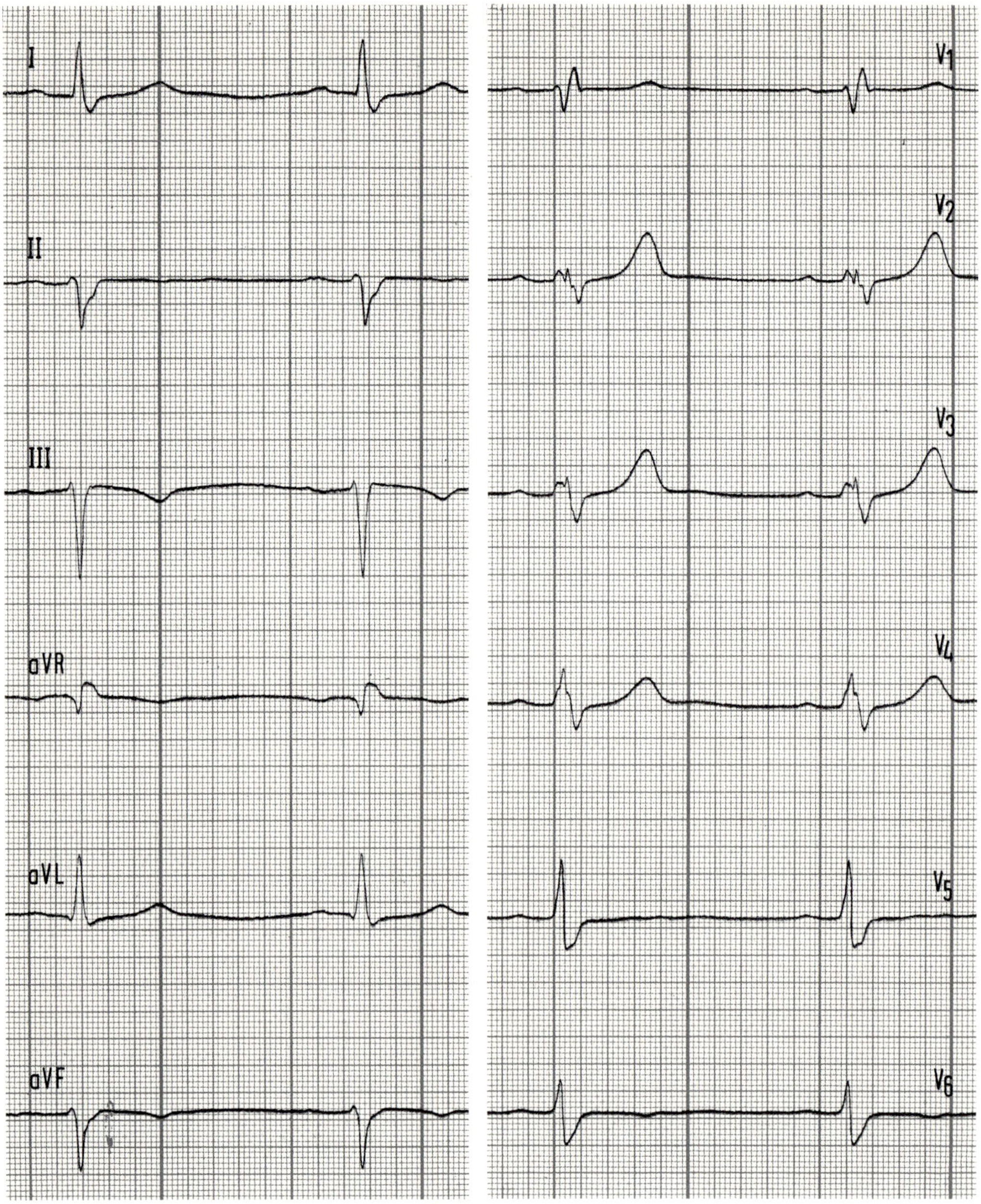

Abb. 38

Klinische Diagnose:
Vorhofseptumdefekt.

EKG-Befund:
Sinusrhythmus. Ventrikelfrequenz 55/min. Überdrehter Linkstyp. P und PQ-Zeit normal. QRS-Komplex mit 0,11 sec relativ breit, jedoch nicht verbreitert. Kleine S-Zacke in I, tiefe S-Zacke in II, III, aVF sowie V_5 und V_6. Die S-Zacke ist in II größer als die R-Zacke. Der QRS-Komplex in V_1 aufgesplittert (rSR'), dabei beträgt R' zu S etwa 1. T-Zacke in II gering negativ, in III, aVF und V_6 leicht negativ und in V_5 fast isoelektrisch.

Beurteilung:
Sinusrhythmus. Ventrikelfrequenz 55/min. Überdrehter Linkstyp (linksanteriorer Hemiblock). Unvollständiger Rechtsschenkelblock (Typ II). Bei dieser Konstellation ist ein Ostium-primum-Defekt (Vorhofseptumdefekt und Mitralinsuffizienz) möglich. Leichte Störung des Erregungsrückgangs.

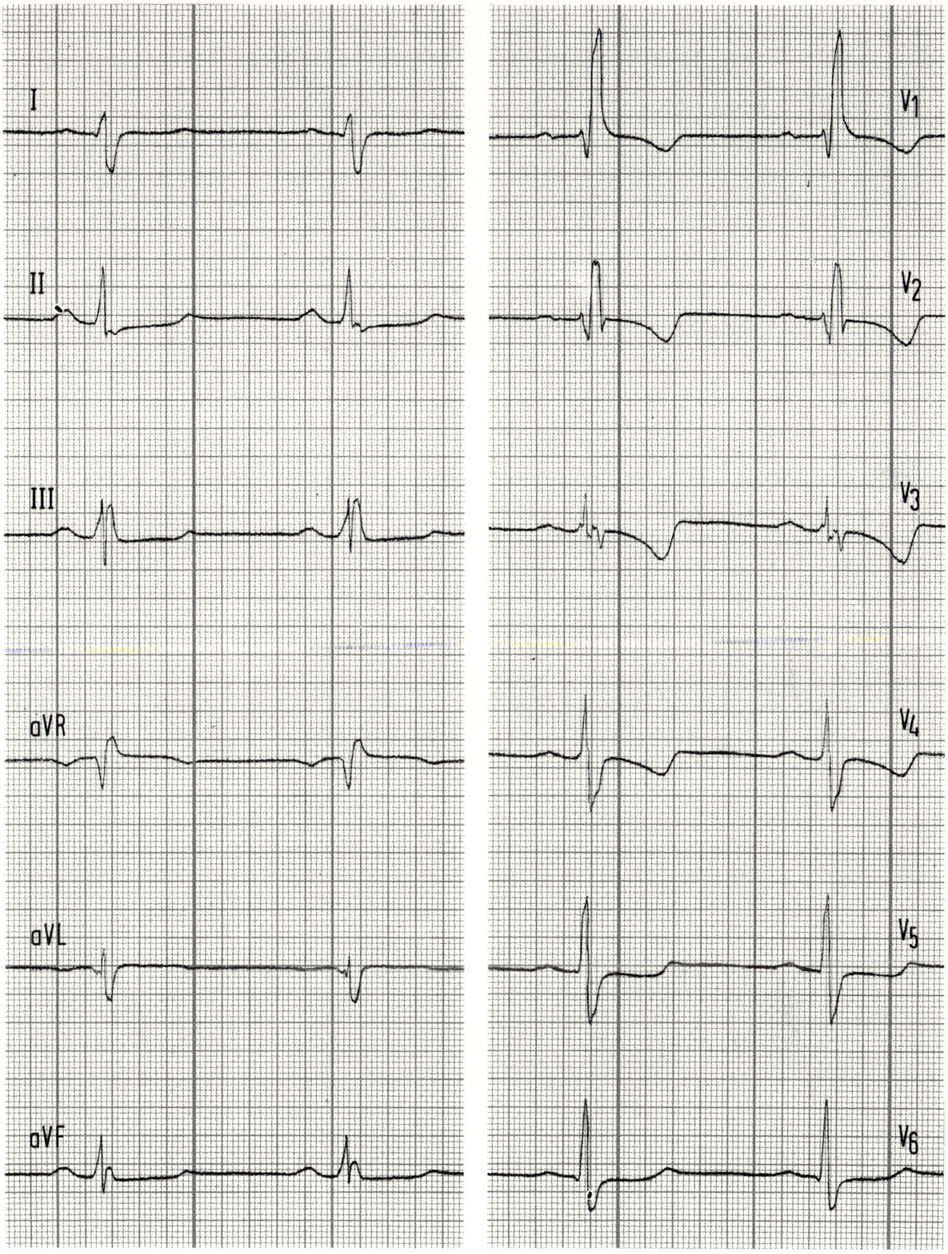

Abb. 39

Klinische Diagnose:

Eisenmenger-Syndrom beim Ventrikelseptumdefekt.

EKG-Befund:

Sinusrhythmus. Ventrikelfrequenz 68/min. Rechtstyp. P in II, III und aVF leicht spitz-positiv, jedoch nicht pathologisch überhöht. Der QRS-Komplex ist mit 0,10 sec relativ breit und in V_1 deutlich aufgesplittert (rsR'). Dabei ist die R'-Zacke in V_1 mit 1,9 mV deutlich erhöht. Tiefe S-Zacken in I, aVL sowie V_4 bis V_6. ST-Senkung und negative T-Zacken in V_1 bis V_4. ST-Senkung und gering biphasisches T in II, III, aVF sowie V_5 und V_6.

Beurteilung:

Sinusrhythmus. Ventrikelfrequenz 68/min. Rechtstyp. Unvollständiger Rechtsschenkelblock (Typ III) als Zeichen einer deutlichen Rechtsbelastung. Erregungsrückbildungsstörungen.

D Schenkelblockbilder

b) Linksschenkelblock

Wichtige Hinweise bei der Beurteilung der Schenkelblockbilder

Vollständiger (kompletter) Linksschenkelblock

1. EKG-Merkmale:

- QRS-Komplex $\geq$ 0,12 sec
- Linkstyp, evtl. überdrehter Linkstyp
- Aufsplitterung von R mit Verspätung von OUP* bei ST-Senkung mit negativem T in I, aVL, V_5 und V_6
- tiefes und breites S in III, aVF, V_1 und V_2 sowie V_3
- eventuell P-sinistro-atriale

2. Genese:

- Blockierung des linken Schenkels

3. Vorkommen:

- koronare Herzkrankheit
- Myokarditis
- Hypertonie
- Aortenvitium
- kongestive Kardiomyopathie

*OUP = oberer Umschlagpunkt

Schematische Darstellung des vollständigen Linksschenkelblocks im EKG

Abb. 40

Ab- leitungen	Normal	Ab- leitungen	Vollständiger Linksschenkelblock
I (aVL) V_6	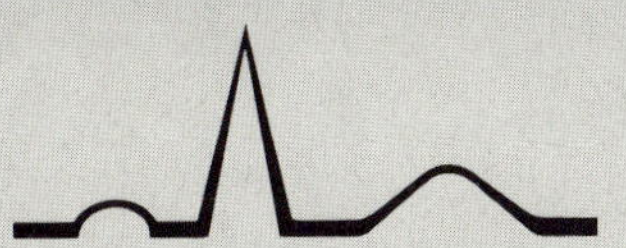 QRS - Komplex normal R - Zacke normal hoch S - Zacke normal ST - Strecke nicht gesenkt T - Zacke normal	I (aVL) V_6	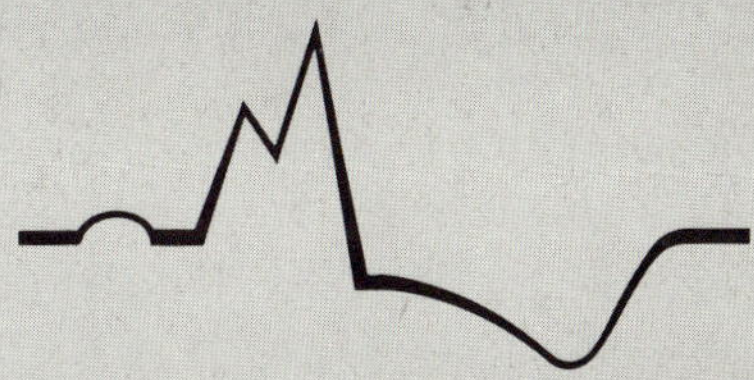 QRS - Komplex breit (≥ 0,12 sec) R - Zacke aufgesplittert evtl. klein S - Zacke nicht vorhanden ST - Strecke gesenkt T - Zacke negativ
V_1 (V_2)	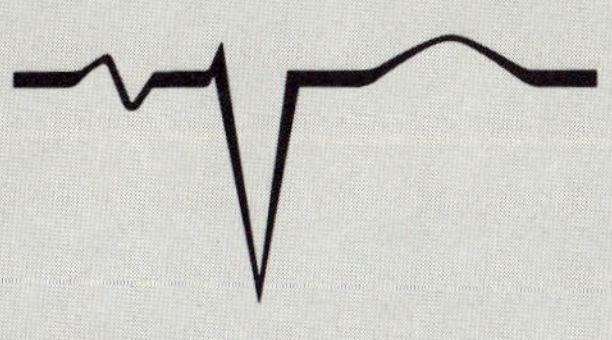 QRS - Komplex normal R - Zacke klein S - Zacke normal tief ST - Strecke nicht angehoben T - Zacke normal	V_1 (V_2)	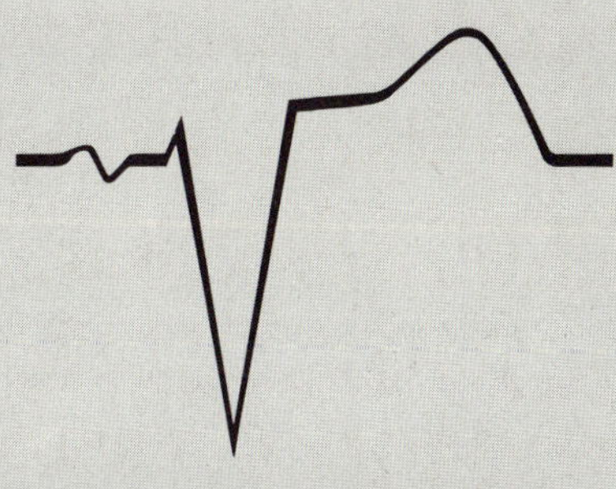 QRS - Komplex breit (≥ 0,12 sec) R - Zacke klein S - Zacke deutlich breit und tief ST - Strecke deutlich angehoben T - Zacke deutlich positiv

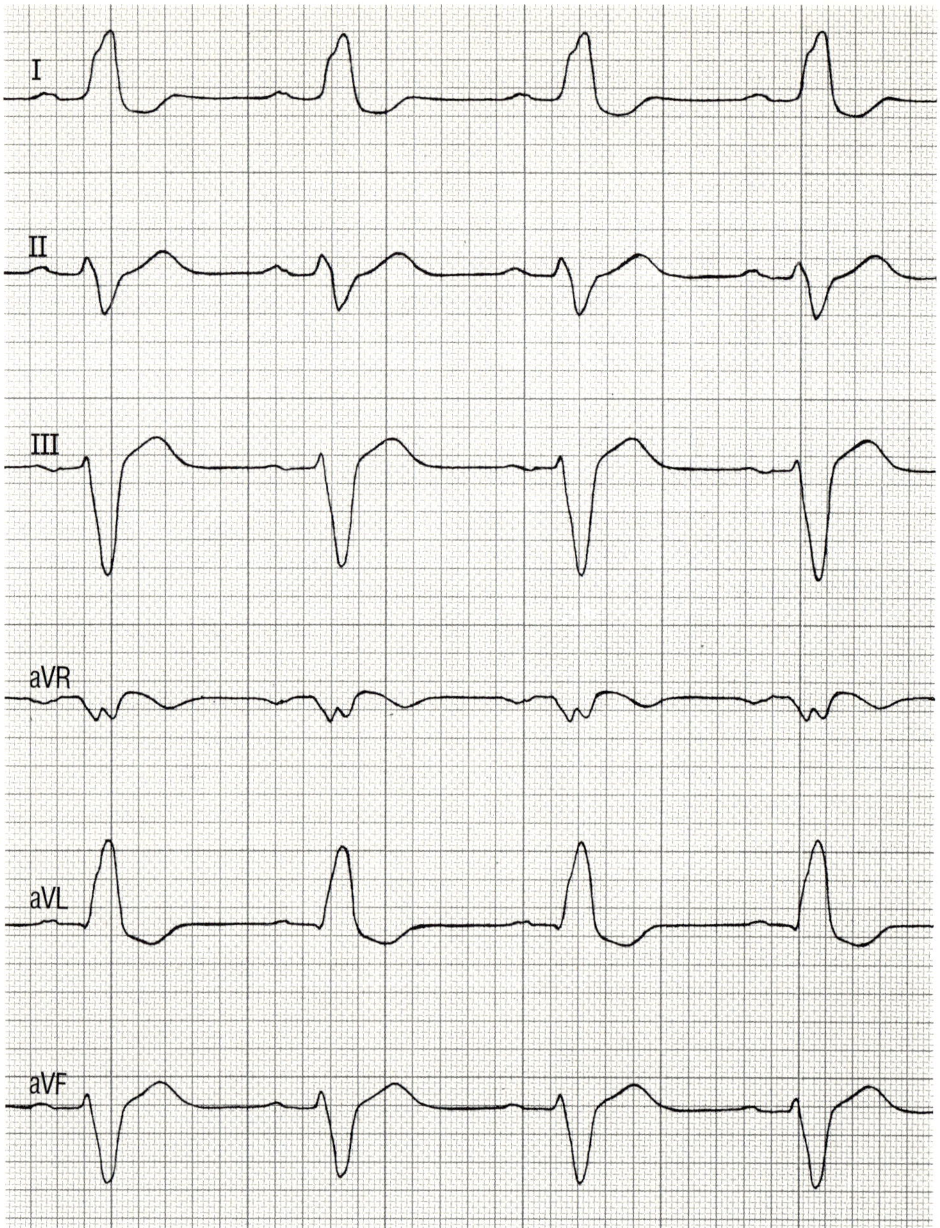

Abb. 41

Klinische Diagnose:

Koronare Herzkrankheit.

EKG-Befund:

Sinusrhythmus. Ventrikelfrequenz 70/min. Überdrehter Linkstyp. P-Zacke und PQ-Zeit normal. Der QRS-Komplex ist mit 0,16 sec deutlich verbreitert und deformiert. Die R-Zacke zeigt in I, aVL und V_6 im aufsteigenden Schenkel eine kleine Kerbung, es finden sich in diesen Ableitungen eine deutliche ST-Senkung und negative bzw. biphasische T-Zacken. S-Zacken in II, III und aVF sowie V_1 bis V_4 sehr tief und verbreitert.

Beurteilung:

Sinusrhythmus. Ventrikelfrequenz 70/min. Überdrehter Linkstyp. Vollständiger Linksschenkelblock mit deutlicher Erregungsrückbildungsstörung.

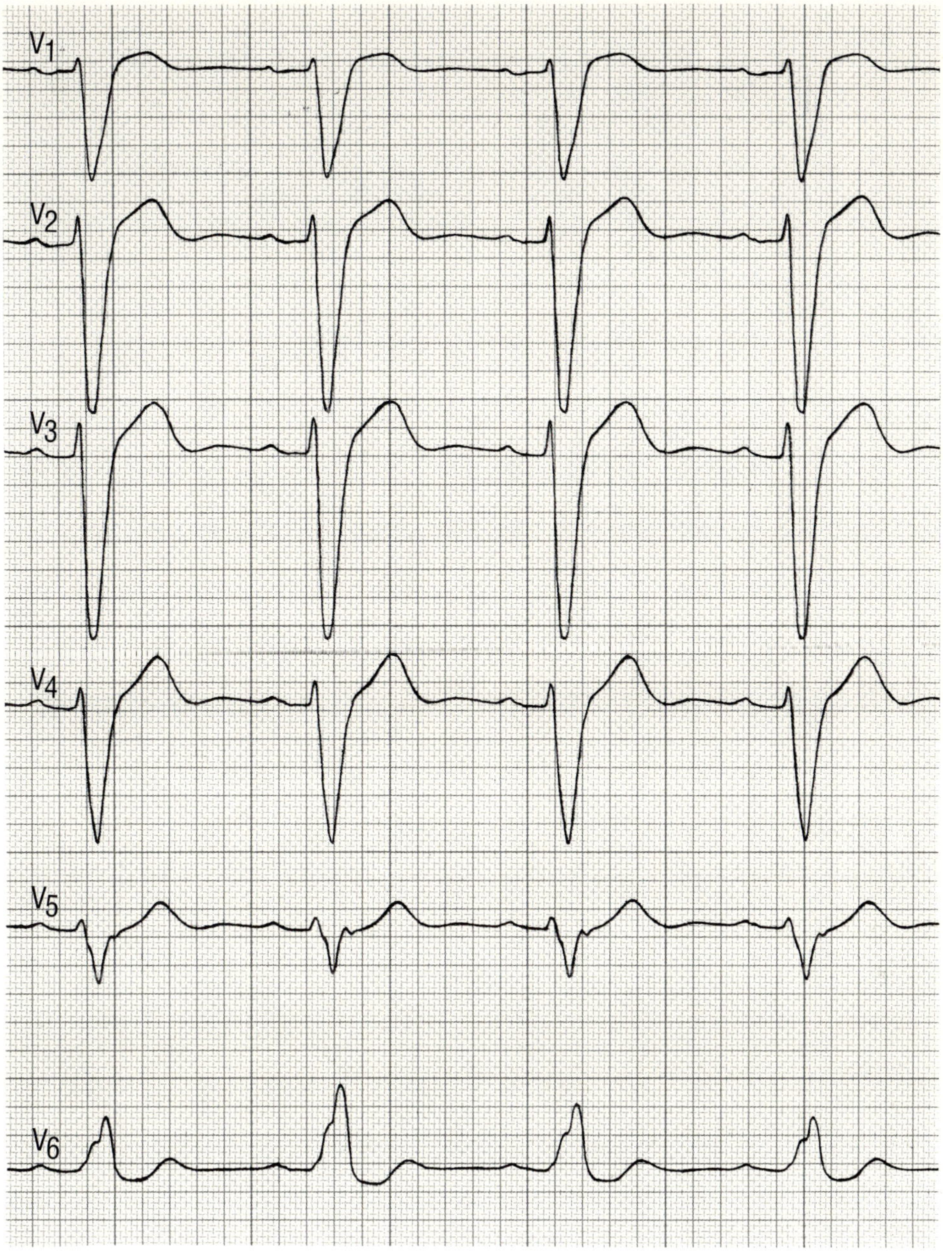
V1
V2
V3
V4
V5
V6

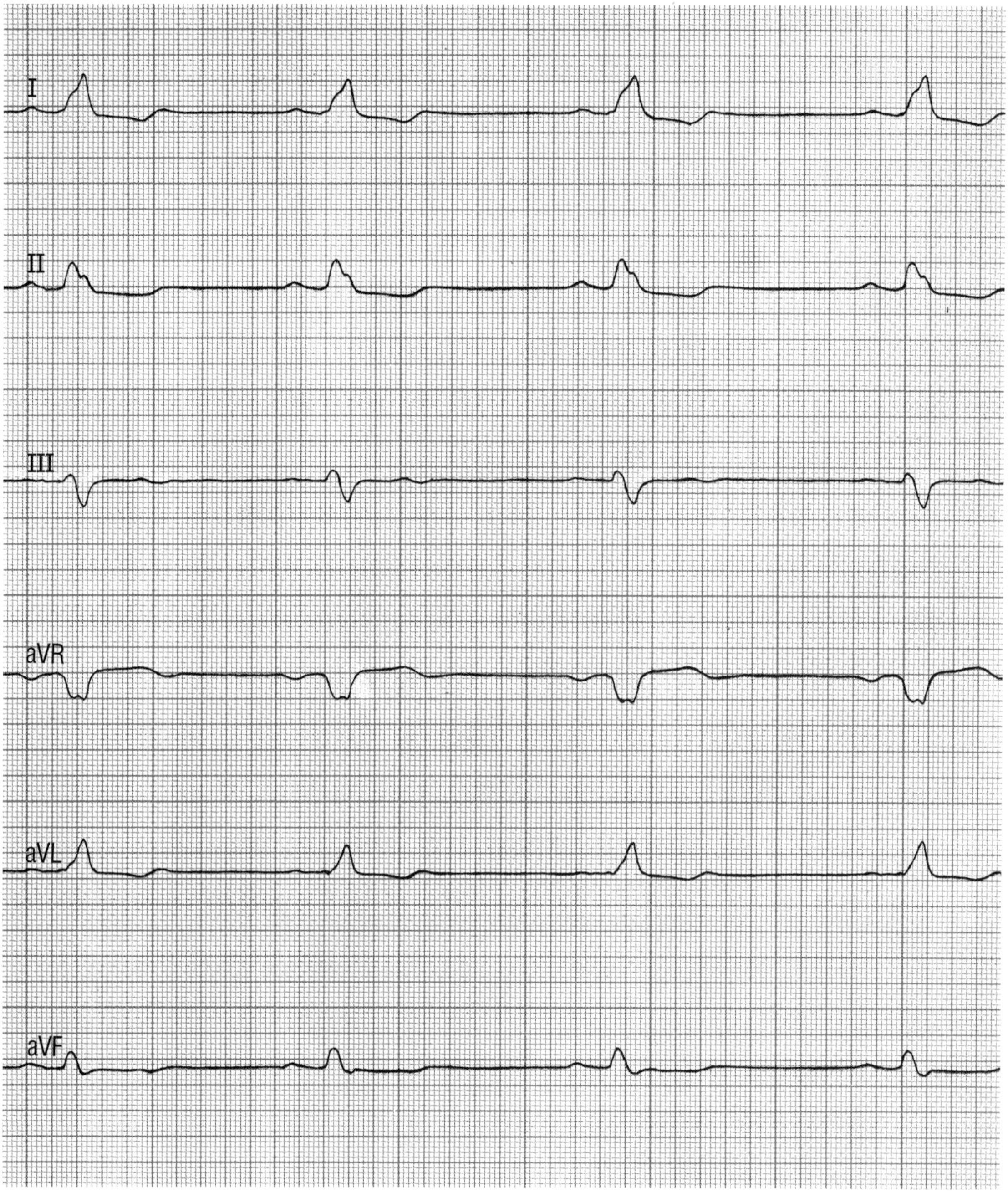

Abb. 42

Klinische Diagnose:

Koronare Herzkrankheit.

EKG-Befund:

Sinusrhythmus. Ventrikelfrequenz 57/min. Linkstyp. P-Zacke und PQ-Zeit normal. Der QRS-Komplex ist mit 0,14 sec verbreitert und deformiert. Die R-Zacke in I, aVL, V_5 und V_6 zeigt im aufsteigenden Schenkel eine Kerbung und ist verbreitert. Eine Kerbung im absteigenden Schenkel der R-Zacke in II. ST-Hebung und positive T-Zacken in V_1 bis V_3. Deszendierende ST-Senkung und negatives T in I, II, aVL, aVF sowie V_5 und V_6.

Beurteilung:

Sinusrhythmus. Ventrikelfrequenz 57/min. Linkstyp. Vollständiger Linksschenkelblock mit Erregungsrückbildungsstörungen.

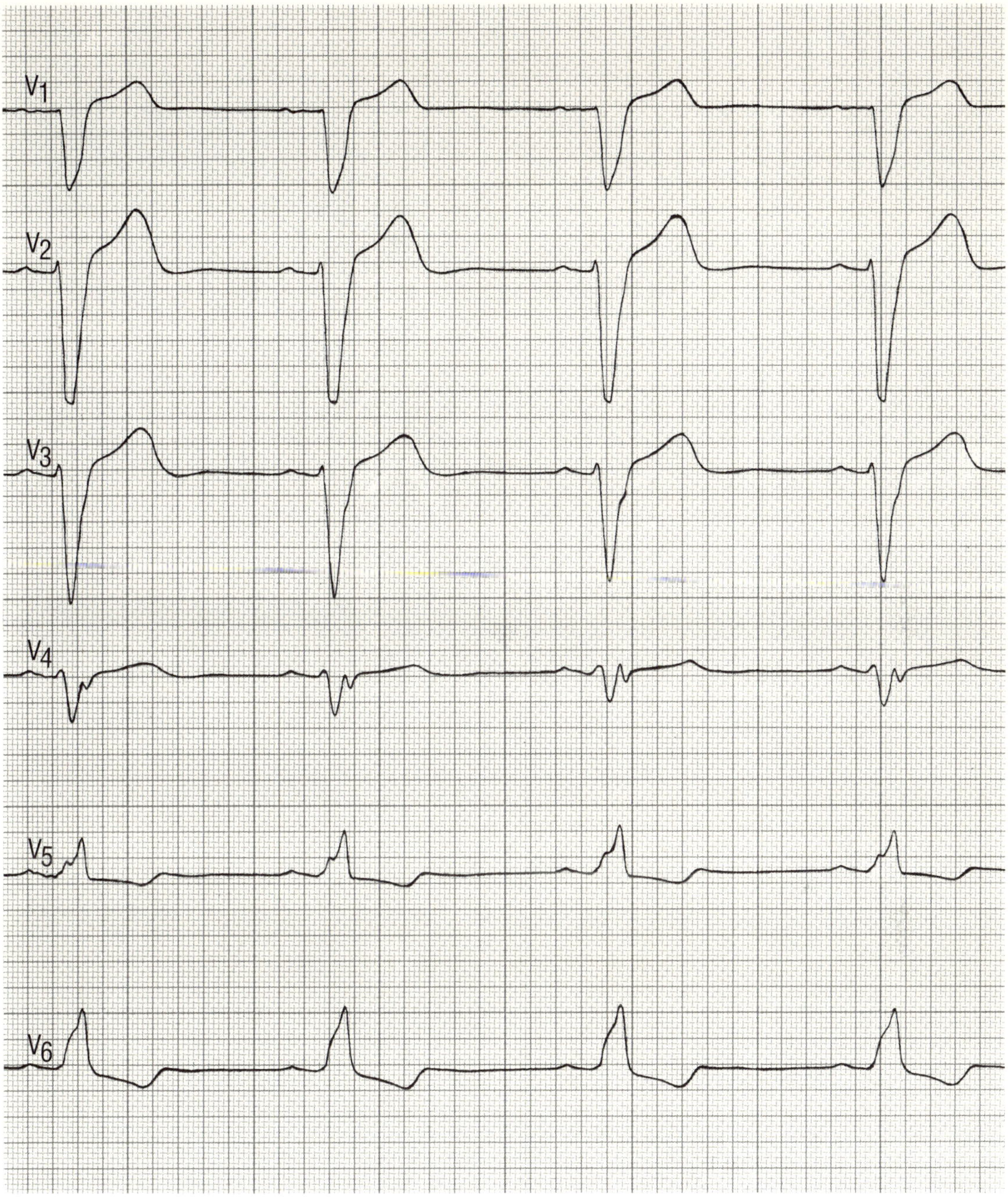
V1
V2
V3
V4
V5
V6

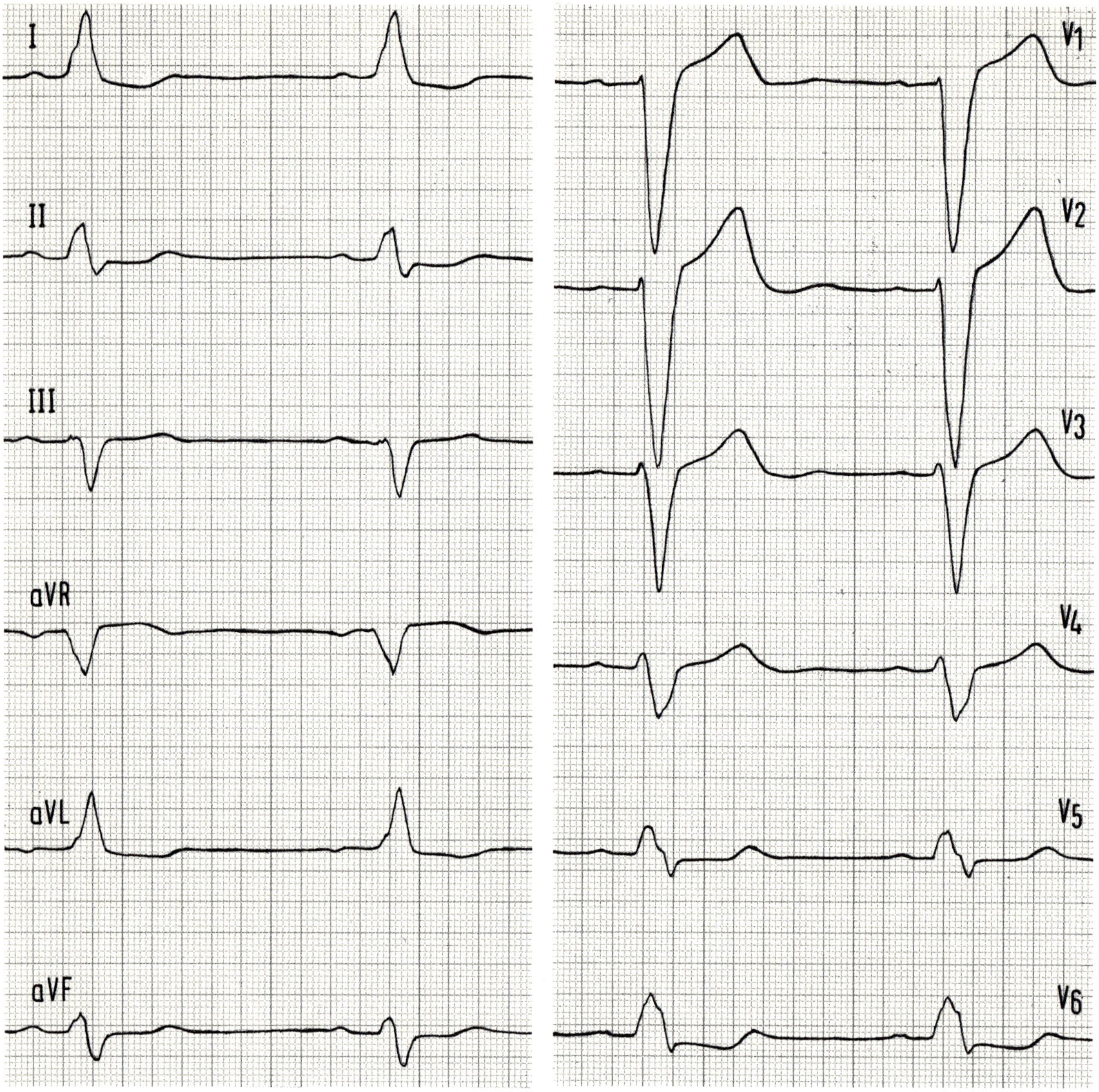

Abb. 43

Klinische Diagnose:
Dilatative Kardiomyopathie.

EKG-Befund:
Sinusrhythmus. Ventrikelfrequenz 57/min. Linkstyp. Der QRS-Komplex ist mit 0,13 sec verbreitert und deformiert. Die R-Zacke zeigt in I, II und aVL im aufsteigenden Schenkel und in V_5 und V_6 im absteigenden Schenkel eine Kerbung und ist verbreitert. Breite und tiefe S-Zacken in V_1 bis V_4. Deutliche deszendierende ST-Senkung und negatives T in I, aVL und V_6, ST-Senkung und biphasisches T in II und V_5. ST-Hebung und deutlich positive T-Wellen in V_1 bis V_4.

Beurteilung:
Sinusrhythmus. Ventrikelfrequenz 57/min. Linkstyp. Vollständiger Linksschenkelblock mit Erregungsrückbildungsstörung.

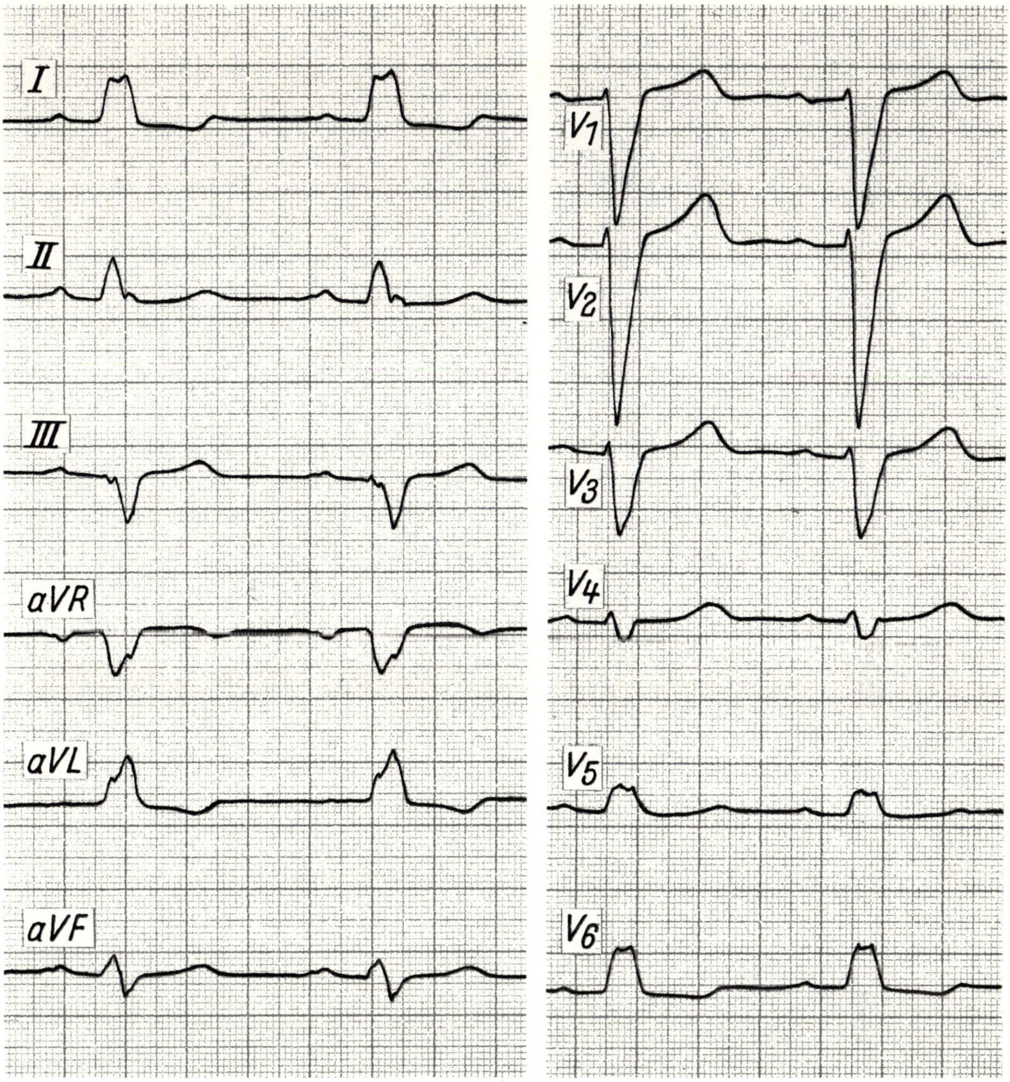

Abb. 44

Klinische Diagnose:
Koronare Herzkrankheit.

EKG-Befund:
Sinusrhythmus. Ventrikelfrequenz 70/min. Linkstyp. Der QRS-Komplex ist mit 0,12 sec verbreitert und deformiert. Die R-Zacke in I, II, aVL, V_5 und V_6 ist verbreitert und zeigt eine Kerbung. Breite und tiefe S-Zacken in III und vor allem in V_1 bis V_3. Deszendierende ST-Senkung und negatives T in I, aVL und V_6, ST-Senkung und abgeflachte T-Wellen in II und V_5.

Beurteilung:
Sinusrhythmus. Ventrikelfrequenz 70/min. Linkstyp. Vollständiger Linksschenkelblock mit Erregungsrückbildungsstörung.

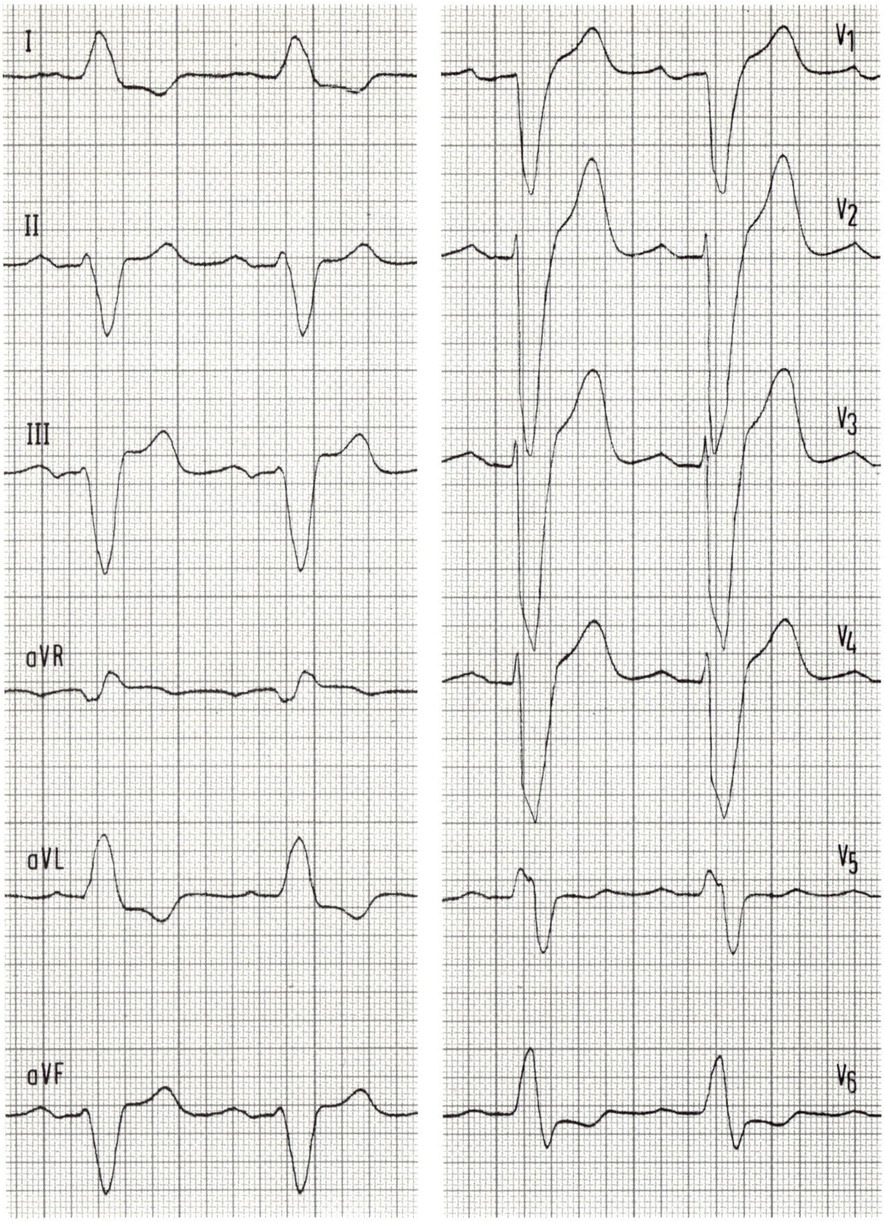

Abb. 45

Klinische Diagnose:
Dilatative Kardiomyopathie.

EKG-Befund:
Sinusrhythmus. Ventrikelfrequenz 85/min. Überdrehter Linkstyp. P in I flach, doppelgipflig und mit 0,14 sec verbreitert. Der negative Anteil der P-Welle in V_1 ist mit 0,85 sec geringgradig verbreitert (normal bis 0,80 sec). Der QRS-Komplex ist mit 0,15 sec deutlich verbreitert und deformiert. Tiefe und breite S-Zacken in II, III, aVF sowie V_1 bis V_5. Die S-Zacke in II ist dabei größer als die R-Zacke. Deutliche deszendierende ST-Senkung und negatives T in I, aVL und V_6. Leichte ST-Senkung und biphasisches T in V_5.

Beurteilung:
Sinusrhythmus. Ventrikelfrequenz 85/min. Überdrehter Linkstyp. P-sinistro-atriale. Vollständiger Linksschenkelblock mit Erregungsrückbildungsstörung.

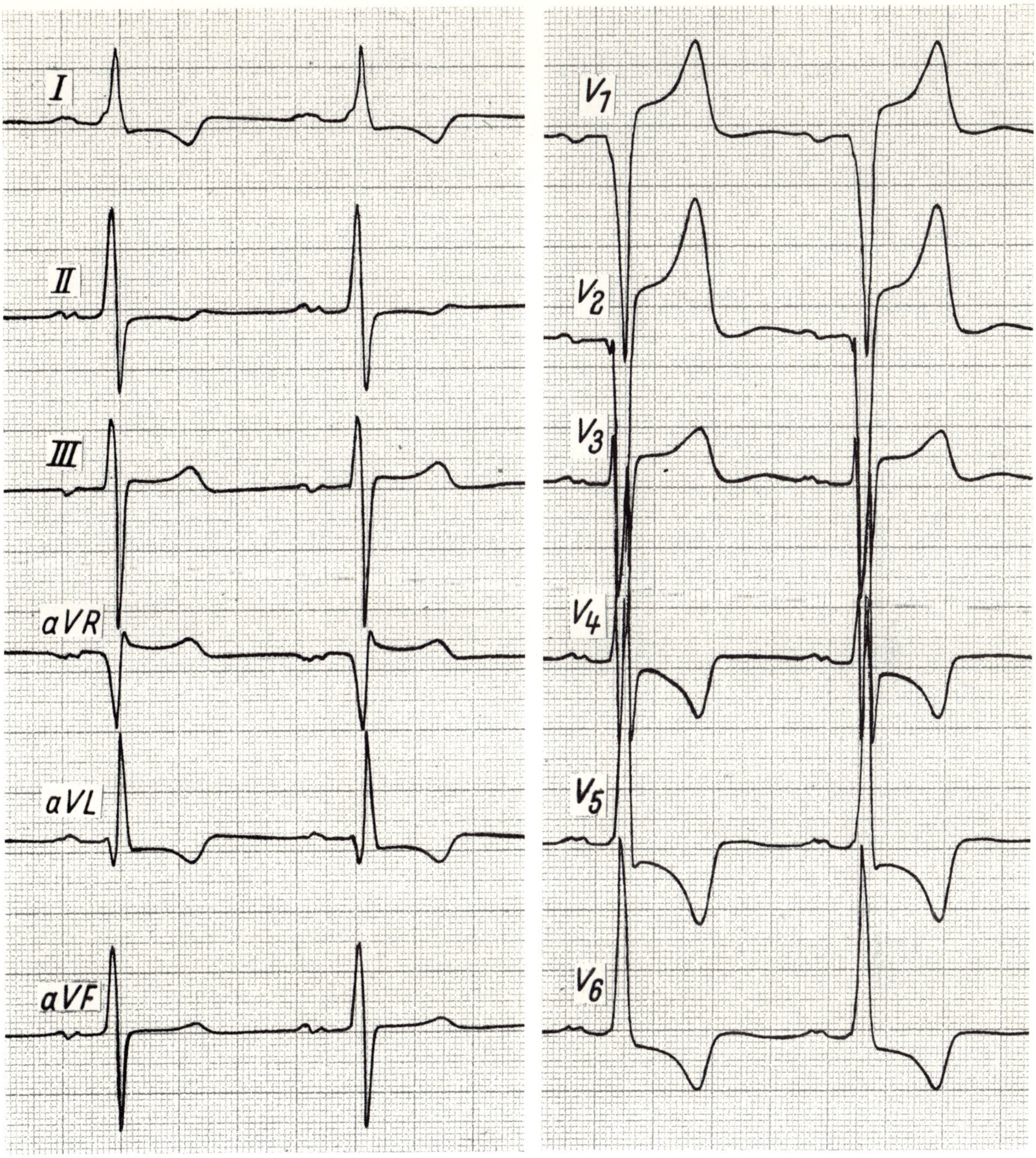

Abb. 46

Klinische Diagnose:

Schwere Aortenstenose.

EKG-Befund:

Sinusrhythmus. Ventrikelfrequenz 71/min. Linkstyp. QRS-Komplex nicht verbreitert. P-Wellen in I und II deutlich doppelgipflig, jedoch nicht sicher verbreitert. R-Zacke in V_5 und V_6 deutlich überhöht, so beträgt die R-Zacke in V_5 4,1 mV (normal bis 2,6 mV). OUP in V_6 mit 0,06 sec leicht verspätet. Die R-Zacke in I, V_5 und V_6 zeigt zu Beginn des aufsteigenden Schenkels ein Slurring. R-Zacke in aVL leicht überhöht. Tiefe S-Zacke in V_1 und V_2 (S in V_1 3,7 mV). Deutliche ST-Hebung und hohe T-Wellen in V_1 bis V_3. Deutliche deszendierende ST-Senkung und negatives T in I und aVL, vor allem in V_4 bis V_6.

Beurteilung:

Sinusrhythmus. Ventrikelfrequenz 71/min. Linkstyp. Erhebliche Linkshypertrophiezeichen mit deutlicher Erregungsrückbildungsstörung. Unvollständiger Linksschenkelblock.

D Schenkelblockbilder

c) Hemiblock und faszikuläre Blockbilder

Wichtige Hinweise bei der Beurteilung der Schenkelblockbilder

Hemiblock und faszikuläre Blockbilder

1. EKG-Merkmale:

Unifaszikuläre Blockbilder
- linksanteriorer Hemiblock (LAH): überdrehter Linkstyp, relativ häufiger Befund
- linksposteriorer Hemiblock (LPH): Rechtstyp bzw. überdrehter Rechtstyp ohne Rechtshypertrophie, selten
- Rechtsschenkelblock (RSB): relativ häufig

Bifaszikuläre Blockbilder
- LAH + LPH: vollständiger Linksschenkelblock
- LAH + RSB: relativ häufig. Wahrscheinlich Vorläufer eines totalen AV-Blocks
- LPH + RSB: selten. Vorläufer eines totalen AV-Blocks. Evtl. Herzschrittmacherimplantation erforderlich

Trifaszikulärer Block
- LAH + LPH + RSB
- periphere Formen eines totalen AV-Blocks
- dringende Indikation für Herzschrittmacherimplantation

2. Ätiologie:
- koronare Durchblutungsstörung
- Fibrosierung oder Schädigung des Erregungsleitungssystems

3. Vorkommen:
- Myokarditis, Hypertonie, dilatative Kardiomyopathie, Herzvitien (Ostium-primum-Defekt, AV-Kanal, Ventrikelseptumdefekt), Levsche Krankheit

Schematische Darstellung des Hemiblocks und der faszikulären Blockbilder

Abb. 47

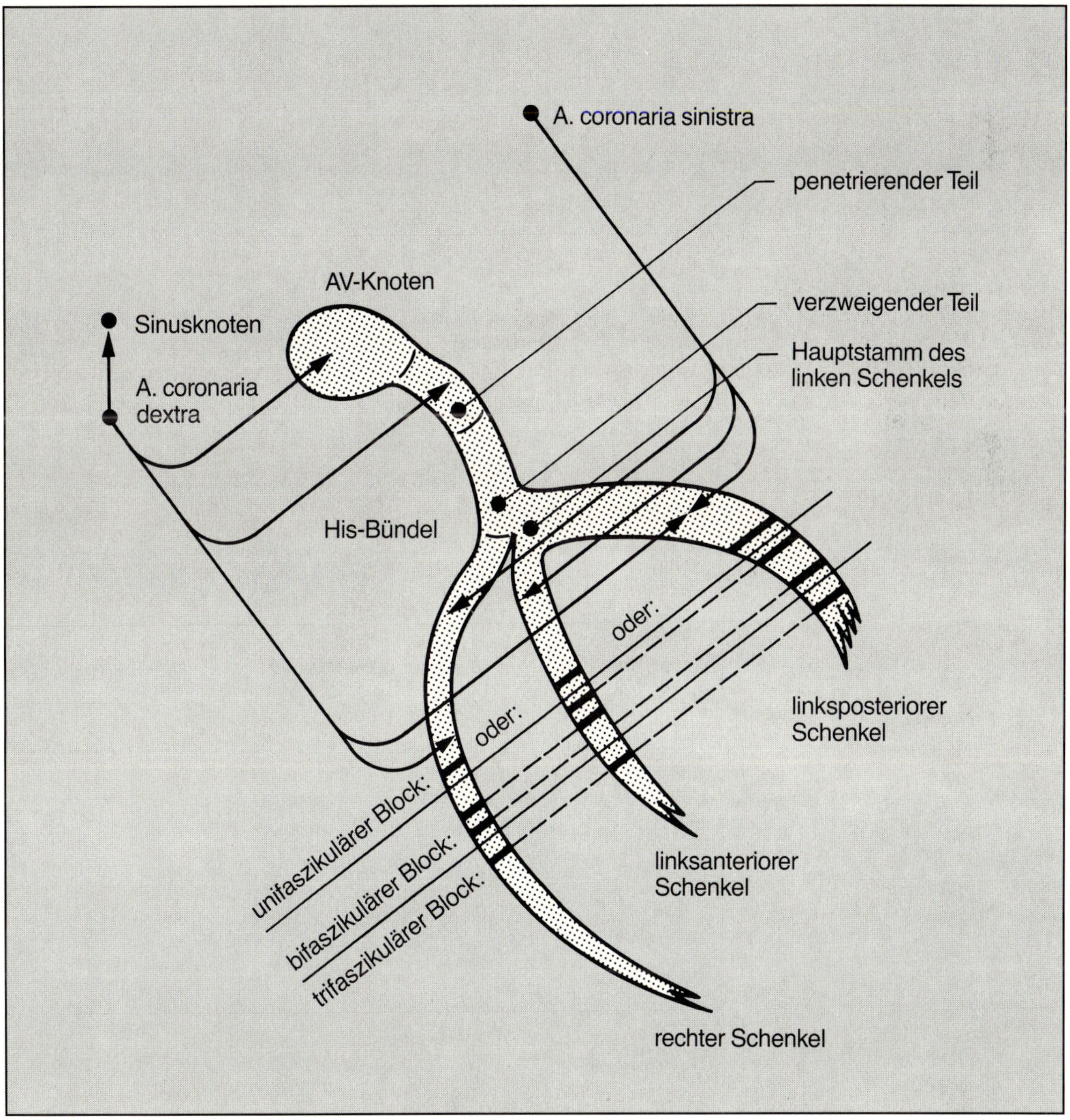

Schematische Darstellung des Hemiblocks im EKG

Abb. 48

Linksanteriorer Hemiblock (LAH)

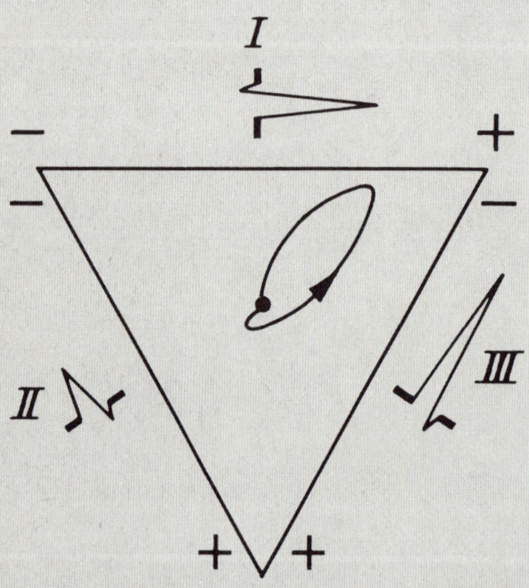

I QRS∢ > −30°

II überdrehter Linkstyp Q_I-S_{III}-Konstellation

III QRS < 0,12 sec

Linksposteriorer Hemiblock (LPH)

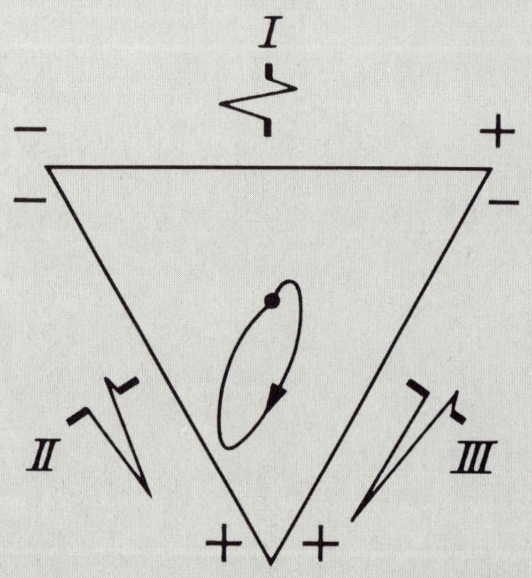

I QRS∢ > + 100°

II Rechtstyp S_I-Q_{III}-Konstellation

III QRS < 0,12 sec

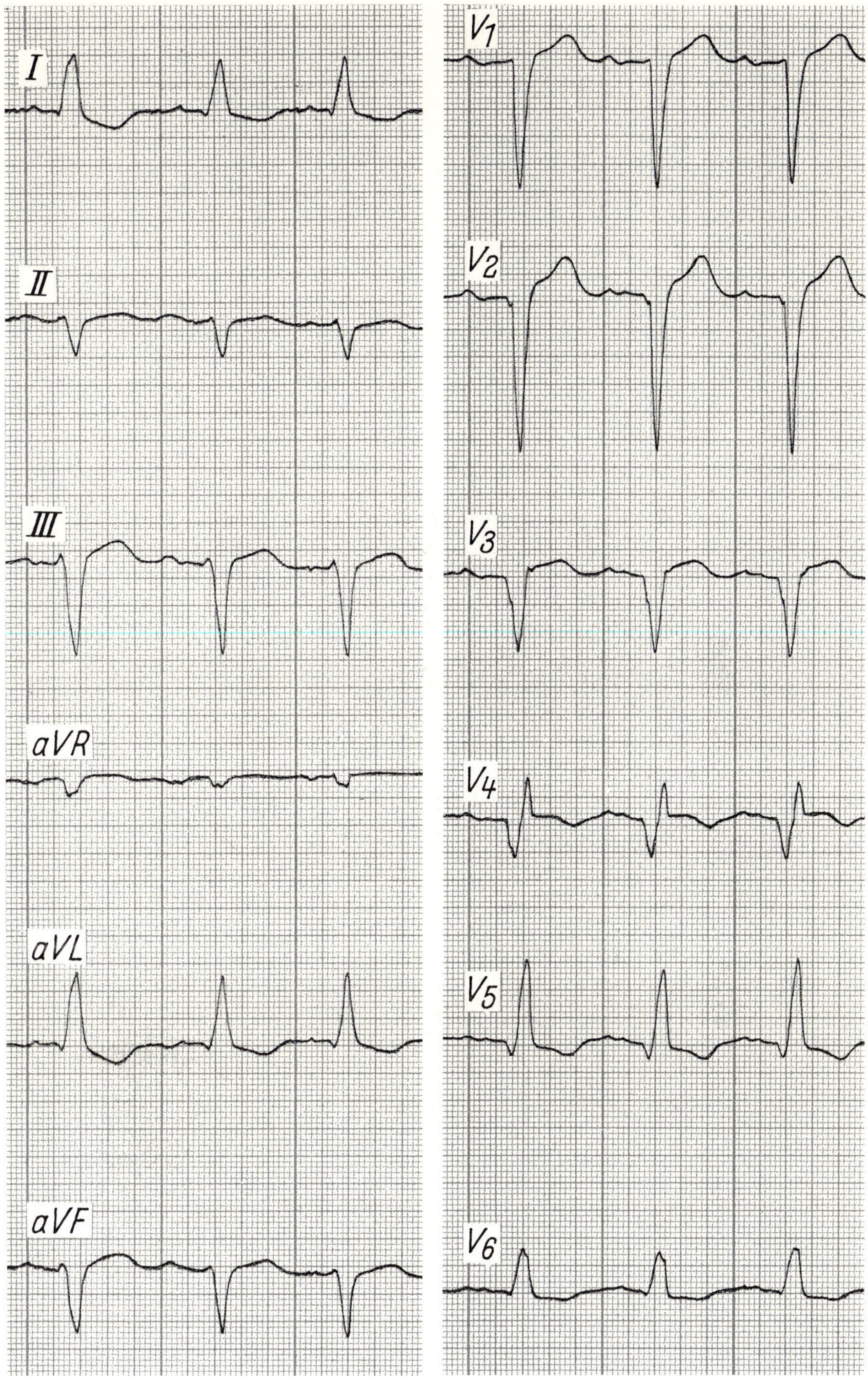

Abb. 49

Klinische Diagnose:
Alter Herzinfarkt.

EKG-Befund:
Sinusrhythmus. Ventrikelfrequenz 111/min. Überdrehter Linkstyp. Tiefe S-Zacken in II, III und aVF, dabei ist die S-Zacke in II größer als die R-Zacke. Angedeutete R-Zacke in V_1, jedoch in V_2, V_3 und V_4 tiefe, breite Q-Zacke nachweisbar. In V_4 ist außerdem die R-Zacke verspätet und eine geringe ST-Hebung sowie eine terminal-negative T-Zacke nachweisbar. ST-Senkung und negatives T in I, aVL sowie V_5 und V_6. ST-Hebung und positive T-Wellen in III, aVF sowie V_1 bis V_3.

Beurteilung:
Sinusrhythmus. Ventrikelfrequenz 111/min. Überdrehter Linkstyp (linksanteriorer Hemiblock). Alter anteroseptaler Infarkt.

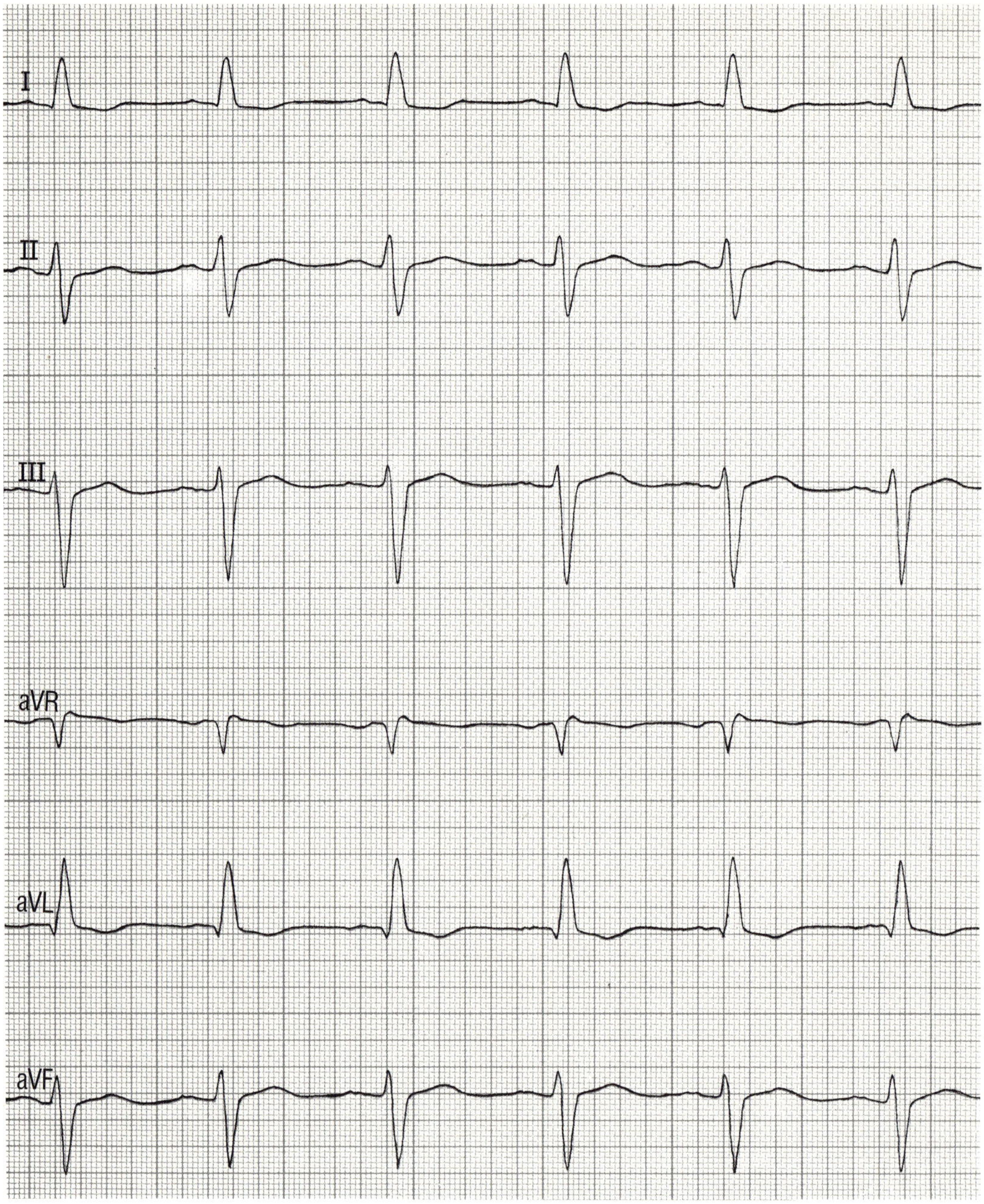

Abb. 50

Klinische Diagnose:

Koronare Herzkrankheit.

EKG-Befund:

Sinusrhythmus. Ventrikelfrequenz 94/min. Überdrehter Linkstyp. Tiefe S-Zacken in II, III und aVF, dabei ist die S-Zacke in II größer als die R-Zacke. Kleine P-Wellen. PQ-Zeit normal. QRS-Komplex nicht verbreitert. Kleine Q-Zacke in I und aVL. Tiefe S-Zacke in V_5 und V_6. Deszendierende ST-Senkung und negatives T in I und aVL. T-Wellen in V_5 doppelgipflig, in V_6 abgeflacht.

Beurteilung:

Sinusrhythmus. Ventrikelfrequenz 94/min. Überdrehter Linkstyp (linksanteriorer Hemiblock). Erregungsrückbildungsstörung, wahrscheinlich aufgrund der koronaren Herzkrankheit.

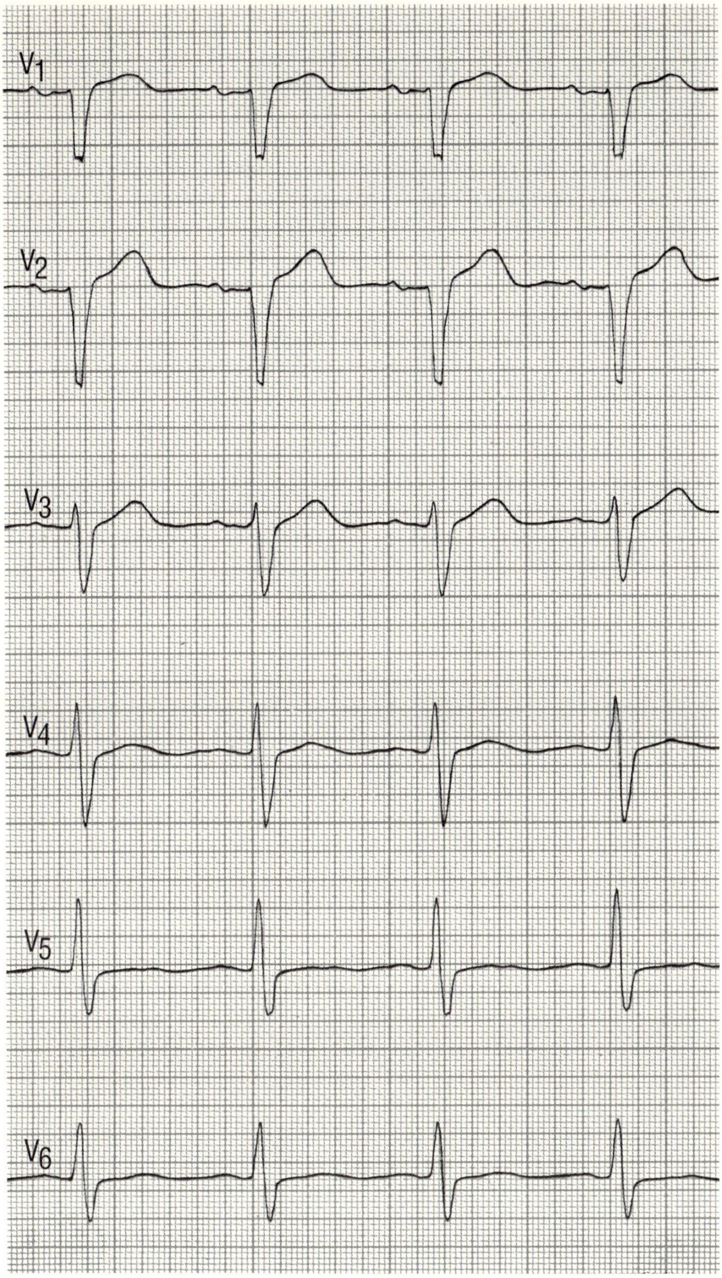
V1
V2
V3
V4
V5
V6

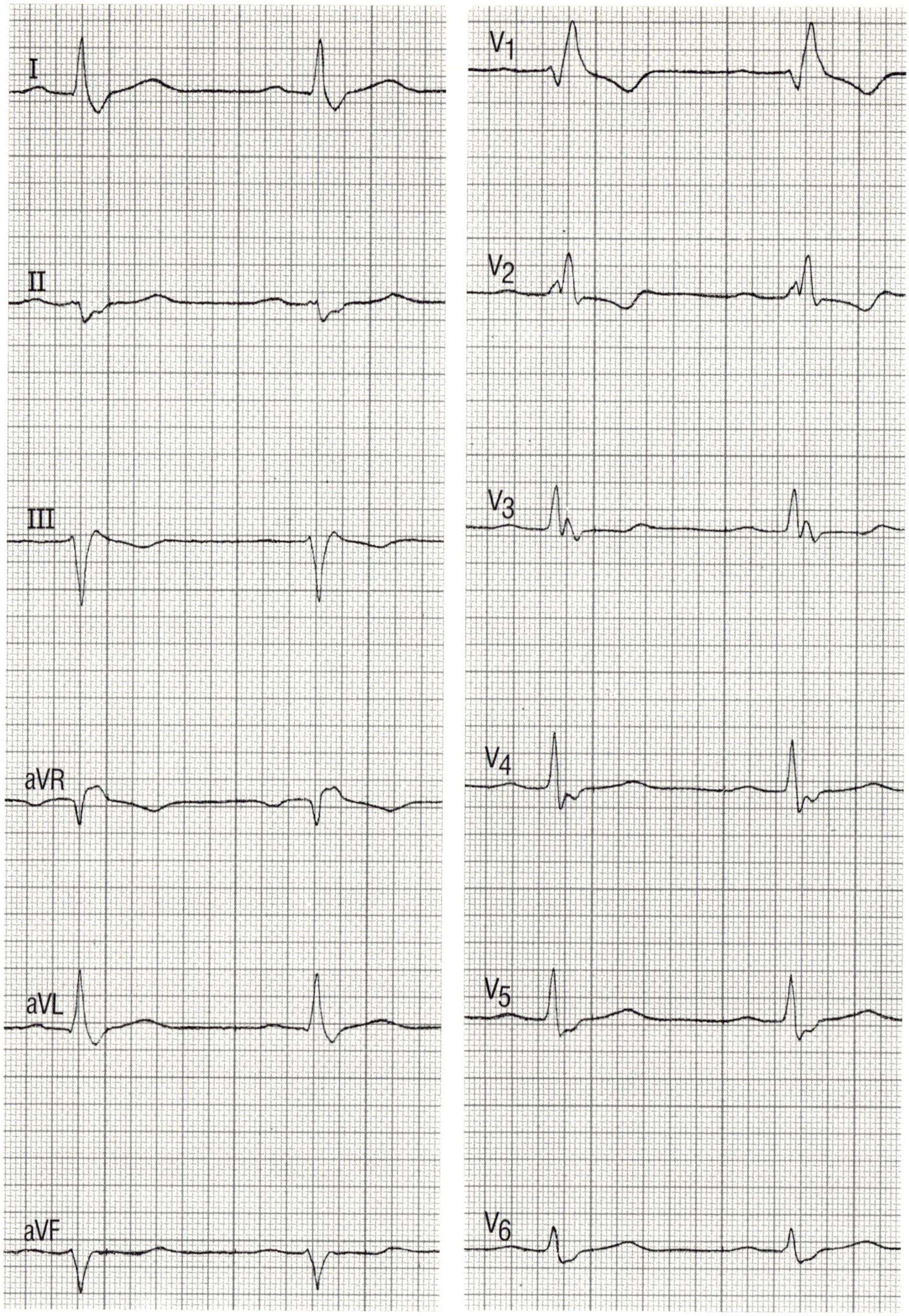

Abb. 51

Klinische Diagnose:
Koronare Herzkrankheit.

EKG-Befund:
Sinusrhythmus. Ventrikelfrequenz 67/min. Überdrehter Linkstyp. Kleine, plumpe, breite S-Zacken in I, aVL sowie V_5 und V_6. Tiefe S-Zacken in II, III und aVF, dabei ist die S-Zacke in II größer als die R-Zacke. Der QRS-Komplex ist mit 0,15 sec verbreitert, deformiert und zeigt in V_1 eine rsR'-Form. OUP in V_1 mit 0,10 sec verspätet. ST-Senkung und negative T-Welle in III, V_1 und V_2. Geringe ST-Senkung und biphasische T-Wellen in aVF und V_3.

Beurteilung:
Sinusrhythmus. Ventrikelfrequenz 67/min. Überdrehter Linkstyp (linksanteriorer Hemiblock) und vollständiger Rechtsschenkelblock im Sinne eines bifaszikulären Blocks.

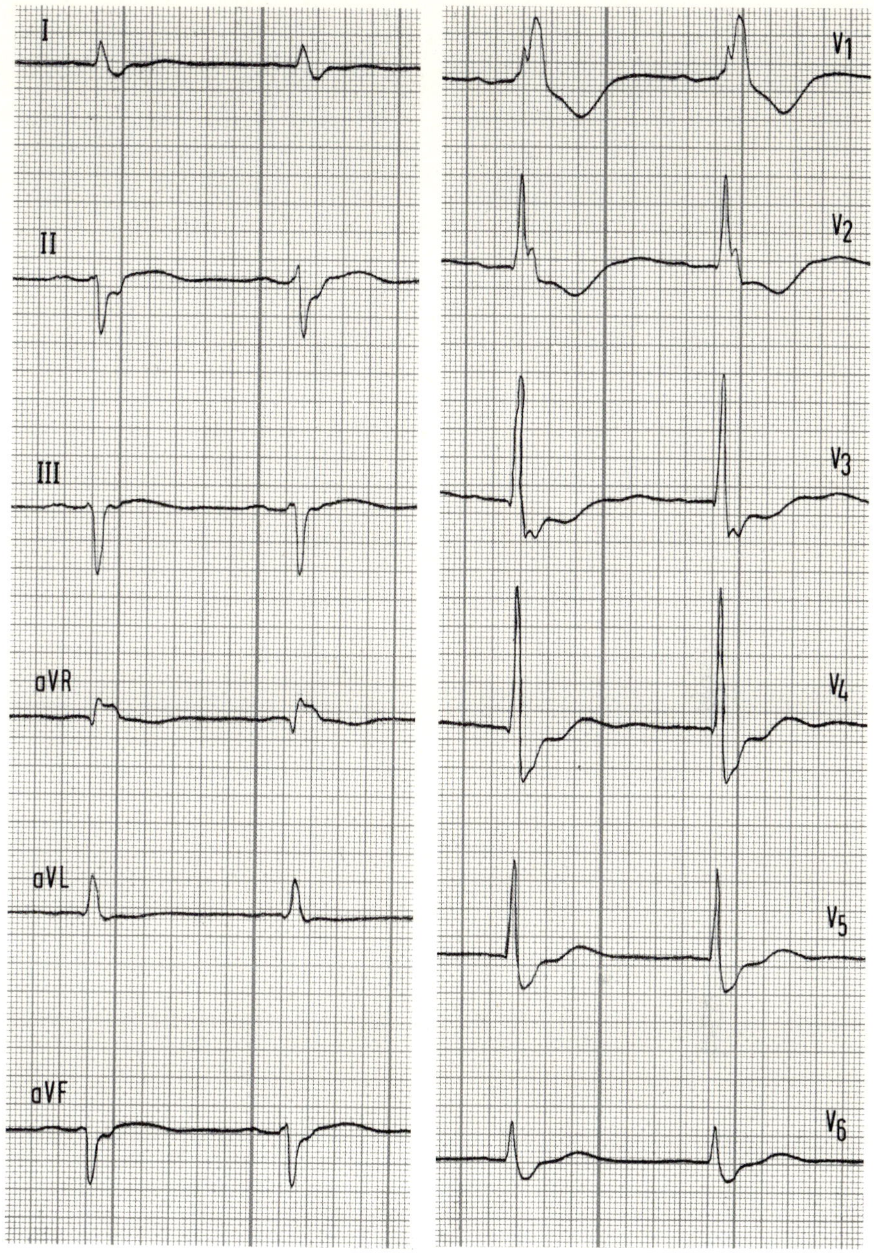

Abb. 52

Klinische Diagnose:

Schwere Linksherzinsuffizienz.

EKG-Befund:

Sinusrhythmus. Ventrikelfrequenz 83/min. Überdrehter Linkstyp. Der QRS-Komplex ist mit 0,14 sec deutlich verbreitert und deformiert. Tiefe S-Zacken in II, III und aVF, dabei ist die S-Zacke in II größer als die R-Zacke. S-Zacken in I, V_5 und V_6 breit und plump. Die R-Zacke ist in V_1 und V_2 verbreitert und überhöht. Geringe ST-Senkung und abgeflachte T-Wellen in I und aVL. Deutlich deszendierende ST-Senkung und negatives T in V_1 bis V_3, ST-Senkung und biphasisches T in V_4. Geringe ST-Senkung in V_5.

Beurteilung:

Sinusrhythmus. Ventrikelfrequenz 83/min. Überdrehter Linkstyp (linksanteriorer Hemiblock) und vollständiger Rechtsschenkelblock im Sinne eines bifaszikulären Blocks. Erregungsrückbildungsstörung.

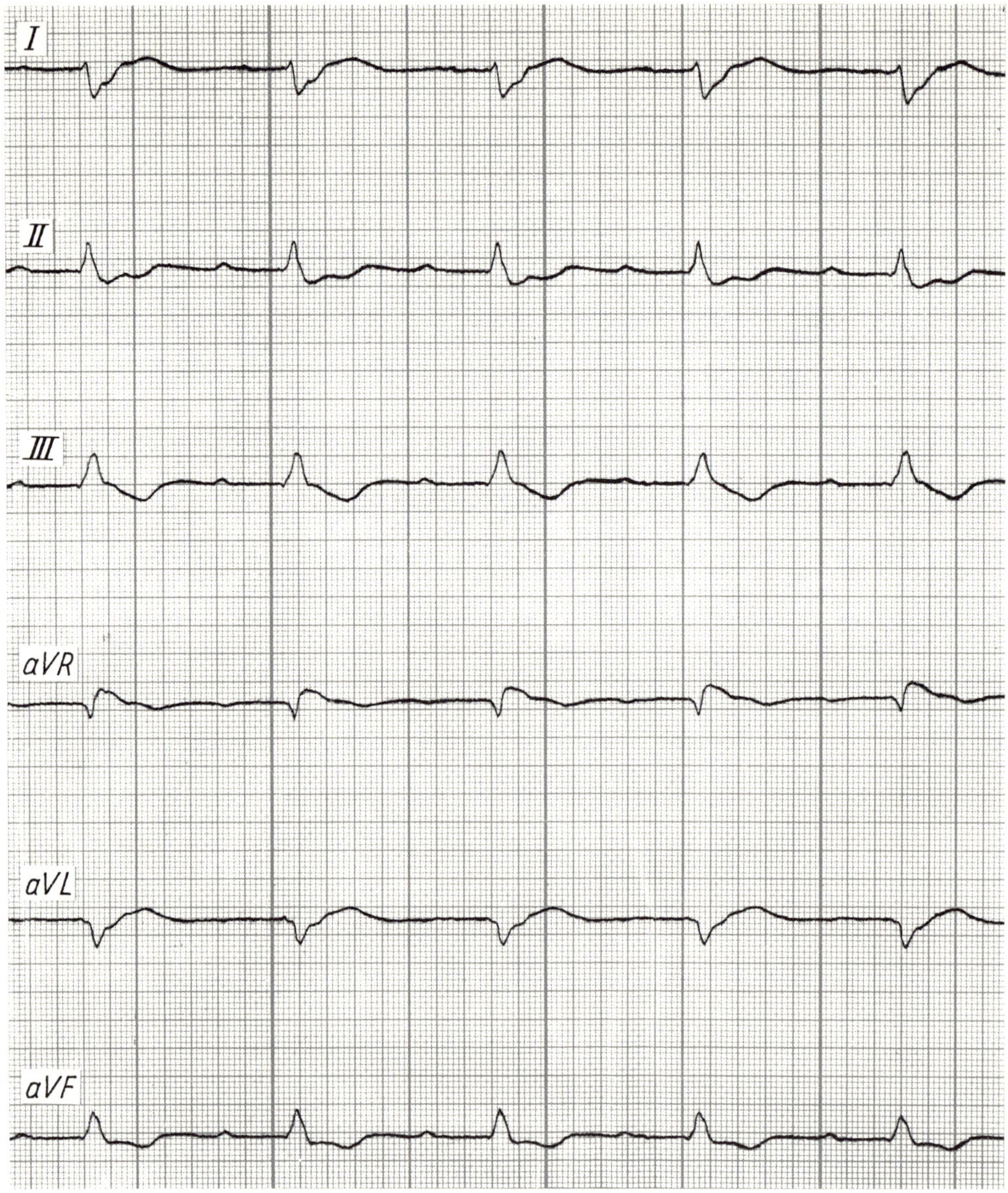

Abb. 53

Klinische Diagnose:
Zerebrale Durchblutungsstörung und Adams-Stokes-Anfall.

EKG-Befund:
Sinusrhythmus. Ventrikelfrequenz 80/min. Rechtstyp. QRS-Komplex mit 0,14 sec verbreitert und deformiert. Die PQ-Zeit ist mit 0,26 sec verlängert. Breite und tiefe S-Zacken in I und aVL. Breite und relativ tiefe S-Zacken in V_5 und V_6. R-Zacke in V_1 verbreitert und überhöht, der OUP ist mit 0,09 sec deutlich verspätet. ST-Senkung und biphasisches T in II sowie V_3 bis V_6. Deszendierende ST-Senkung und negatives T in III, aVF, V_1 und V_2.

Beurteilung:
AV-Block 1. Grades. Ventrikelfrequenz 80/min. Rechtstyp. Vollständiger Rechtsschenkelblock. In diesem Fall kann bei Berücksichtigung der klinischen Diagnose ein bifaszikulärer Block, und zwar ein linksposteriorer Hemiblock und ein vollständiger Rechtsschenkelblock angenommen werden. Zusätzlich kann eine Überleitungsverzögerung im AV-Knoten-Bereich oder im linksanterioren Faszikel vorliegen.

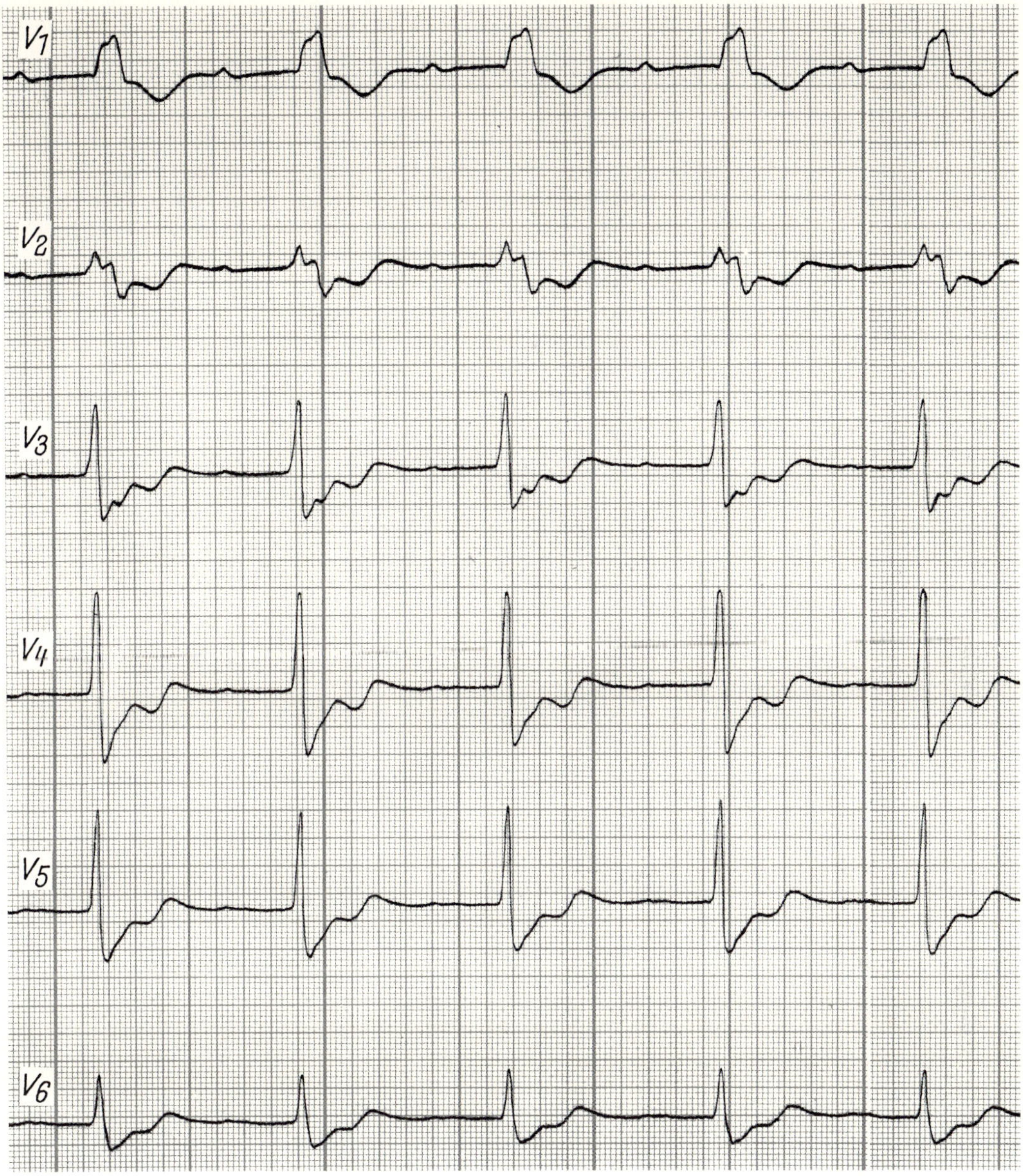
V1
V2
V3
V4
V5
V6

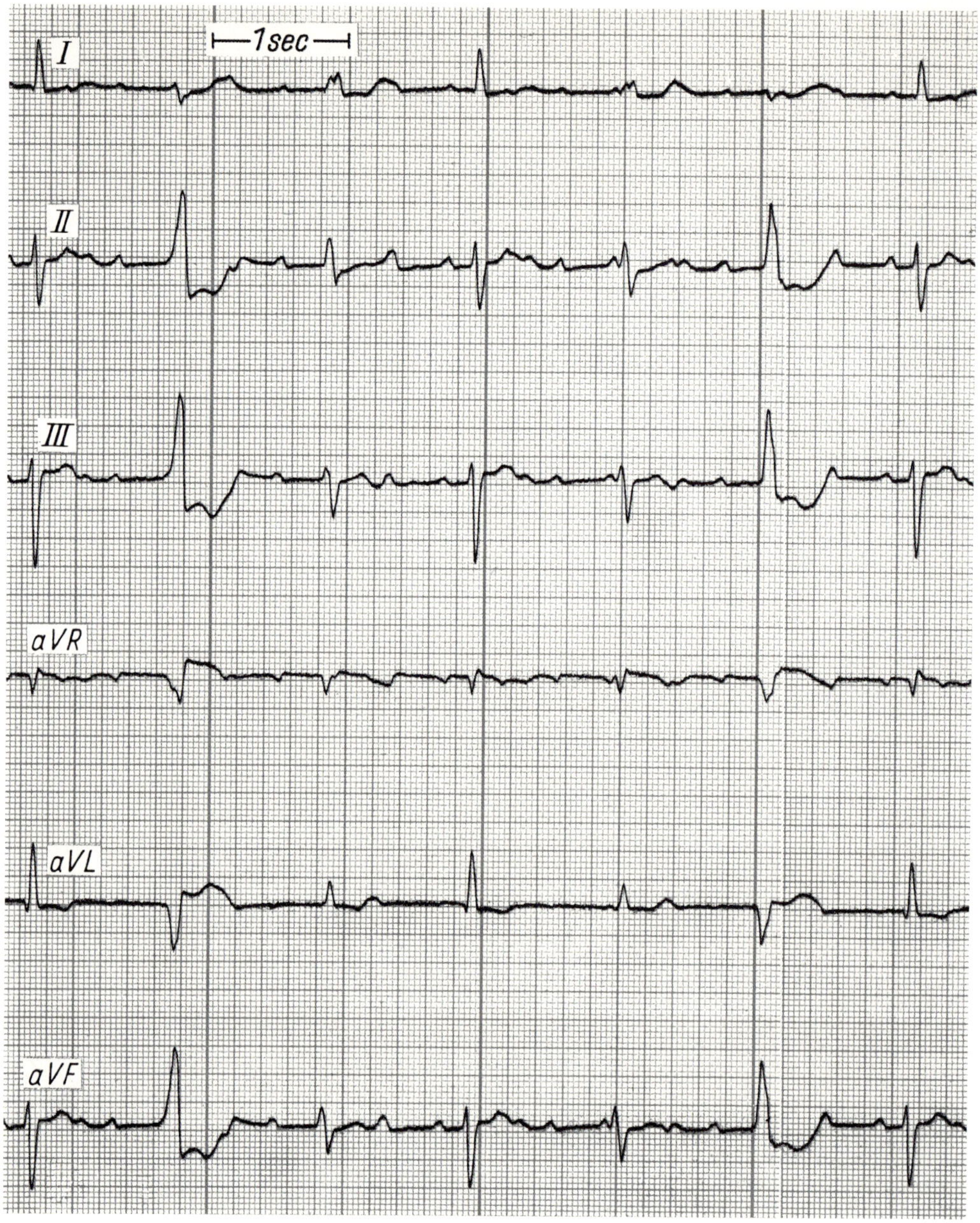

Abb. 54

Klinische Diagnose:

Adams-Stokes-Anfälle. Arterielle Hypertonie.

EKG-Befund:

Bei der Klinikaufnahme Ventrikelfrequenz nur 20/min, nach Alupent-Infusion wurde dieses EKG registriert. Dabei beträgt die Ventrikelfrequenz 55/min, Vorhoffrequenz etwa 150/min. Wechselnd überdrehter Linkstyp – Rechtstyp – Linkstyp, überdrehter Linkstyp – Linkstyp – Rechtstyp und überdrehter Linkstyp. Außerdem ist ein vollständiger Links- und Rechtsschenkelblock bei totalem AV-Block nachweisbar. Linksschenkelblock zudem verschieden konfiguriert.

Beurteilung:

Intermittierender trifaszikulärer Block.

Anmerkung:

Papiergeschwindigkeit 25 mm/sec

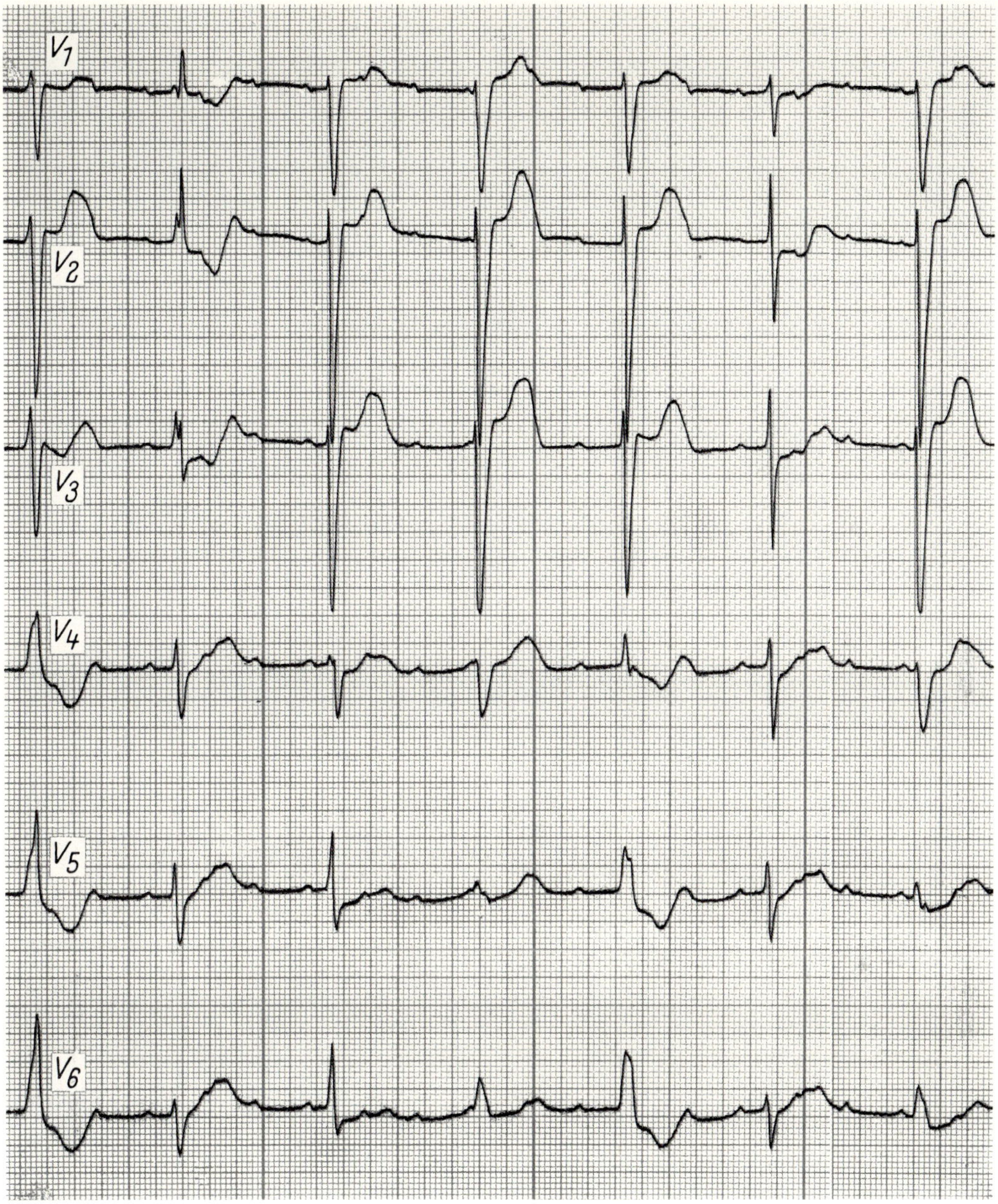
V1
V2
V3
V4
V5
V6

Abb. 55

Klinische Diagnose:
Adams-Stokes-Anfälle.

EKG-Befund:
Vorhoffrequenz 92/min, Ventrikelfrequenz 35/min. Vorhof und Kammer schlagen unabhängig. QRS-Komplex mit 0,14 sec verbreitert und deformiert. Überdrehter Linkstyp. Tiefes S in II, III und aVF, relativ tiefes S in V_5 und V_6. QRS-Komplex in V_1 M-förmig aufgesplittert (rSR'). Leichte ST-Senkung und abgeflachte T-Wellen in I und aVL.

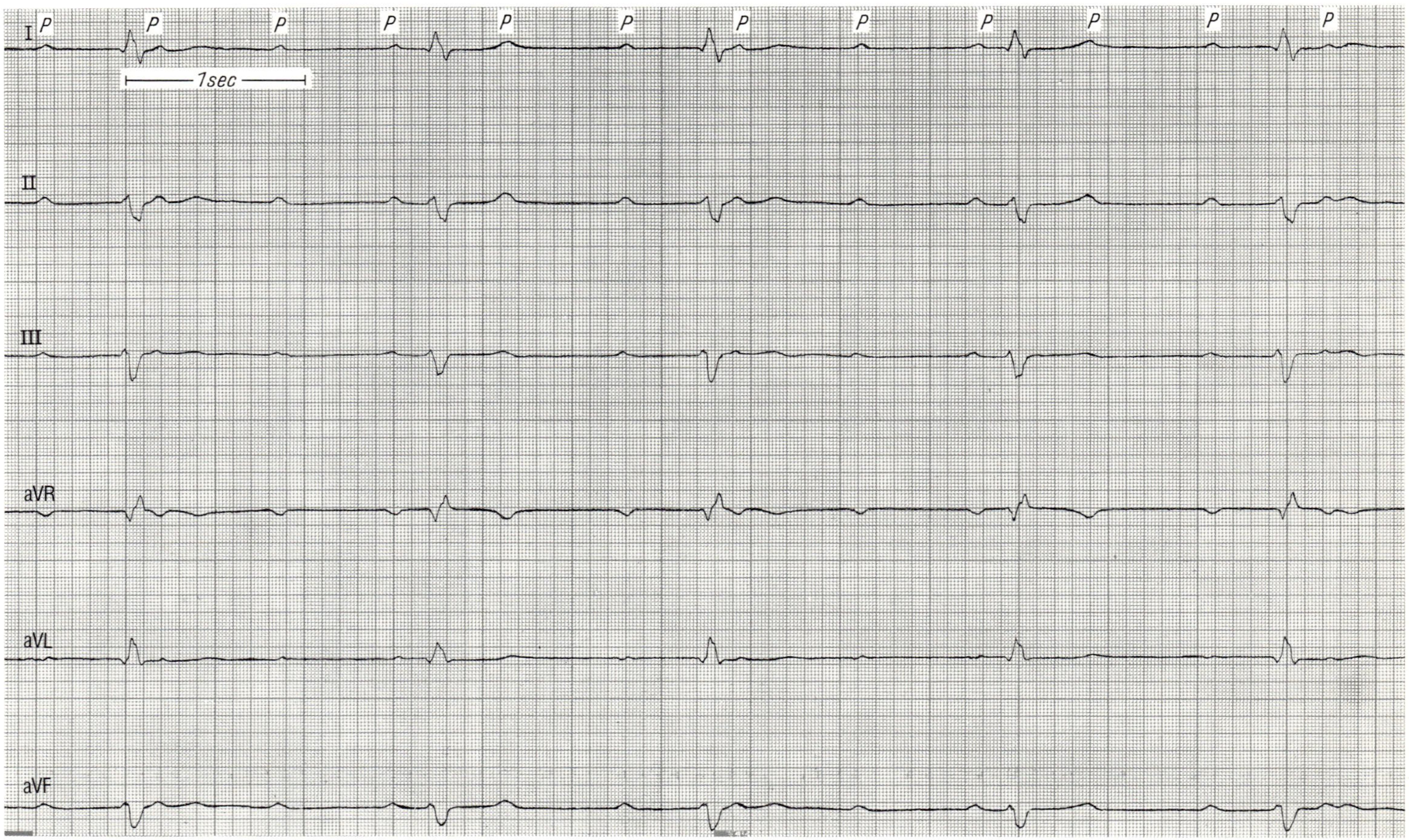

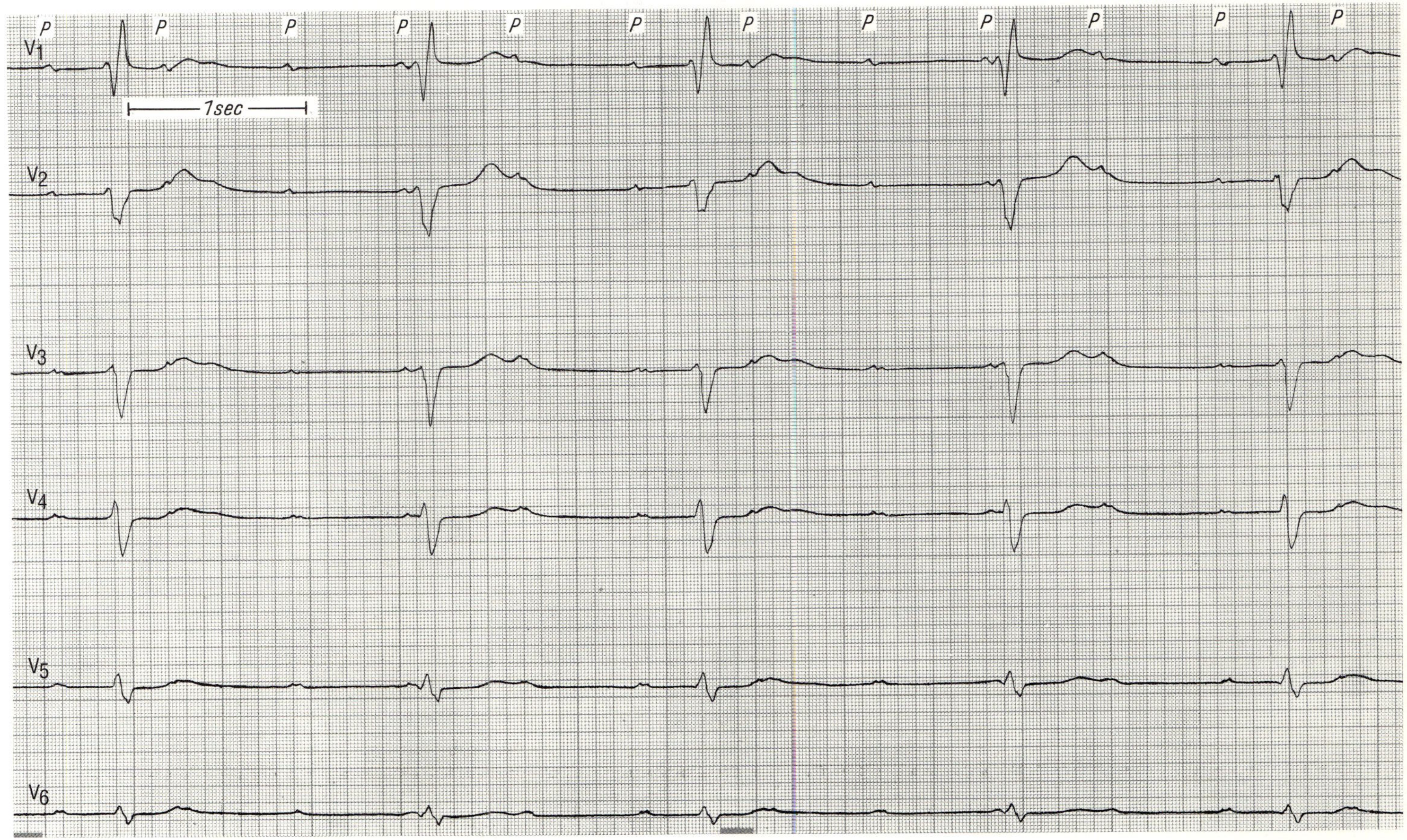

Beurteilung:
Totaler AV-Block bei bifaszikulärem Block (linksanteriorer Hemiblock und Rechtsschenkelblock).

Abb. 56

Klinische Diagnose:
Adams-Stokes-Anfälle.

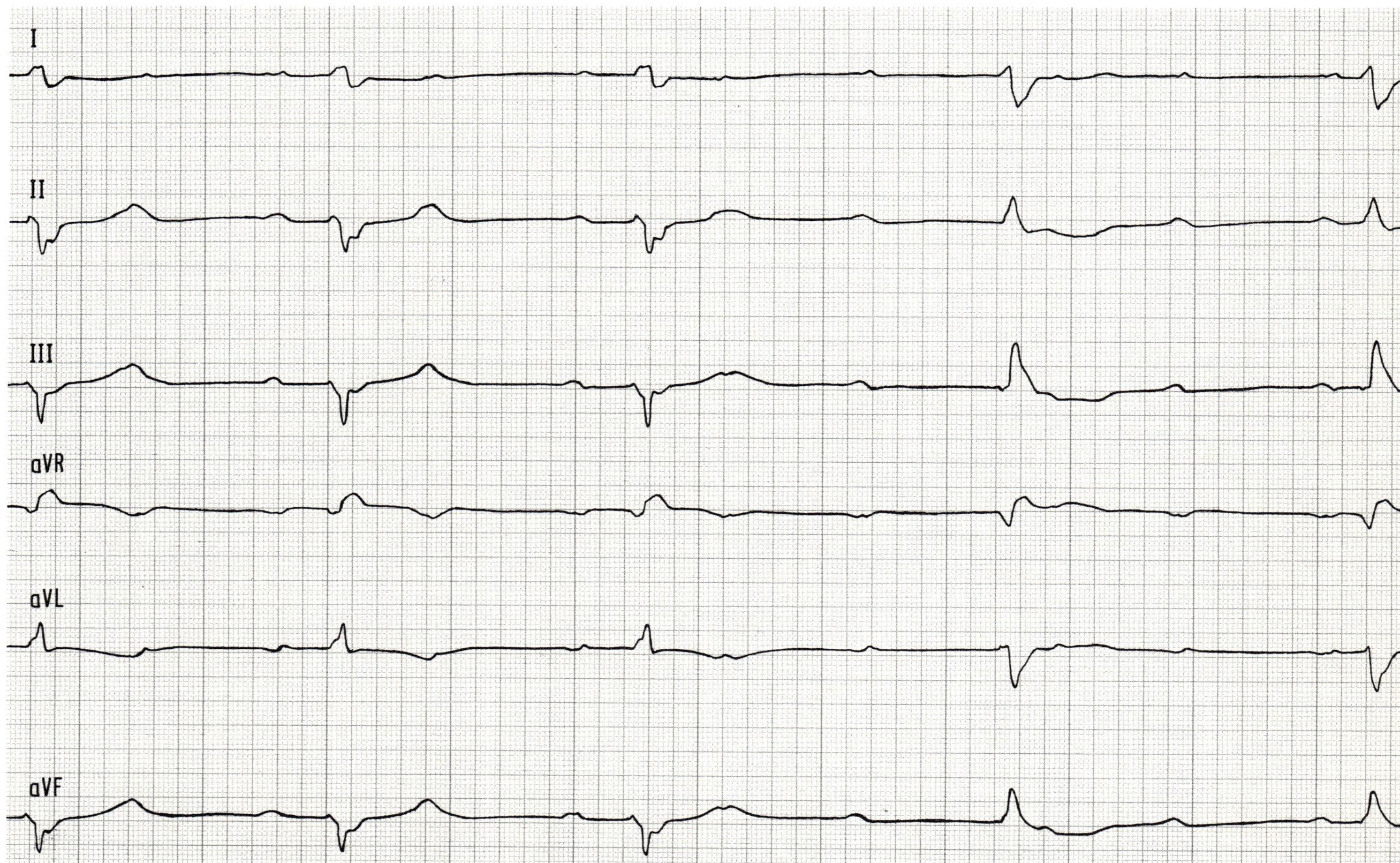

Abb. 56a

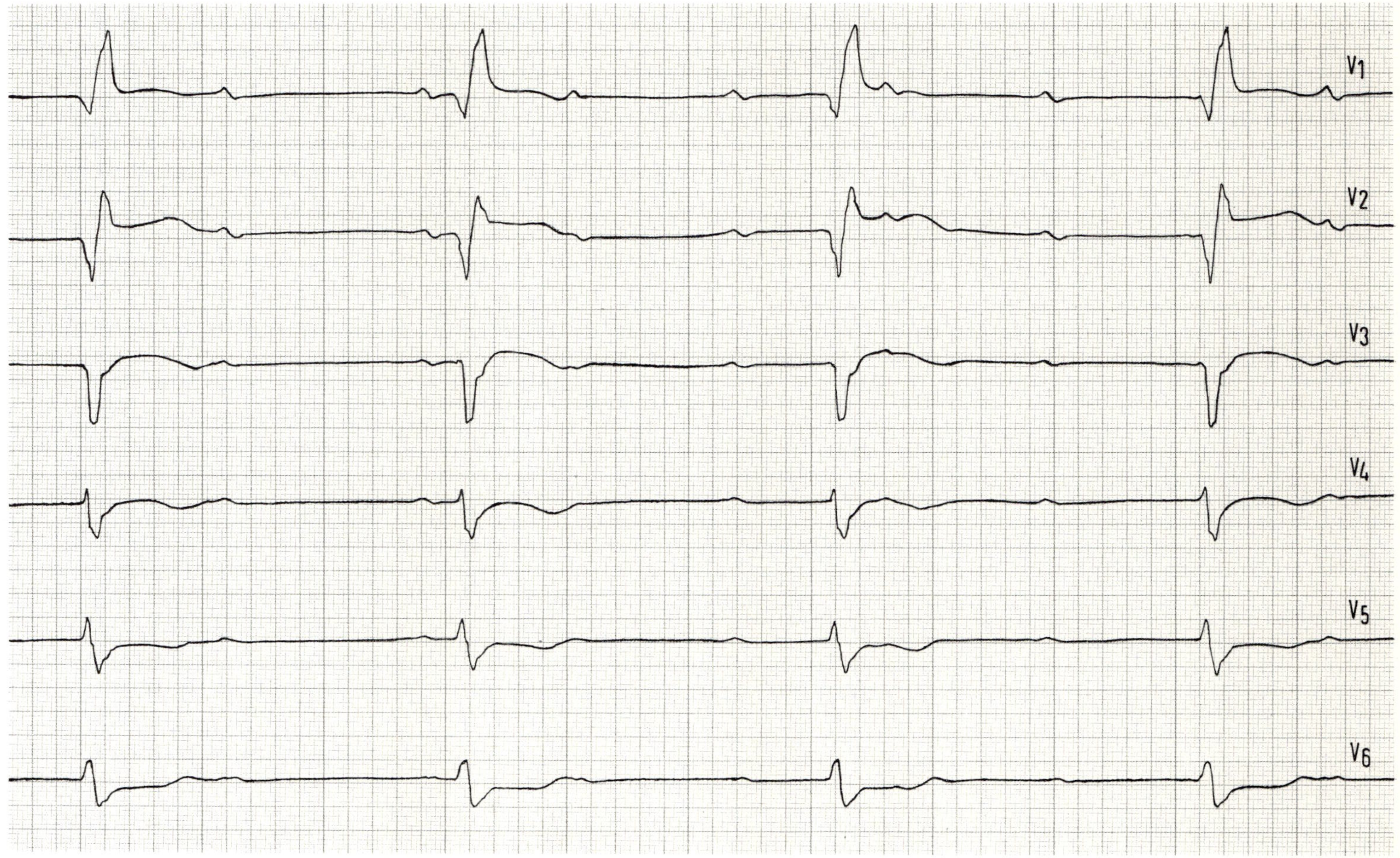

Abb. 56b

EKG-Befund:
Zunächst Vorhoffrequenz etwa 100/min und Ventrikelfrequenz 50/min. Jede zweite Vorhofwelle wird zur Kammer übergeleitet; nach dem dritten Kammerausschlag (56a) und nach dem vierten Kammerausschlag (56c) schlagen Vorhof und Kammer unabhängig. Zuerst bestand ein überdrehter Linkstyp und später ein Rechtstyp. Zusätzlich ist der QRS-Komplex verbreitert (0,14 sec). Große Q-Zacken in V_1 bis V_3 nachweisbar und R-Zacke in V_1 und V_2 überhöht und dann verspätet. ST-Senkung und negatives T in aVL, V_4 und V_5 sowie ST-Senkung und biphasisches T in I und V_6.

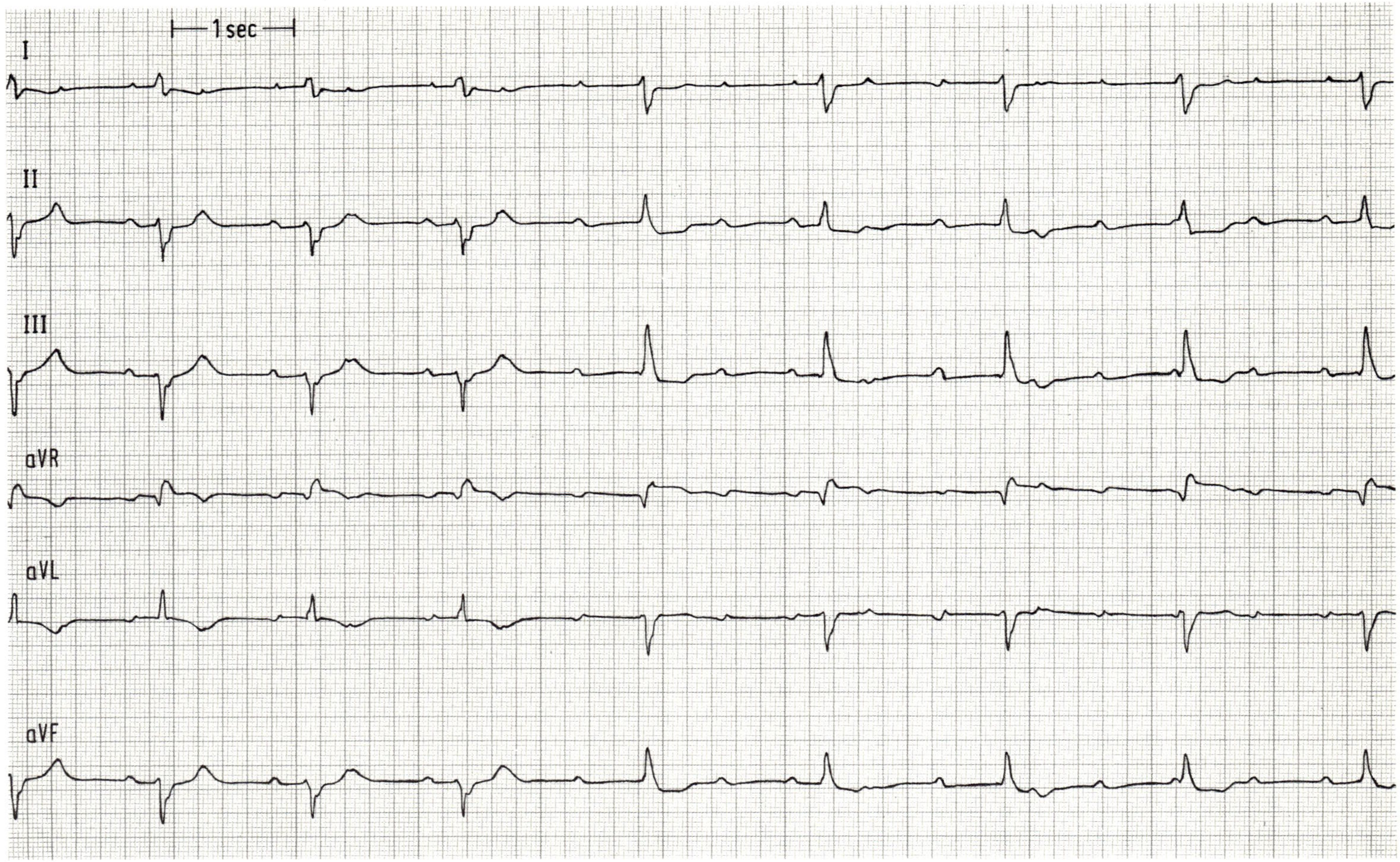

Abb. 56c

Beurteilung (Abb. 56a, 56b, 56c):
Zunächst AV-Block 2. Grades (Mobitz-Typ II) bei bifaszikulärem Block (linksanteriorer Hemiblock und vollständiger Rechtsschenkelblock) und danach totaler AV-Block. Jetzt Bild (Abb. 56c) wie bei linksposteriorem Hemiblock (Rechtstyp) und vollständigem Rechtsschenkelblock ab 5. Ausschlag. Alter anteroseptaler Herzinfarkt. Erregungsrückbildungsstörung.

Anmerkung:
Papiergeschwindigkeit 25 mm/sec.

E

Herzinfarkt

a) Vorderwandinfarkt

Wichtige Hinweise bei der Beurteilung des Herzinfarkts

Vorderwandinfarkt

1. EKG-Merkmale:

- akutes Stadium: monophasische Deformierung (ST-Hebung mit positivem T, dabei ST und T nicht abgrenzbar)
- chronisches Stadium: großes Q, ST-Senkung und negatives T
- direkte Infarktveränderungen: I, II, aVL und V_2 bis V_6
- indirekte Infarktzeichen (ST-Senkung und negatives T): evtl. III und aVF
- evtl. Sinustachykardie, ventrikuläre Extrasystolie

2. Ursache:

- Verschluß im Bereich der linken Koronararterie (meist Ramus interventricularis anterior und) seine Äste, Ramus septalis und Ramus diagonalis)

EKG-Stadien im Verlauf des Herzinfarkts **Abb. 57**

EKG-Stadium		EKG-Veränderungen	
		Typisches Bild	Wichtige Merkmale
frischer Infarkt (akutes Stadium)	Stadium I	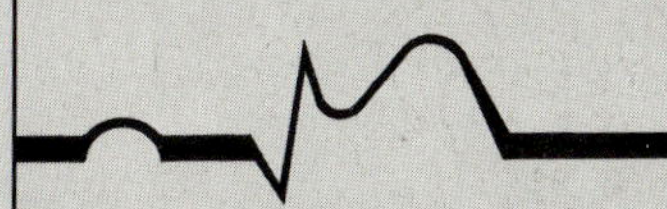	1. deutliche ST-Hebung 2. T deutlich positiv 3. R klein 4. Q evtl. noch klein
	Zwischenstadium	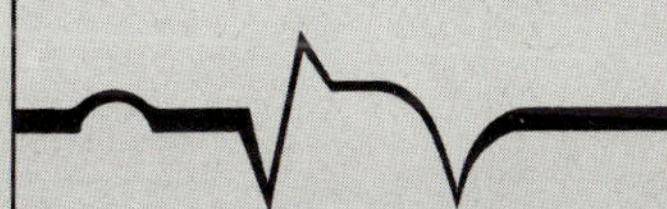	1. leichte ST-Hebung 2. T spitz-negativ 3. Q groß 4. R klein
alter Infarkt (chronisches Stadium)	Stadium II	Frühphase 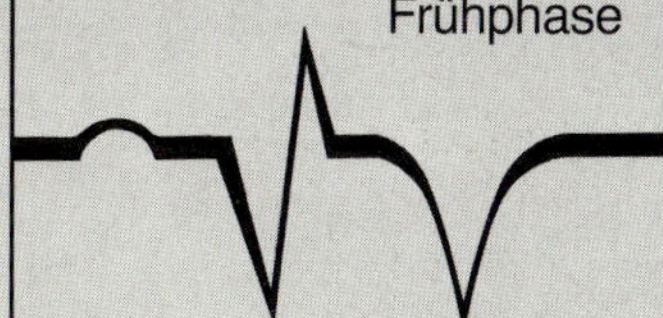	1. T tief spitz-negativ 2. Q sehr groß 3. R klein 4. keine ST-Hebung
		Spätphase 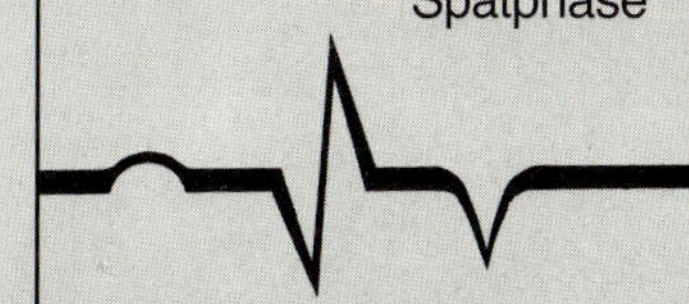	1. T spitz-negativ 2. Q noch groß 3. R noch klein 4. keine ST-Hebung
	Stadium III	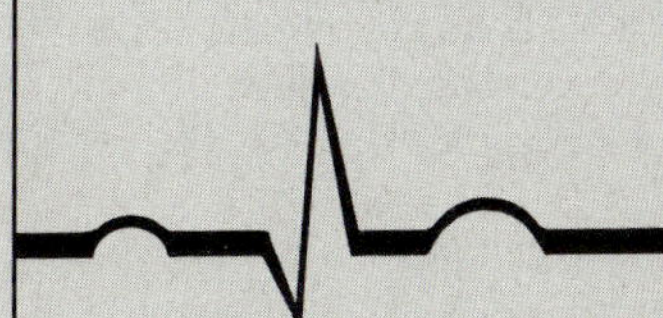	1. Q noch pathologisch 2. T bereits positiv 3. R normal 4. keine ST-Hebung

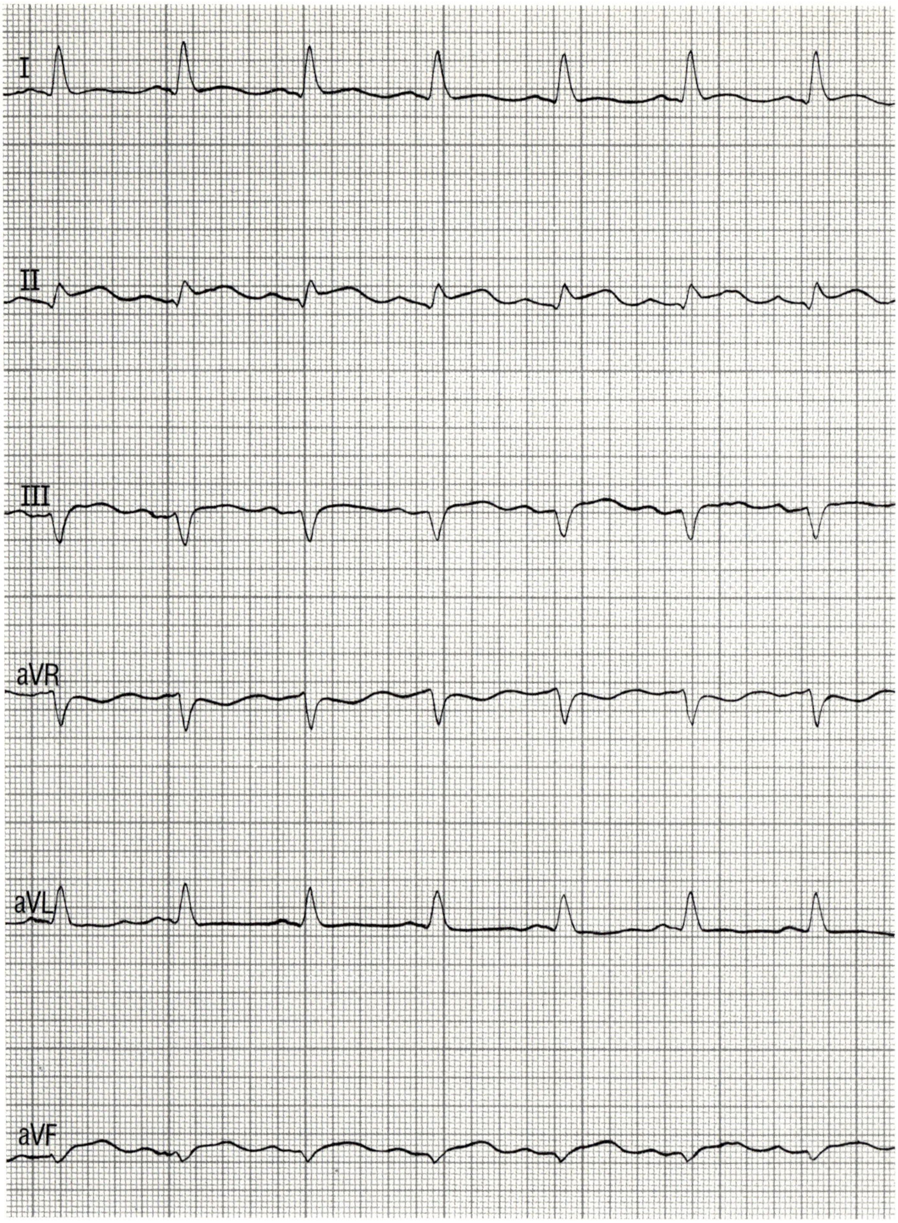

Abb. 58

Klinische Diagnose:
Akuter Herzinfarkt.

EKG-Befund:
Sinusrhythmus. Ventrikelfrequenz 120/min. Linkstyp. Kleine Q-Zacke in I, II und V_3 bis V_6, jedoch breite und tiefe Q-Zacke in V_2. ST-Hebung und positive T-Zacken in I, II, aVF sowie V_1 bis V_6, vor allem in V_2 bis V_4 (monophasische Deformierung). ST-Senkung und zum Teil negative T-Zacken in aVL.

Beurteilung:
Sinustachykardie mit einer Ventrikelfrequenz von 120/min. Linkstyp. Akuter, ausgedehnter Vorderwandspitzeninfarkt (anteroseptallateraler Infarkt, Stadium I).

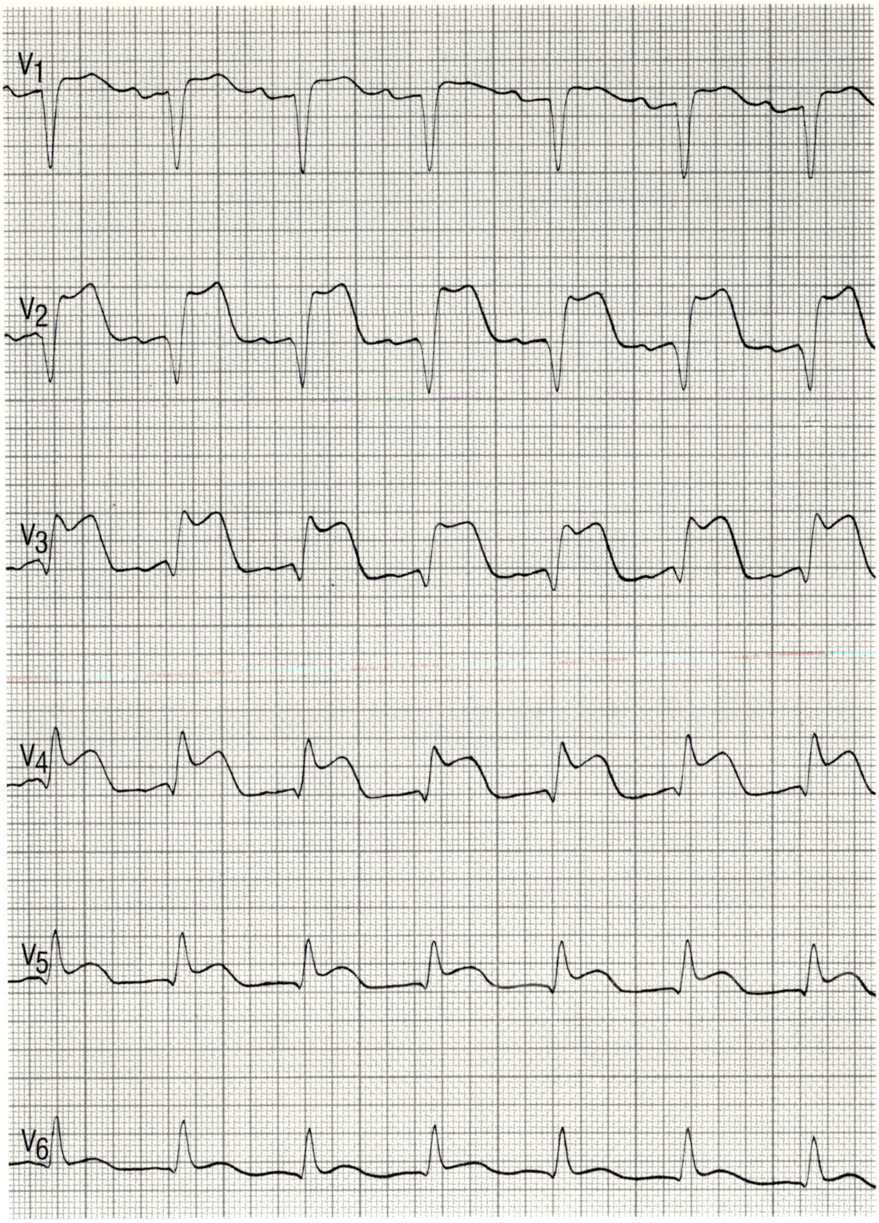
V1
V2
V3
V4
V5
V6

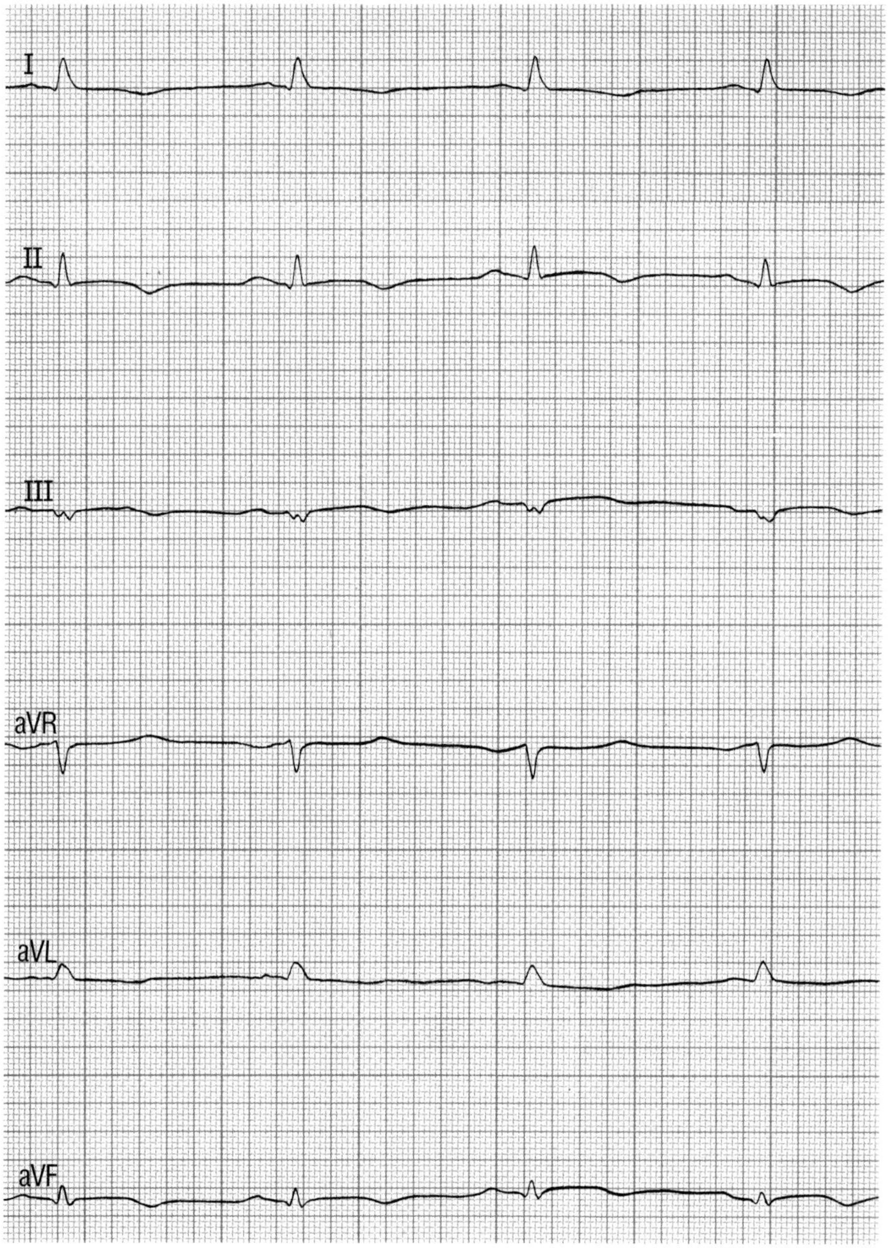

Abb. 59

Derselbe Patient wie in Abb. 58, 4 Tage nach dem akuten Herzinfarktereignis.

EKG-Befund:

Sinusrhythmus. Ventrikelfrequenz 70/min. Linkstyp. Rückgang der ST-Hebung, jedoch ist sie in V_2 bis V_4 noch deutlich nachweisbar, wobei die T-Zacken terminal deutlich negativ geworden sind; in diesen Ableitungen sind die Q-Zacken groß. Leichte ST-Hebung und negative T-Zacken in II, III, aVF sowie V_5 und V_6. Geringe ST-Hebung und positive T-Zacke in V_1. Leichte ST-Senkung und leicht negative T-Zacke in I und aVL.

Beurteilung:

Ausgedehnter, subakuter Vorderwandspitzeninfarkt (anteroseptallateraler Infarkt, Zwischenstadium).

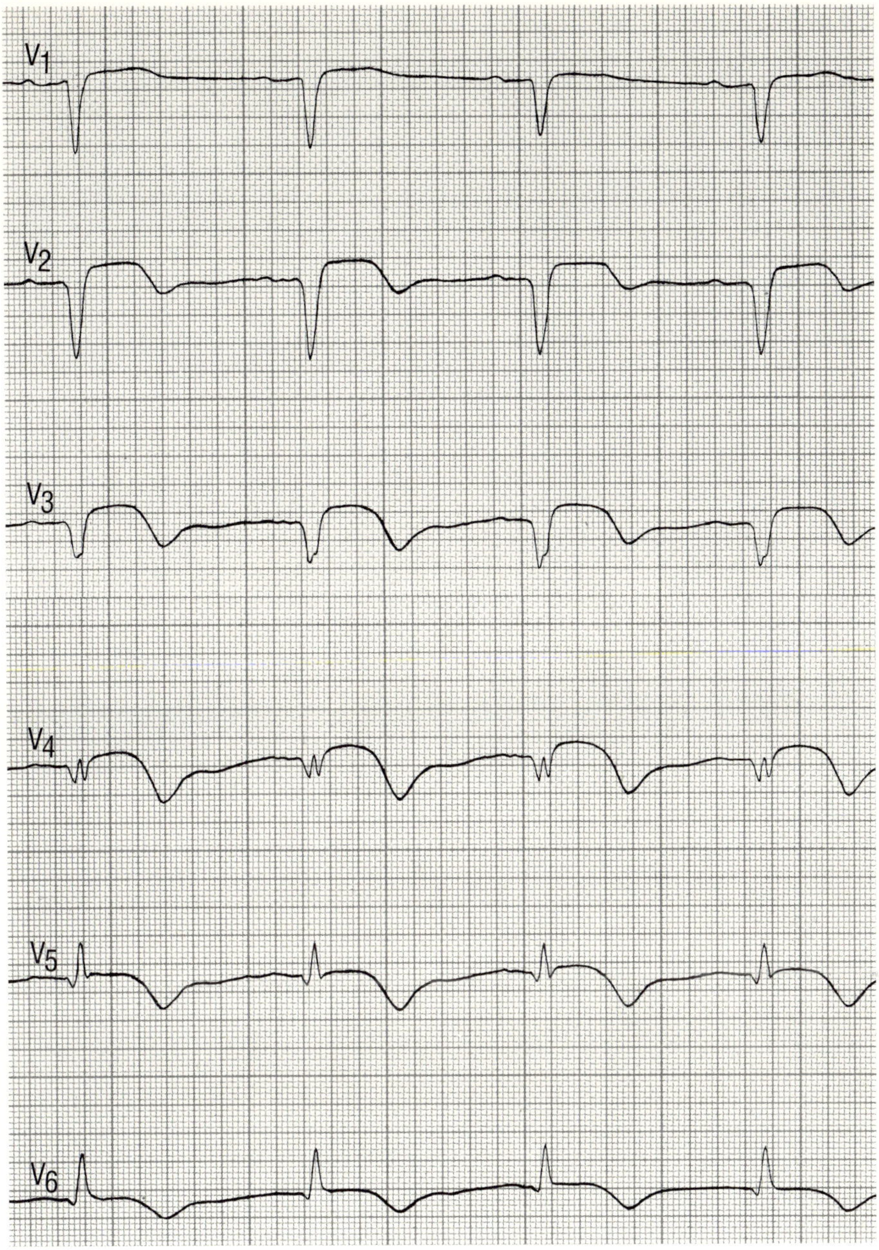
V1
V2
V3
V4
V5
V6

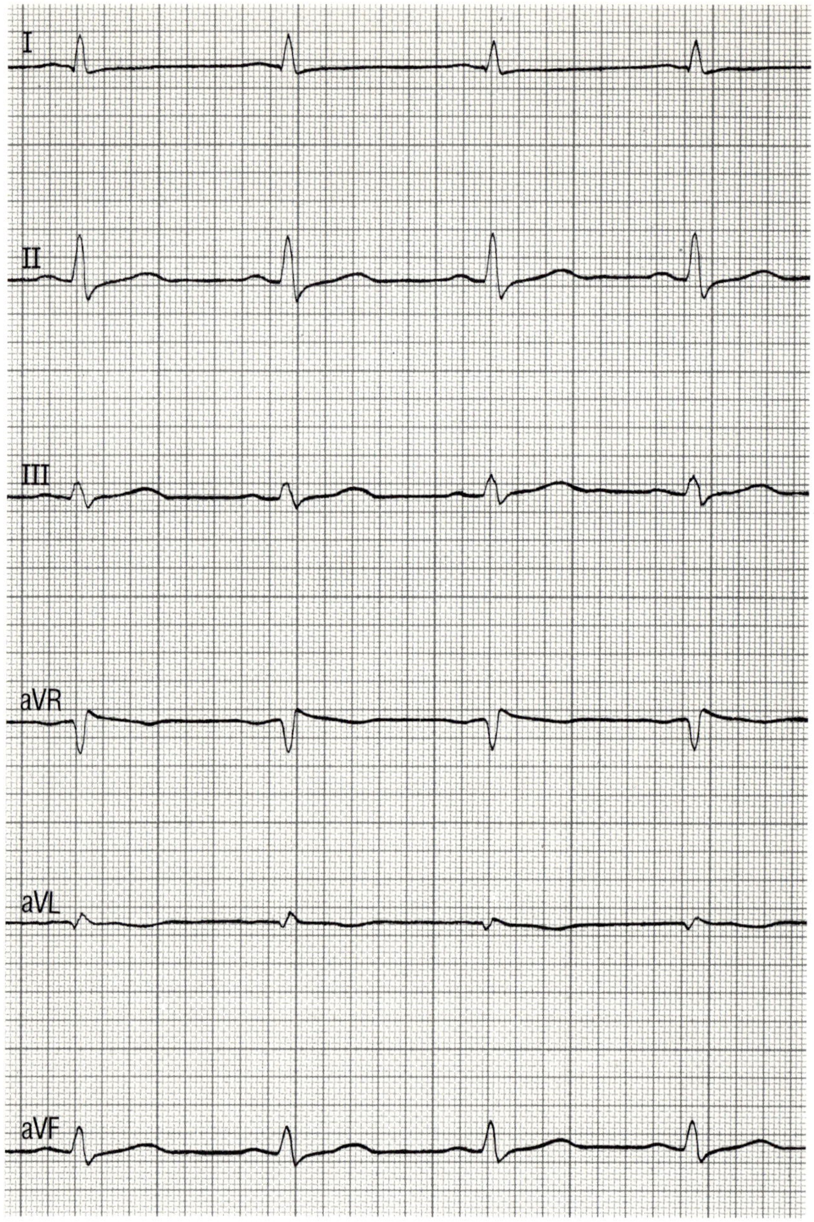

Abb. 60

Klinische Diagnose:
Alter Herzinfarkt.

EKG-Befund:
Sinusrhythmus. Ventrikelfrequenz 80/min. Mitteltyp. P-Zacken normal. PQ-Zeit mit 0,14 sec relativ kurz. In V_1 ist eine große, breite und tiefe Q-Zacke nachweisbar. Große Q-Zacke, verspätetes R und negative T-Zacke in V_2. Kleine Q-Zacke, geringe ST-Senkung und negative T-Zacke in V_3. Geringe ST-Senkung und isoelektrische T-Zacke in I. T-Zacke in aVL und V_4 leicht negativ, in V_5 und V_6 leicht abgeflacht.

Beurteilung:
Sinusrhythmus. Ventrikelfrequenz 80/min. Mitteltyp. Alter anteroseptaler Infarkt, Stadium II.

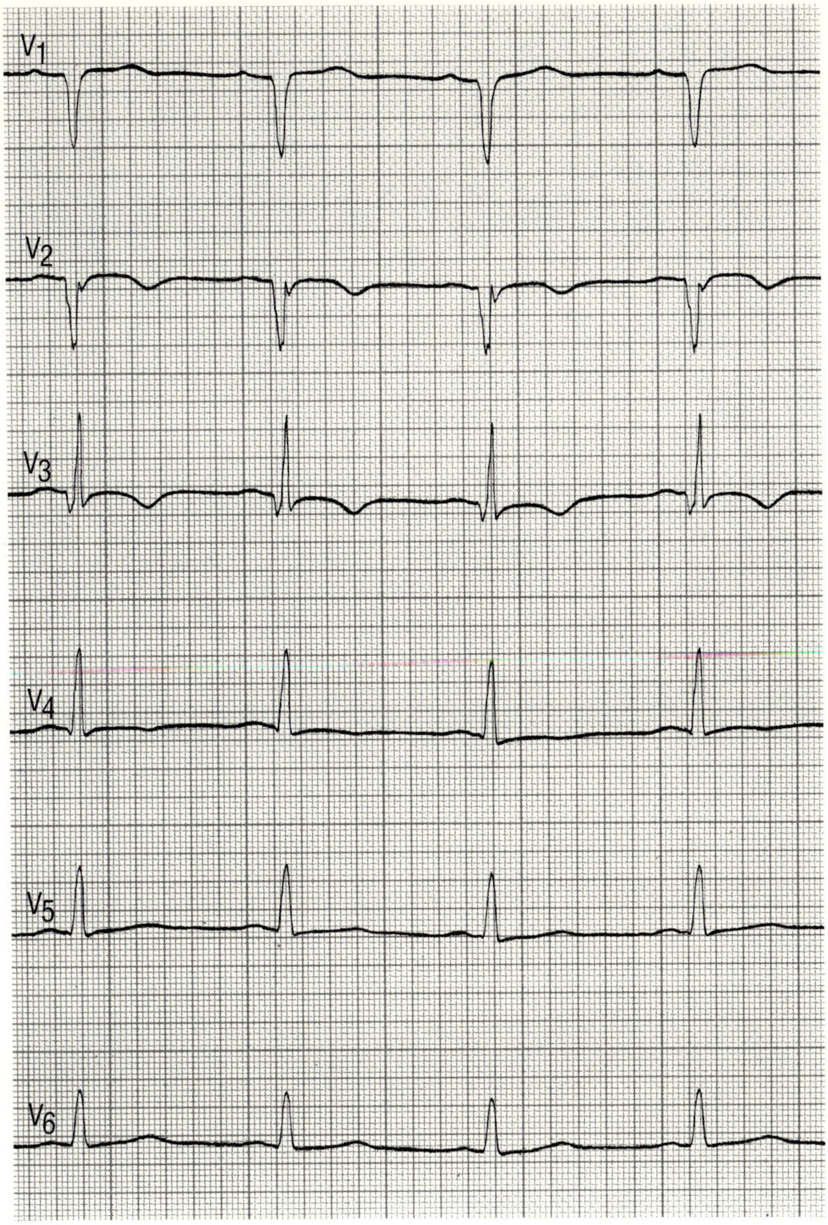
V1
V2
V3
V4
V5
V6

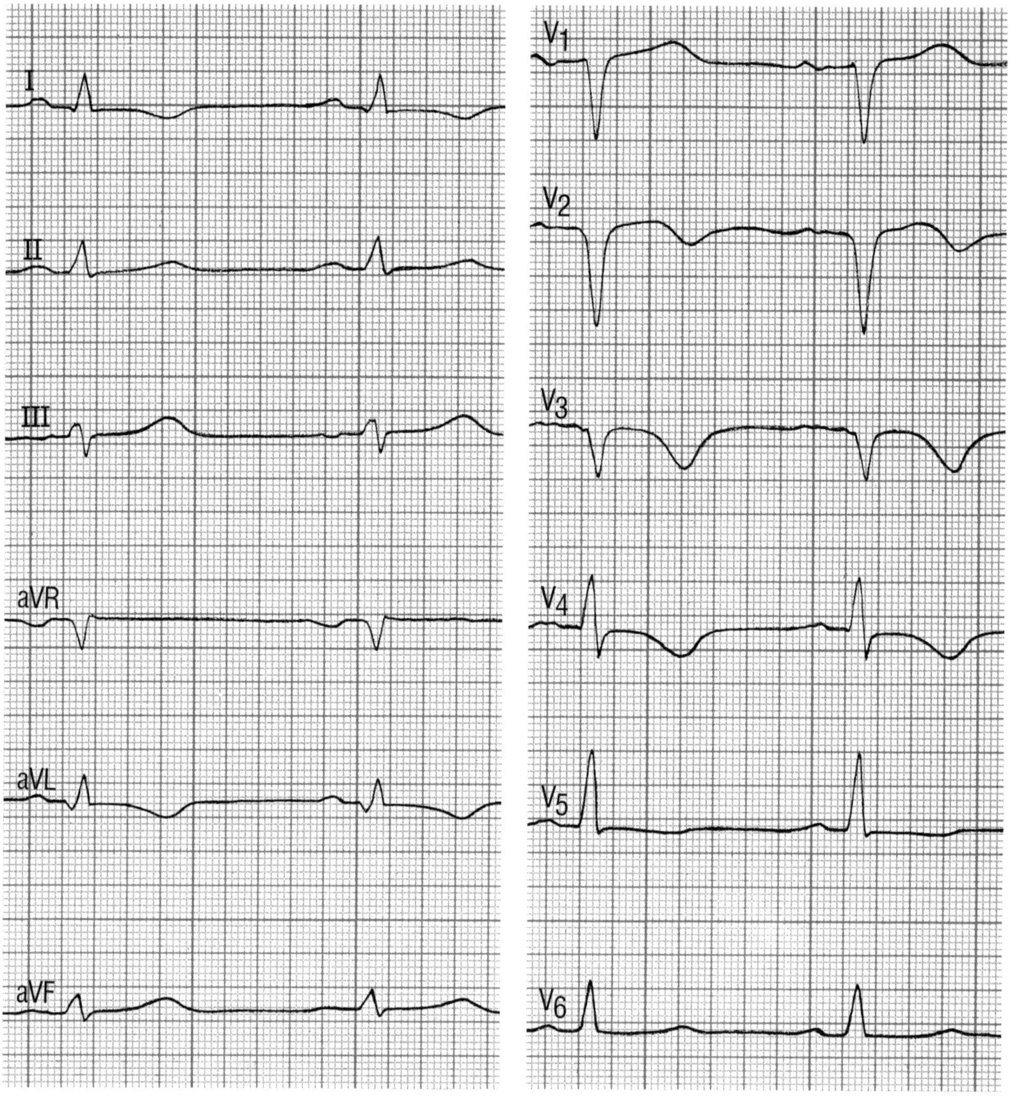

Abb. 61 a

Abb. 61

Klinische Diagnose:

Alter Herzinfarkt.

EKG-Befund:

Sinusrhythmus. Ventrikelfrequenz 60/min. Linkstyp. Große Q-Zacke und leicht spitz-negative T-Zacke in V_2, große Q-Zacke mit embryonalem R und tief präterminal-negative T-Zacke in V_3. Deszendierende ST-Senkung und negatives T in I und aVL sowie V_4 und V_5. T-Zacke in V_6 gering abgeflacht.

In den 2 ICR höheren Thoraxableitungen ist zusätzlich ein R-Verlust bereits in V_1 nachweisbar. In V_4 ist eine verbreiterte Q-Zacke (0,04 sec) vorhanden. Die T-Zacke ist in V_5 spitz-negativ.

In den Nehbschen Ableitungen (D, A, J) finden sich eine horizontale ST-Senkung und ein leicht negatives T in D. Deszendierende ST-Senkung und negative T-Zacke in A und J. Kleines Q in J.

In den korrigierten orthogonalen X-, Y-, Z-Ableitungen nach Frank findet sich in der Z-Ableitung eine hohe R-Zacke mit leicht deszendierender ST-Senkung und eine negative T-Zacke. In Ableitung X ist eine deszendierende ST-Senkung und ein negatives T nachweisbar.

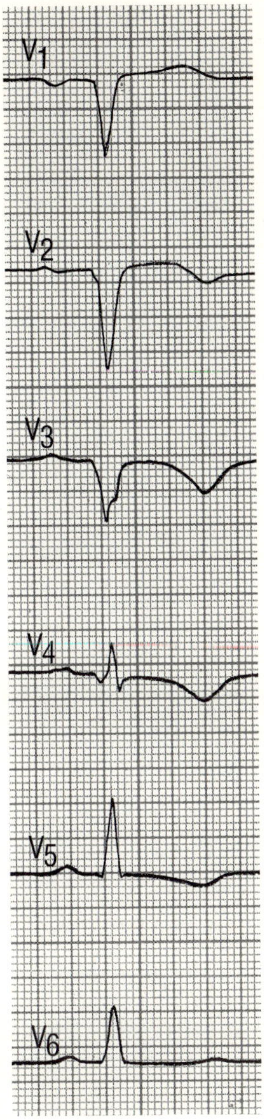

Abb. 61 b
2 ICR höher

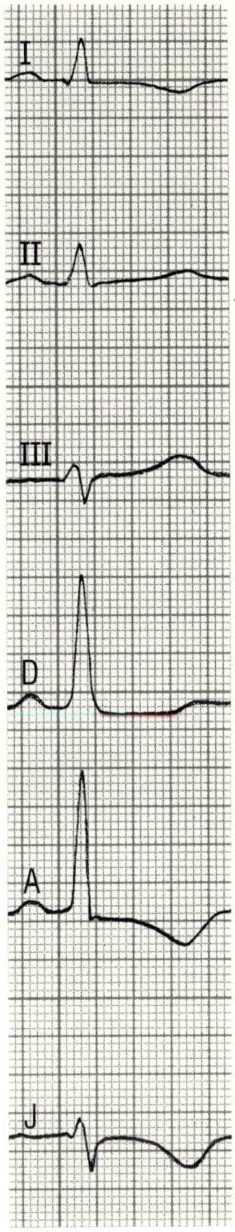

Abb. 61 c
Nehb-Ableitungen

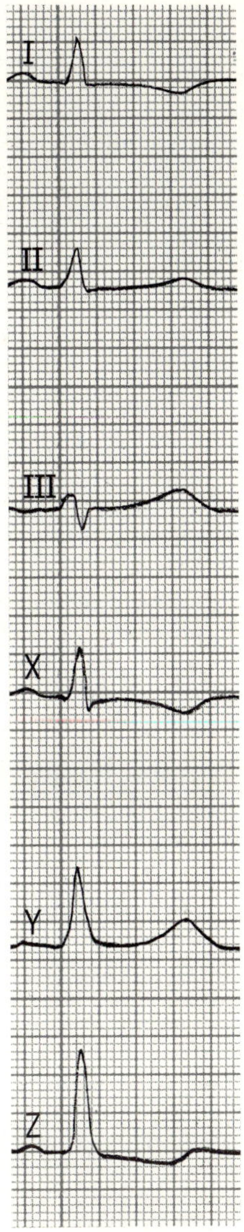

Abb. 61 d
Orthogonale Ableitungen

Beurteilung:
Sinusrhythmus. Ventrikelfrequenz 60/min. Linkstyp. Alter Vorderwandinfarkt (anteroseptaler Infarkt, Stadium II, frühe Phase). In den 2 ICR höheren Thoraxableitungen finden sich Infarktzeichen noch deutlicher, dagegen sind Vorderwandinfarktzeichen in den Nehbschen Ableitungen nicht deutlich nachweisbar.
In den X-, Y-, Z-Ableitungen findet sich als Zeichen eines Vorderwandinfarkts eine R-Zacke ohne vorausgegangene Q-Zacke in Ableitung Z.

Schematische Darstellung des typischen Verlaufs beim Vorderwandinfarkt

Abb. 62

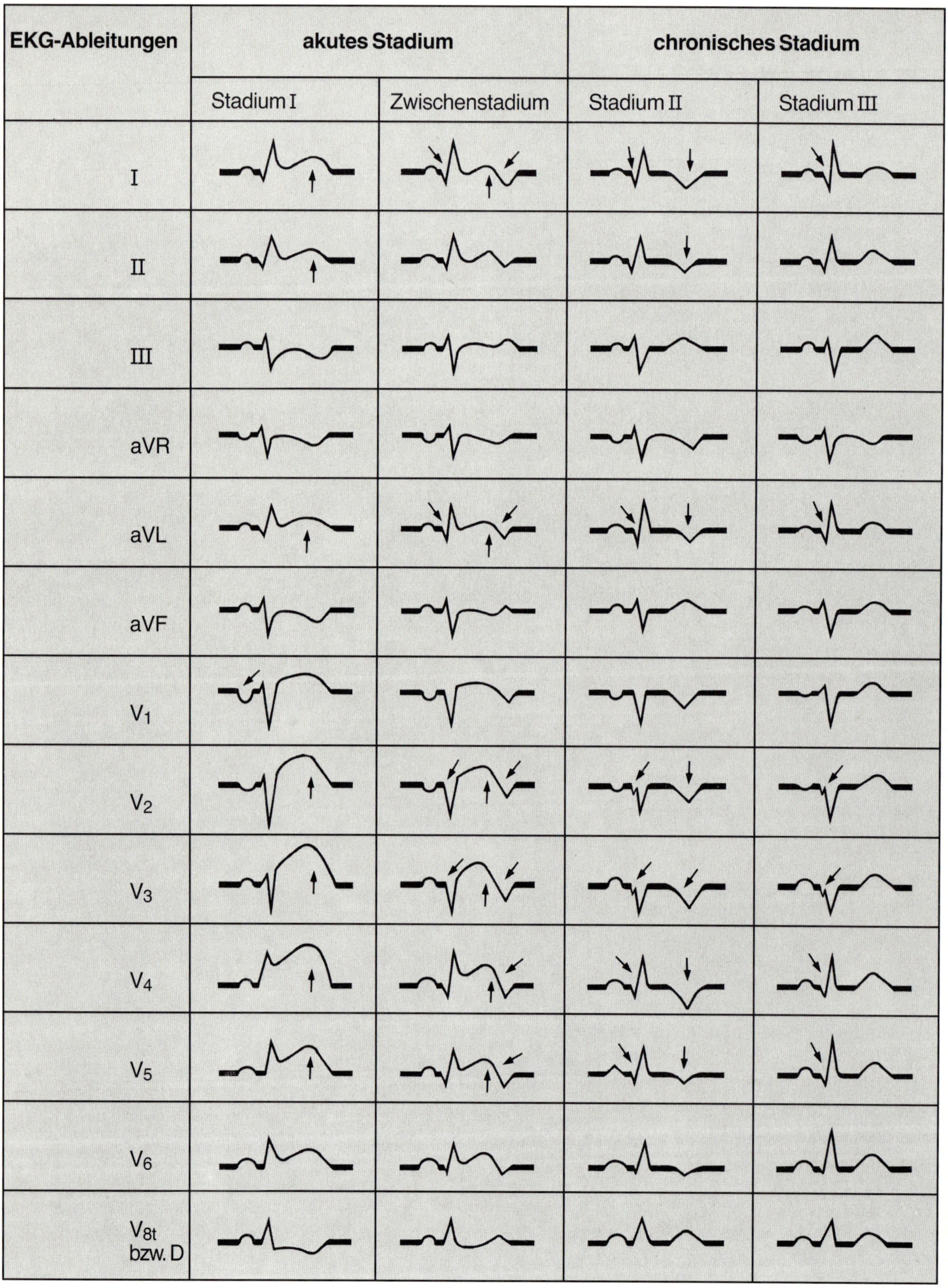

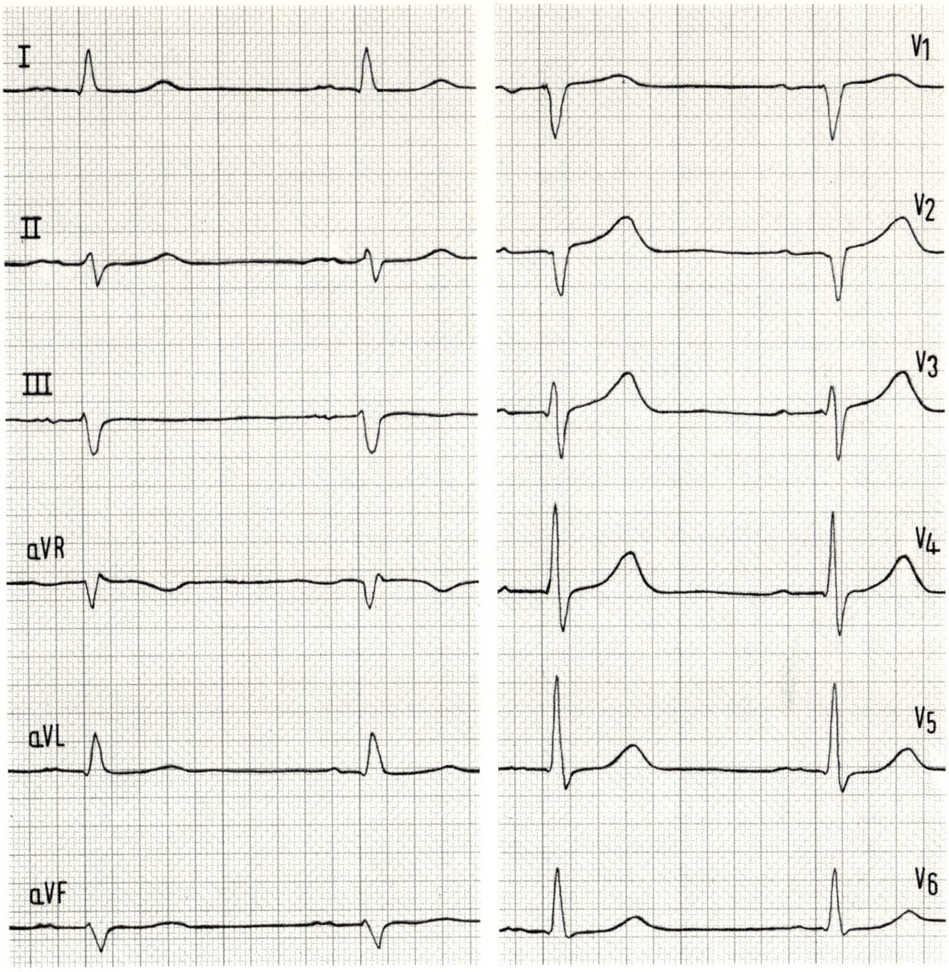

Abb. 63

Klinische Diagnose:
Anamnestisch kein Hinweis auf koronare Krankheit.

EKG-Befund:
Sinusrhythmus. Ventrikelfrequenz 60/min. Überdrehter Linkstyp. Tiefe S-Zacken in II, III und aVF, dabei ist die S-Zacke in II größer als die R-Zacke. In V_1 ist eine kleine R-Zacke nachweisbar, jedoch in V_2 keine R-Zacke, sondern es findet sich hier eine verbreiterte und tiefe Q-Zacke bei embryonalem R. Kleines Q in V_3 und V_4. Sonst normaler ST-T-Verlauf.

Beurteilung:
Sinusrhythmus. Ventrikelfrequenz 60/min. Überdrehter Linkstyp. Alter, kleiner Vorderwandinfarkt (anteroseptaler Infarkt, Stadium III). Nachdem anamnestisch keine entsprechenden Beschwerden bekannt sind, kann dieser Befund im Sinne einer stummen Ischämie gedeutet werden.

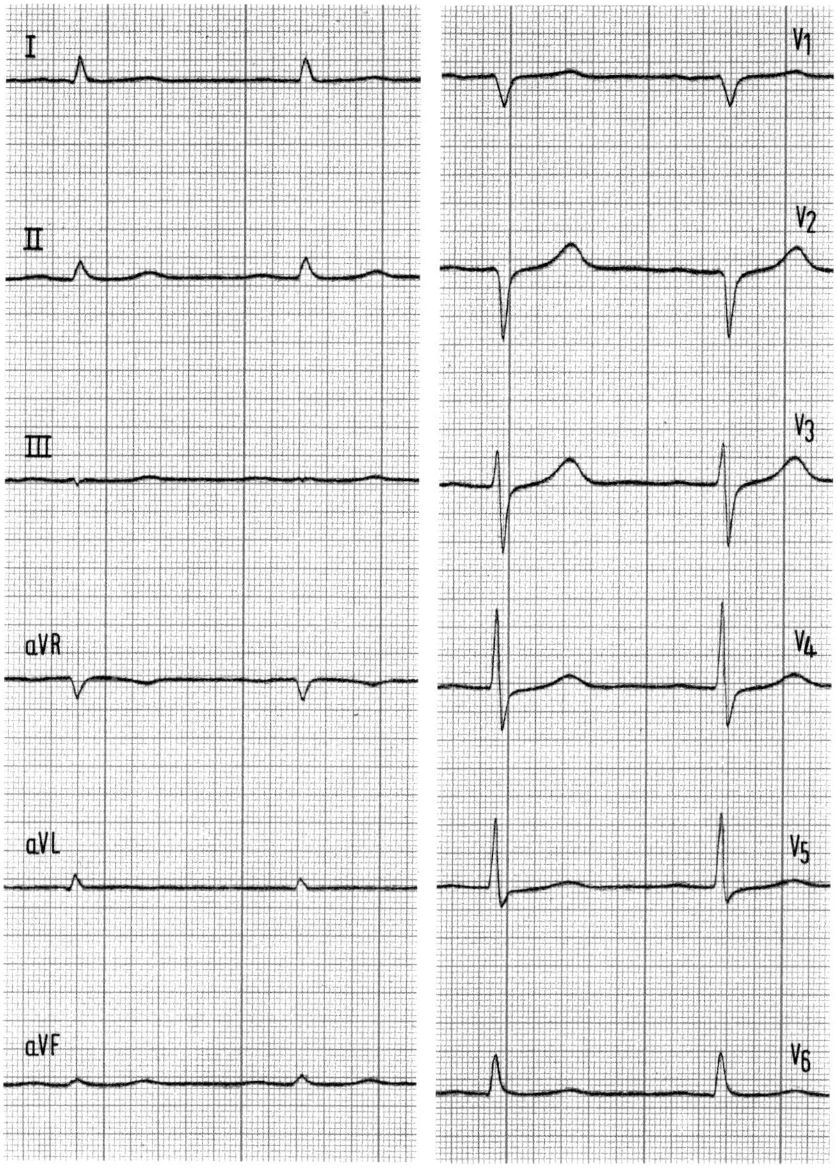

Abb. 64

Klinische Diagnose:
Angina pectoris.

EKG-Befund:
Sinusrhythmus. Ventrikelfrequenz 73/min. Linkstyp. Sehr kleine R-Zacke in V_1, die R-Zacke in V_2 ist sehr klein und kaum nachweisbar. T-Zacke in I, aVL, V_5 und V_6 abgeflacht.
In den 2 ICR höheren Ableitungen findet sich in V_2 eindeutig ein R-Verlust bzw. ein embryonales R oder versenktes R. Dagegen findet sich in den 2 ICR tieferen Thoraxableitungen diese Veränderung nicht.

Beurteilung:
Sinusrhythmus. Ventrikelfrequenz 73/min. Linkstyp. Alter, kleiner Vorderwandinfarkt (kleiner anteroseptaler Infarkt, Stadium III). Diese Veränderung ist in den 2 ICR höheren Ableitungen deutlich nachweisbar.

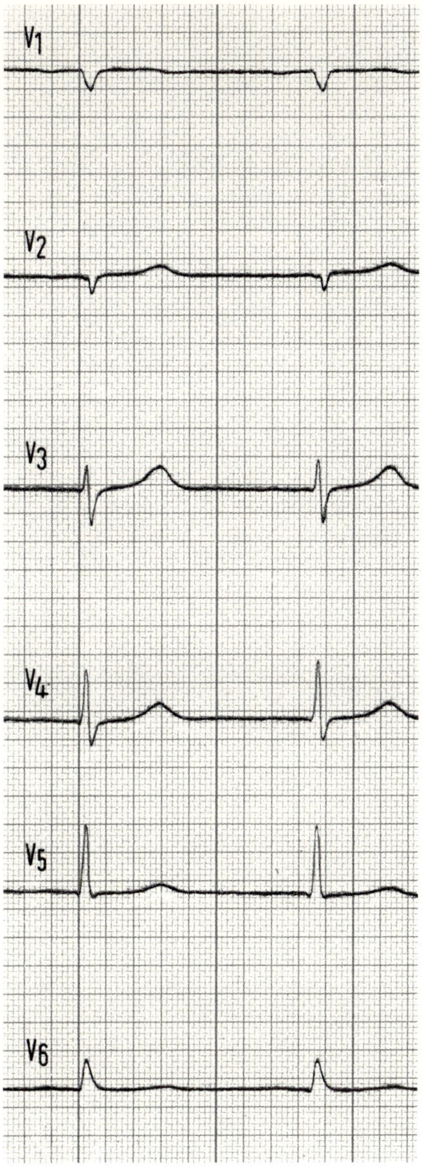

2 ICR
höhere Thoraxableitungen

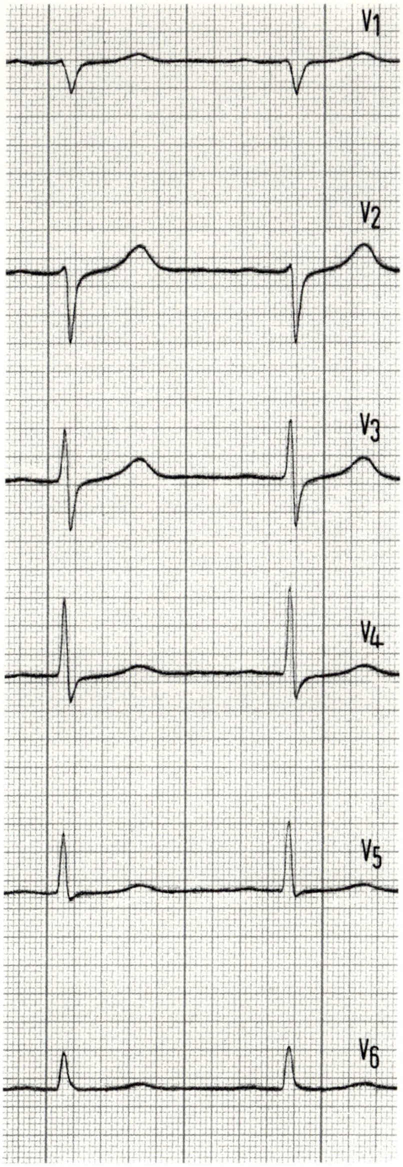

2 ICR
tiefere Thoraxableitungen

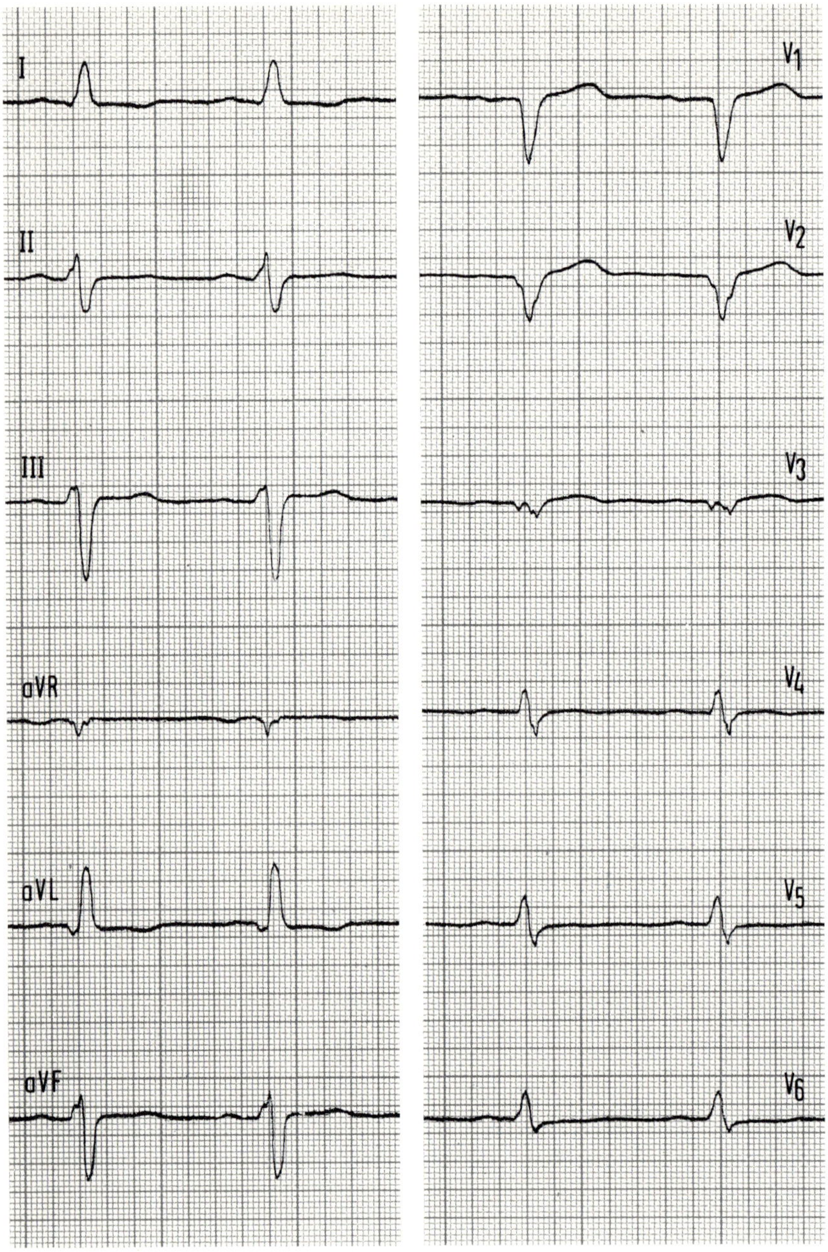

Abb. 65

Klinische Diagnose:

Alter Herzinfarkt.

EKG-Befund:

Sinusrhythmus. Ventrikelfrequenz 85/min. Überdrehter Linkstyp. Tiefe S-Zacke in II, III und aVF, dabei ist die S-Zacke in II größer als die R-Zacke. Auffällig breite Q-Zacke in aVL. Breite und tiefe Q-Zacke in V_1 und V_2, hier ist eine ST-Hebung und positive T-Zacke nachweisbar. Aufgesplitterter QRS-Komplex mit großer Q-Zacke in V_3. ST-Senkung und negatives T in I und aVL. T-Zacke in V_4 leicht negativ, fast isoelektrische T-Zacke in V_5 und V_6.

Beurteilung:

Sinusrhythmus. Ventrikelfrequenz 85/min. Überdrehter Linkstyp (linksanteriorer Hemiblock). Alter Vorderwandinfarkt (anteroseptaler Infarkt, Stadium III).

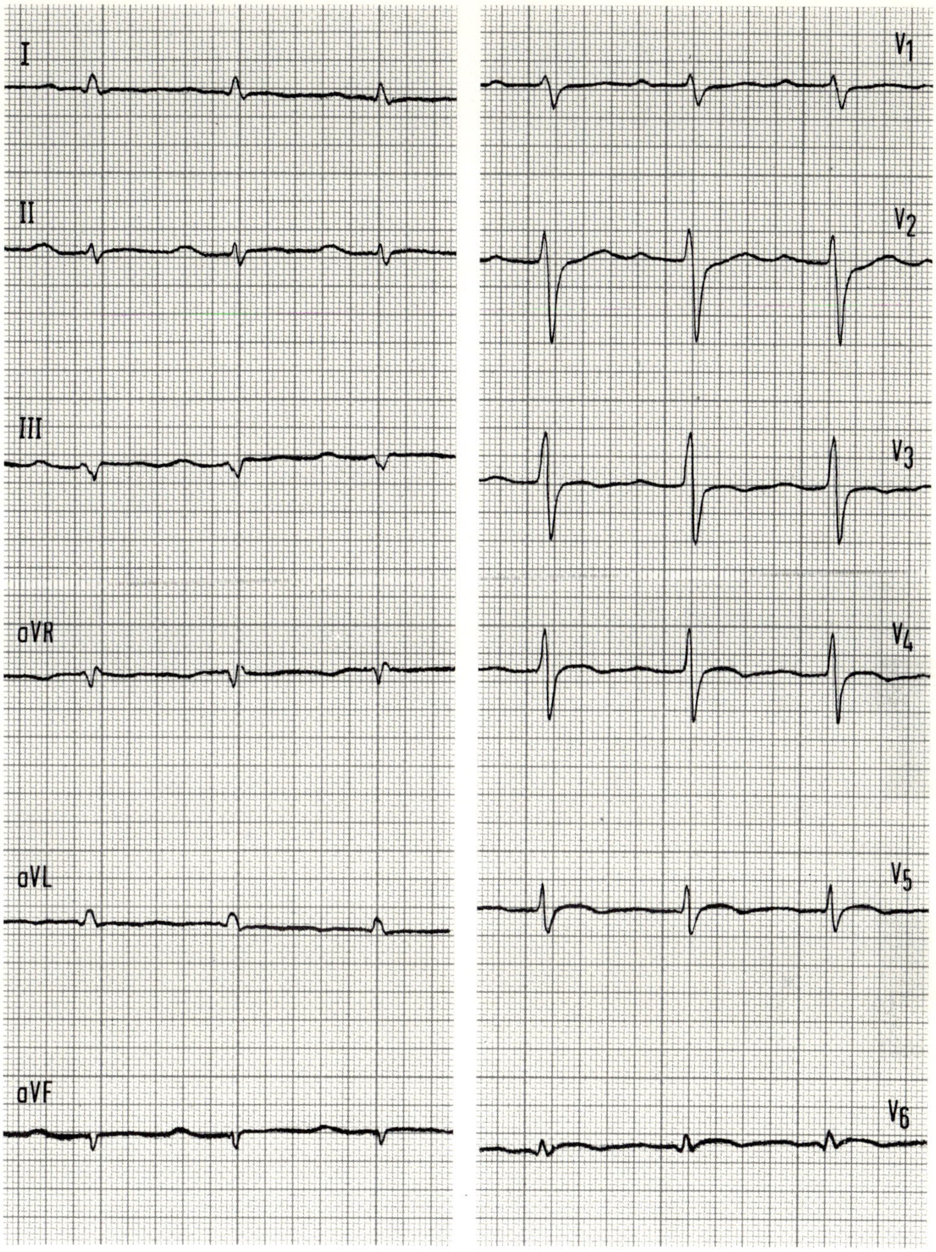

Abb. 66

Klinische Diagnose:

Angina pectoris.

EKG-Befund:

Sinusrhythmus. Ventrikelfrequenz 115/min. S_I-S_{II}-S_{III}-Typ. Kleine Amplitude in den Extremitätenableitungen (QRS-Amplitude in I nur 0,4 mV). Geringe ST-Hebung und positive T-Zacken in V_4 bis V_6. T in I und aVL angedeutet negativ, in aVF isoelektrisch.

Beurteilung:

Sinustachykardie mit einer Ventrikelfrequenz von 115/min. S_I-S_{II}-S_{III}-Typ. Periphere Niedervoltage. Dringender Verdacht auf anterolateralen Infarkt (Stadium I).

E Herzinfarkt

b) Hinterwandinfarkt

Wichtige Hinweise bei der Beurteilung des Herzinfarkts

Hinterwandinfarkt
(inferiorer Infarkt)

1. EKG-Merkmale:
- akutes Stadium: monophasische Deformierung
- chronisches Stadium: großes Q, ST-Senkung und negatives T
- direkte Infarktveränderungen: II, III, aVF, V_8 zwei ICR tiefer (V_{8t}), D nach Nehb
- indirekte Infarktzeichen (ST-Senkung und negatives T): I, aVL, V_1, V_2 und V_3
- eventuell AV-Block (totaler AV-Block), Sinusbradykardie, Extrasystolie

2. Genese:
- Verschluß im Bereich der rechten Koronararterie (oft Ramus interventricularis posterior oder Ramus circumflexus sinister)

Schematische Darstellung des typischen Verlaufs beim Hinterwandinfarkt

Abb. 67

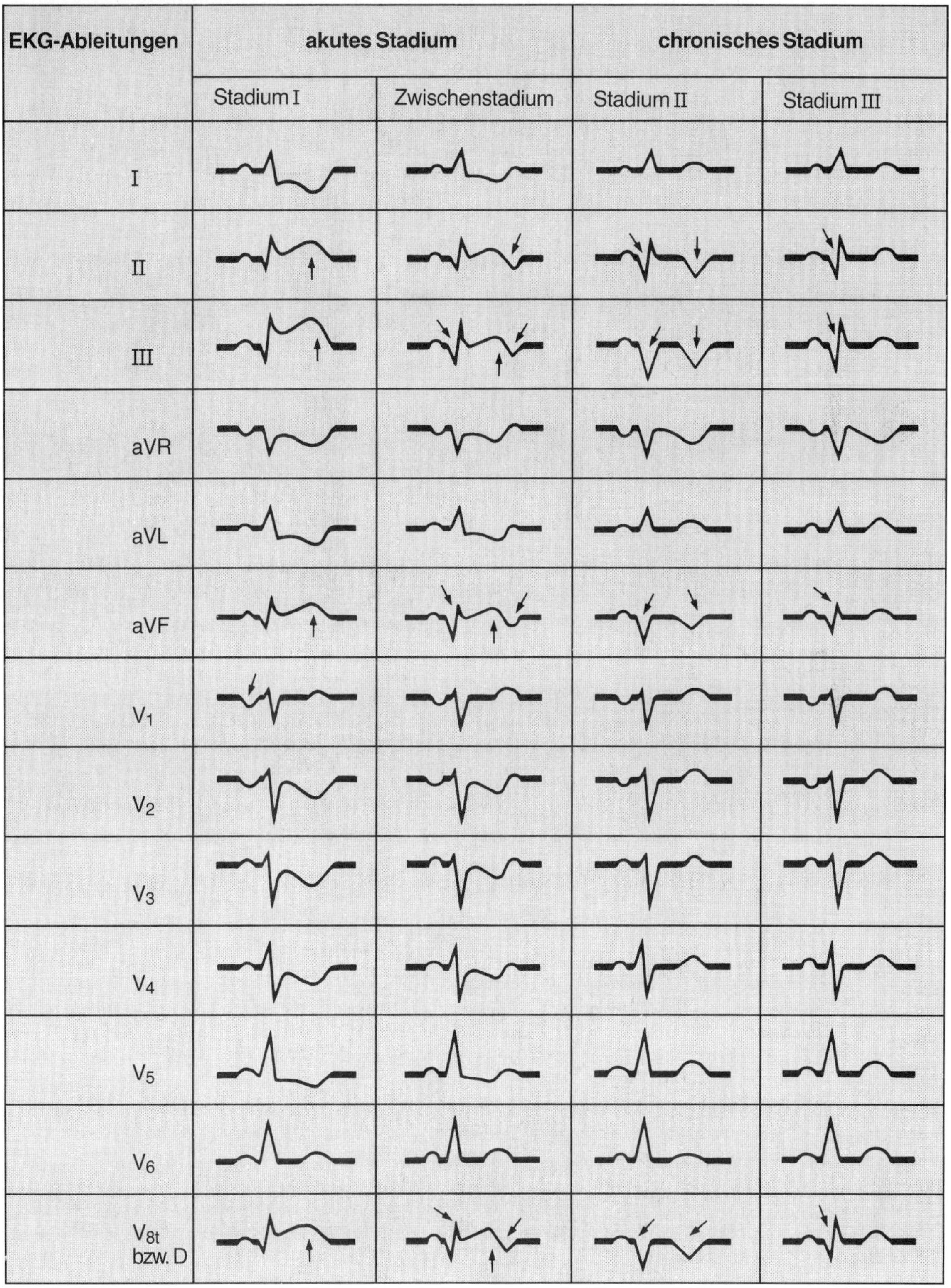

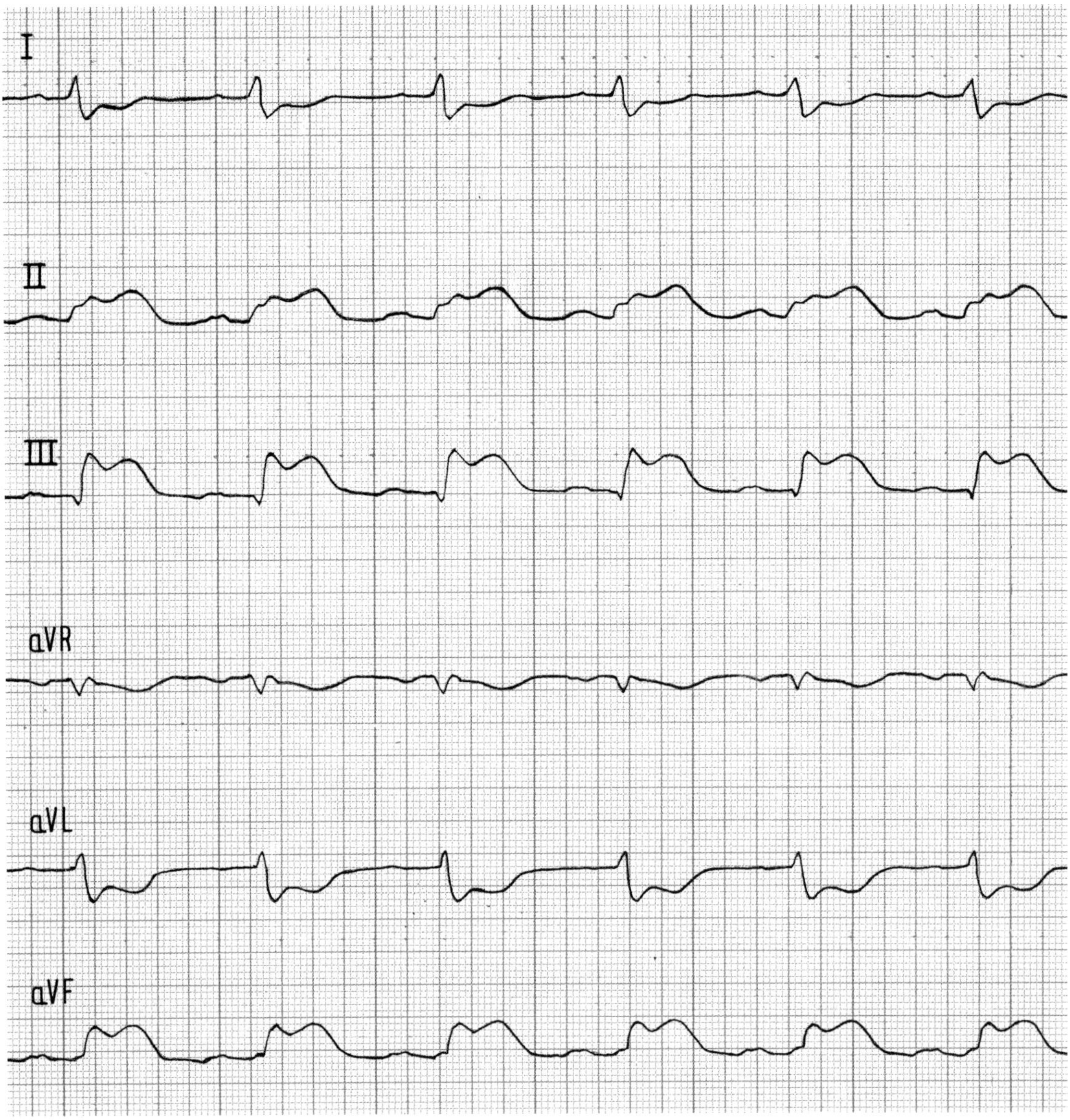

Abb. 68

Klinische Diagnose:
Akuter Herzinfarkt.

EKG-Befund:
Sinusrhythmus. Ventrikelfrequenz 104/min. Rechtstyp. Deutliche ST-Hebung und positive T-Zacken (monophasische Deformierung) in II, III und aVF, geringgradig auch in V_6. Deutliche ST-Senkung und negatives T in I sowie V_1 bis V_4, vor allem in V_1 bis V_3 und aVL.

Beurteilung:
Sinustachykardie mit einer Ventrikelfrequenz von 104/min. Rechtstyp. Akuter Hinterwandinfarkt (inferiorer Infarkt, Stadium I). Deutliche deszendierende ST-Senkung und negative T-Zacken in aVL und V_1 bis V_3 sind als indirekte Infarktzeichen zu deuten.

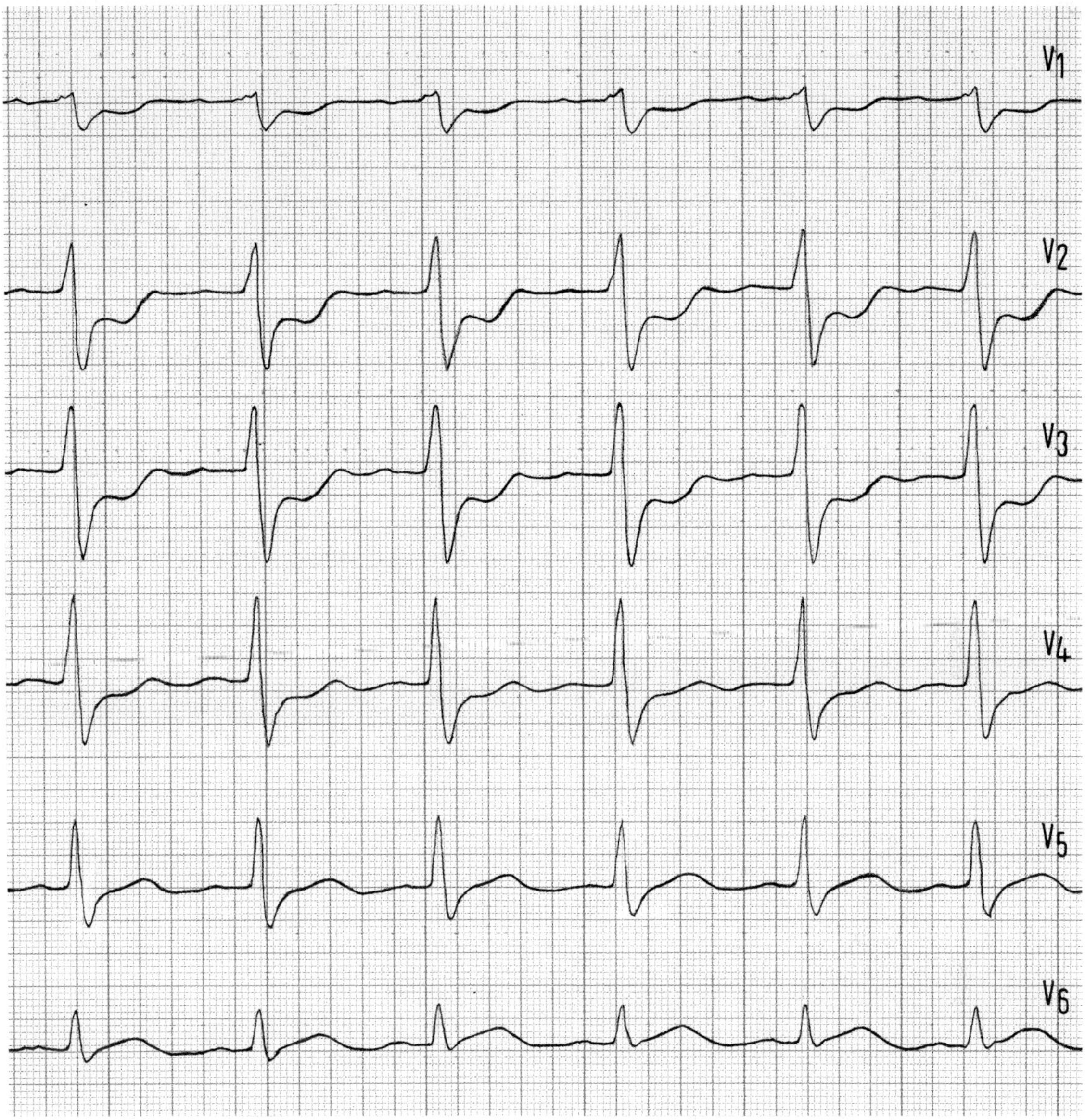
V1
V2
V3
V4
V5
V6

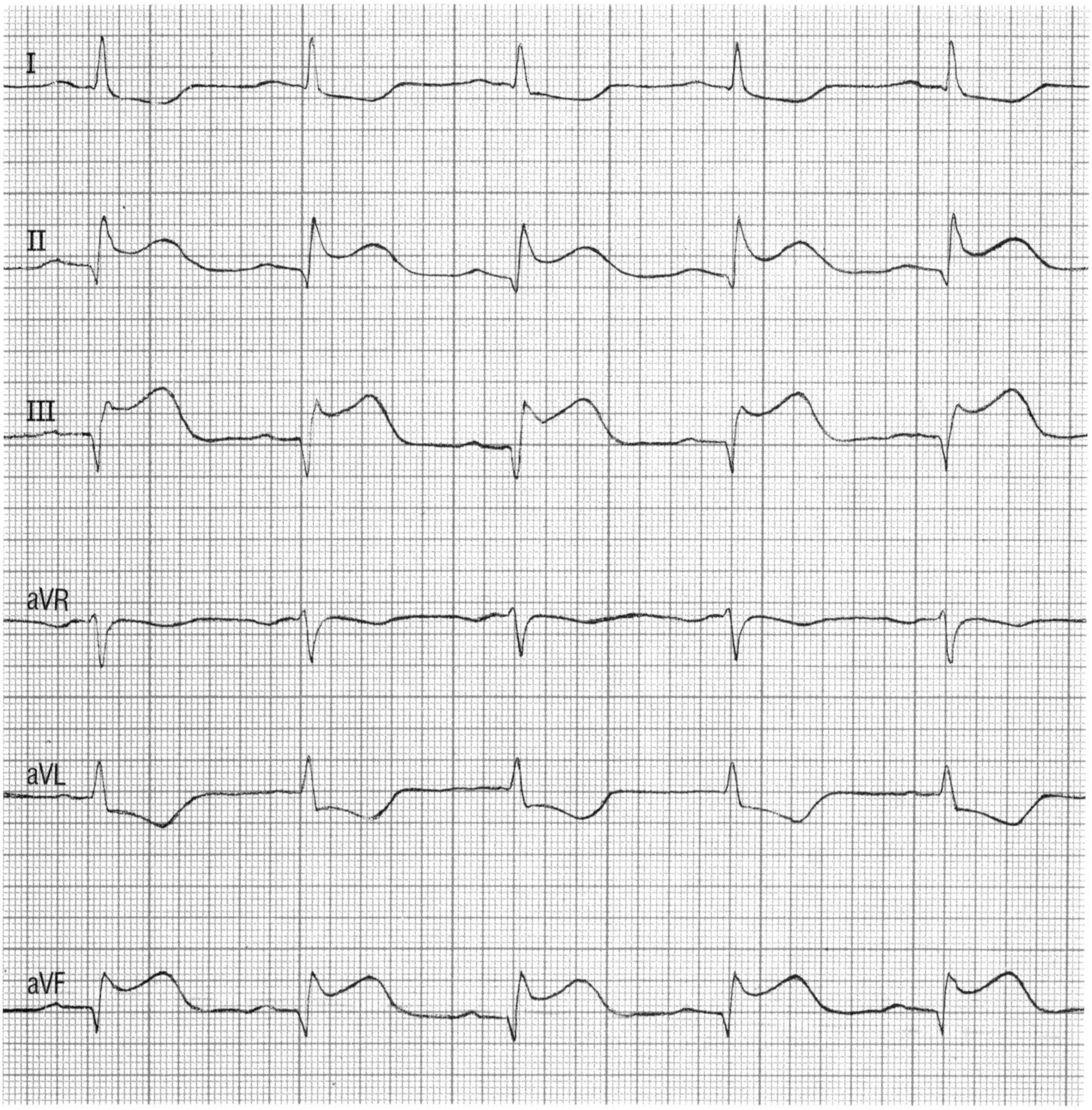

Abb. 69

Klinische Diagnose:

Akuter Herzinfarkt.

EKG-Befund:

Sinusrhythmus. Ventrikelfrequenz 87/min. Linkstypische Herzachse. Deutliche ST-Hebung und positive T-Zacken (monophasische Deformierung) in II, III und aVF, angedeutet in V_4 bis V_6. Tiefe Q-Zacken in III und aVF, relativ tiefe Q-Zacken in V_5 und V_6. Deszendierende ST-Senkung und negatives T in I, aVL sowie in V_2.

Beurteilung:

Akuter Hinterwandinfarkt (inferiorer Infarkt, Stadium I). Ventrikelfrequenz 87/min. Linkstypische Herzachse. Die ST-Senkung und negativen T-Zacken in I, aVL und V_2 sind als indirekte Infarktzeichen zu deuten.

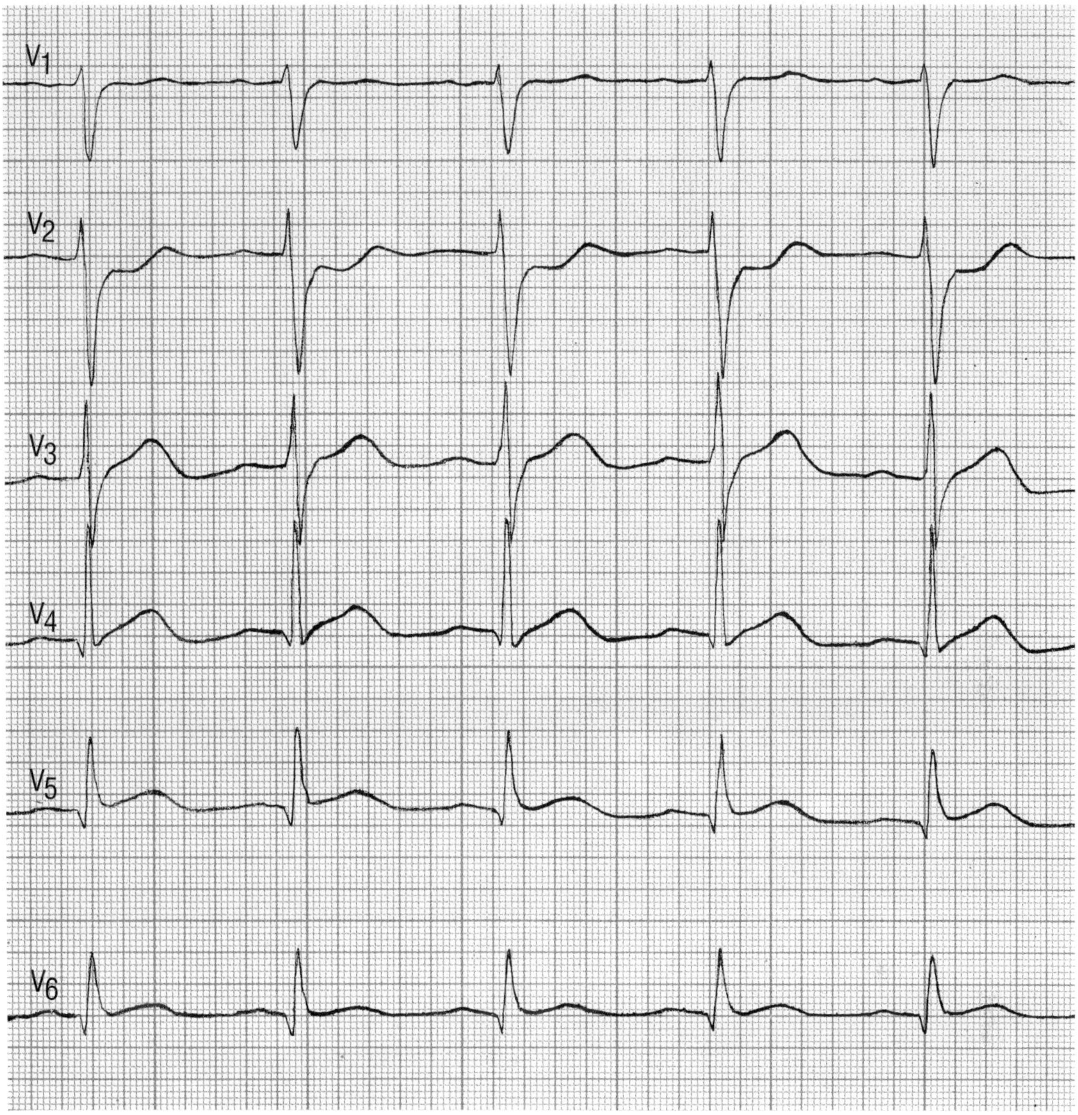
V_1
V_2
V_3
V_4
V_5
V_6

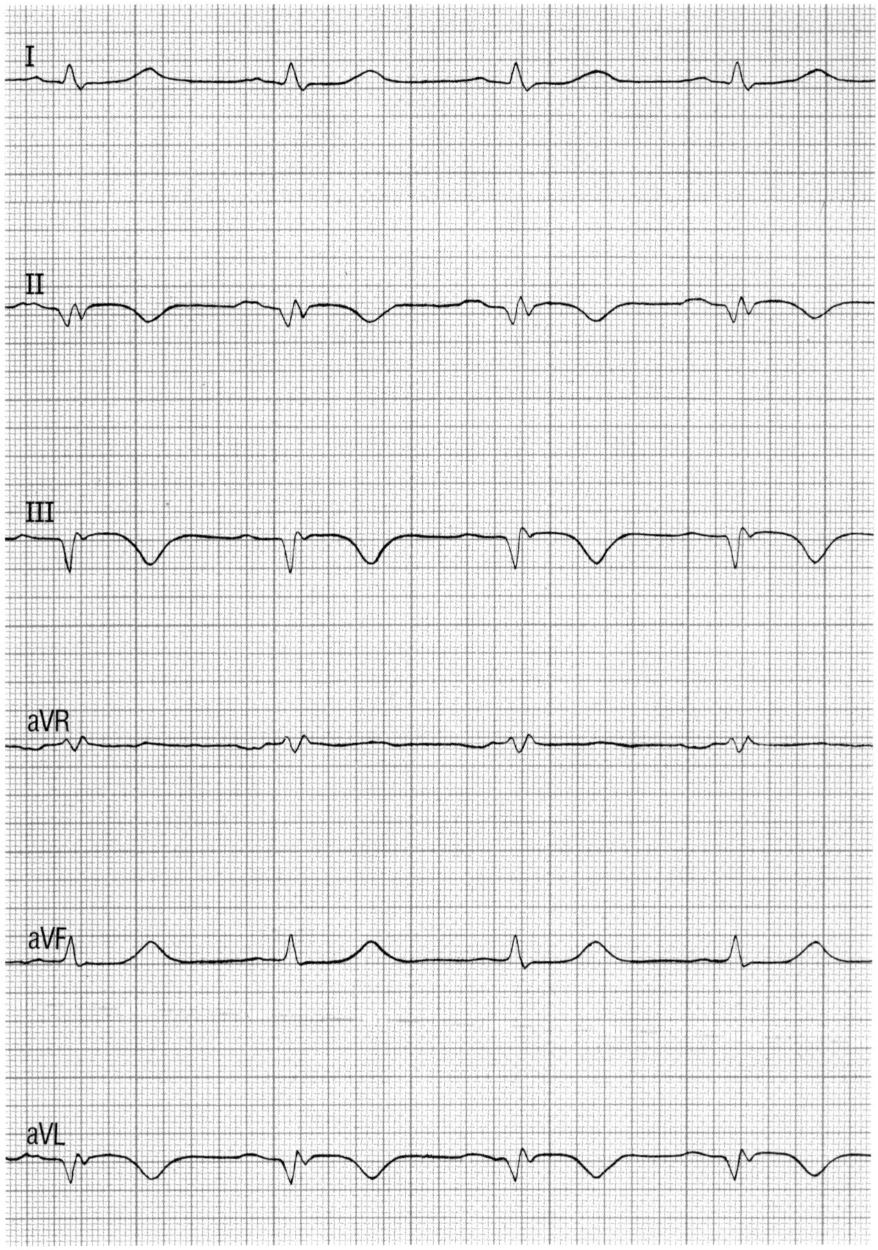

Abb. 70

Klinische Diagnose:

Akuter Herzinfarkt.

EKG-Befund:

Sinusrhythmus. Ventrikelfrequenz 74/min. Linkstyp. Breite und tiefe Q-Zacken in II, III und aVF (Q-Breite in III 0,05 sec), in diesen Ableitungen sind spitz-negative T-Zacken nachweisbar. Kleine Q-Zacken und negative T-Zacken außerdem in V_4 bis V_6. Sonst P, PQ-Zeit und R-Zacken-Höhe nicht pathologisch.

Beurteilung:

Sinusrhythmus. Ventrikelfrequenz 74/min. Linkstyp. Hinterwandinfarkt im chronischen Stadium (inferiorer Infarkt, Stadium II).

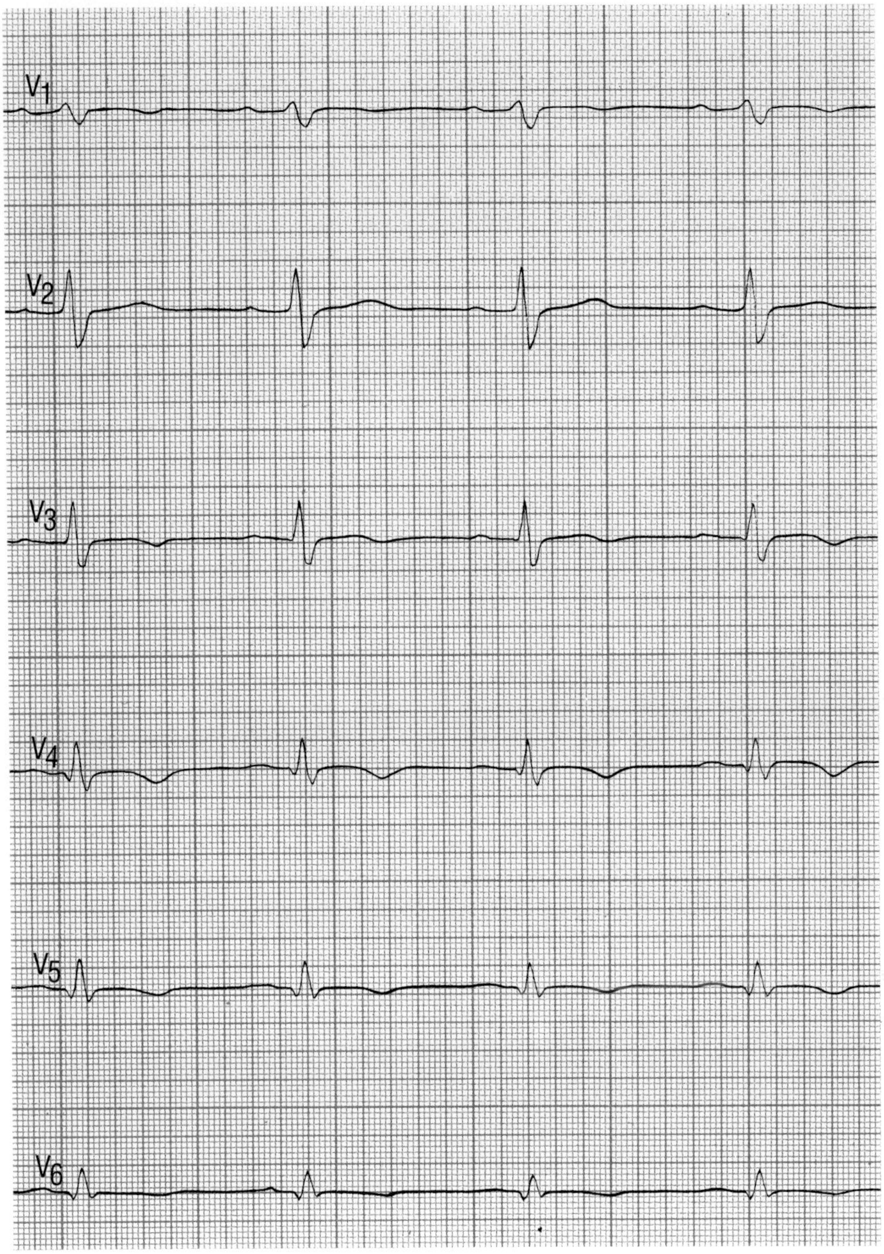
V1
V2
V3
V4
V5
V6

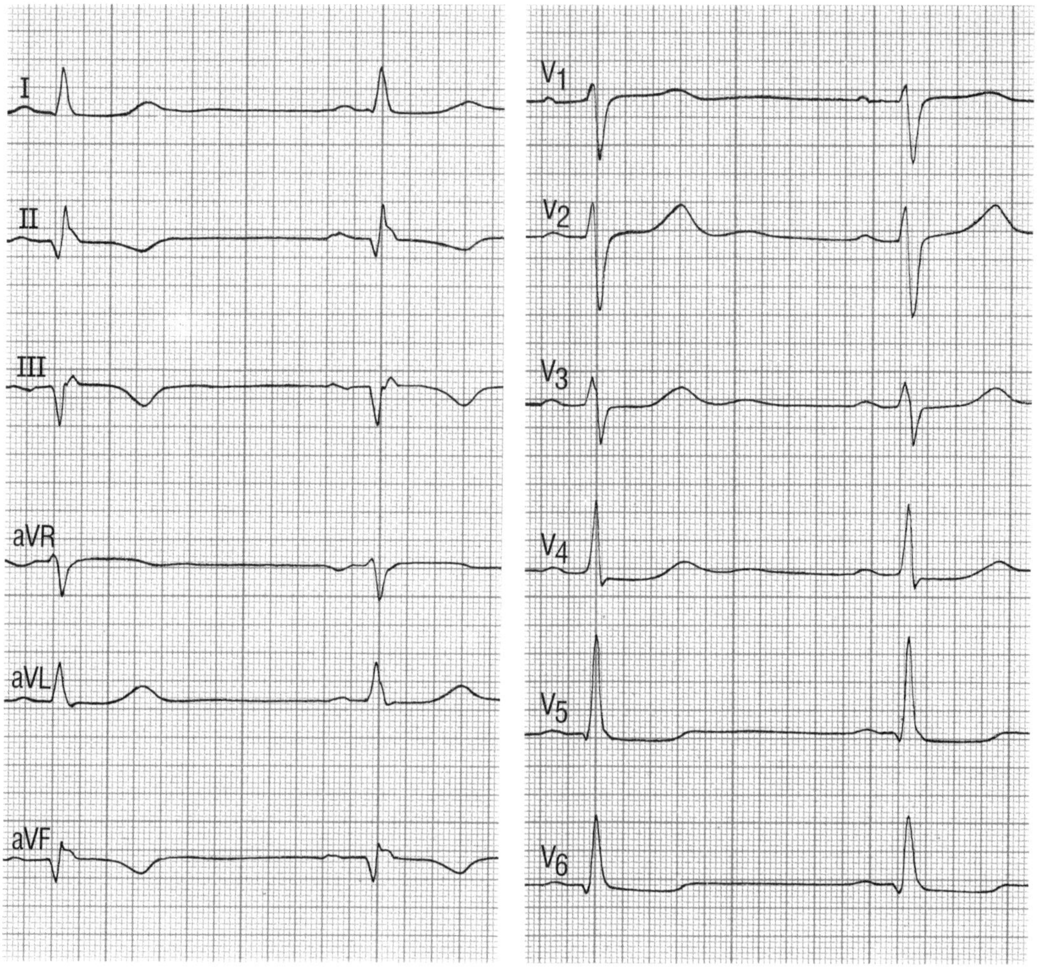

Abb. 71a

Abb. 71

Klinische Diagnose:

Alter Herzinfarkt.

EKG-Befund:

Sinusrhythmus. Ventrikelfrequenz 51/min. Linkstyp. Tiefe Q-Zacke, leichte deszendierende ST-Senkung mit präterminal-negativem T in II. Tiefe Q-Zacke (Q > R) und terminal spitz-negative T-Zacke in II, III und aVF. Leichte horizontale ST-Senkung in V_4. Leicht deszendierende ST-Senkung und negative T-Zacken in V_5 und V_6.

In den Nehbschen Ableitungen finden sich in Ableitung D eine relativ tiefe Q-Zacke, eine deszendierende ST-Senkung und eine negative T-Zacke. Außerdem sind in den orthogonalen Ableitungen in der Y-Ableitung eine tiefe Q-Zacke und eine deszendierende ST-Senkung mit präterminal-negativer T-Zacke nachweisbar.

Beurteilung:

Sinusrhythmus. Ventrikelfrequenz 51/min. Linkstyp. Alter Hinterwandinfarkt (inferiorer Infarkt Stadium II).

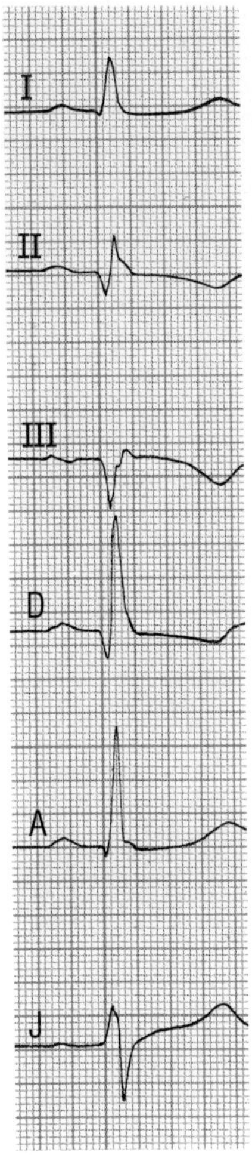

Abb. 71b
Nehb-Ableitungen

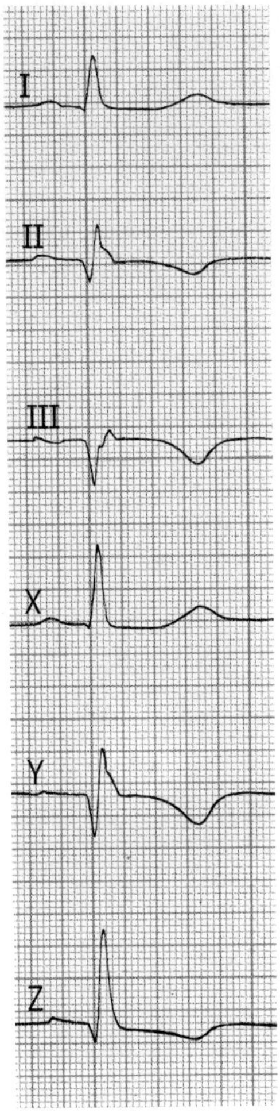

Abb. 71c
Orthogonale Ableitungen

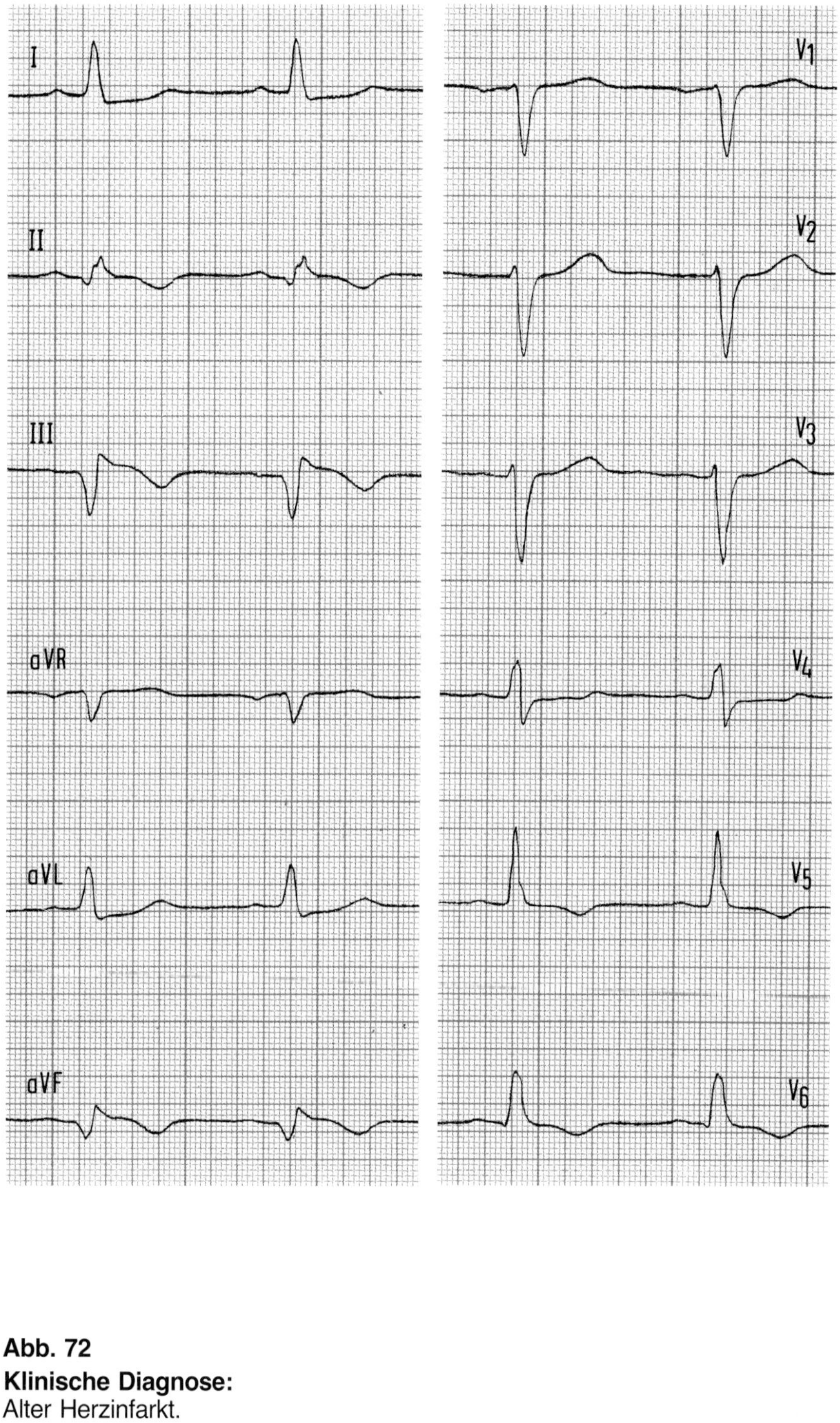

Abb. 72

Klinische Diagnose:
Alter Herzinfarkt.

EKG-Befund:
Sinusrhythmus. Ventrikelfrequenz 78/min. Linkstyp. Aszendierende ST-Senkung und abgeflachtes T in I, aszendierende ST-Senkung in aVL. Kleines Q und spitz-negatives T in II, breite und tiefe Q-Zacke (Q in III mit 0,06 sec verbreitert und deutlich größer als R), geringe ST-Hebung und negative T-Zacken in III und aVF. ST-Senkung und biphasisches T in V_4. T inV_5 und V_6 leicht negativ.

Beurteilung:
Sinusrhythmus. Ventrikelfrequenz 78/min. Linkstyp. Alter Hinterwandinfarkt (inferiorer Infarkt, Stadium II). Erregungsrückbildungsstörung.

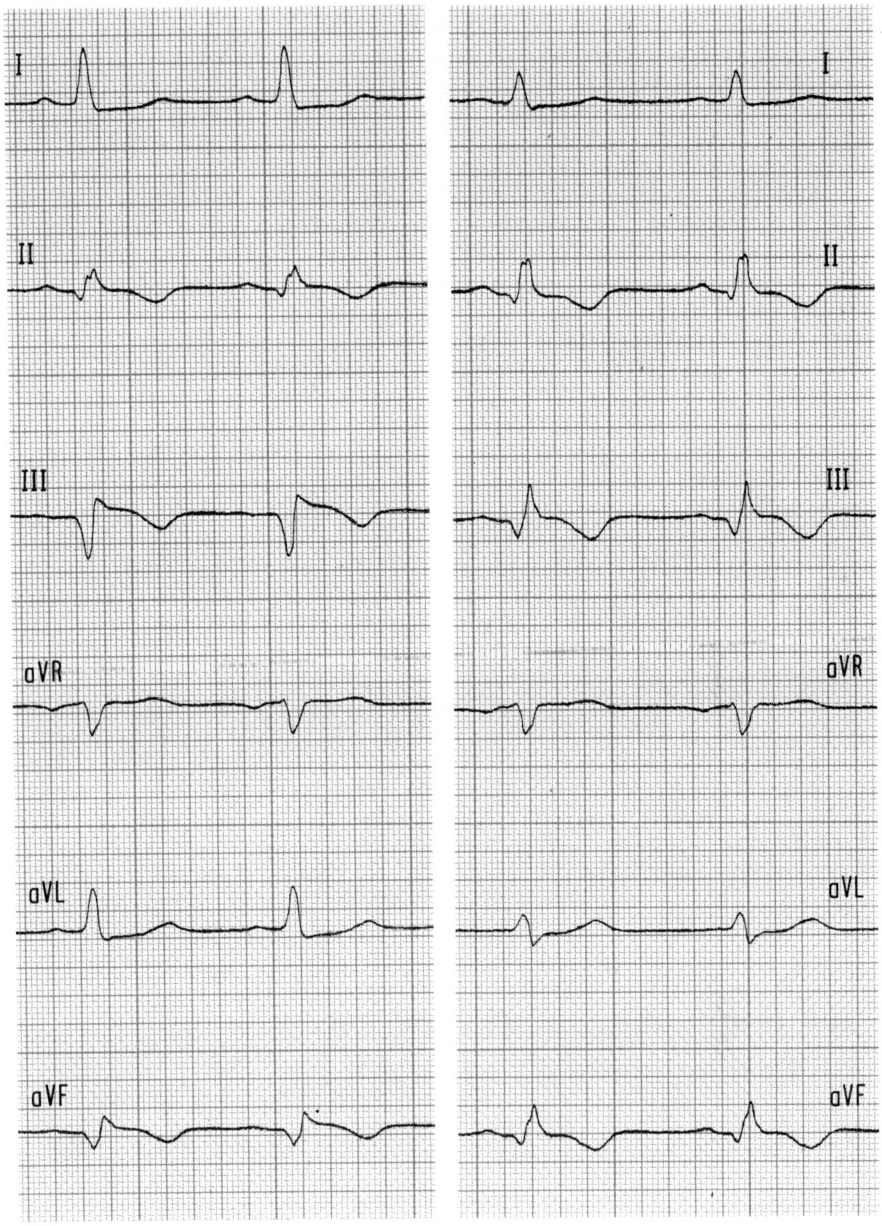

Exspiration **Inspiration**

Abb. 73

Derselbe Patient wie in Abb. 72.

Bei Inspiration wird die Herzachse deutlich rechtstypisch. Die breite und tiefe Q-Zacke in III wird bei Inspiration im Vergleich zur Exspiration deutlich kleiner, verschwindet jedoch nicht vollständig; außerdem wird die T-Zacke bei Inspirationsstellung noch tiefer spitz-negativ. So bleiben die Zeichen des Hinterwandinfarktes auch bei Inspiration nachweisbar. Bei lagebedinger Q-Zacke wird die Herzachse bei tiefer Inspiration ebenfalls rechtstypisch, jedoch verschwindet die tiefe Q-Zacke nahezu vollständig, außerdem wird die T-Zacke nicht negativ.

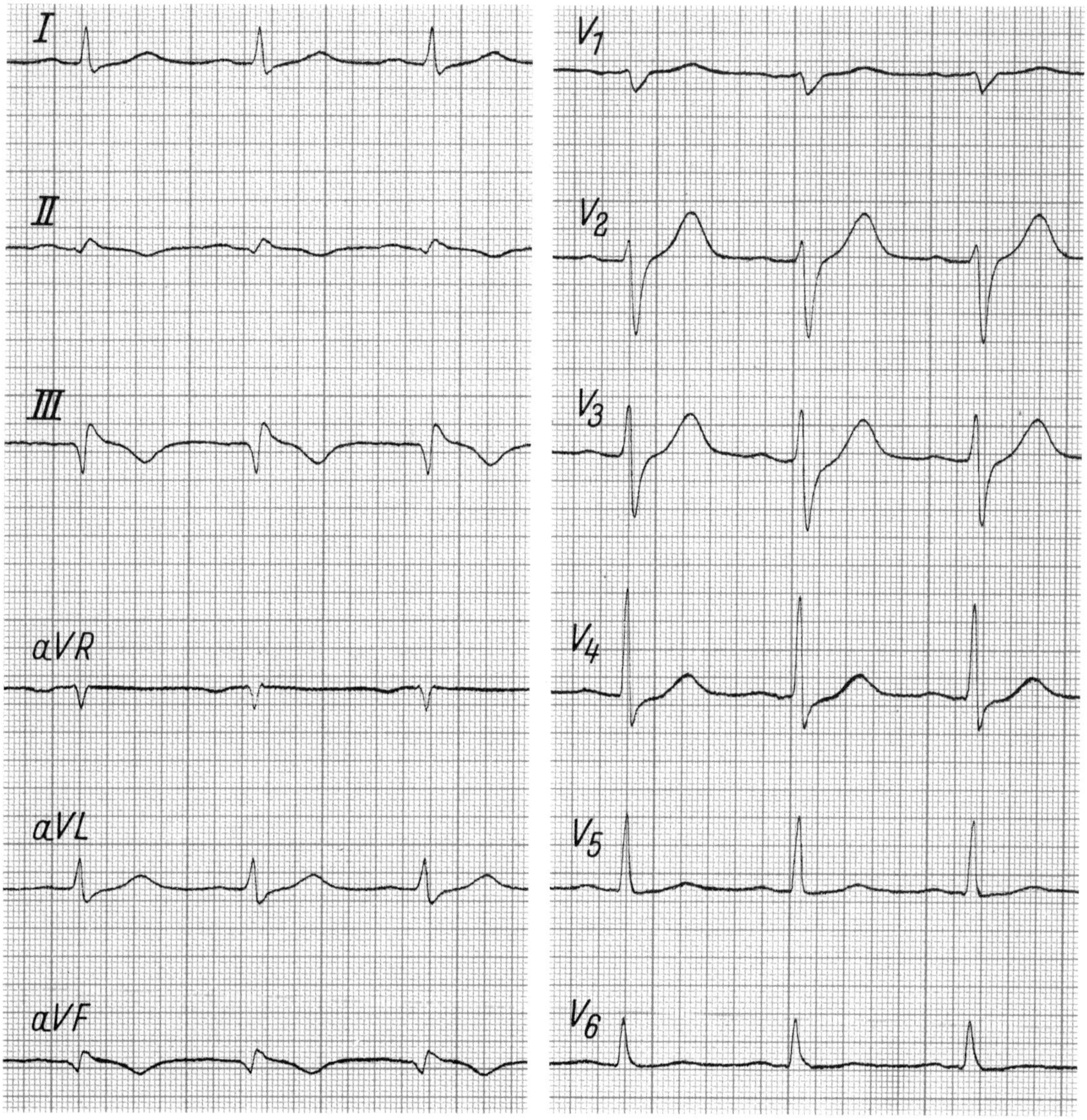

Abb. 74a

Abb. 74

Klinische Diagnose:
Alter Herzinfarkt.

EKG-Befund:
Sinusrhythmus. Ventrikelfrequenz 95/min. Linkstyp. P-Zacke und PQ-Zeit normal. Kleine Q-Zacke, geringe ST-Hebung und negative T-Zacke in II. Breite und vor allem tiefe Q-Zacke und tief-negative T-Zacke in III. Relativ breite und tiefe Q-Zacke und negative T-Zacke in aVF. T in V_5 und V_6 abgeflacht, in V_8 2 ICR tiefer (V_{8t}), tiefe Q-Zacke (Q größer als ein Drittel der R-Zacke) und negative T-Zacke nachweisbar. In den Nehbschen Ableitungen finden sich in D eine tiefe Q-Zacke und eine negative T-Zacke.

Beurteilung:
Sinusrhythmus. Ventrikelfrequenz 95/min. Linkstyp. Alter Hinterwandinfarkt (inferiorer Infarkt, Stadium II). Die Infarktzeichen sind in den Ableitungen II, III, aVF sowie in V_8 2 ICR tiefer (V_{8t}) und in D nachweisbar.

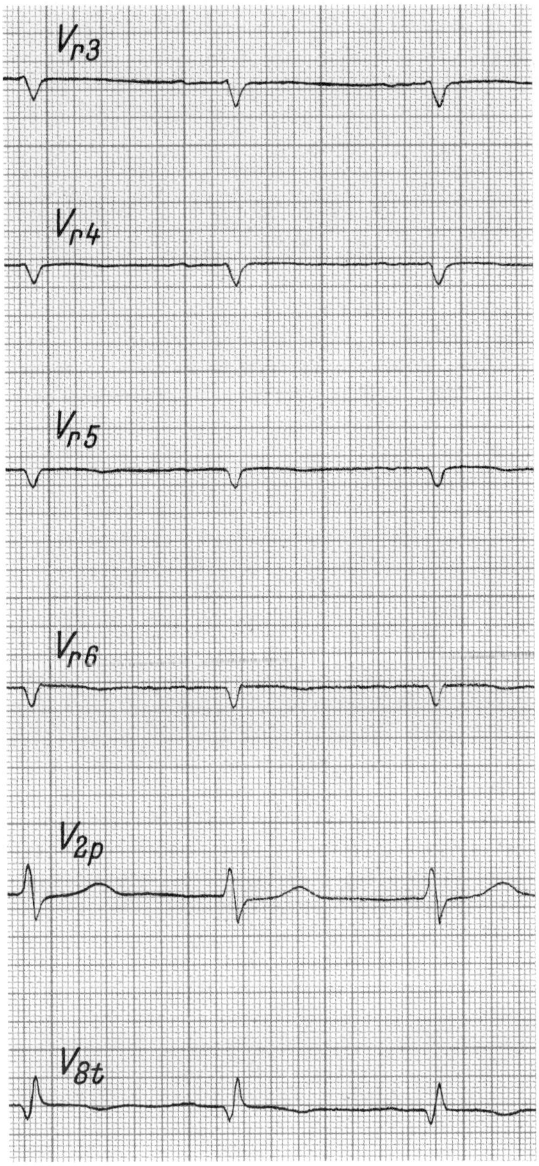

Abb. 74b
Zusätzliche Ableitungen

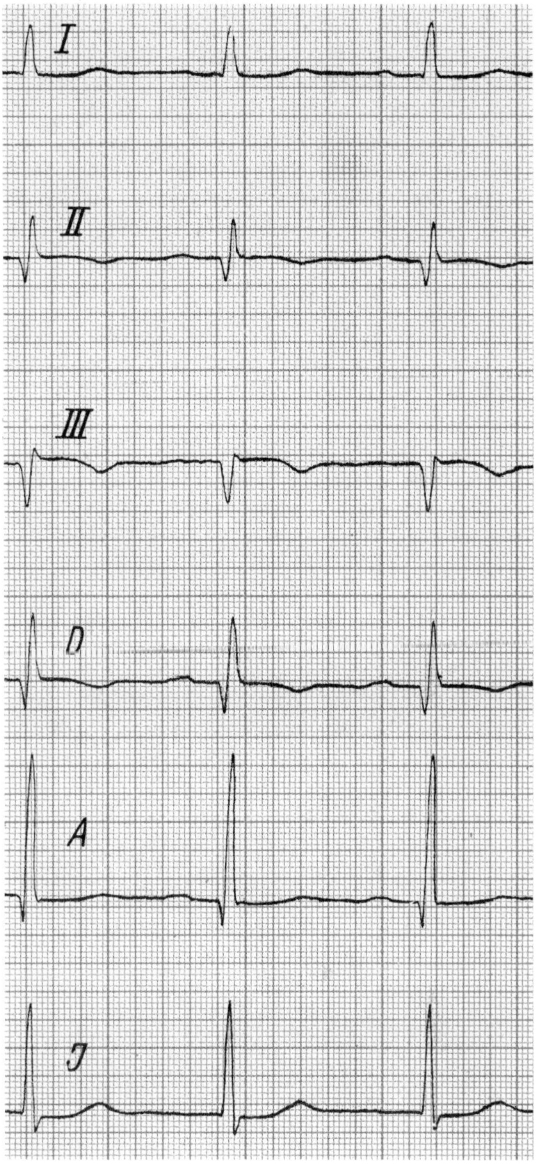

Abb. 74c
Nehb-Ableitungen

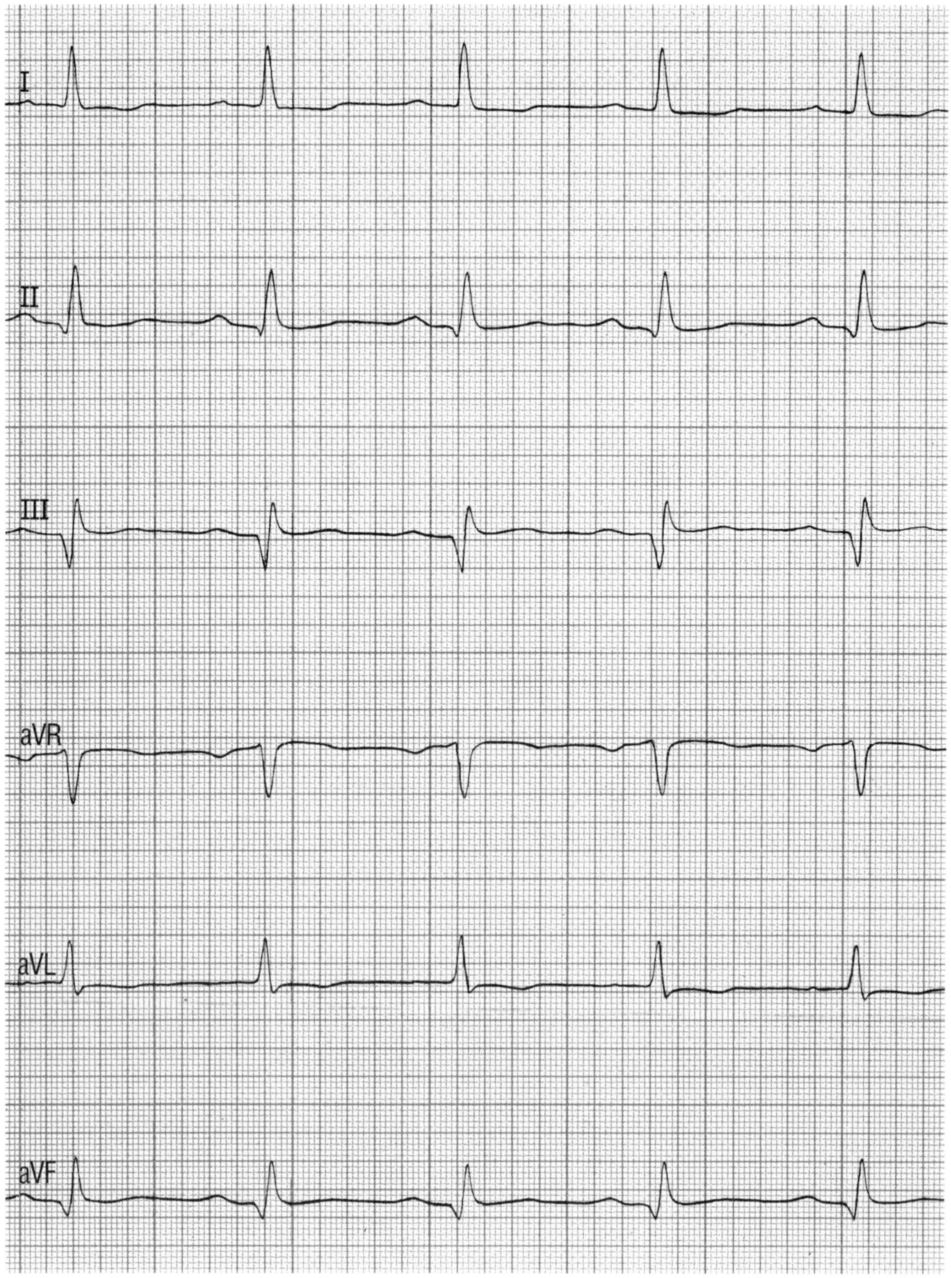

Abb. 75

Klinische Diagnose:
Alter Herzinfarkt.

EKG-Befund:
Sinusrhythmus. Ventrikelfrequenz 85/min. Linkstyp. Leichte ST-Senkung und leicht negatives T in I, aVL sowie V_3 bis V_6. Q-Zacke in II, III und aVF nachweisbar. Q in III ist sehr tief, die Q-Zacke ist dabei so groß wie die verspätete R-Zacke. T-Zacke in II, III und aVF leicht positiv.

Beurteilung:
Sinusrhythmus. Ventrikelfrequenz 85/min. Linkstyp. Alter Hinterwandinfarkt (inferiorer Infarkt, Stadium III). Erregungsrückbildungsstörung linkspräkordial.

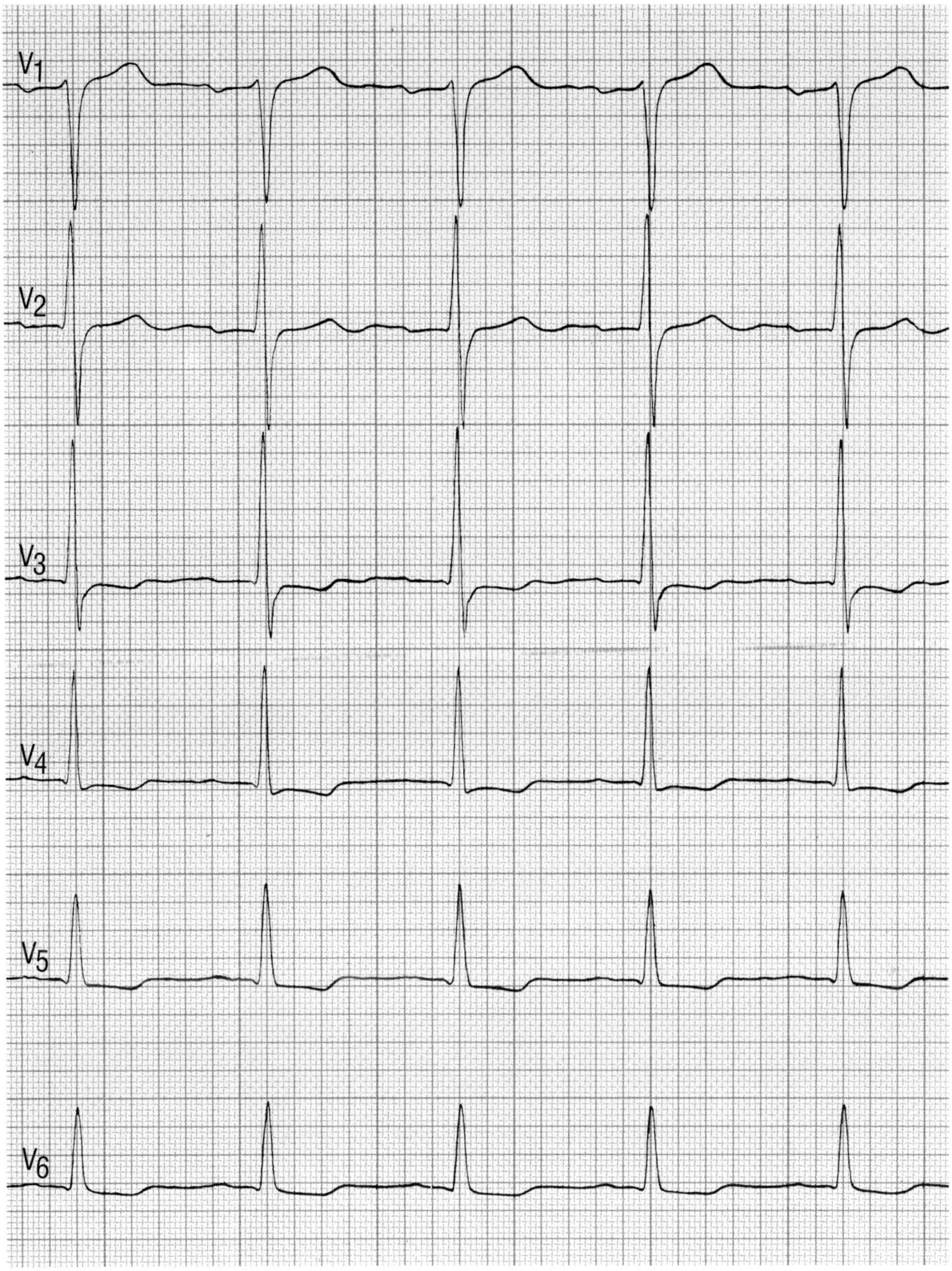
V1
V2
V3
V4
V5
V6

Herzinfarkt

c) Atypische Infarktbilder

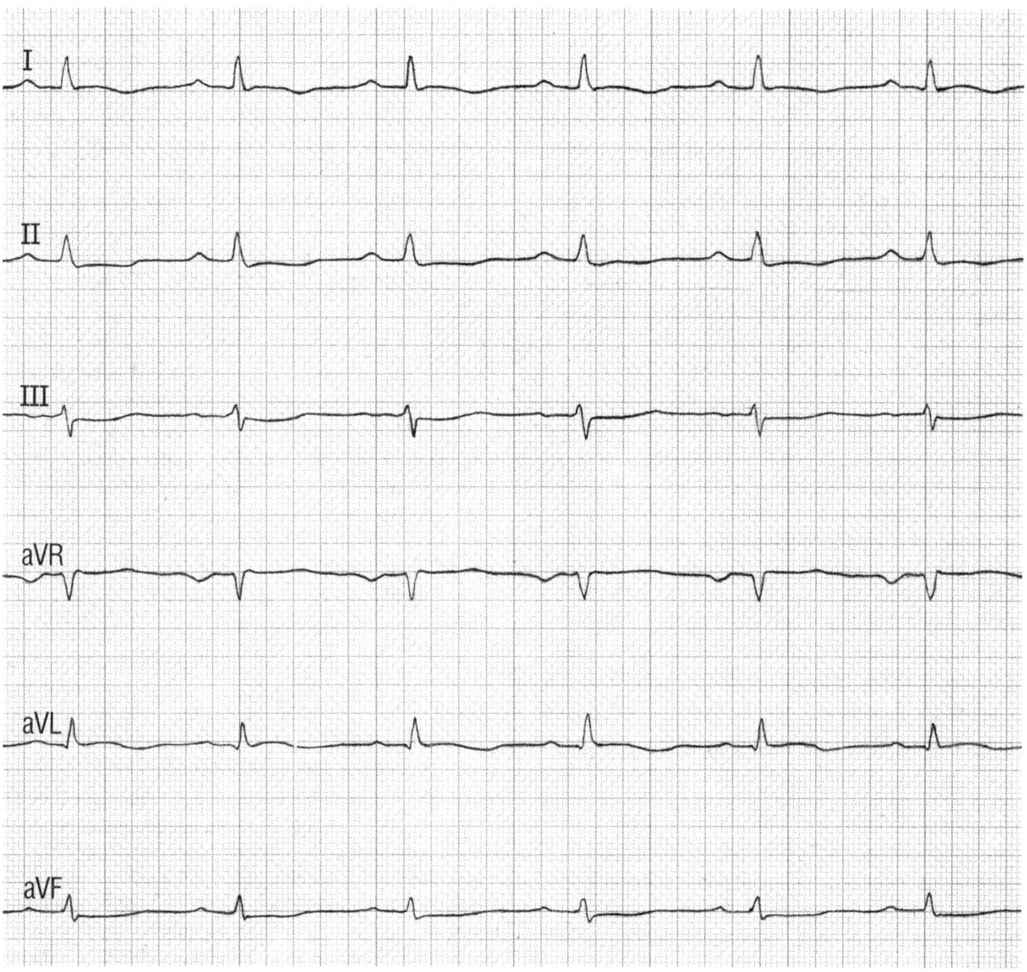

Abb. 76

Klinische Diagnose:
Alter Herzinfarkt.

EKG-Befund:
Sinusrhythmus. Ventrikelfrequenz 94/min. Linkstyp. P-Welle und PQ-Zeit normal. QRS-Komplex nicht verbreitert. Geringe ST-Hebung und angedeutet präterminal-negatives T in I. Leichte deszendierende ST-Senkung und negatives T in II. Leichte ST-Senkung in III und aVF. Große, breite und tiefe Q-Zacken in V_2 bis V_5. Deutliche ST-Hebung und positive T-Zacken in V_1 bis V_5, vor allem in V_2 bis V_4. T in V_6 leicht negativ.

Beurteilung:
Sinusrhythmus. Ventrikelfrequenz 94/min. Linkstyp. Alter Vorderwandinfarkt mit Aneurysmabildung.

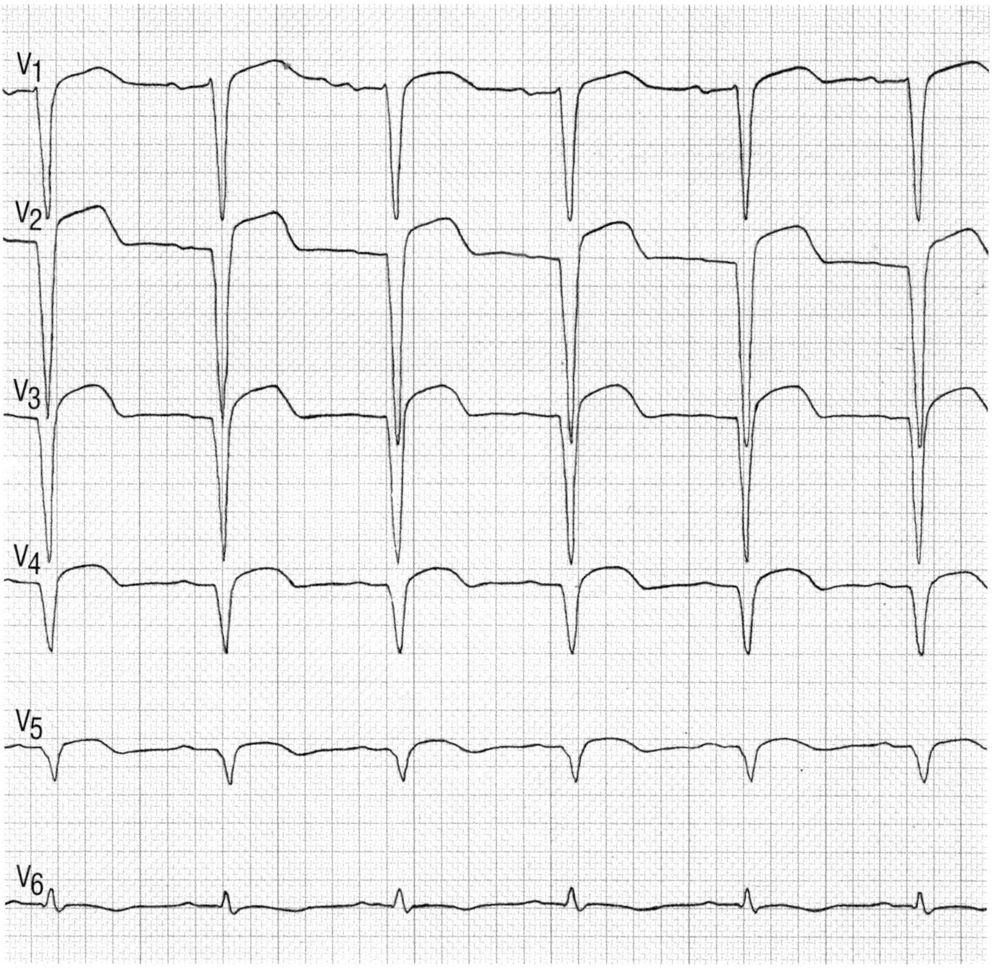

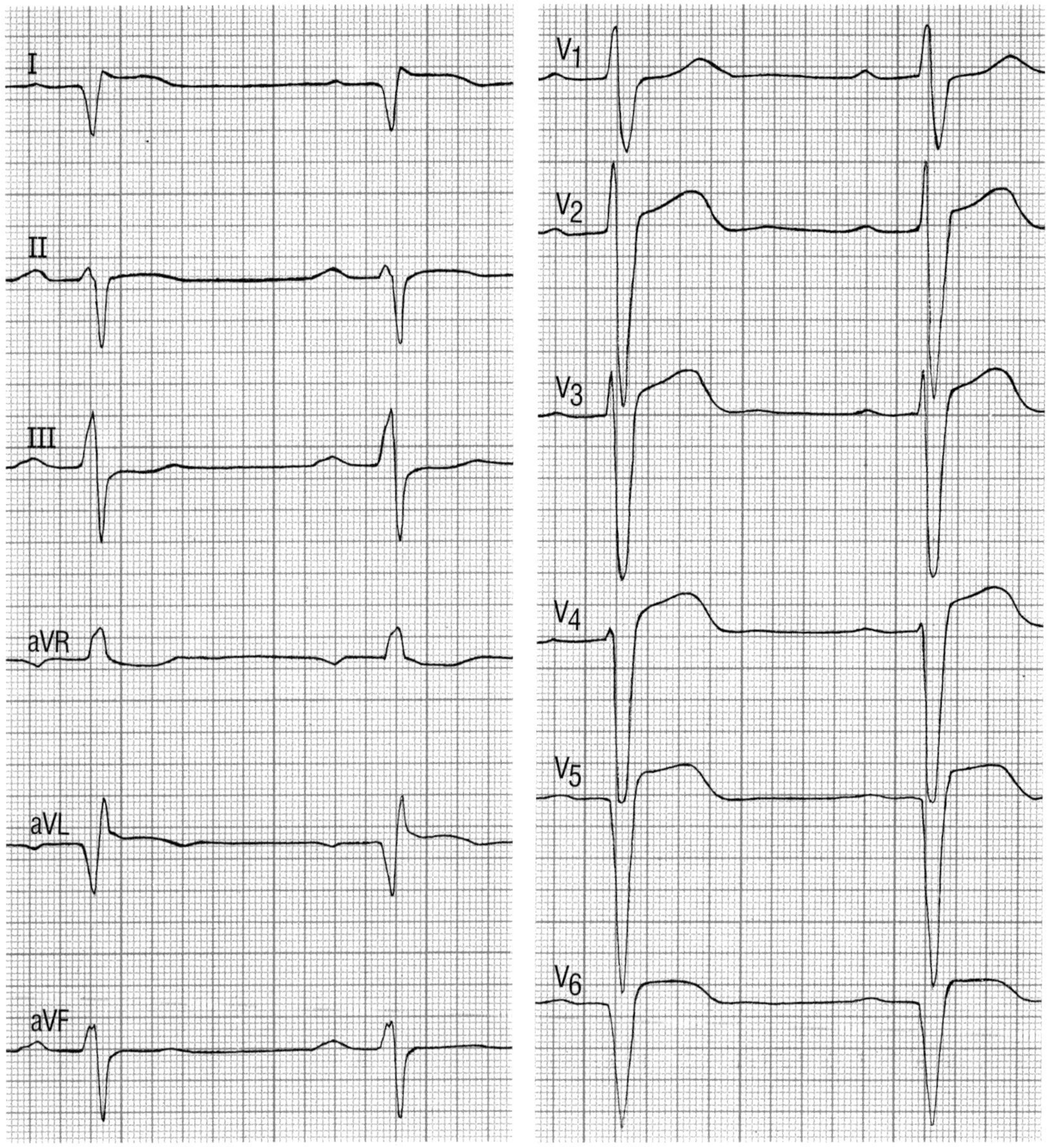

Abb. 77

Klinische Diagnose:
Alter Herzinfarkt.

EKG-Befund:
Sinusrhythmus. Ventrikelfrequenz 63/min. Überdrehter Rechtstyp. Tiefe S-Zacken in II, III und aVF, dabei ist die S-Zacke größer als die R-Zacke in Ableitung II. R-Zacke in III und aVR relativ hoch. Breite und tiefe Q-Zacke (Q-Breite in Abl. I 0,06 sec), leichte bis deutliche ST-Hebung und positive T-Zacken in I und aVL, vor allem in V_5 und V_6. Deutliche ST-Hebung und positive T-Zacken in V_2 bis V_4. Die ST-Hebung in V_4 bis V_6 zeigt eine monophasische Deformierung. Relativ hohe R-Zacke in V_1.

Beurteilung:
Sinusrhythmus. Ventrikelfrequenz 63/min. Überdrehter Rechtstyp. Alter, hochsitzender (anterolateraler) Vorderwandinfarkt mit Ventrikelaneurysma.

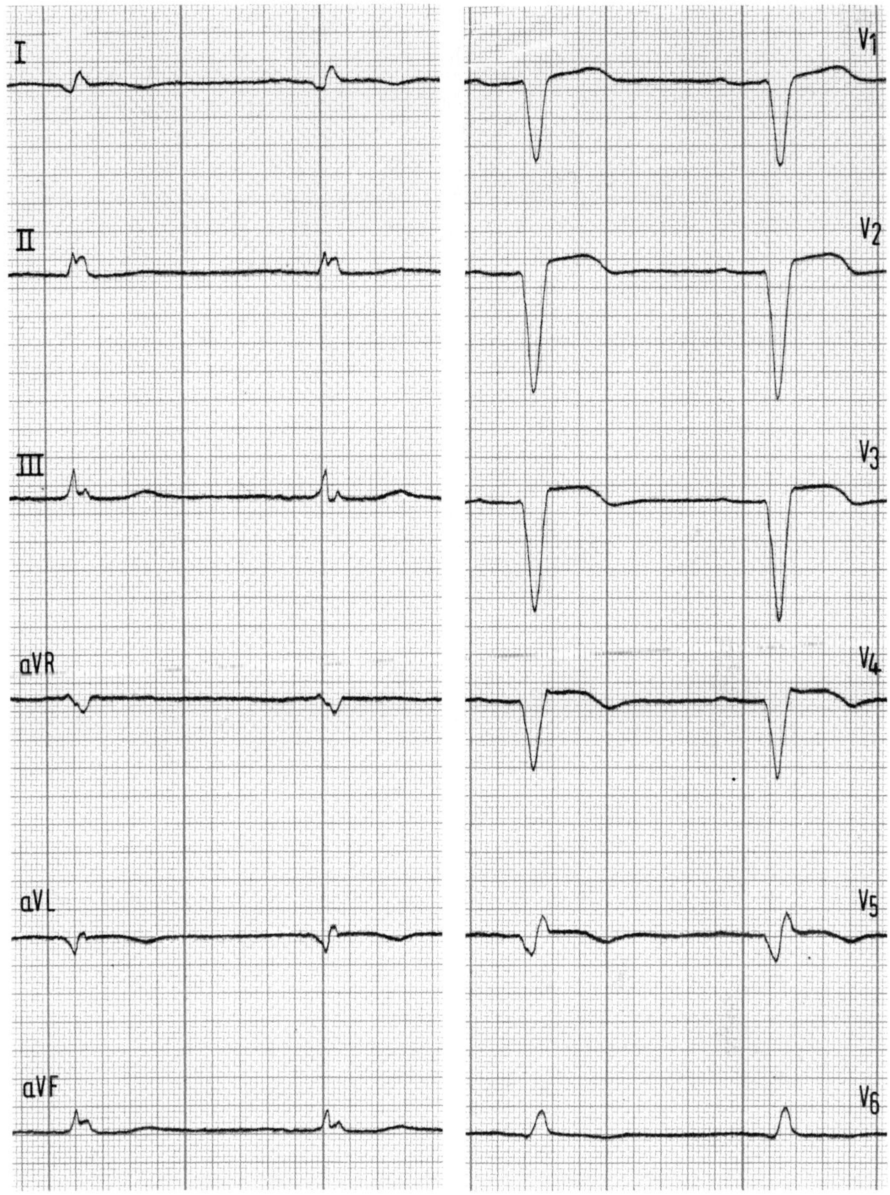

Abb. 78

Klinische Diagnose:

Alter Herzinfarkt.

EKG-Befund:

Sinusrhythmus. Ventrikelfrequenz 66/min. Rechtstyp. Kleine Amplituden in den Extremitätenableitungen. Breite und relativ tiefe Q-Zacke, nur kleine R-Zacke und negative T-Zacke in I und aVL (Q-Breite in Abl. I 0,05 sec). Sehr kleine R-Zacke, breite und tiefe S-Zacke sowie deutliche ST-Hebung und positive T-Zacke (monophasische Deformierung) in V_2 bis V_4. Breite Q-Zacke, verspätete R-Zacke, geringe ST-Hebung und negative T-Zacke in V_5. Leichte T-Negativität in V_6.

Beurteilung:

Sinusrhythmus. Ventrikelfrequenz 66/min. Rechtstyp. Periphere Niedervoltage. Alte Vorderwandinfarktzeichen mit Aneurysmabildung.

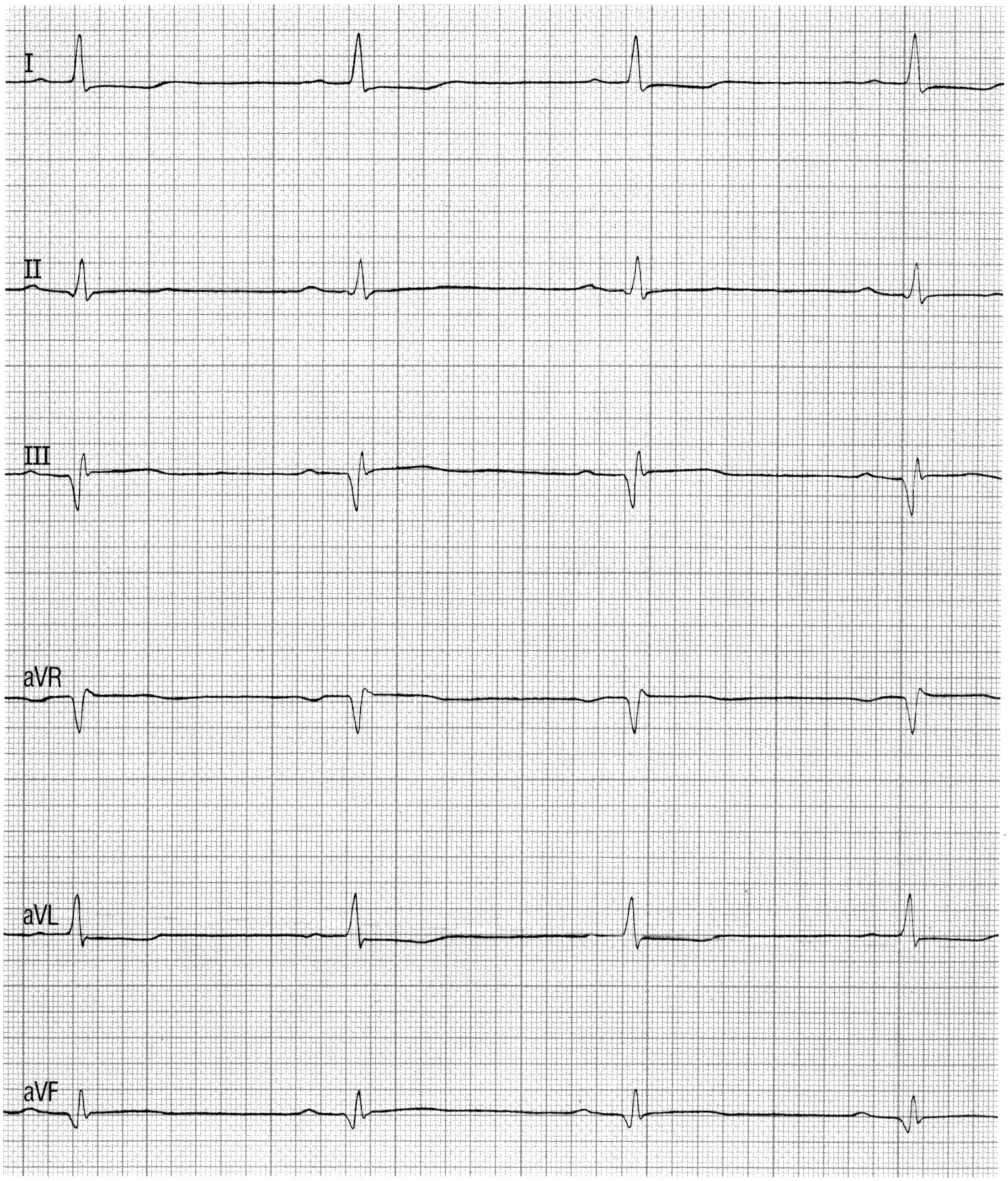

Abb. 79

Klinische Diagnose:

Angina pectoris.

EKG-Befund:

Sinusrhythmus. Ventrikelfrequenz 54/min. Linkstyp. P-Zacken und PQ-Zeit normal. QRS-Komplex nicht verbreitert. Kleine Q-Zacke in II, tiefe und relativ breite Q-Zacke in III und aVF. Tiefe Q-Zacke in V_1 bis V_3, in V_3 ist ein embryonales R bzw. ein versenktes R zu sehen. ST-Hebung und positive T-Zacken in V_1 bis V_5. Geringe ST-Hebung und positives T ist außerdem in III und aVF nachweisbar. Leichte ST-Senkung und negative T-Zacke in I, aVL und V_6.

Beurteilung:

Sinusrhythmus. Ventrikelfrequenz 54/min. Linkstyp. Alter Vorderwandinfarkt und Hinterwandinfarkt (anteroseptaler Infarkt, Stadium III und inferiorer Infarkt, Stadium III).

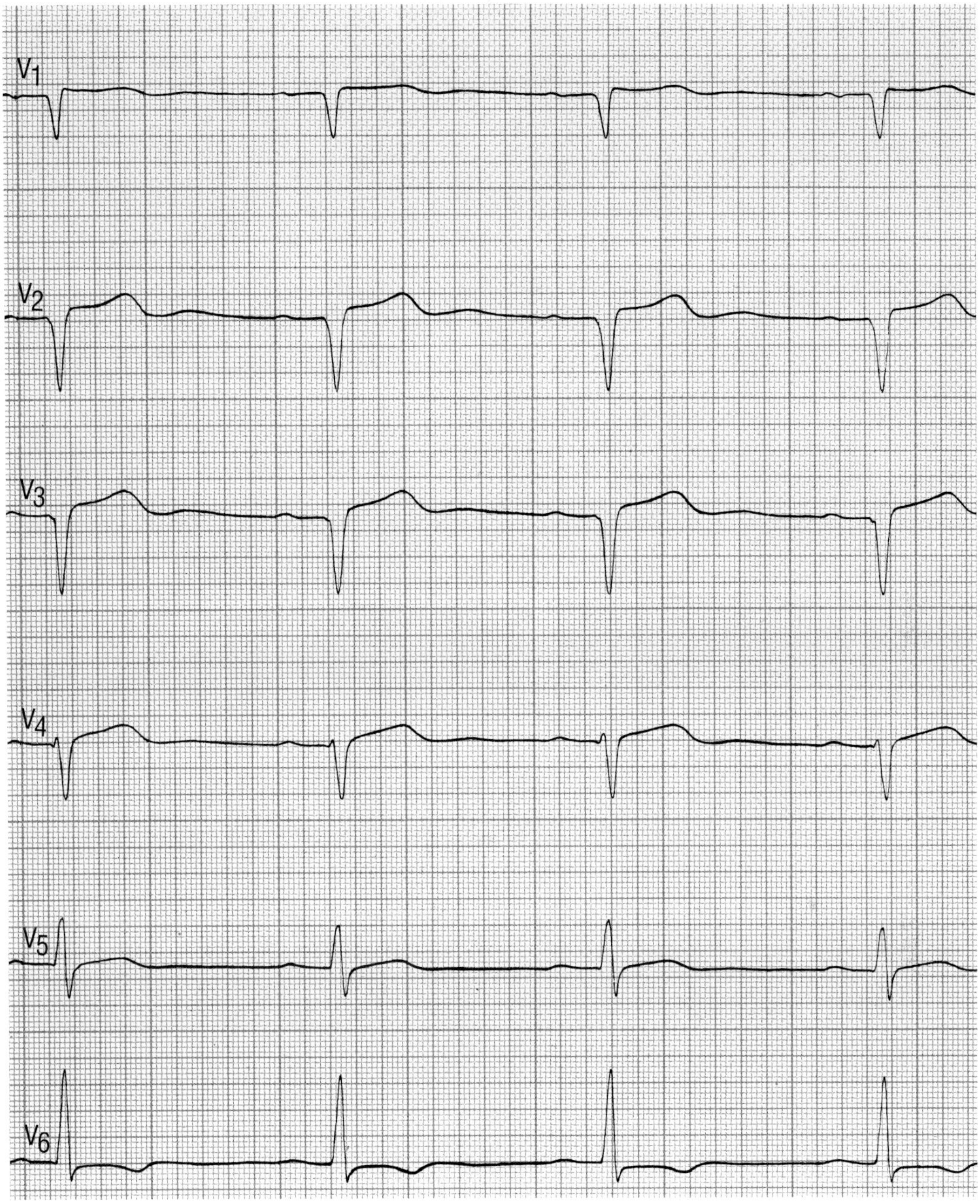
V1
V2
V3
V4
V5
V6

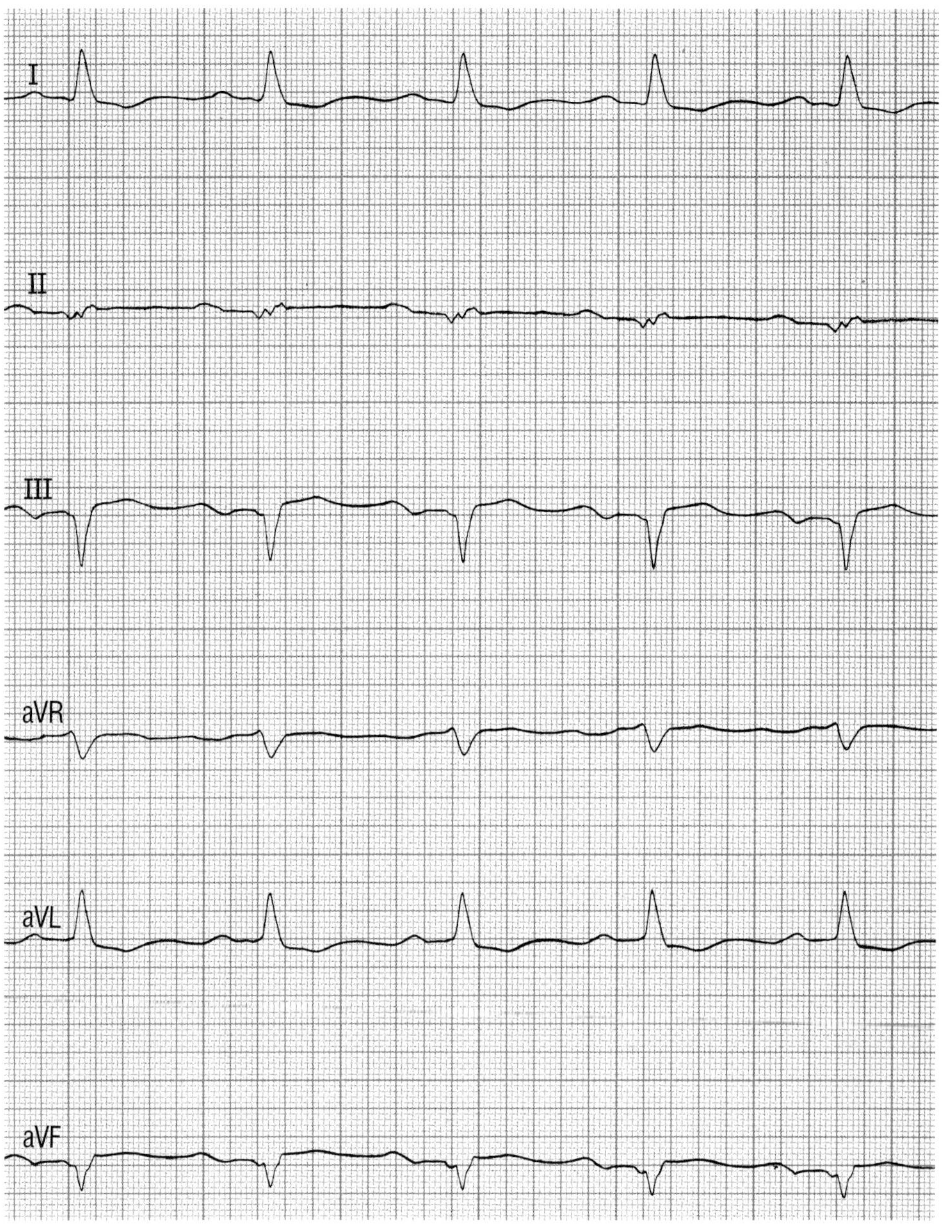

Abb. 80

Klinische Diagnose:

Angina pectoris.

EKG-Befund:

Sinusrhythmus. Ventrikelfrequenz 87/min. Linkstyp. Breite aufgesplitterte Q-Zacke in II, breite und tiefe Q-Zacke sowie ST-Hebung und positives T in III und aVF. R-Zacke in V_2 aufgesplittert. Aufgesplitterte breite Q-Zacke in V_3, sehr breite Q-Zacke (0,09 sec) in V_4, relativ breite Q-Zacke in V_5 und V_6. ST-Senkung und negatives T in I und aVL, T in II isoelektrisch, T in V_5 und V_6 leicht negativ. ST-Hebung und positives T in V_1 bis V_4.

Beurteilung:

Sinusrhythmus. Ventrikelfrequenz 87/min. Linkstyp. Alter Vorderwandinfarkt und Hinterwandinfarkt (anteroseptaler Infarkt, Stadium III, inferiorer Infarkt, Stadium III). Jedoch ist hier ein Reinfarkt möglich.

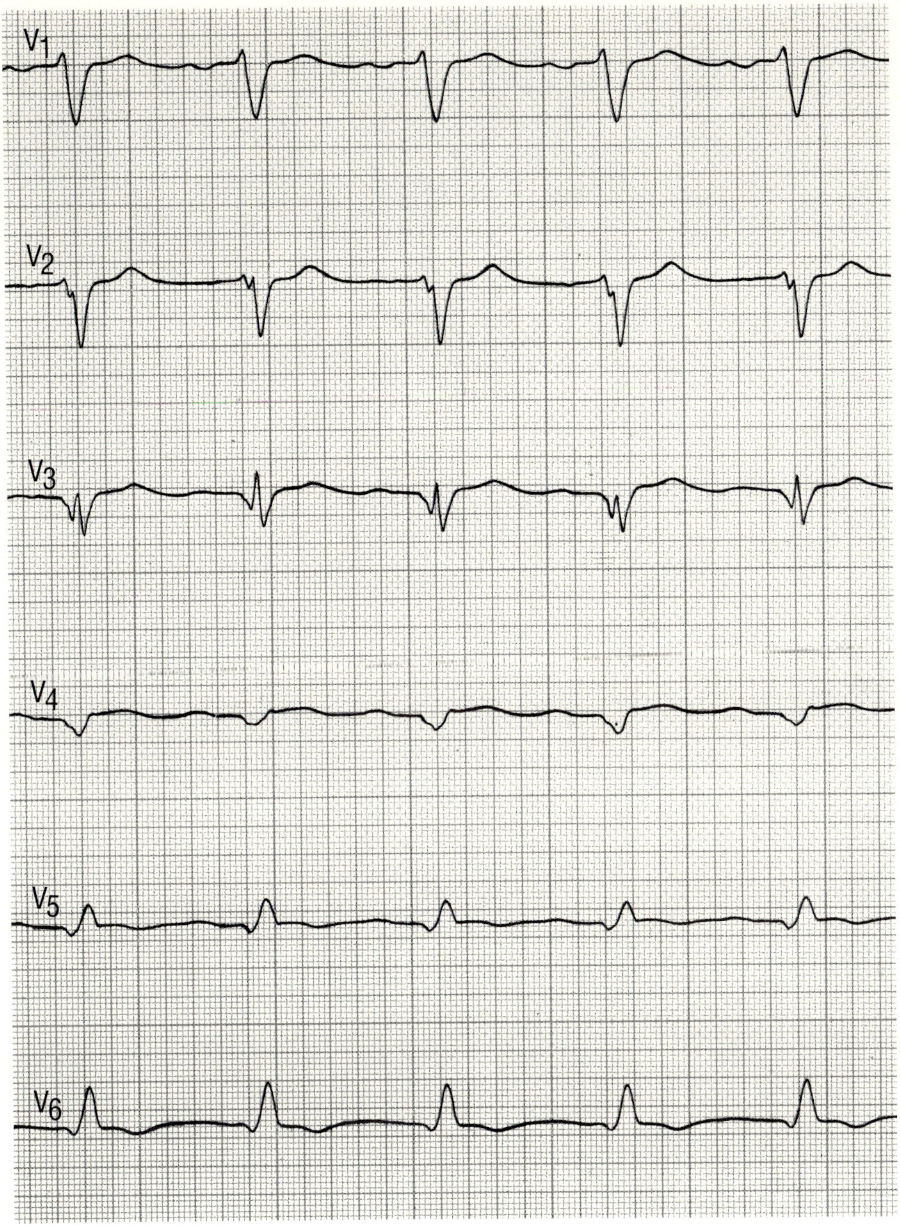
V1
V2
V3
V4
V5
V6

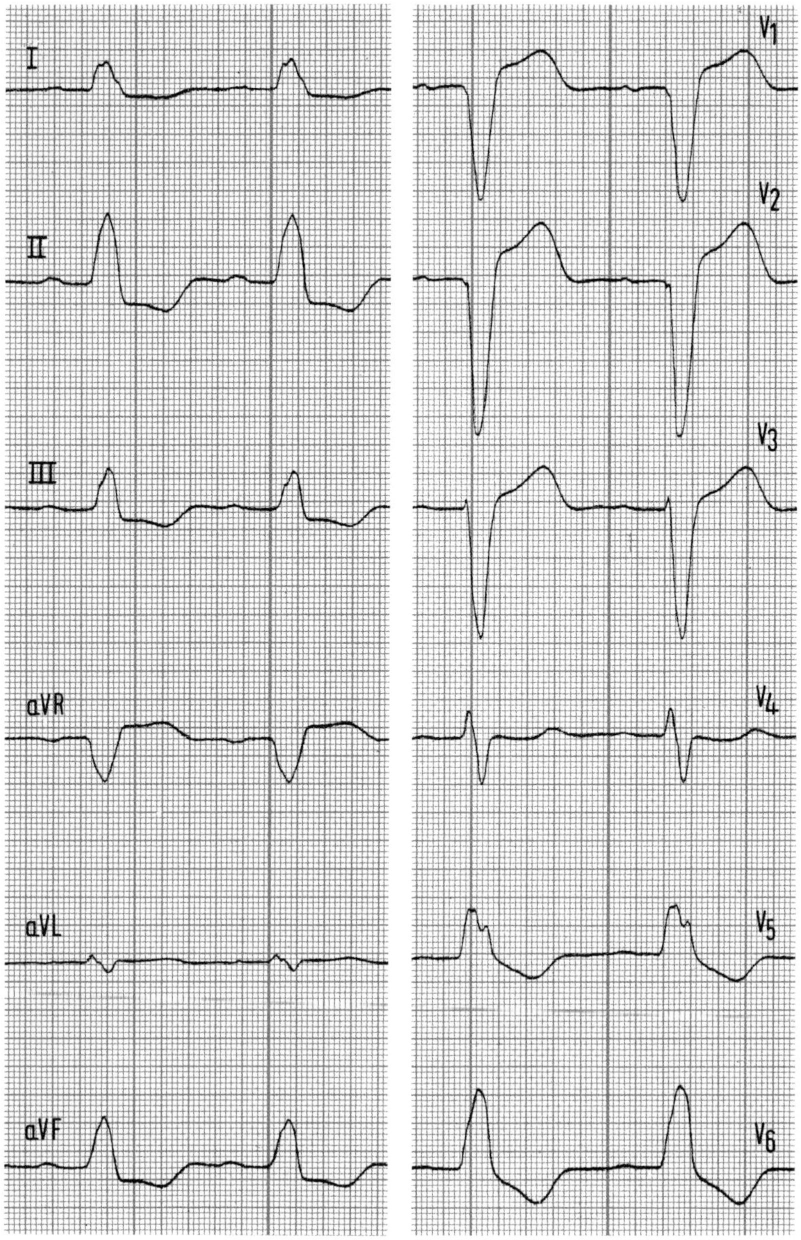

Abb. 81

Klinische Diagnose:
Alter Herzinfarkt.

EKG-Befund:
Sinusrhythmus. Ventrikelfrequenz 87/min. Steiltyp. P-Zacken und PQ-Zeit normal. Der QRS-Komplex ist mit 0,12 sec verbreitert und deformiert. Breite und tiefe QS-Zacken in V_1 und V_2, in V_2 ist ein embryonales R bzw. ein versenktes R nachweisbar. R-Zacke in I und V_5 aufgesplittert und plump. Deutliche ST-Senkung und negatives T in I, II, aVF sowie in V_5 und V_6. ST-Hebung und positive T-Zacke in V_1 bis V_3.

Beurteilung:
Sinusrhythmus. Ventrikelfrequenz 87/min. Steiltyp. Vollständiger Linksschenkelblock. Außerdem besteht hier der Verdacht auf einen alten anteroseptalen Infarkt.

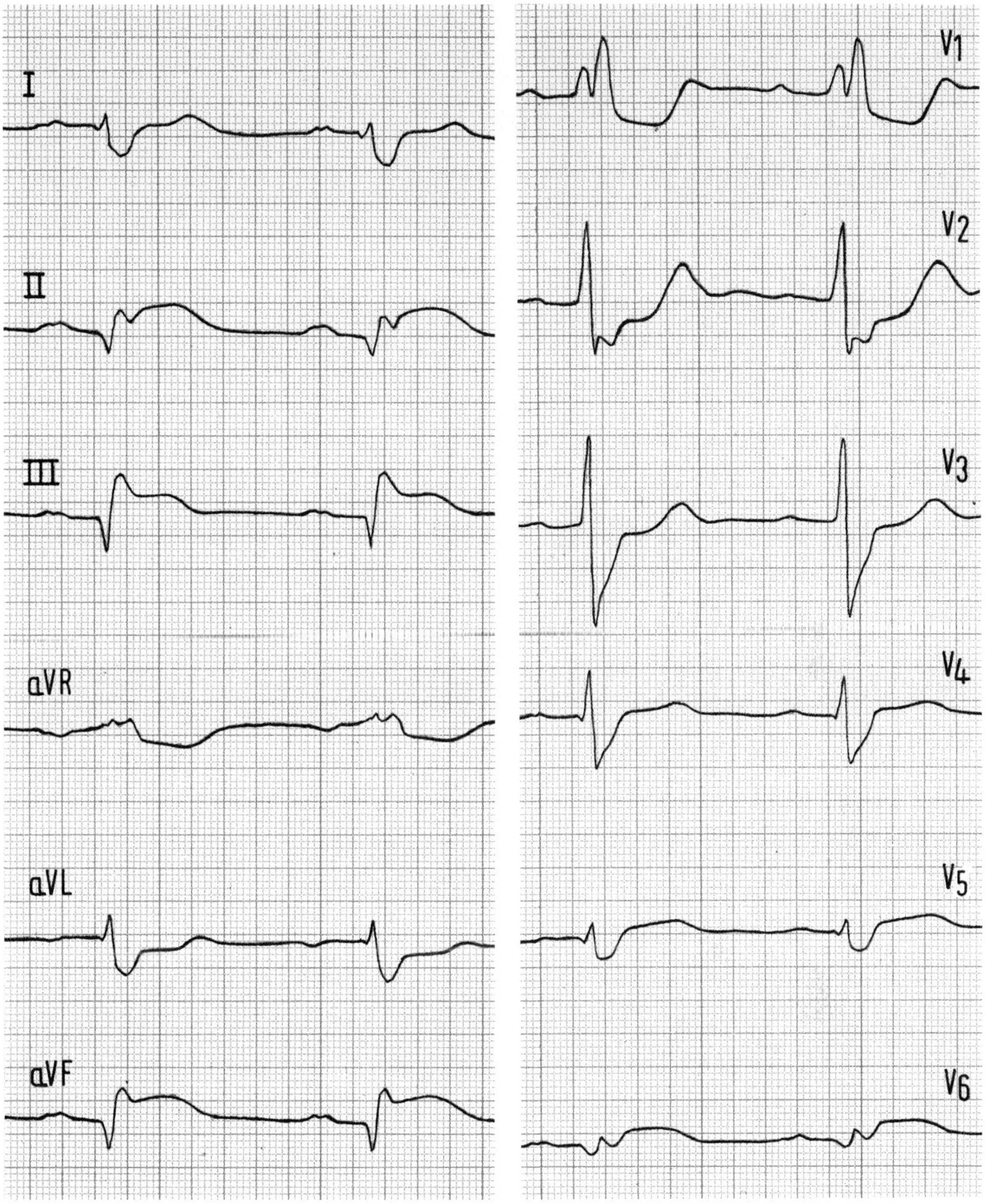

Abb. 82

Klinische Diagnose:
Akuter Herzinfarkt.

EKG-Befund:
Sinusrhythmus. Ventrikelfrequenz 75/min. Rechtstyp. P-Zacken in I, II und III doppelgipflig, jedoch in der Breite im oberen Normbereich (P-Breite in II 0,11 sec). Der QRS-Komplex ist mit 0,15 sec deutlich verbreitert und deformiert. Tiefe und breite sowie plumpe S-Zacken in I und aVL. Relativ breite, aber vor allem tiefe Q-Zacken sowie hohe ST-Hebung und positive T-Zacken in II, III und aVF. Horizontale ST-Senkung in aVL. Der QRS-Komplex ist in V_1 etwa M-förmig aufgesplittert und zeigt eine RsR'-Form. Deutliche deszendierende ST-Senkung und tiefe negative T-Zacke in V_1, deutliche horizontale ST-Senkung in V_2, leichte horizontale ST-Senkung in V_3. Kleine Q-Zacke, breite, tiefe und plumpe S-Zacke sowie leichte ST-Hebung mit positiver T-Zacke in V_5. Breite Q-Zacke (0,055 sec), deutliche ST-Hebung und positive T-Zacke in V_6.

Beurteilung:
Sinusrhythmus. Ventrikelfrequenz 75/min. Rechtstyp. Akuter Hinterwandinfarkt (inferiorer Infarkt, Stadium I) mit anterolateraler Beteiligung. Vollständiger Rechtsschenkelblock.

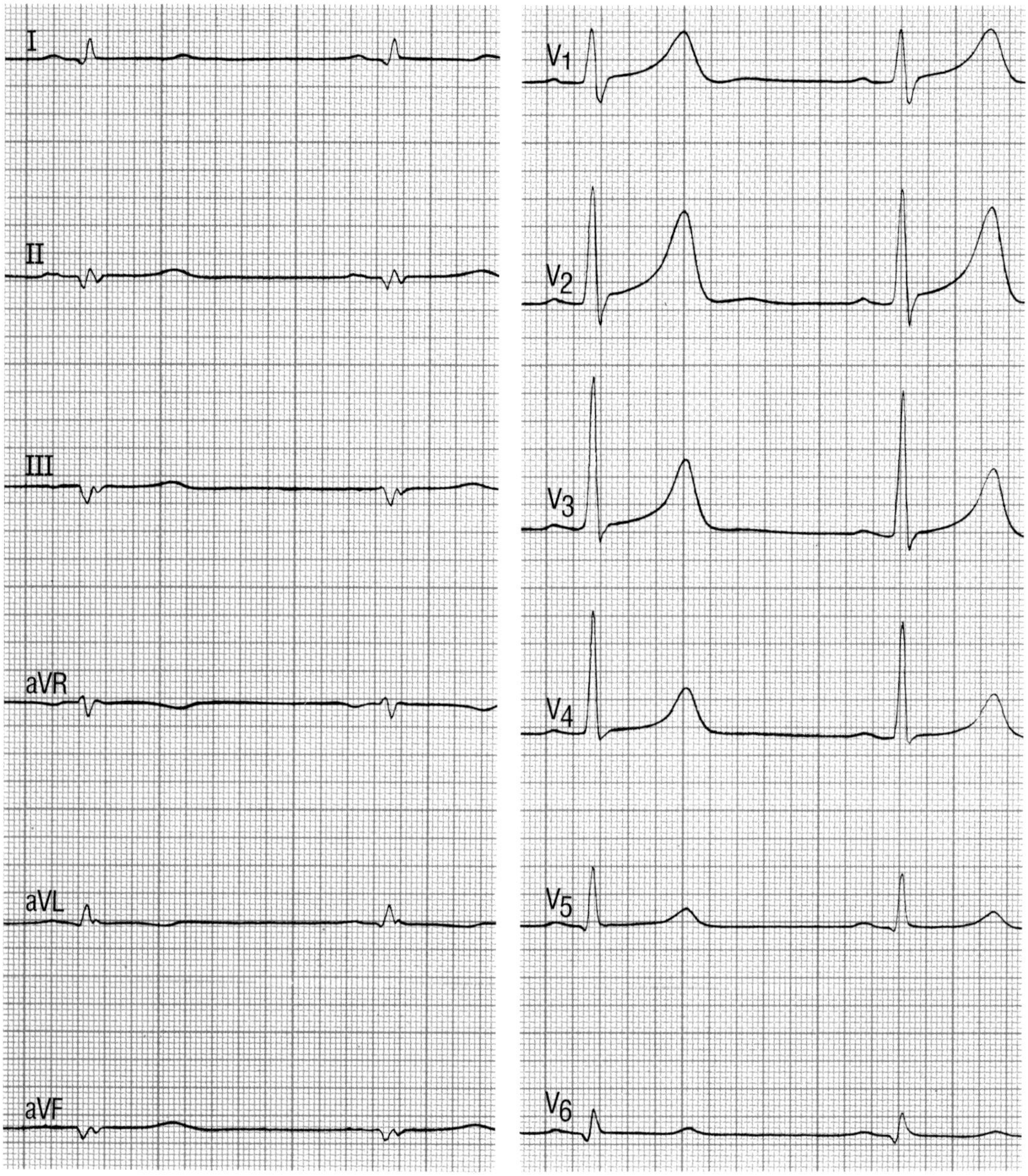

Abb. 83

Klinische Diagnose:
Akuter Herzinfarkt.

EKG-Befund:
Sinusrhythmus. Ventrikelfrequenz 54/min. Linkstyp. Kleine Amplitude in den Extremitäten-Ableitungen. Kleine P-Wellen, PQ-Zeit normal. Relativ tiefe Q-Zacke in II, tiefe Q-Zacke in III und aVF. Geringe T-Negativität in aVL. Die QT-Zeit ist mit 0,43 sec verlängert. Hohe und schmale R-Zacken sowie deutliche ST-Hebung und spitz-positive T-Zacken in V_1 bis V_3. Der OUP in V_1 ist mit 0,03 sec im Normbereich.

Beurteilung:
Sinusrhythmus. Ventrikelfrequenz 54/min. Linkstyp. Periphere Niedervoltage. Alter Hinterwandinfarkt (inferiorer Infarkt, Stadium III) mit "strictly" posteriorer Beteiligung (wahrscheinlich akutes Stadium).

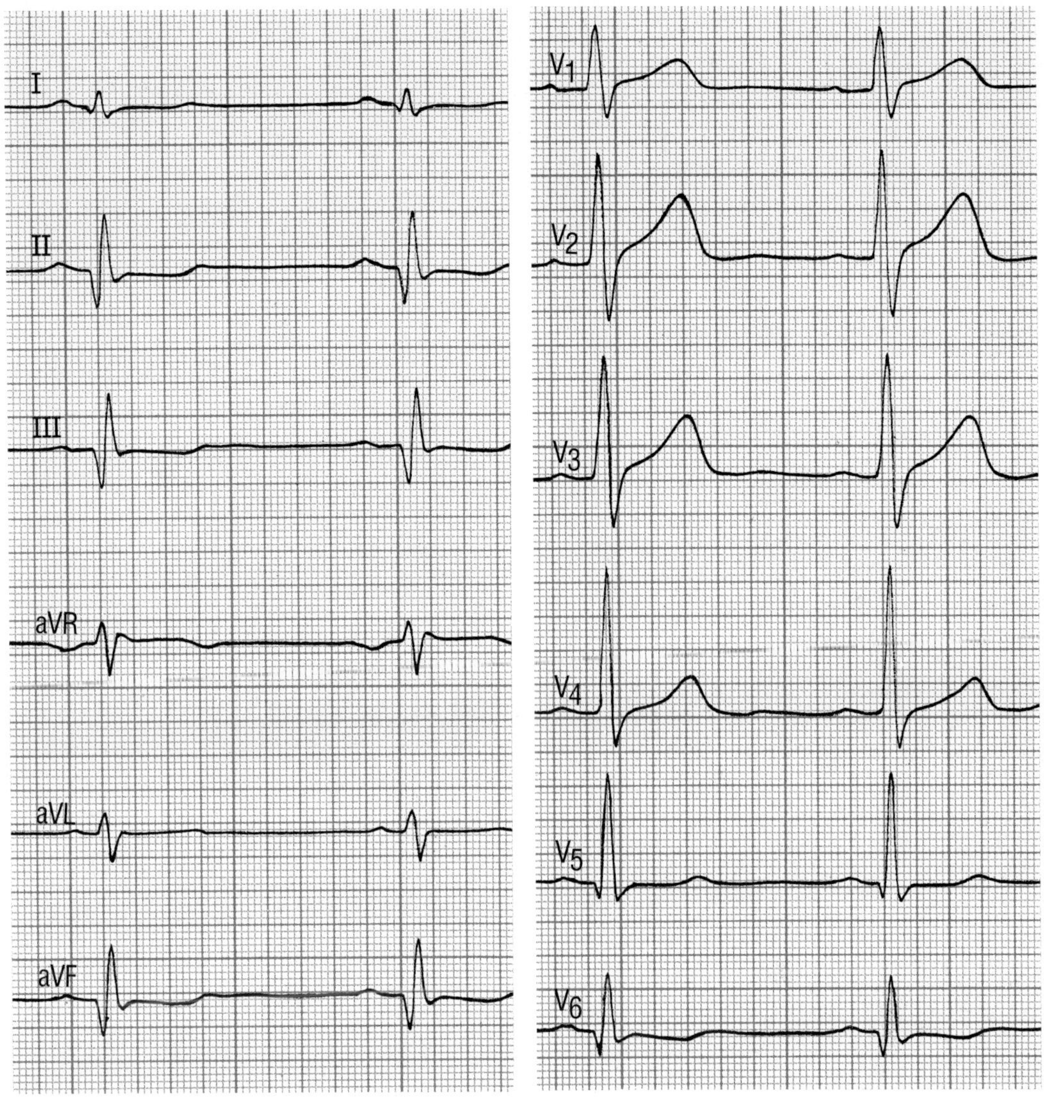

Abb. 84

Klinische Diagnose:
Alter Herzinfarkt.

EKG-Befund:
Sinusrhythmus. Ventrikelfrequenz 64/min. S_I-Q_{III}-Typ. Schmale, nicht verbreiterte, jedoch tiefe Q-Zacken in II, III und aVF. In diesen Ableitungen ist eine leichte deszendierende ST-Senkung mit negativen T-Zacken nachweisbar. Geringe ST-Senkung und abgeflachte T-Zacke in I. Hohe, schmale R-Zacke und tiefe S-Zacke in V_1 bis V_3. Hier sind eine deutliche ST-Hebung und positive T-Zacken nachweisbar. Der OUP in V_1 ist mit 0,03 sec im Normbereich. Kleine Q-Zacke und abgeflachte T-Zacke in V_5, relativ tiefe Q-Zacke und leicht deszendierende ST-Senkung sowie negative T-Zacke in V_6.

Beurteilung:
Sinusrhythmus. Ventrikelfrequenz 64/min. Alter Hinterwandinfarkt (inferiorer Infarkt, Stadium II) mit “strictly” posteriorer Beteiligung.

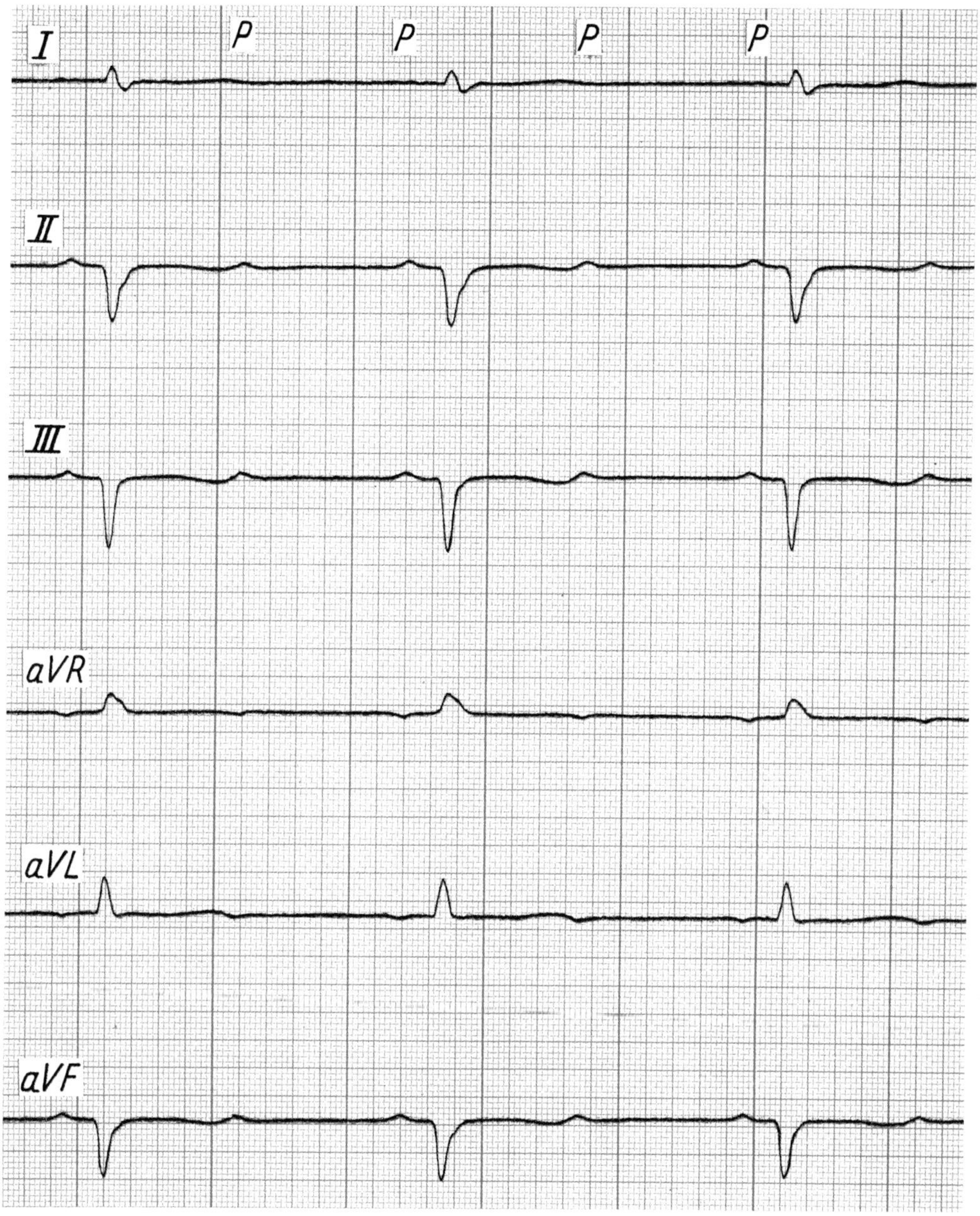

Abb. 85

Klinische Diagnose:
Bradykardie. Schwindelgefühl.

EKG-Befund:
Vorhoffrequenz etwa 95/min. Ventrikelfrequenz etwa 48/min. Überdrehter Linkstyp. P-Welle normal, jede 2. P-Welle wird zur Kammer übergeleitet. Der QRS-Komplex ist mit 0,13 sec deutlich verbreitert. Kleine S-Zacke in I, tiefe und breite Q-Zacken in II, III und aVF (Q in II mit 0,13 sec deutlich verbreitert). R-Zacke in V_1 und V_2 aufgesplittert, breit und hoch. Hier ist eine deszendierende ST-Senkung mit negativer T-Zacke nachweisbar. In V_3 ist eine breite und tiefe Q-Zacke sowie eine deszendierende ST-Senkung und biphasisches T nachweisbar. In V_4 ist auch eine deutlich verbreiterte Q-Zacke, in V_5 und V_6 eine kleine Q-Zacke sowie eine breite und tiefe S-Zacke vorhanden.

Beurteilung:
AV-Block II. Grades. Typ II (Mobitz-Typ II). Ventrikelfrequenz 48/min. Überdrehter Linkstyp (links-anteriorer Hemiblock) und vollständiger Rechtsschenkelblock im Sinne eines bifaszikulären Blocks. Zusätzlich Hinterwandinfarkt (inferiorer Infarkt, Stadium II).

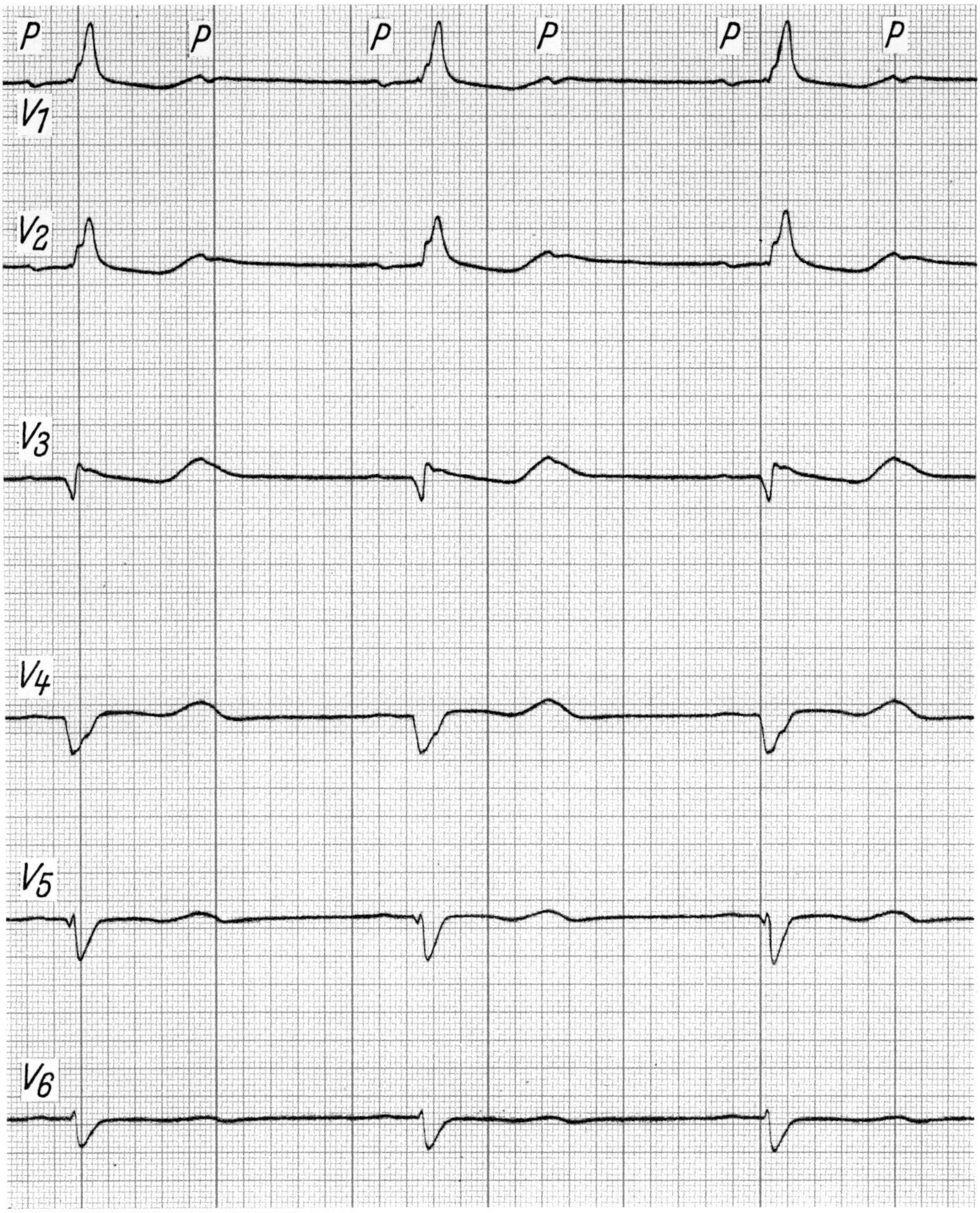
P
P
P
P
P
P
V1
V2
V3
V4
V5
V6

Herzinfarkt

d) Nichttransmuraler Herzinfarkt

Wichtige Hinweise bei der Beurteilung des nichttransmuralen Infarkts
(rudimentärer Infarkt)

1. EKG-Merkmale:
- keine ST-Hebung
- spitz-negative T-Zacke mit ST-Senkung
- QRS-Komplex unauffällig
- betroffene EKG-Ableitungen meist $V_2 - V_5$

2. Ursache:
- kleine Nekroseherde, meist in der Mittelschicht des Myokards.

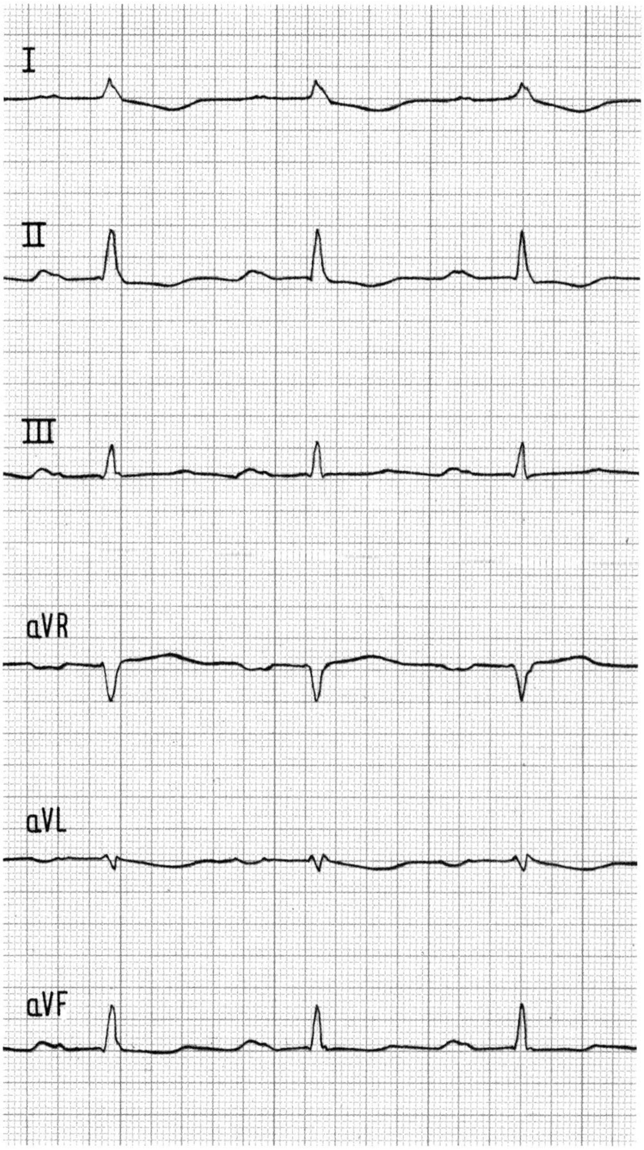

Abb. 86

Klinische Diagnose:
Verdacht auf Herzinfarkt.

EKG-Befund:
Sinusrhythmus. Ventrikelfrequenz 90/min. Mitteltyp. P-Welle normal. PQ-Zeit mit 0,22 sec geringgradig verlängert. QRS-Komplex normal breit. Kein R-Verlust. Deutliche ST-Senkung und negative T-Zacken in I, II und aVL, vor allem aber in V_1 bis V_6; dabei ist diese Veränderung in V_2 bis V_4 deutlich ausgeprägt.

Beurteilung:
Sinusrhythmus. Ventrikelfrequenz 90/min. Mitteltyp. Akuter, ausgedehnter nichttransmuraler Vorderwandinfarkt. AV-Block I. Grades.

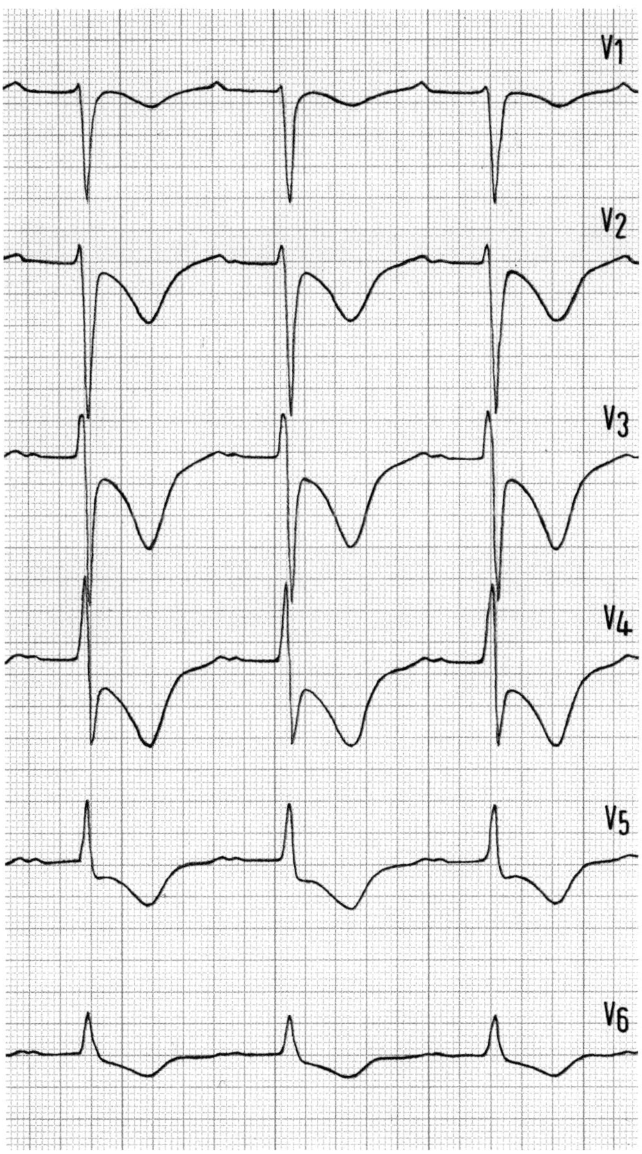

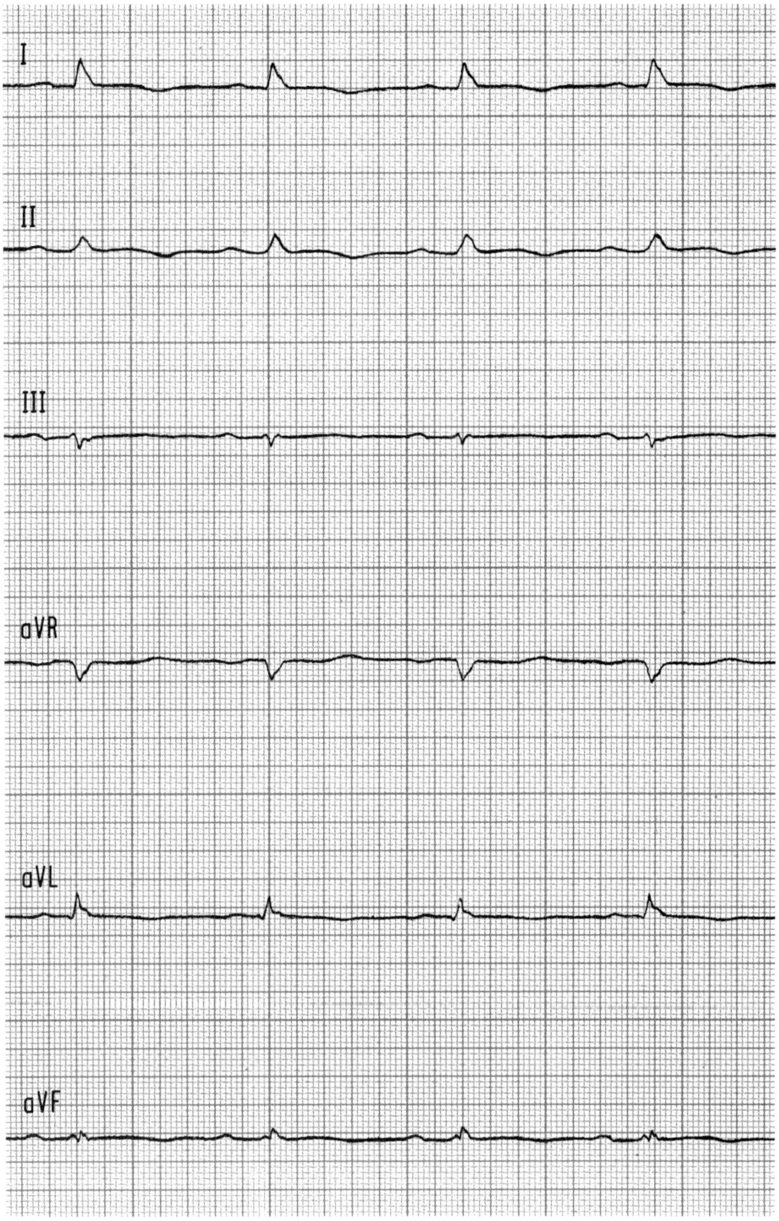

Abb. 87

Klinische Diagnose:

Angina pectoris.

EKG-Befund:

Sinusrhythmus. Ventrikelfrequenz 87/min. Linkstyp. Kleine Ausschläge in den Extremitätenableitungen. P und PQ-Zeit normal. QRS-Komplex nicht verbreitert. Kein R-Verlust. T-Zacken in I, II und aVL sowie aVF leicht negativ. Geringe ST-Hebung und tiefe negative T-Zacken in V_2, vor allem jedoch in V_3. Tief spitznegative T-Zacken in V_4 bis V_6, vor allem in V_4.

Beurteilung:

Sinusrhythmus. Ventrikelfrequenz 87/min. Linkstyp. Periphere Niedervoltage. Akuter ausgedehnter nichttransmuraler Vorderwandinfarkt.

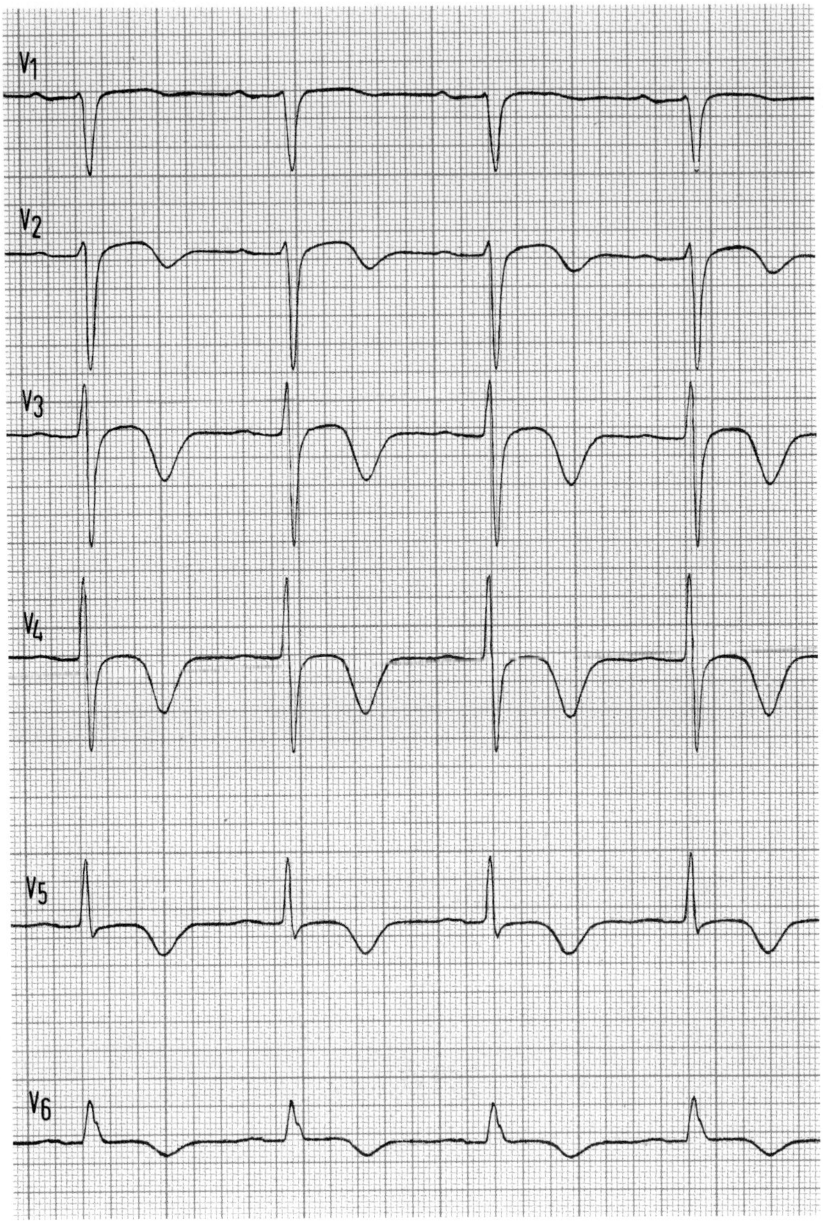
V1
V2
V3
V4
V5
V6

F WPW-Syndrom

Wichtige Hinweise bei der Beurteilung des WPW-Syndroms

WPW-Syndrom
(Wolff-Parkinson-White-Syndrom)

1. EKG-Merkmale:
- kurze PQ-Zeit ($\leq$ 0,12 sec)
- Delta-Welle
- breiter QRS-Komplex ($\geq$ 0,12 sec)
- QRS-Komplex schenkelblockartig deformiert und breit
  Typ A: rechtsschenkelblockähnlich (Delta-Welle in V_1 positiv)
  Typ B: linksschenkelblockähnlich (Delta-Welle in V_1 negativ)

2. Charakteristika:
- Neigung zu praroxysmaler supraventrikulärer Tachykardie

3. Genese:
- Kent-Bündel
- beschleunigte Überleitung in Teilen des AV-Knoten-Bereichs
- abnorme Erregbarkeit der Ventrikel
- Mahaim-Bündel

4. Vorkommen:
- überwiegend bei gesunden männlichen Jugendlichen

Schematische Darstellung des WPW-Syndroms im EKG

Abb. 88

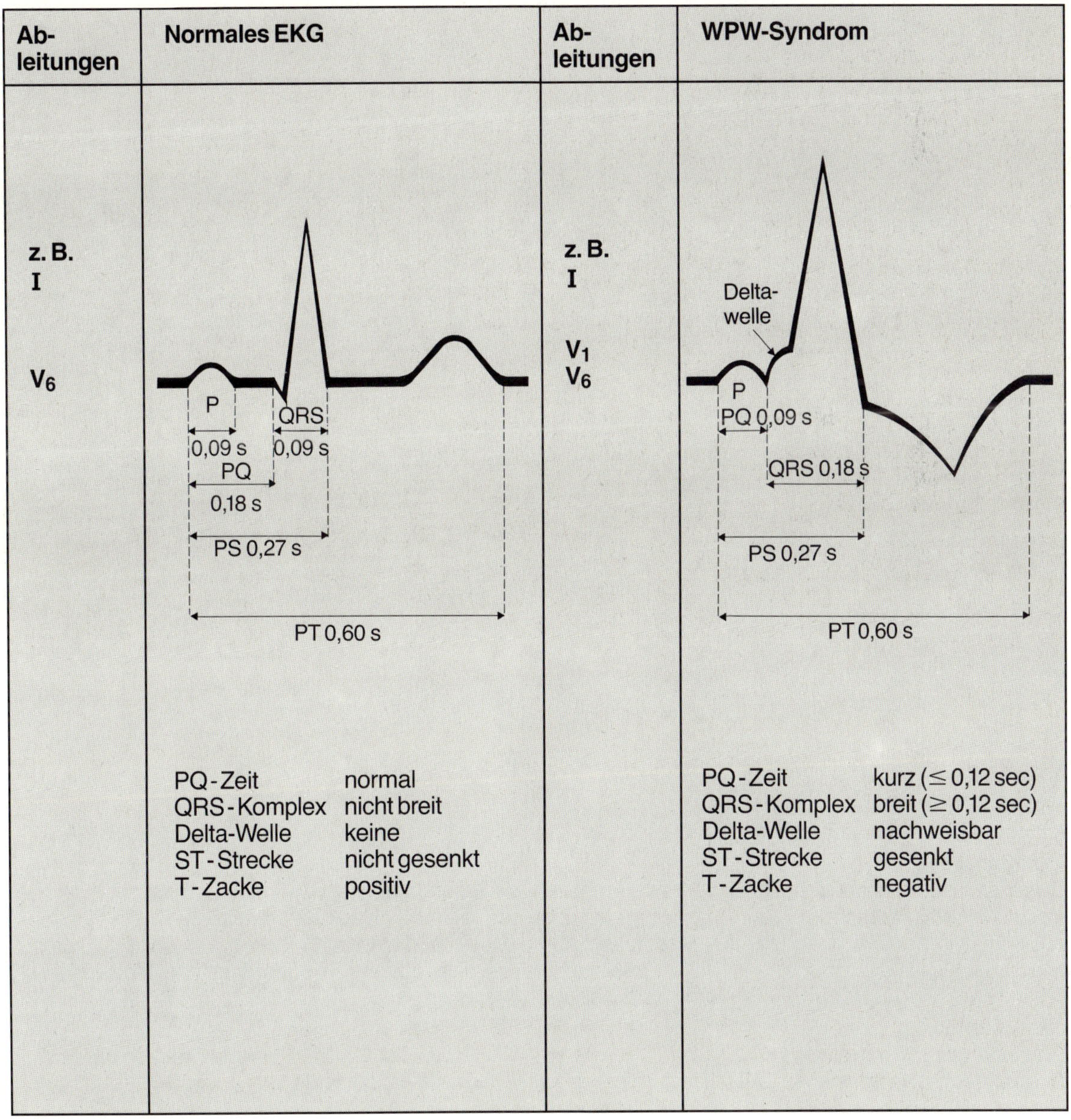

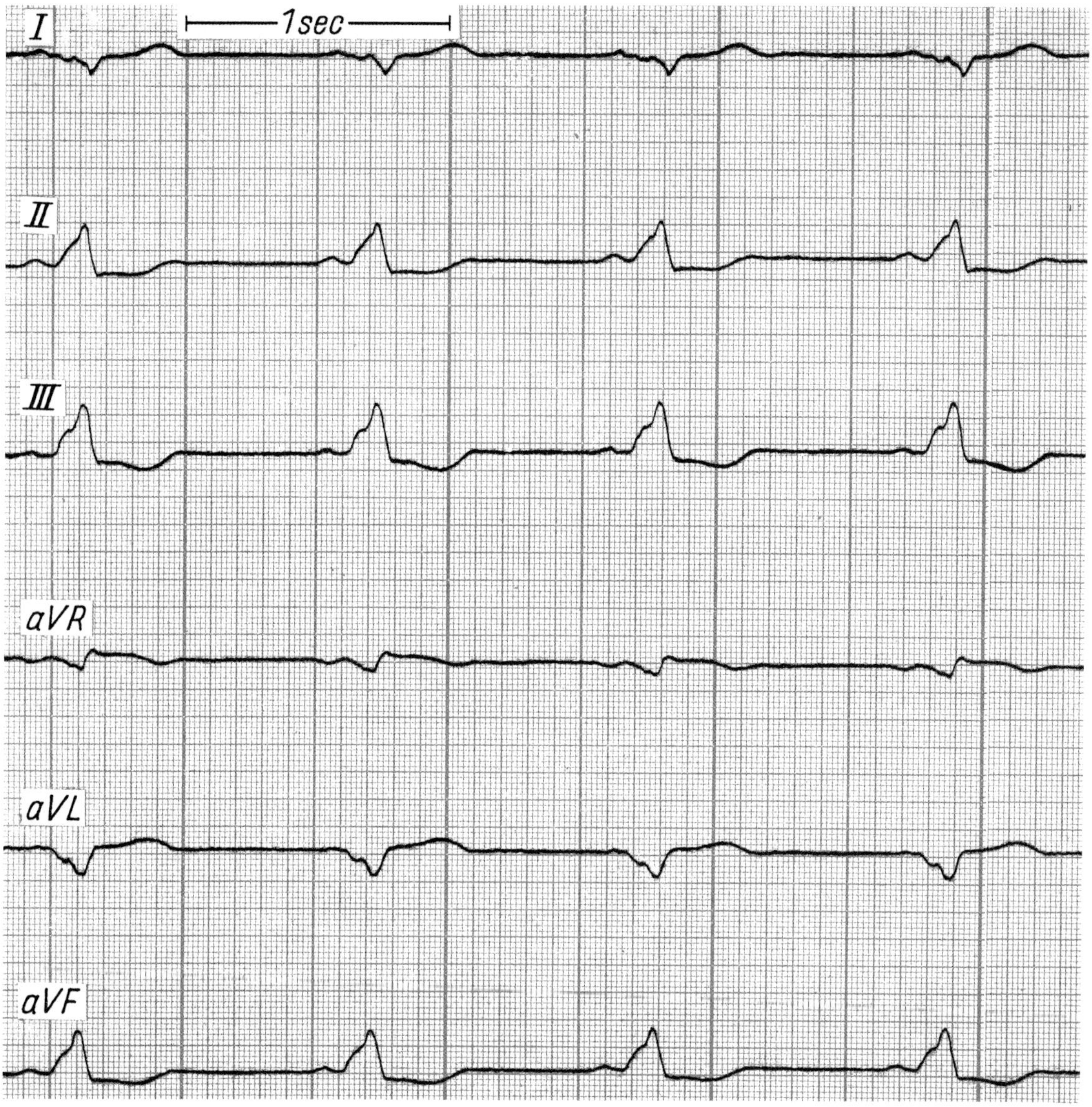

Abb. 89

Klinische Diagnose:

Anamnestisch paroxysmale Tachykardie.

EKG-Befund:

Sinusrhythmus. Ventrikelfrequenz 55/min. Rechtstyp. P-Breite 0,09 sec. Die PQ-Zeit ist mit 0,12 sec kurz. Der QRS-Komplex ist mit 0,16 sec deutlich verbreitert und deformiert. Deutliche Delta-Welle in I, II, III, aVL, aVF sowie in V_1 bis V_6 nachweisbar; dabei ist die Delta-Welle in I und aVL negativ, in den sonstigen Ableitungen, vor allem in V_1, ist sie deutlich positiv. ST-Senkung und biphasische T-Zacke in V_6, deutliche ST-Senkung und negative T-Zacken in II, III, aVF und V_1 bis V_5.

Beurteilung:

Sinusrhythmus. Ventrikelfrequenz 55/min. Rechtstyp. WPW-Syndrom Typ A. Positive Delta-Welle und rechtsschenkelblockähnliche QRS-Deformierung in V_1. Sekundäre Störung des Erregungsrückgangs.

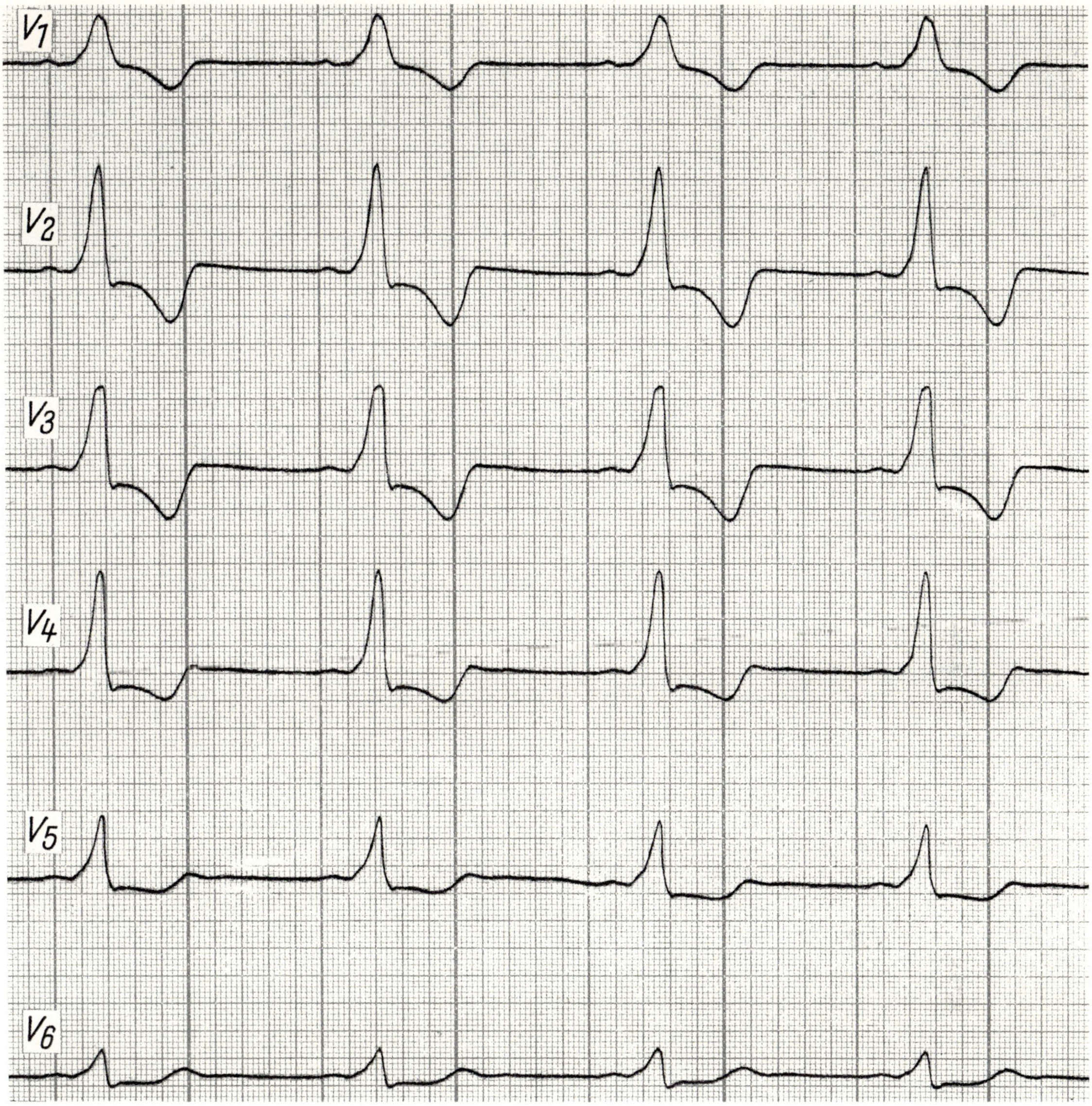
V1
V2
V3
V4
V5
V6

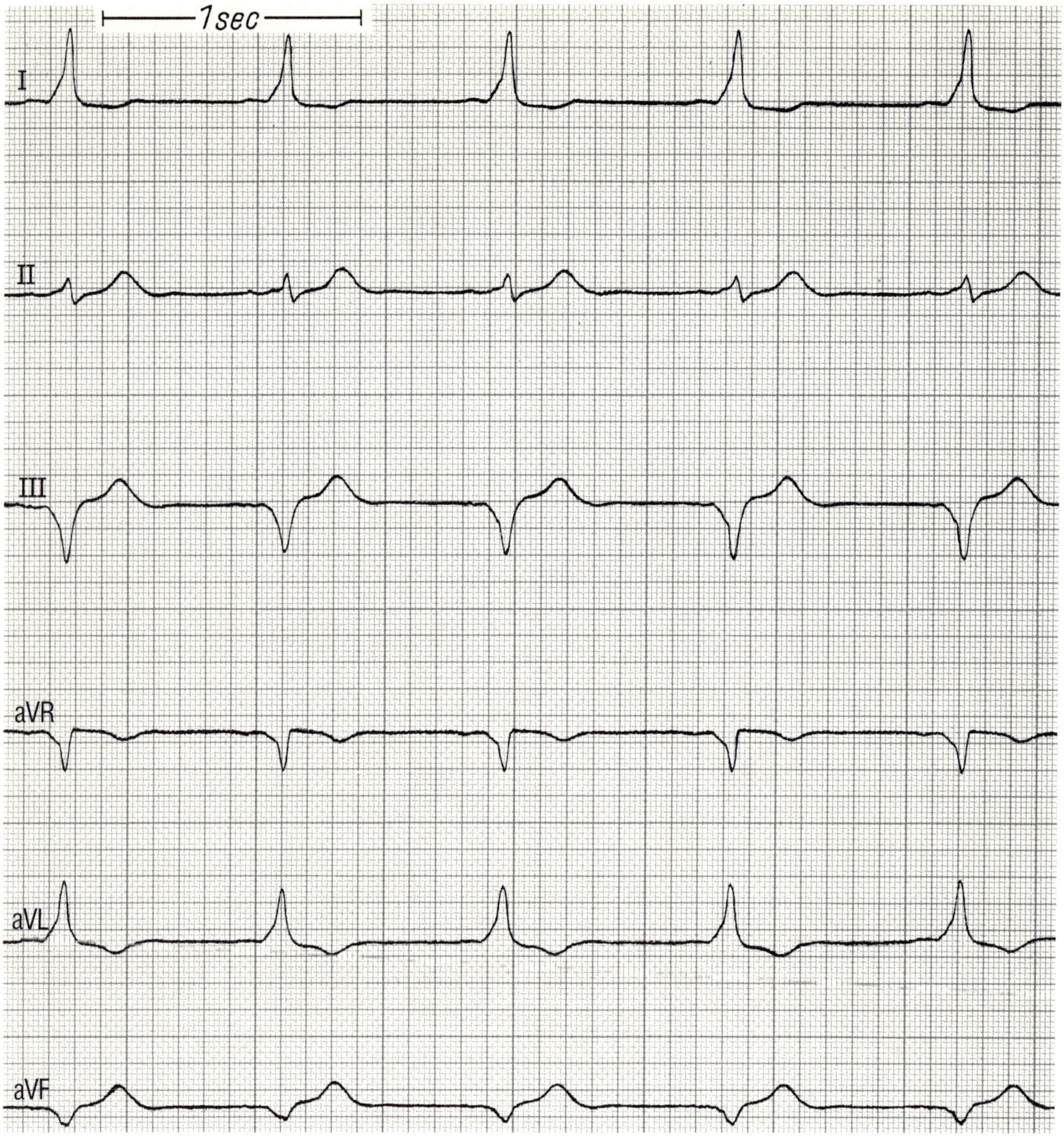

Abb. 90

Klinische Diagnose:
Paroxysmale Tachykardie.

EKG-Befund:
Sinusrhythmus. Ventrikelfrequenz 71/min. Linkstyp. Kleine P-Wellen (0,08 sec). Die PQ-Zeit ist mit 0,10 sec kurz. Der QRS-Komplex ist mit 0,13 sec verbreitert und deformiert. Deutliche positive Delta-Welle in I, aVL und V_2 bis V_6. Die Delta-Welle ist jedoch in V_1 deutlich negativ. ST-Senkung und negative T-Zacken in I, aVL und V_2, ST-Senkung und biphasische T-Wellen in V_3 bis V_6.

Beurteilung:
Sinusrhythmus. Ventrikelfrequenz 71/min. Linkstyp. WPW-Syndrom Typ B (negative Delta-Welle in V_1 und linksschenkelblockähnliche QRS-Deformierung). Sekundäre Störung des Erregungsrückgangs.

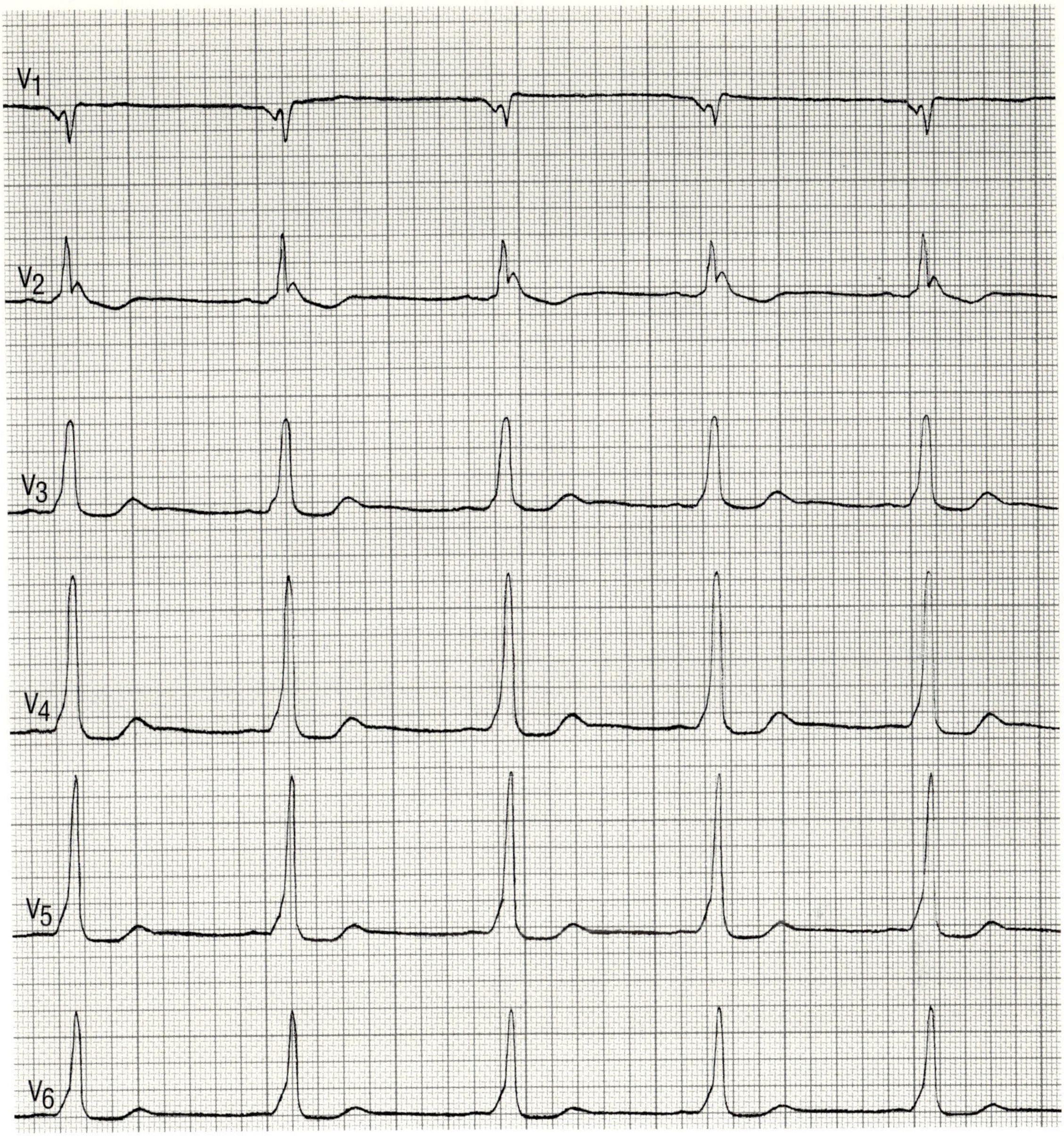
V1
V2
V3
V4
V5
V6

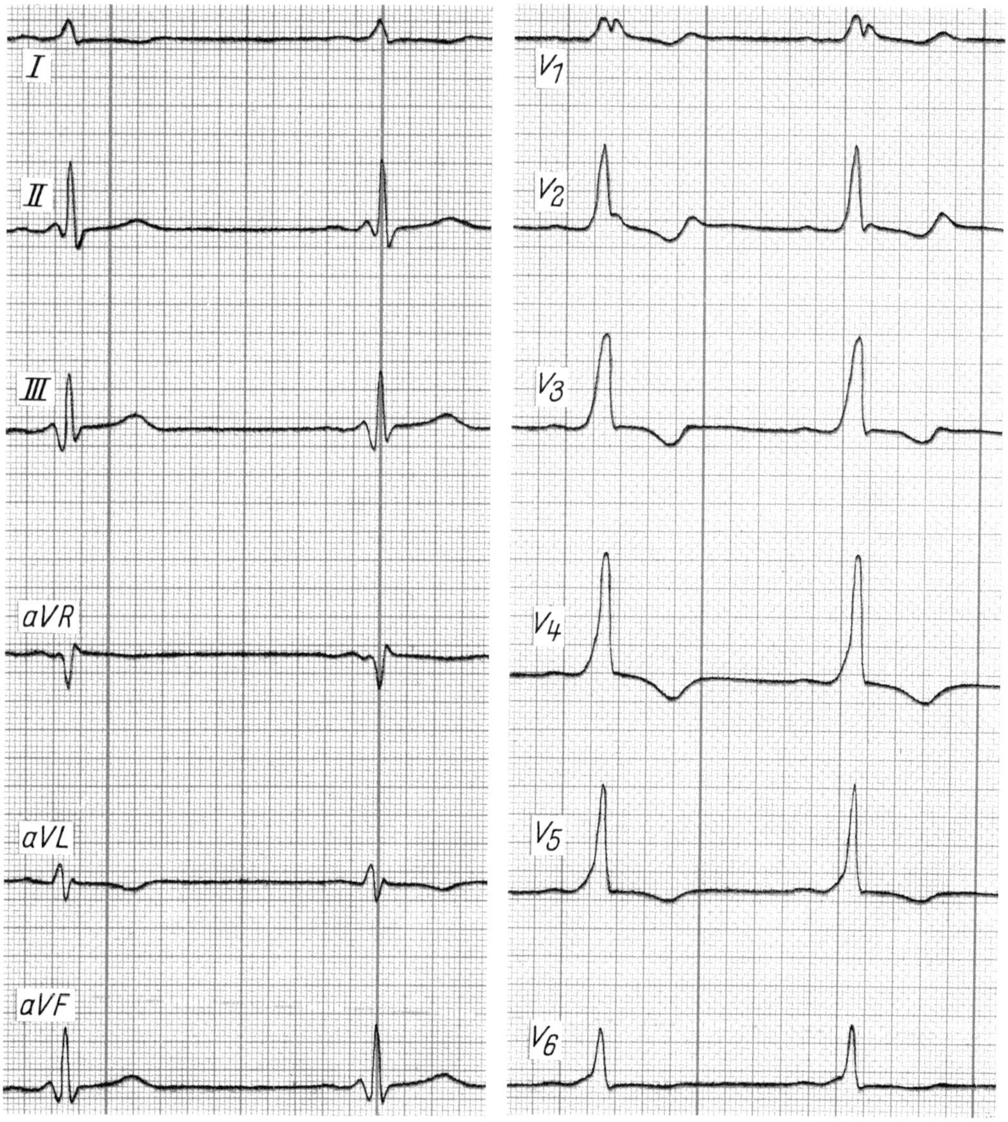

Abb. 91

Klinische Diagnose:

Vegetative Dystonie.

EKG-Befund:

Sinusrhythmus. Ventrikelfrequenz 52/min. Steiltyp. Der QRS-Komplex ist mit 0,12 sec verbreitert und deformiert. Kleine P-Wellen (0,07 sec). PQ-Zeit mit 0,11 sec kurz. Der QRS-Komplex ist in II, III, aVR, aVL, aVF und V_1 und V_2 aufgesplittert, dabei zeigt der QRS-Komplex in V_1 etwa eine M-Form. Positive Delta-Welle in I, II, III und aVF sowie in V_1 bis V_6 nachweisbar. ST-Senkung und negative T-Zacken in I, aVL und in V_1 bis V_6.

Beurteilung:

Sinusbradykardie. Ventrikelfrequenz 52/min. Steiltyp. WPW-Syndrom Typ A (positive Delta-Welle und rechtsschenkelblockähnliche QRS-Deformierung in V_1). Sekundäre Erregungsrückbildungsstörung.

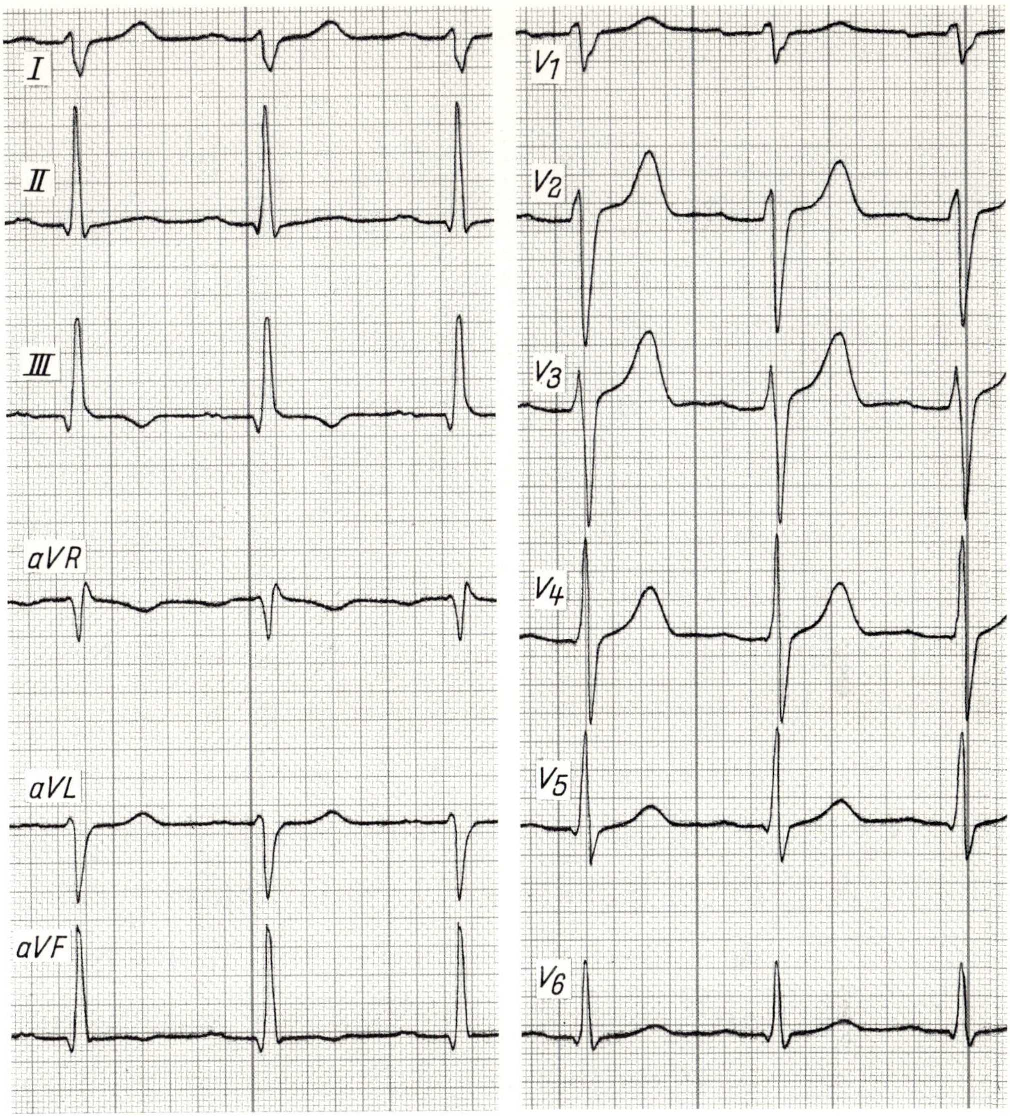

Abb. 92
Derselbe Patient wie in Abb. 91.
EKG-Bild nach Gabe von Ajmalin (50 mg) i.v. Das EKG zeigt einen fast normalen Kurvenverlauf. Es findet sich kein WPW-Syndrom mehr. Die Delta-Welle ist nicht mehr nachweisbar.

Abb. 93
Derselbe Patient wie in Abb. 91 und 92.

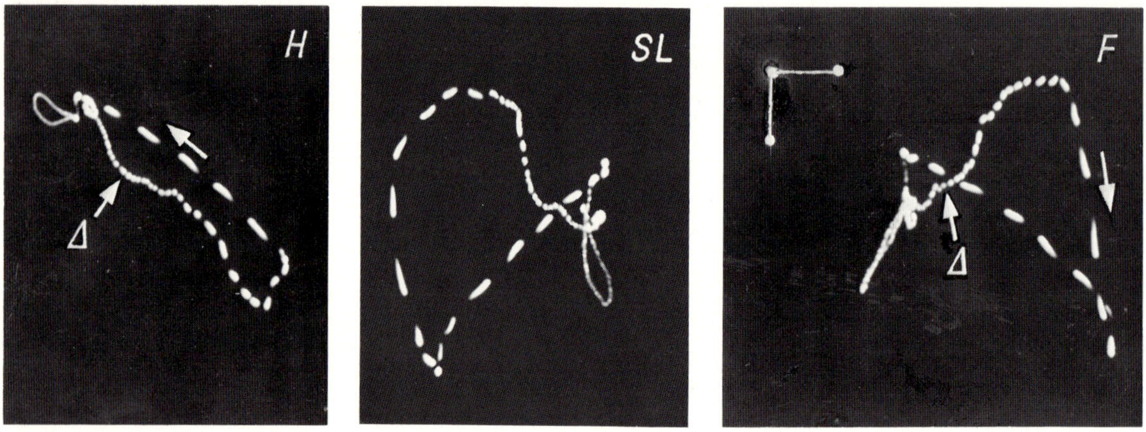

Vektorkardiogramm beim WPW-Syndrom:
Initiale QRS-Schleife nach links vorn und oben gerichtet, außerdem unregelmäßig geformt und deutlich verlangsamt (Delta-Welle). Die Haupt-QRS-Vektor-Schleife ist nach links unten und vorn gerichtet, sie zeigt auf der frontalen (F) und auf der links-sagittalen (SL) Ebene eine 8förmige Konfiguration.
Die T-Vektor-Schleife ist auf 3 Ebenen diskordant. Eichung 0,5 mV.

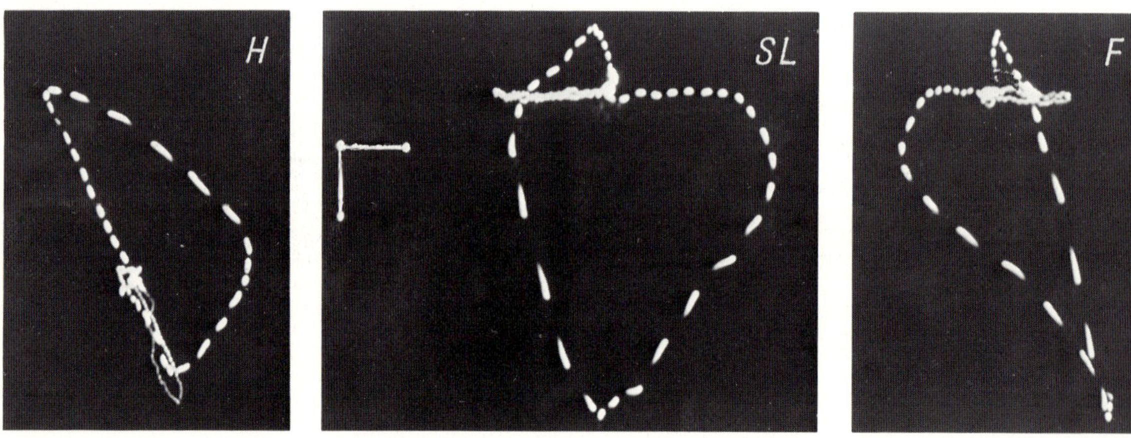

Vektorkardiogramm nach Beseitigung des WPW-Syndroms:
Kein Nachweis einer Delta-Welle. Die Haupt-QRS-Vektor-Schleife zeigt die Richtung rechts hinten und unten. T-Vektor-Schleife nicht mehr diskordant. Normales Vektorkardiogramm.

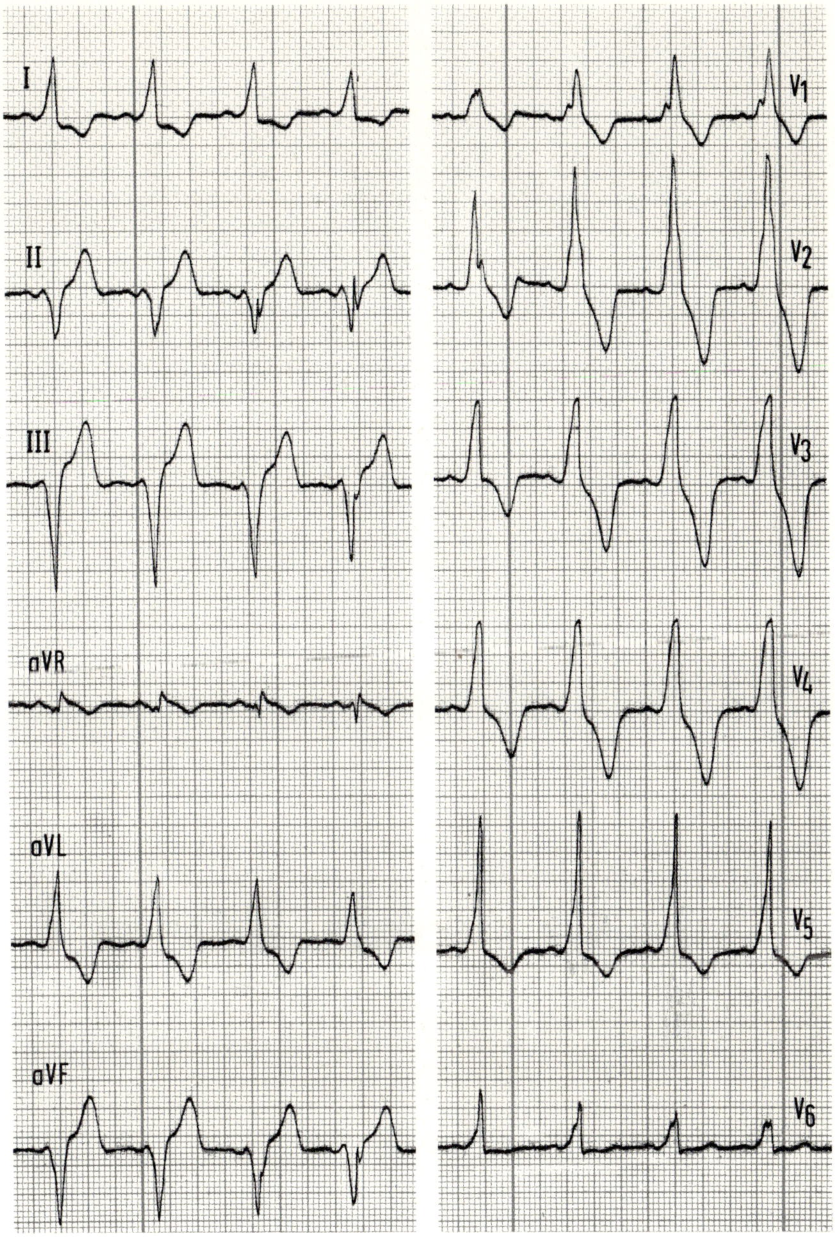

Abb. 94

Klinische Diagnose:
Vegetative Dystonie.

EKG-Befund:
EKG-Registrierung mit 25 mm/sec. Im ersten Ausschlag deutliche PQ-Verkürzung (0,12 sec) und breiter QRS-Komplex (0,15 sec) mit einer positiven Delta-Welle in I, aVL und V_1 bis V_6. Überdrehter Linkstyp. In den Extremitätenableitungen progrediente Abnahme der Delta-Welle, der QRS-Breite und der Störung des Erregungsrückgangs (siehe I und aVL) und progrediente Zunahme in den Thoraxableitungen (siehe vor allem in V_2 und V_3).

Beurteilung:
Concertina-Effekt (Ziehharmonika-Phänomen) beim WPW-Syndrom Typ A.

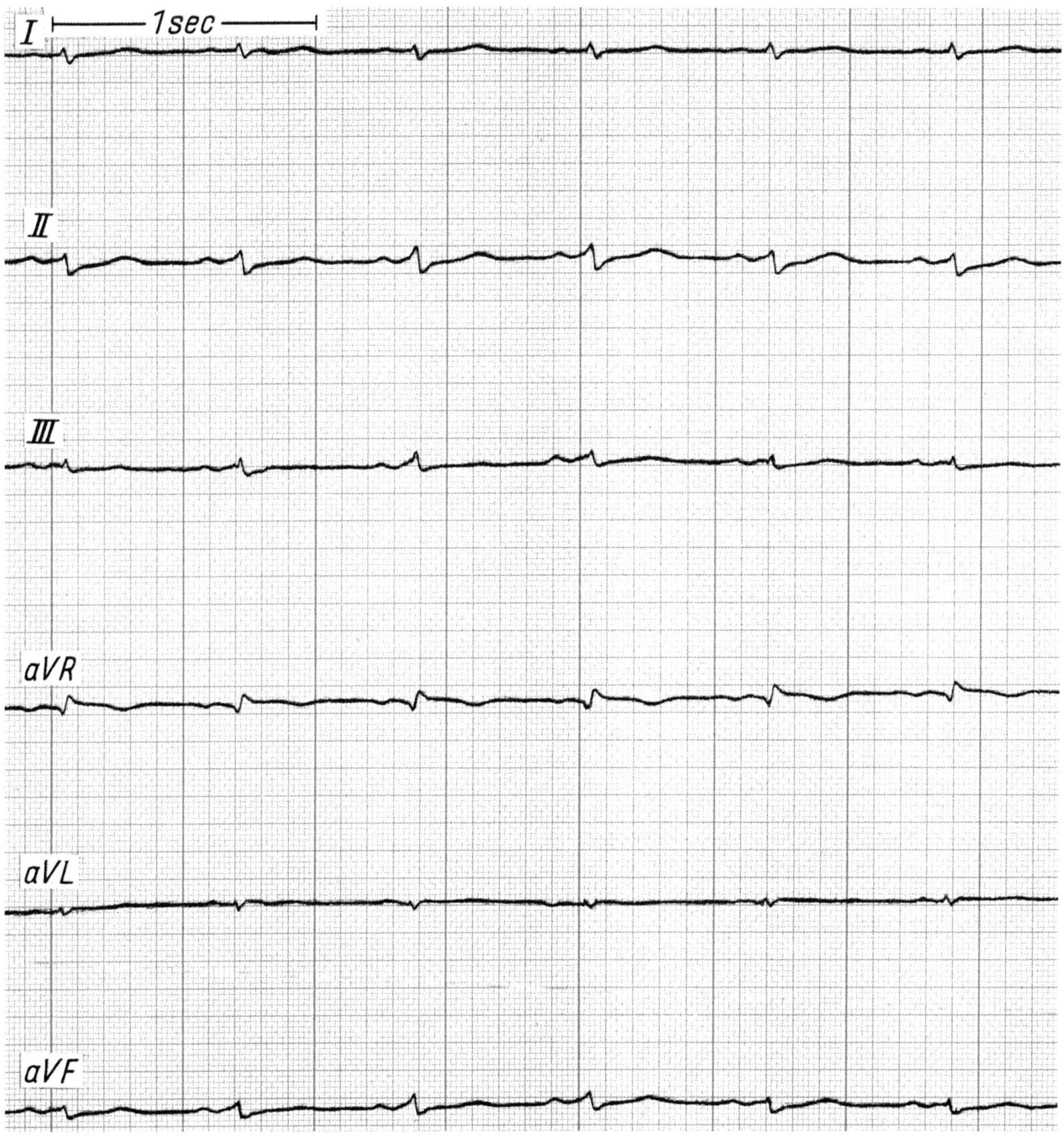

Abb. 95

Klinische Diagnose:

Paroxysmale Tachykardie.

EKG-Befund:

Sinusrhythmus. Ventrikelfrequenz 100/min. S_I-S_{II}-S_{III}-Typ. Kleine P-Wellen (0,08 sec). Die PQ-Zeit ist ebenfalls mit 0,08 sec deutlich verkürzt. Der QRS-Komplex ist mit 0,13 sec verbreitert und deformiert. Sehr kleine Ausschläge in den Extremitätenableitungen. Positive Delta-Welle in II, III, aVF sowie in V_1 bis V_6 nachweisbar. ST-Senkung und negatives T in V_1 bis V_3. ST-Senkung und biphasisches T in V_4 und V_5.

Beurteilung:

Sinusrhythmus mit einer Ventrikelfrequenz von 100/min. Periphere Niedervoltage. WPW-Syndrom Typ A.

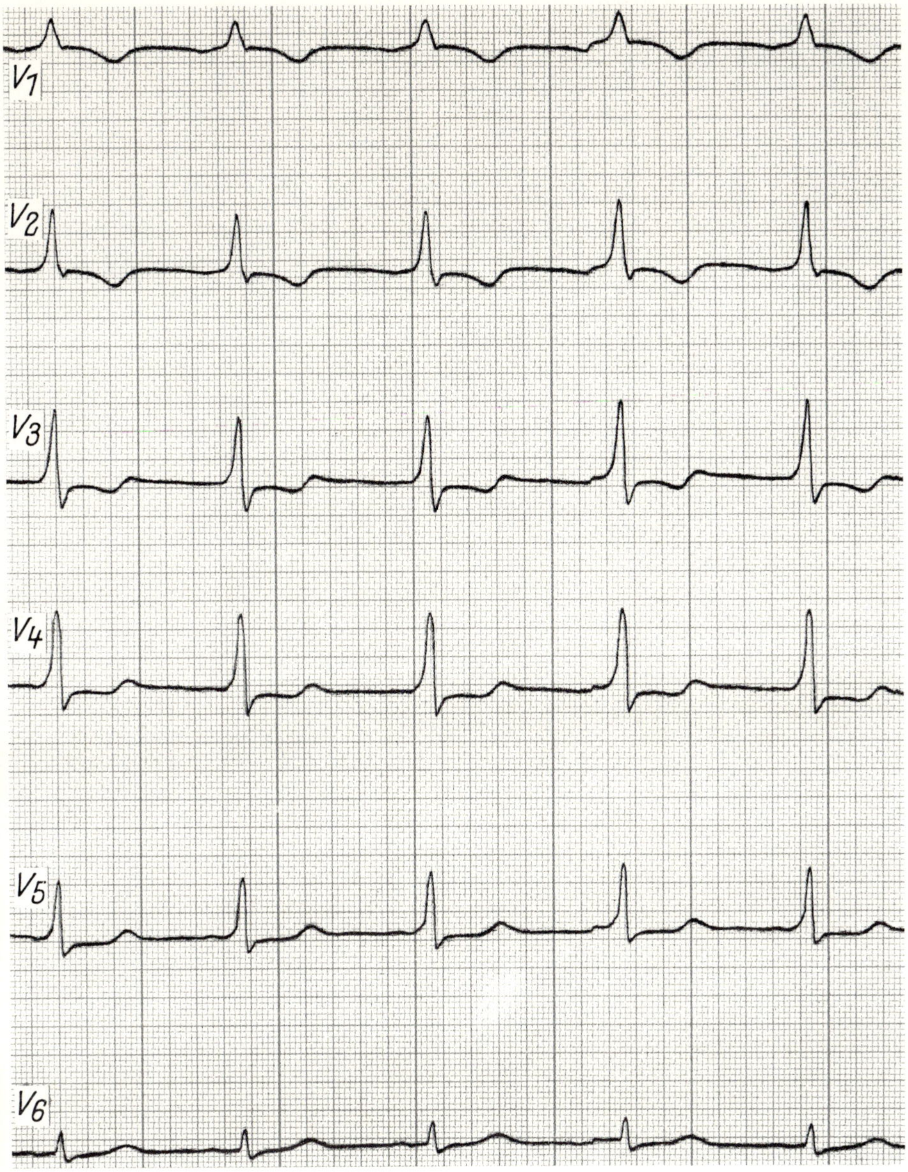
V1
V2
V3
V4
V5
V6

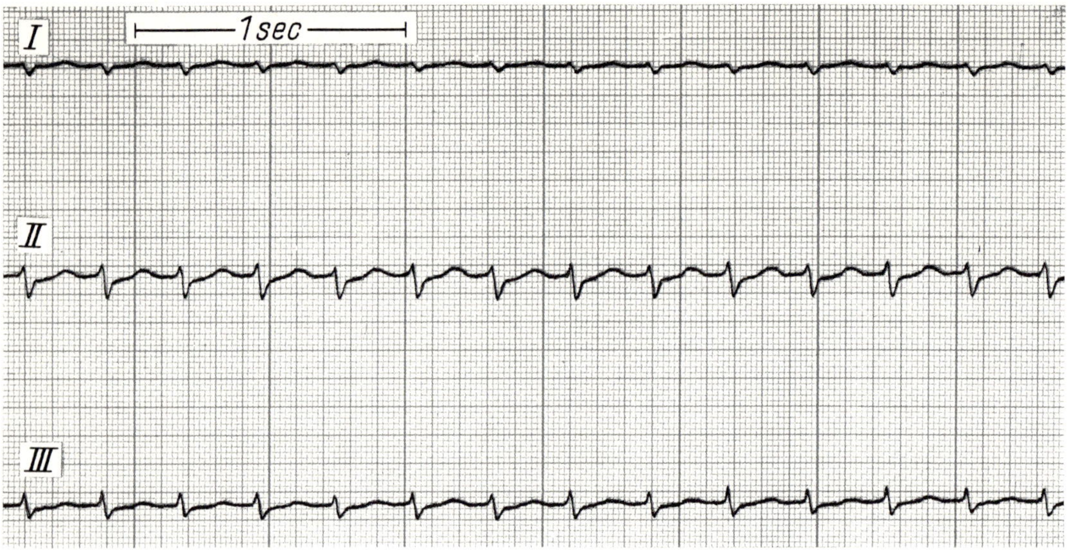

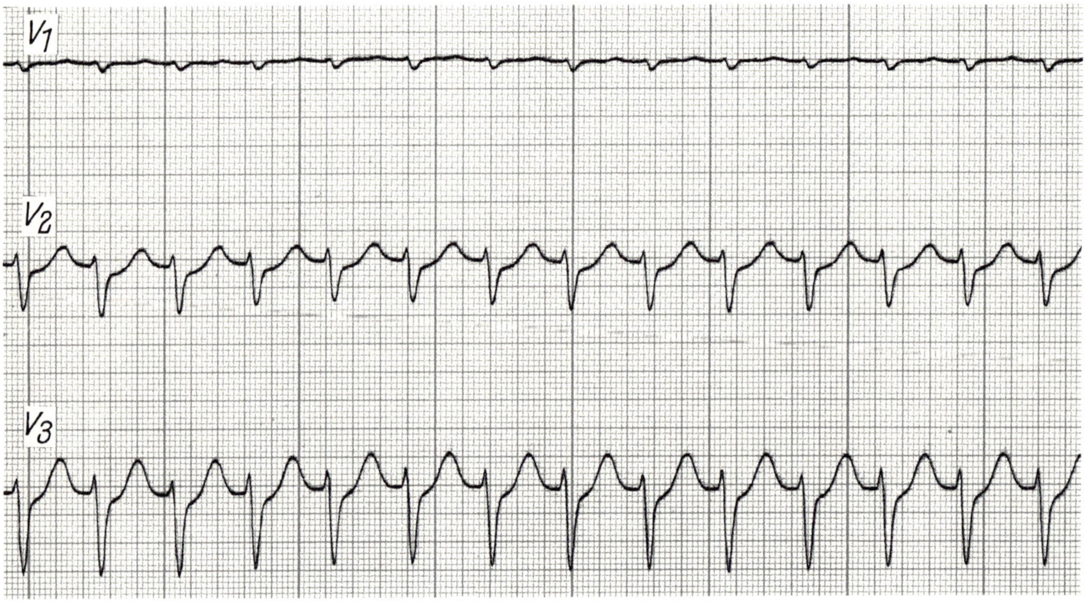

Abb. 96
Dieselbe Patientin wie in Abb. 95.

EKG-Befund:
Ventrikelfrequenz 214/min. Keine nachweisbare Delta-Welle. QRS-Komplex nicht verbreitert. Keine rechtsschenkelblockähnliche QRS-Deformierung.

Beurteilung:
Paroxysmale supraventrikuläre Tachykardie. Ventrikelfrequenz 214/min. In diesem Fall kann angenommen werden, daß die Erregung zuerst antegrad den AV-Knoten durchläuft und danach retrogard die akzessorische Leitungsbahn, z.B. das Kent-Bündel (Re-entry-Tachykardie). So entsteht hier ein normaler QRS-Komplex ohne rechtsschenkelblockähnliche Deformierung.

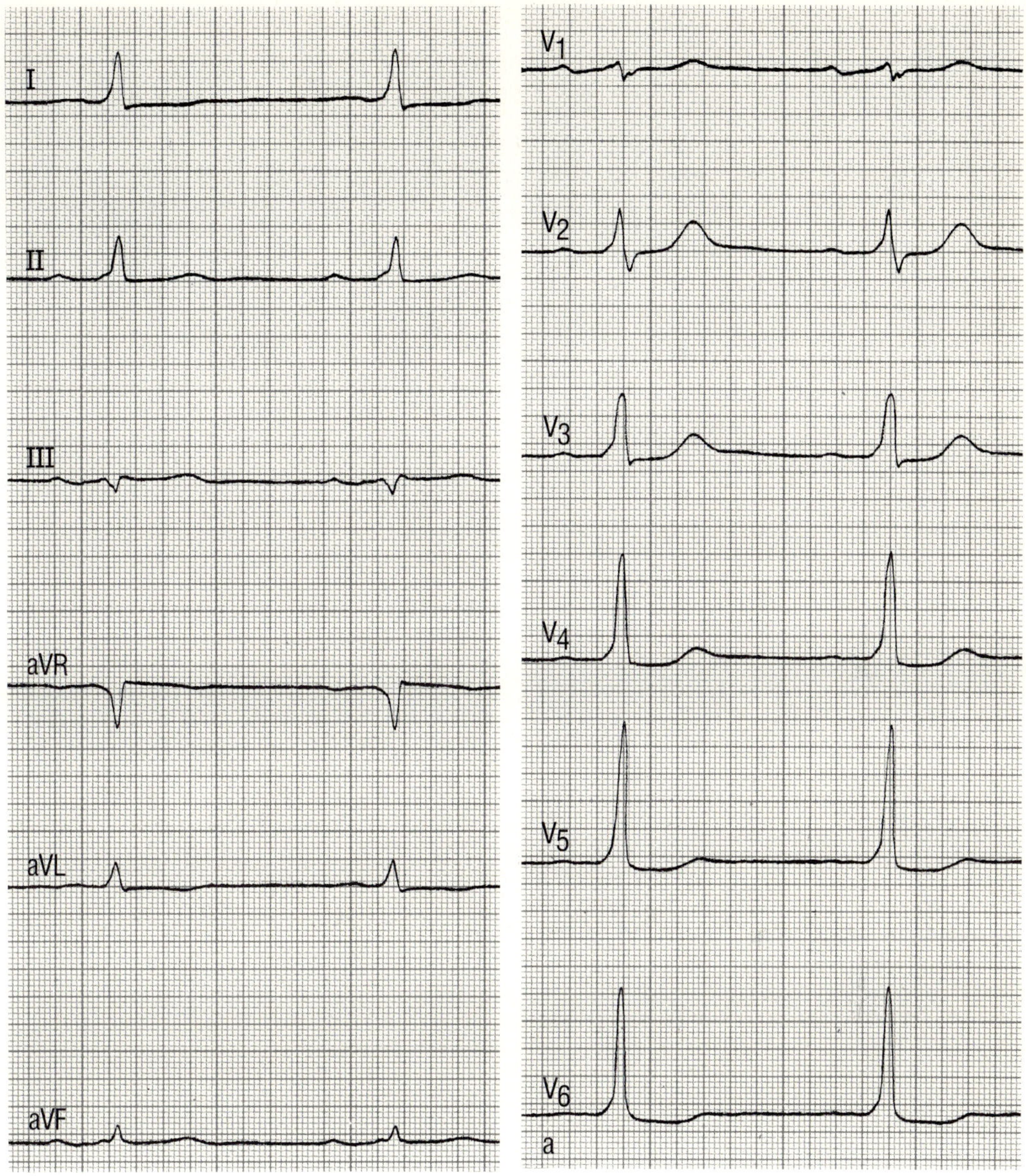

Abb. 97

Klinische Diagnose:
Schwere globale Herzinsuffizienz. Paroxysmale Tachykardie.

EKG-Befund:
Sinusrhythmus. Ventrikelfrequenz 60/min. Linkstyp. P-Welle normal (0,10 sec). Die PQ-Zeit ist mit 0,20 sec im oberen Normbereich. Der QRS-Komplex ist mit 0,12 sec verbreitert. Delta-Welle in II, aVF sowie in V_1 bis V_6 deutlich positiv. ST-Senkung und negatives T in I, aVL, V_5 und V_6. ST-Senkung und biphasisches T in V_3 und V_4.

Beurteilung:
Sinusrhythmus. Ventrikelfrequenz 60/min. Linkstyp. WPW-Syndrom (Mahaim-Bündel).

Abb. 98
Dieselbe Patientin wie in Abb. 97

EKG-Befund:
Tachykardie mit einer Ventrikelfrequenz von 150/min. Rechtstyp. P-Wellen nicht sichtbar und wahrscheinlich mit den vorhergehenden T-Wellen verschmolzen. Der QRS-Komplex ist deutlich verbreitert (0,17 sec) und rechtsschenkelblockähnlich deformiert. Erhebliche Erregungsrückbildungsstörungen.

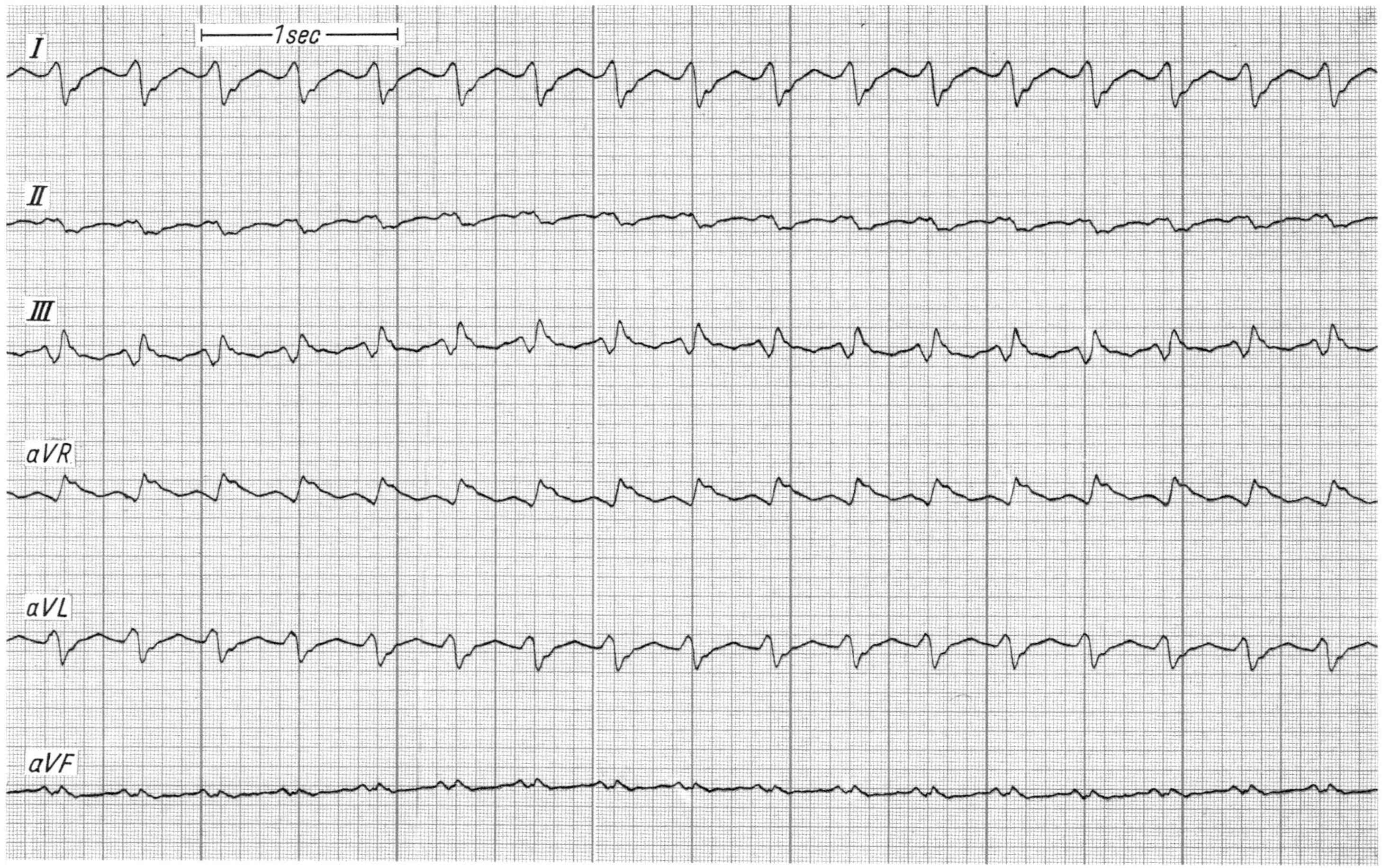

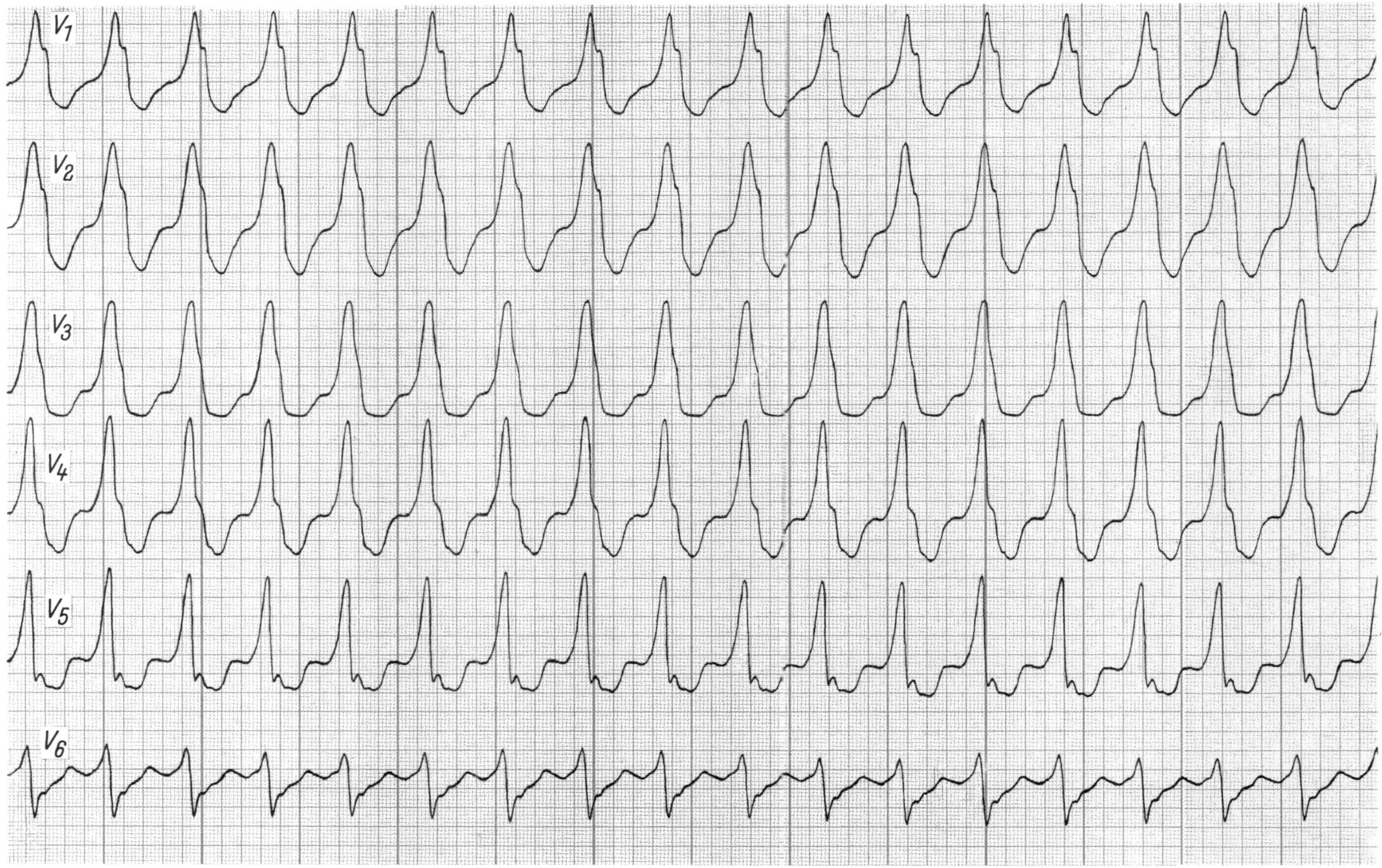

Beurteilung:
Supraventrikuläre Tachykardie beim Mahaim-Syndrom (pseudoventrikuläre Tachykardie). In diesem Fall läuft die Erregung zunächst antegrad über die akzessorische Leitungsbahn, dann retrograd über den AV-Knoten; so entsteht hier ein deutlich verbreiterter QRS-Komplex, jedoch mit einer Delta-Welle. Die Delta-Welle ist in V_3 bis V_6 nachweisbar.

Anmerkung:
Beim Mahaim-Bündel besteht eine akzessorische Leitungsbahn, die die oberen oder die unteren Teile des His-Bündels direkt mit dem Ventrikel verbindet.

G LGL-Syndrom

Wichtige Hinweise bei der Beurteilung des LGL-Syndroms

LGL-Syndrom
(Lown-Ganong-Levine-Syndrom)

1. EKG-Merkmale:
- kurze PQ-Zeit (weniger als 0,12 sec)
- keine Delta-Welle
- QRS-Komplex normal
- T-Zacke normal

2. Charakteristika:
- Neigung zur supraventrikulären Tachykardie

3. Genese:
- James-Bündel
- kleiner AV-Knoten bzw. kleines untrainiertes Herz

4. Vorkommen:
- überwiegend bei gesunden jüngeren Frauen und Kindern

Schematische Darstellung des LGL-Syndroms im EKG

Abb. 99

Ableitungen	Normales EKG	Ableitungen	LGL-Syndrom
I V_6	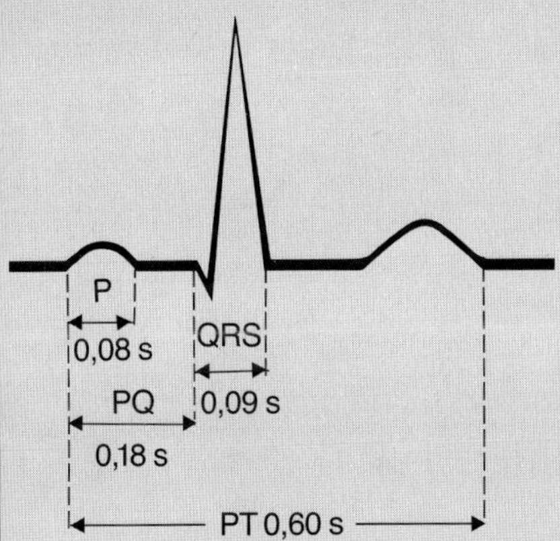 PQ-Zeit normal QRS-Komplex normal ST-Strecke normal T-Zacke normal	I V_6	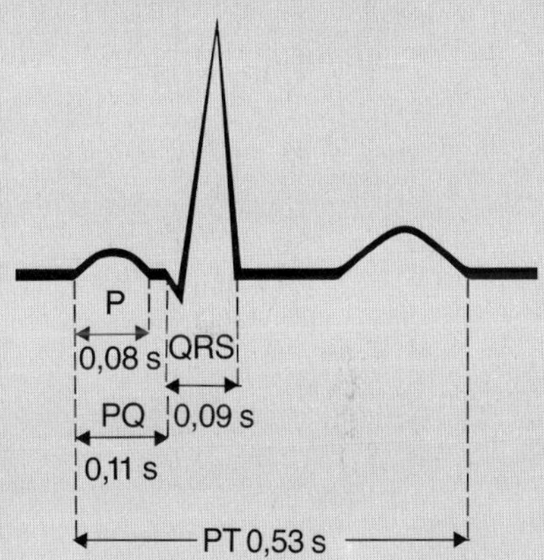 PQ-Zeit kurz ($\leq$ 0,12 sec) QRS-Komplex normal ST-Strecke normal T-Zacke normal

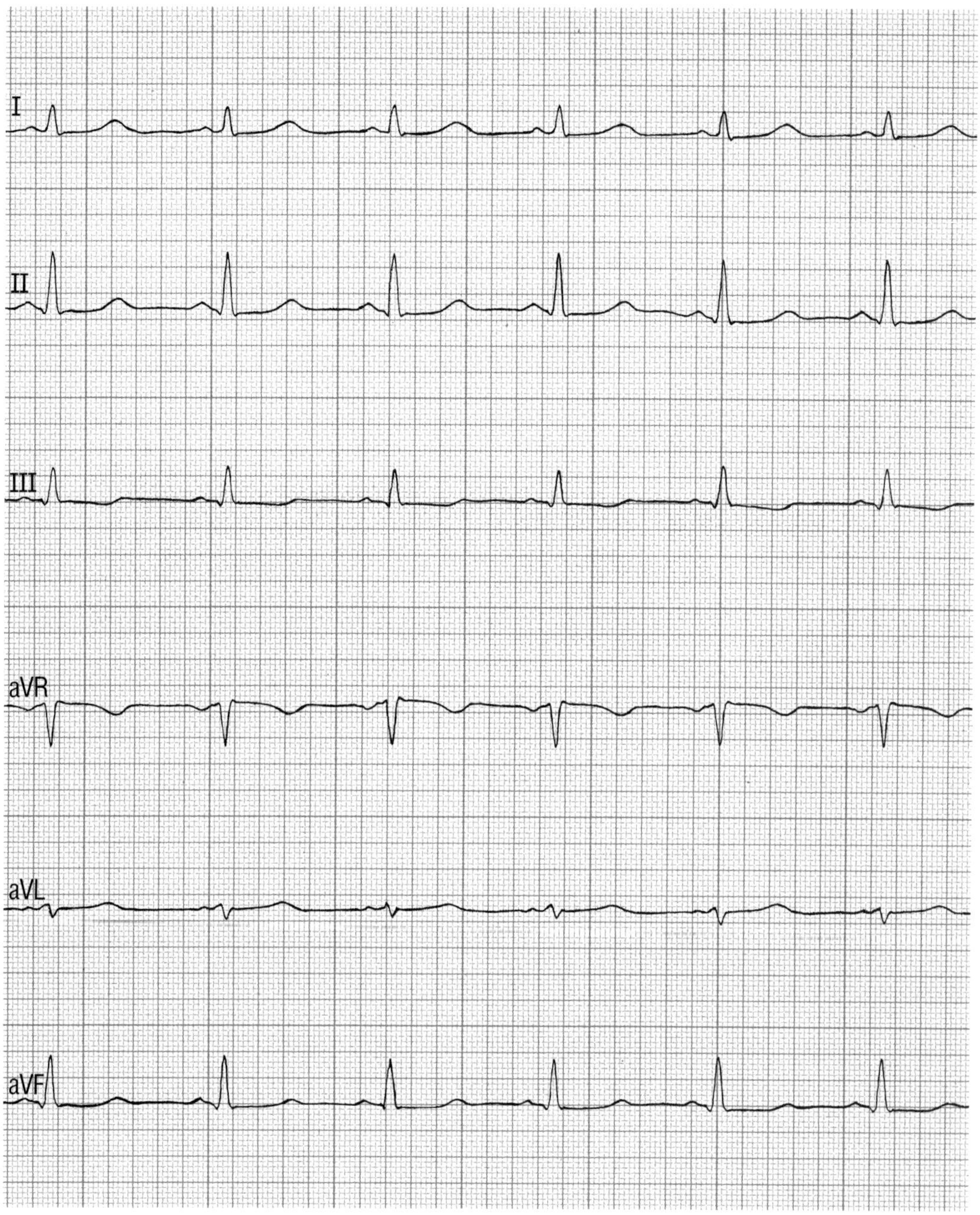

Abb. 100

Klinische Diagnose:
Unklare Tachykardie.

EKG-Befund:
Sinusrhythmus. Ventrikelfrequenz 91/min. Steiltyp. Kleine P-Zacken (0,08 sec). Die PQ-Zeit ist mit 0,10 sec kurz. Schmaler QRS-Komplex. Keine pathologischen ST-T-Veränderungen.

Beurteilung:
Sinusrhythmus. Ventrikelfrequenz 91/min. Steiltyp. Kurze PQ-Zeit bei normalem QRS-Komplex und normaler T-Zacke. LGL-Syndrom.

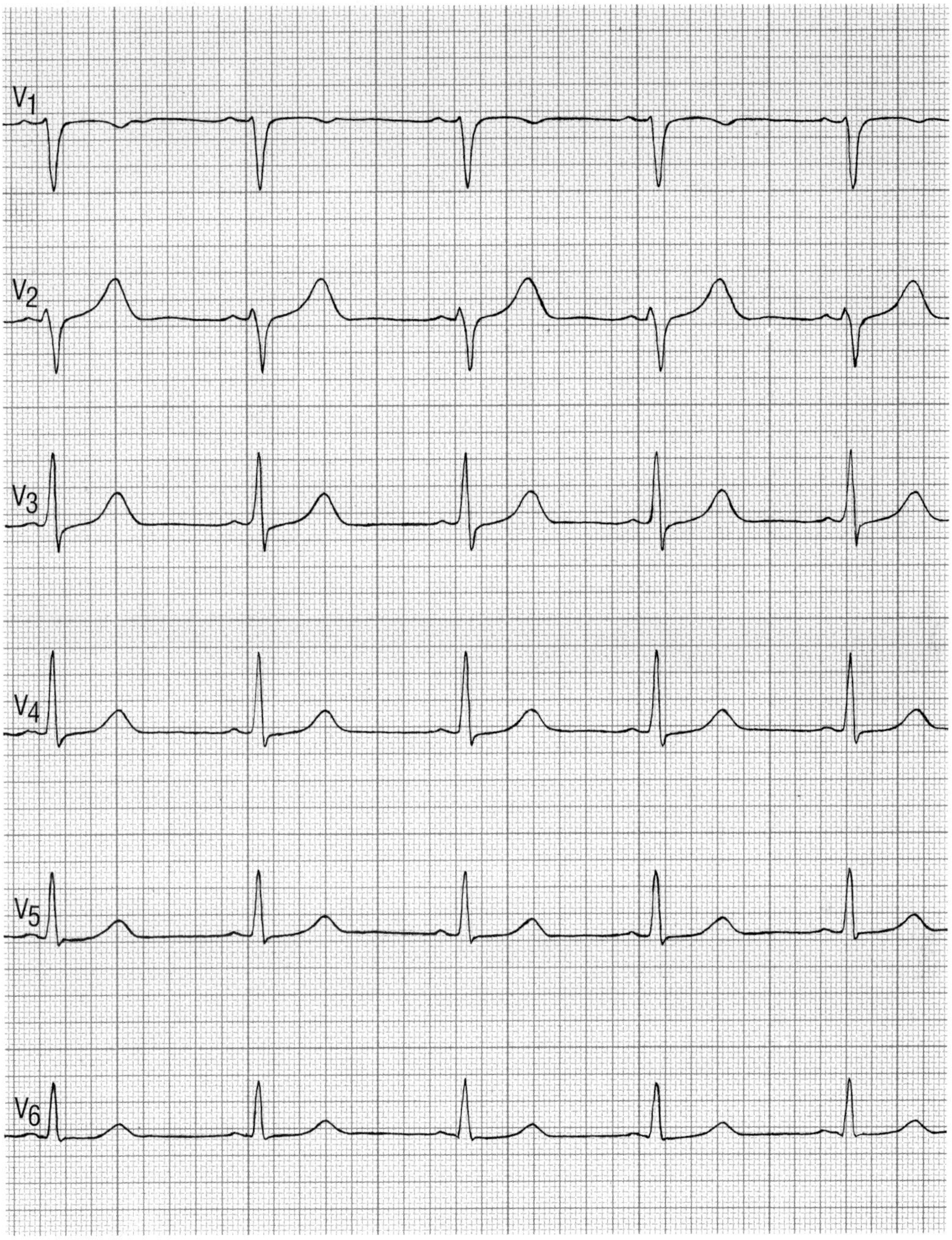

V1
V2
V3
V4
V5
V6

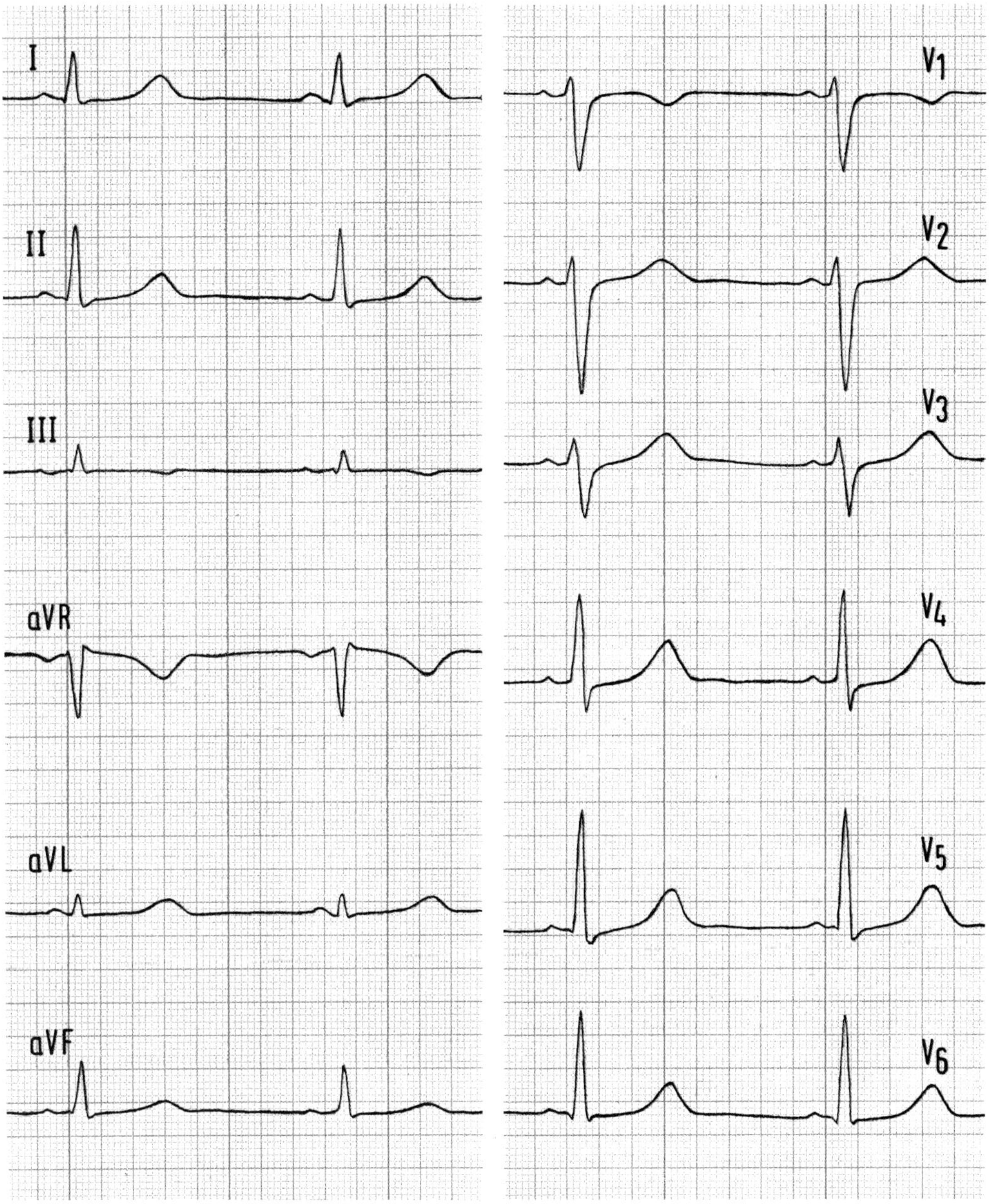

Abb. 101

Klinische Diagnose:
Kein krankhafter Befund.

EKG-Befund:
Sinusrhythmus. Ventrikelfrequenz 73/min. Angedeuteter Linkstyp. Kleine P-Wellen (0,06 sec). Die PQ-Zeit ist mit 0,09 sec sehr kurz. QRS-Komplex eher schmal. Keine pathologischen ST-T-Veränderungen.

Beurteilung:
Sinusrhythmus. Ventrikelfrequenz 73/min. Angedeuteter Linkstyp. Kurze PQ-Zeit bei normalem QRS-Komplex und normaler T-Zacke. LGL-Syndrom.

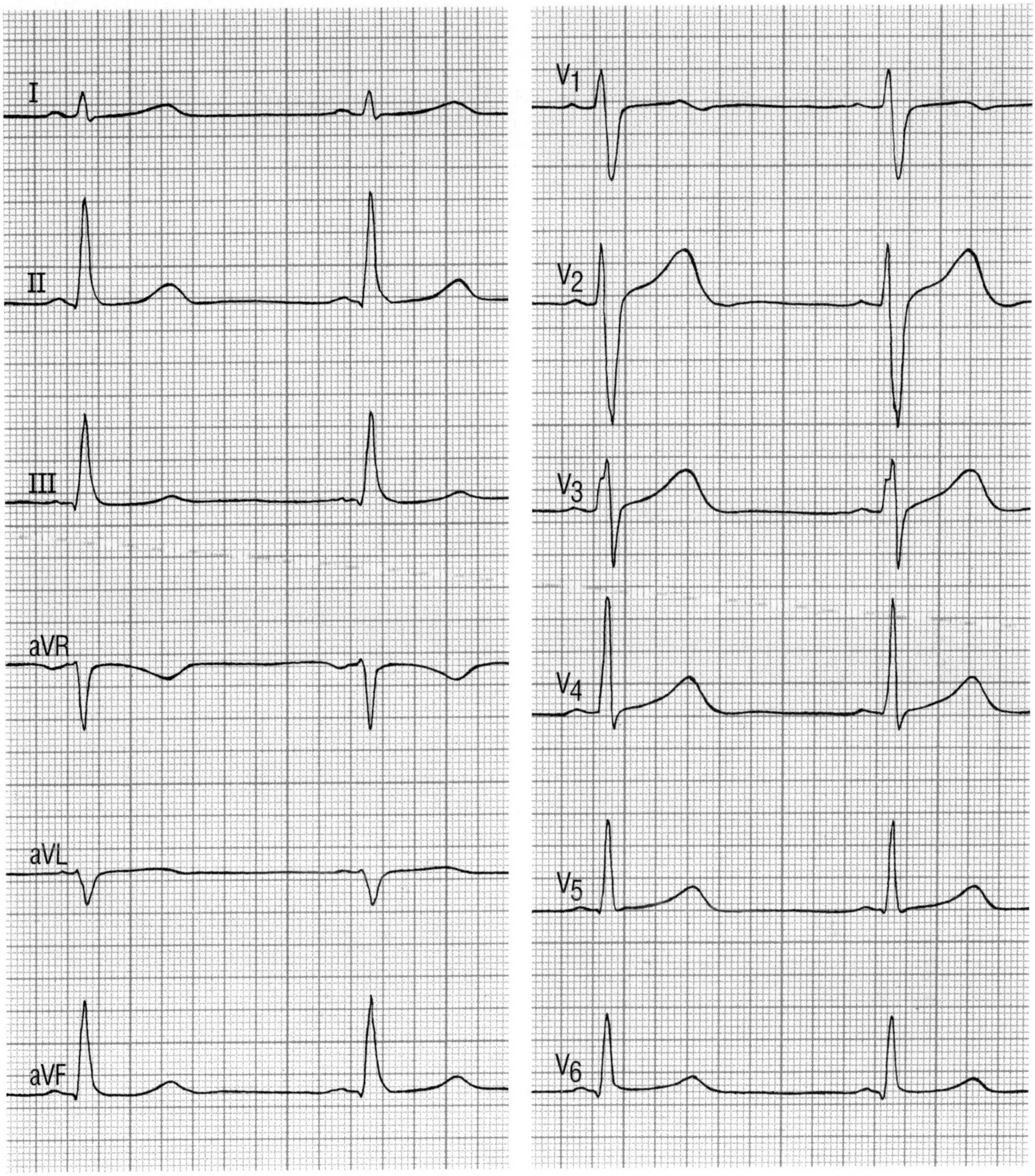

Abb. 102

Klinische Diagnose:
Kein pathologischer Befund.

EKG-Befund:
Sinusrhythmus. Ventrikelfrequenz 66/min. Steiltyp. Kleine P-Wellen (0,07 sec). Die PQ-Zeit ist mit 0,09 sec sehr kurz. QRS-Komplex nicht verbreitert. Normale T-Zacke in allen Ableitungen.

Beurteilung:
Sinusrhythmus. Ventrikelfrequenz 66/min. Steiltyp. Kurze PQ-Zeit bei normalem QRS-Komplex und normaler T-Zacke. LGL-Syndrom.

H Koronare Herzkrankheit

Klinische Bedeutung der verschiedenen T-Veränderungen

Abb. 103

T-Form	Bezeichnung	Vorkommen	Beurteilung
1 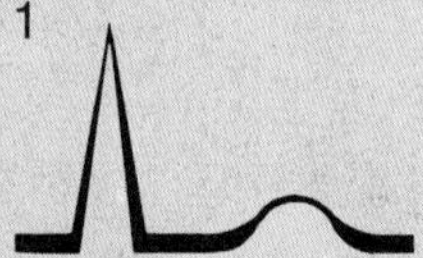	normal hohes T (T > 1/7 von R)	normaler Fall	normal
2 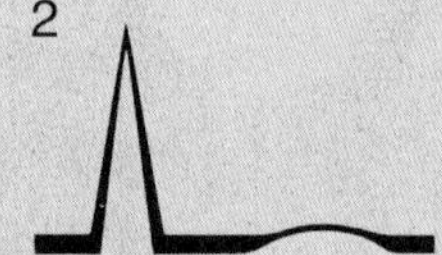	abgeflachtes T (T < 1/7 von R, aber positiv)	vegetative Dystonie oder Sympathikotonie, Digitalisierung, selten koronare Herzkrankheit	meist funktionell
3 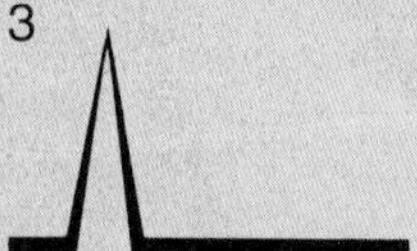	isoelektrisches T	vegetative Dystonie oder Sympathikotonie, selten koronare Herzkrankheit bzw. Herzmuskelschädigung	funktionell, eventuell organisch
4 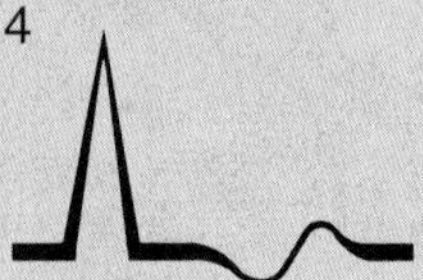	biphasisches T	eventuell Tachykardie oder Sympathikotonie, koronare Herzkrankheit bzw. Herzmuskelschädigung möglich	funktionell oder organisch
5 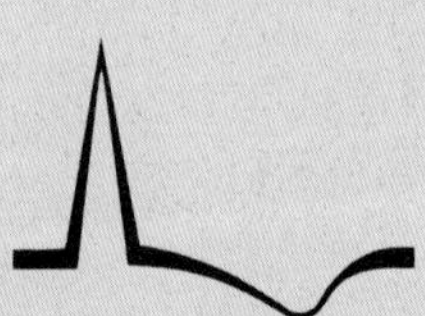	präterminal negatives T	koronare Herzkrankheit, Herzmuskelschädigung, eventuell Hypertrophie	organisch
6 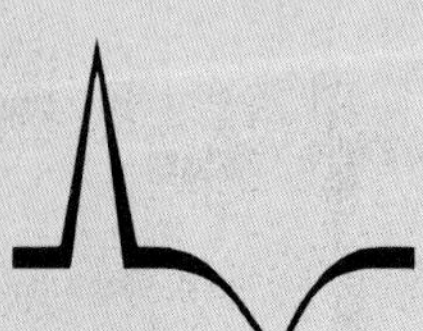	spitz-negatives, gleichschenkelig negatives T, koronares T	koronare Herzkrankheit, Herzmuskelschädigung, Perikarditis, Myokarditis, infektiös-toxische Myokardschädigung	organisch

Klinische Bedeutung der verschiedenen ST- und T-Veränderungen

Abb. 104

ST-T-Form	Bezeichnung	Vorkommen	Beurteilung
1 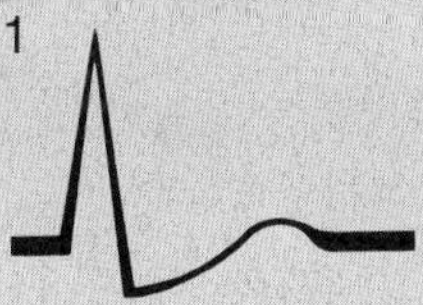	aszendierende ST-Senkung und abgeflachtes T	Tachykardie, häufig vegetative Dystonie	funktionell
2 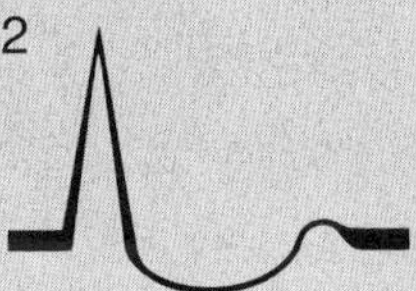	muldenförmige ST-Senkung und abgeflachtes T	Digitalisierung, eventuell koronare Herzkrankheit	funktionell, eventuell organisch
3 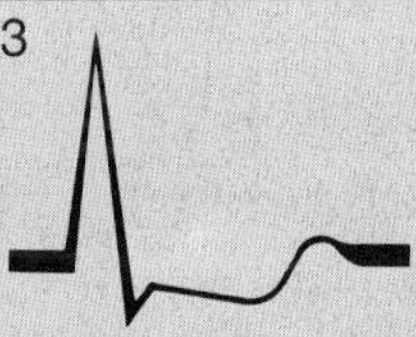	leicht deszendierendes ST und präterminal negatives bzw. biphasisches T (Rollercoaster-Syndrom)	Elektrolytstörungen (Hypokaliämie, Hypomagnesiämie), Vergiftungen, koronare Herzkrankheit, Herzmuskelschädigung	organisch
4 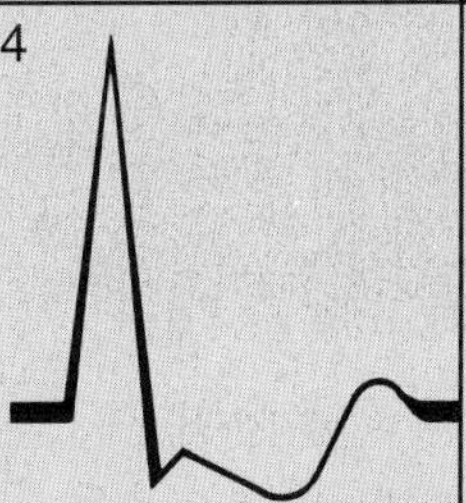	deszendierende ST-Senkung und präterminal negatives bzw. biphasisches T (Rollercoaster-Syndrom)	sekundäre Koronarinsuffizienz bei Hypertrophie	organisch
5 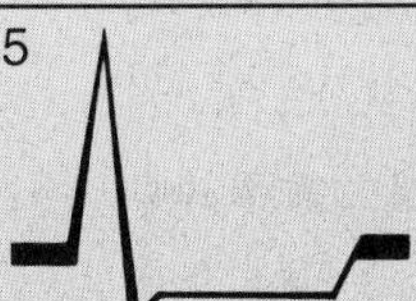	horizontale (ischämische) ST-Senkung und negatives T	koronare Herzkrankheit	organisch
6 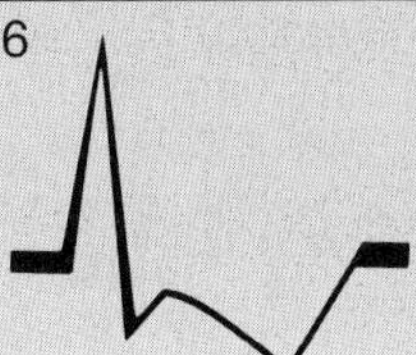	deszendierende (ischämische) ST-Senkung und spitz-negatives T	koronare Herzkrankheit, Herzinfarkt, Perikarditis	organisch

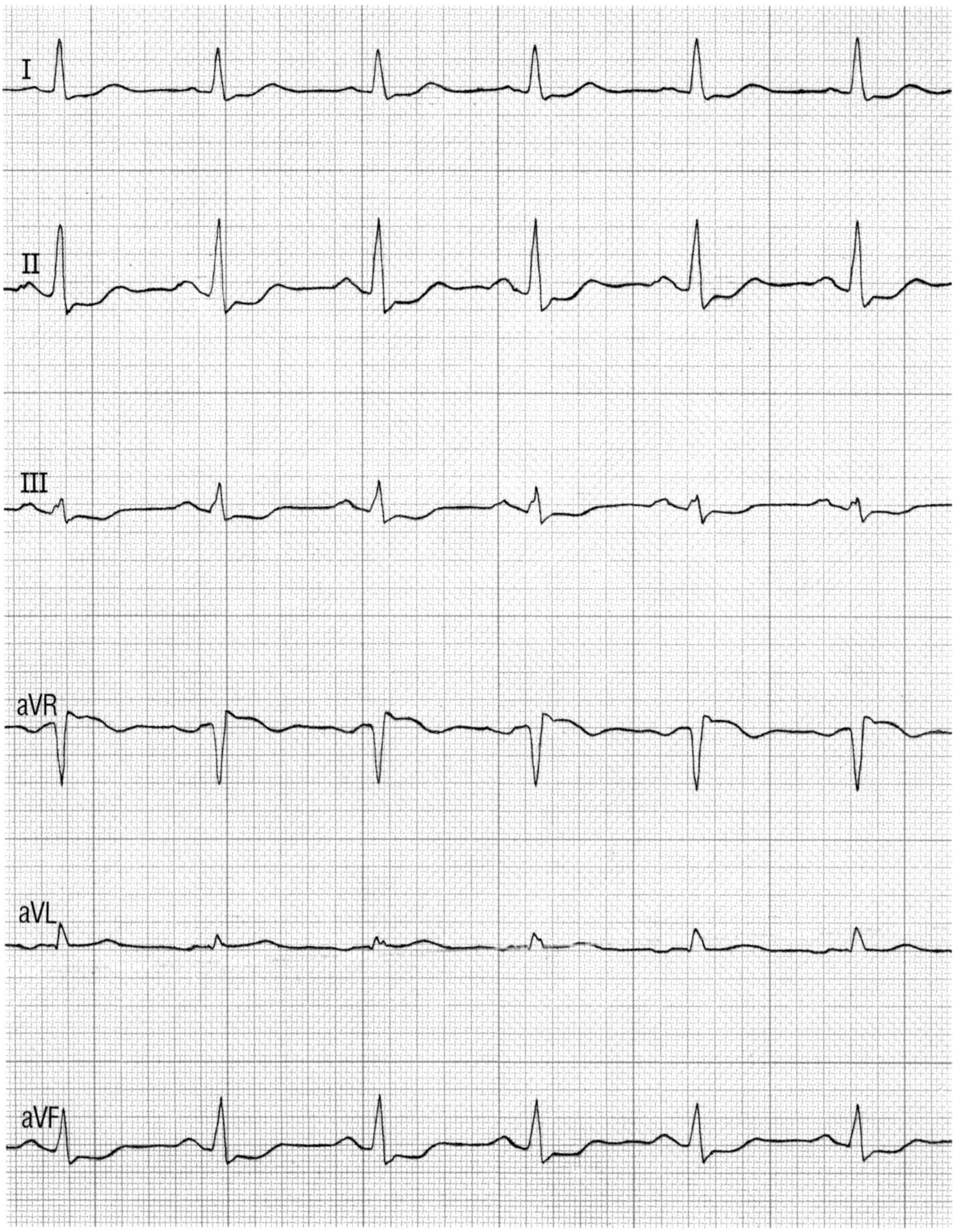

Abb. 105

Klinische Diagnose:
Angina pectoris.

EKG-Befund:
Sinusrhythmus. Ventrikelfrequenz 102/min. Mitteltyp. P-Welle und PQ-Zeit normal. QRS-Komplex nicht verbreitert. Leichte horizontale ST-Senkung in I und V_2. Deutliche ST-Senkung mit deszendierender Tendenz in II, III, aVF sowie V_3 bis V_6. Die ST-Senkung beträgt in V_5 2 mm (0,2 mV). Die T-Wellen sind in V_2 bis V_6 terminal leicht bis deutlich positiv. Der QRS-Komplex ist in V_1 m-förmig aufgesplittert (rSr'). Hier sind eine ST-Senkung und eine negative T-Zacke nachweisbar.

Beurteilung:
Sinusrhythmus. Ventrikelfrequenz 102/min. Mitteltyp. Deutliche ST-Senkung mit leicht deszendierendem Charakter in den links-präkordialen Ableitungen als Zeichen einer koronaren Herzkrankheit. Unvollständiger Rechtsschenkelblock.

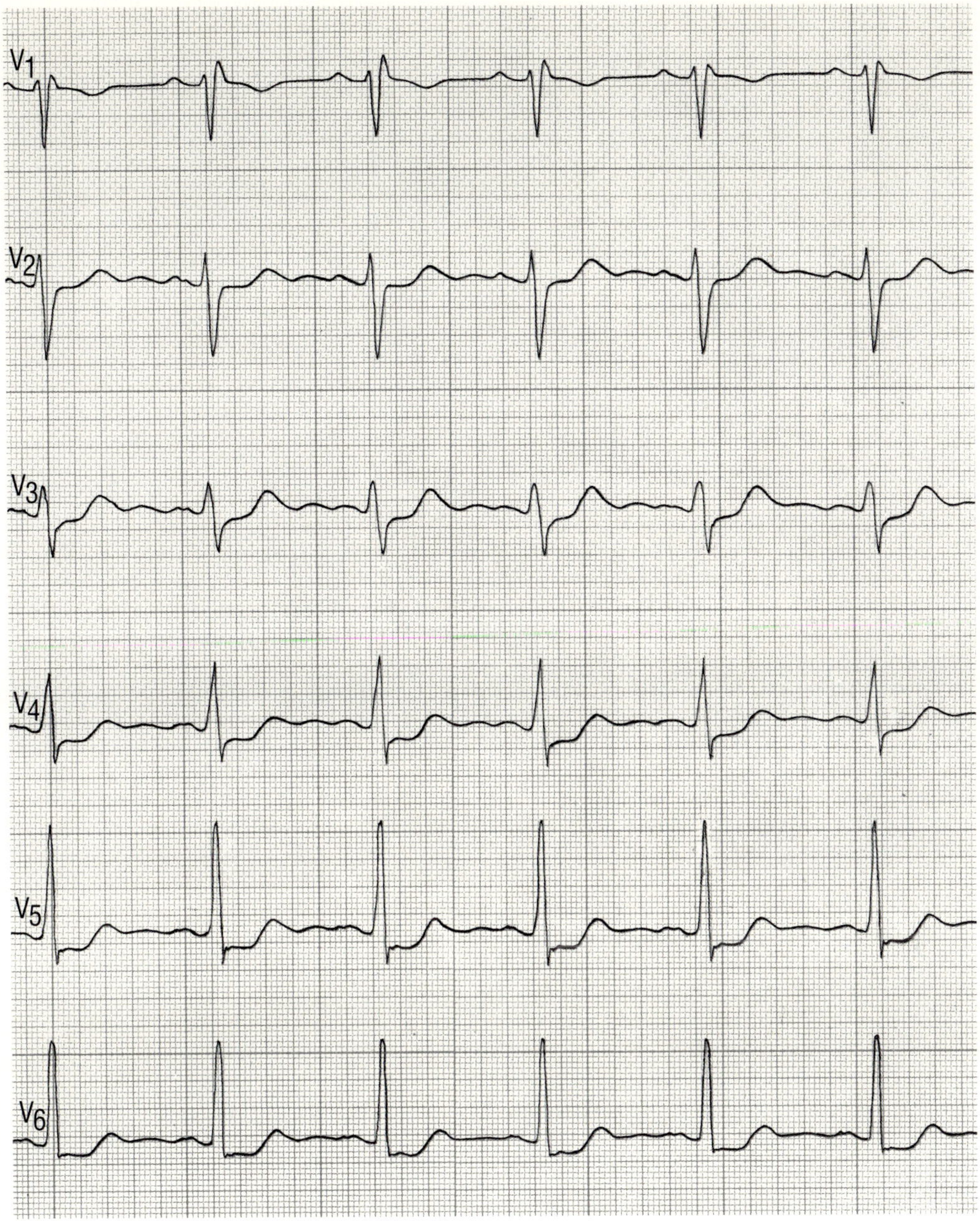
V1
V2
V3
V4
V5
V6

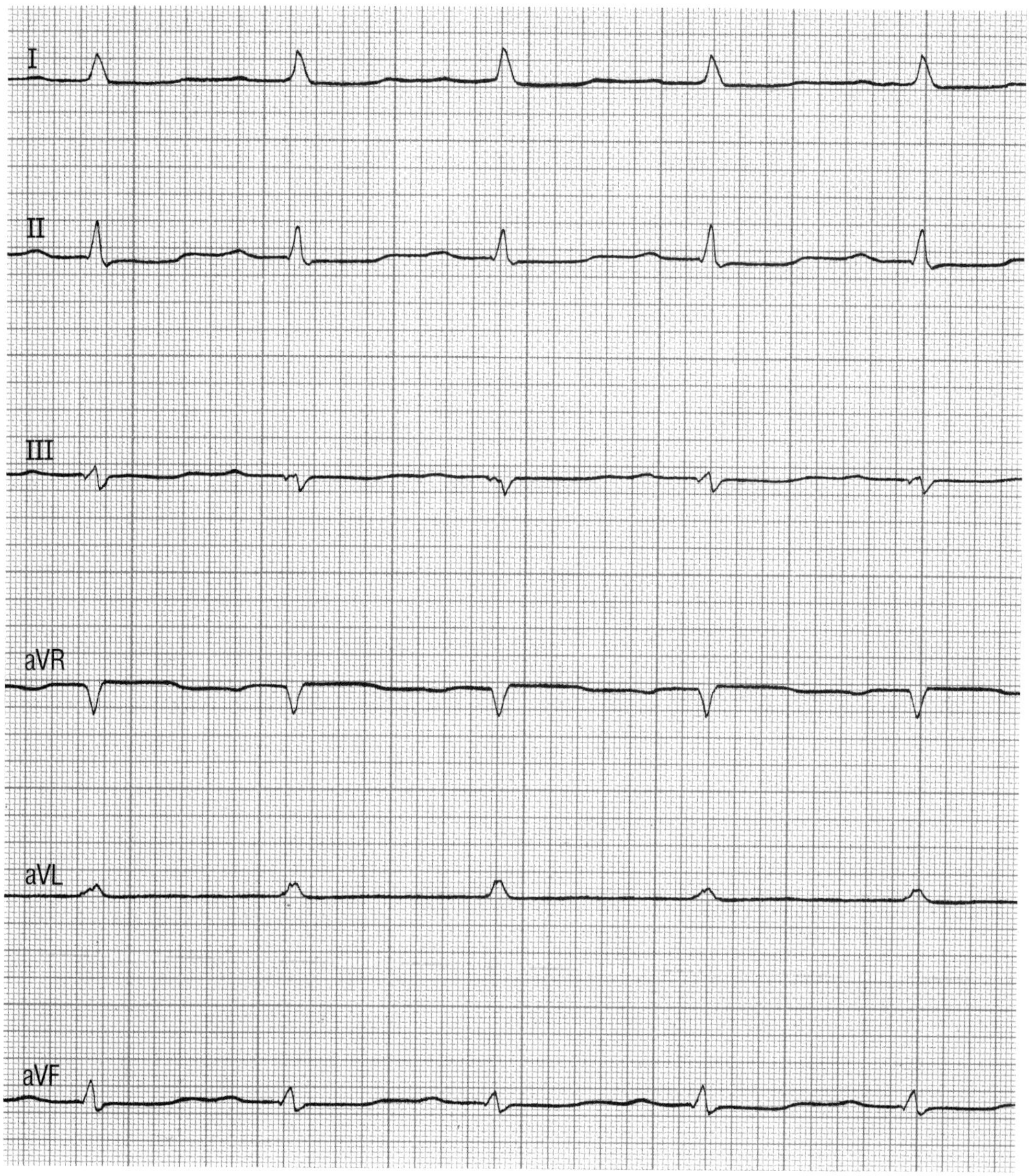

Abb. 106

Klinische Diagnose:

Angina pectoris.

EKG-Befund:

Sinusrhythmus. Ventrikelfrequenz 78/min. Linkstyp. P-Welle normal. Die PQ-Zeit ist mit 0,24 sec leicht verlängert. Der QRS-Komplex ist normal und nicht verbreitert. T in aVL isoelektrisch. Leichte ST-Senkung und leicht negatives T in I, II sowie aVF. T-Zacken in V_1 und V_2 negativ, deszendierende ST-Senkung mit T-Negativität in V_3 bis V_6, vor allem in V_4 und V_5.

Beurteilung:

AV-Block 1. Grades. Ventrikelfrequenz 78/min. Linkstyp. Deutliche deszendierende ST-Senkung mit negativem T in den links-präkordialen Ableitungen als Zeichen einer koronaren Herzkrankheit.

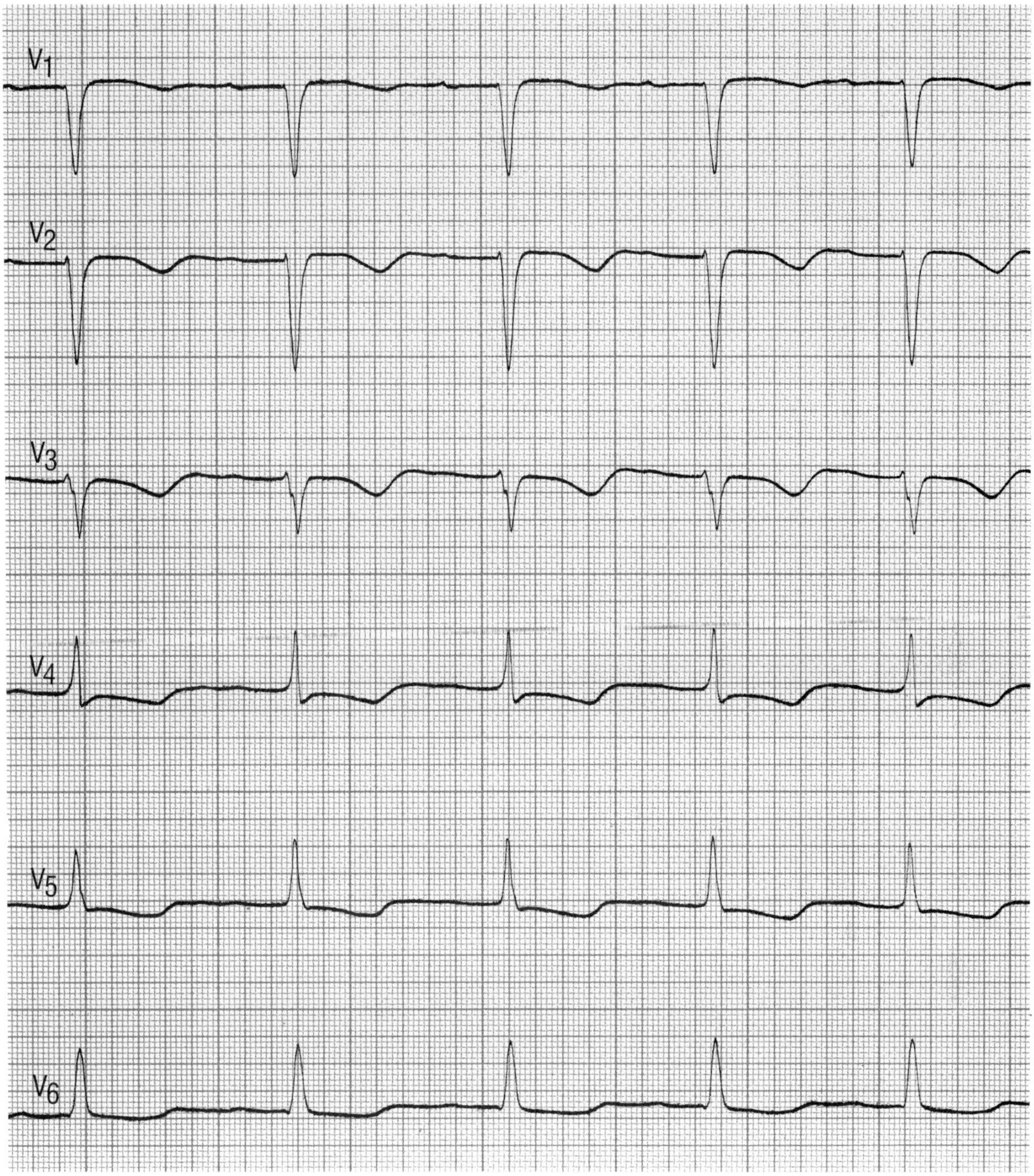
V1
V2
V3
V4
V5
V6

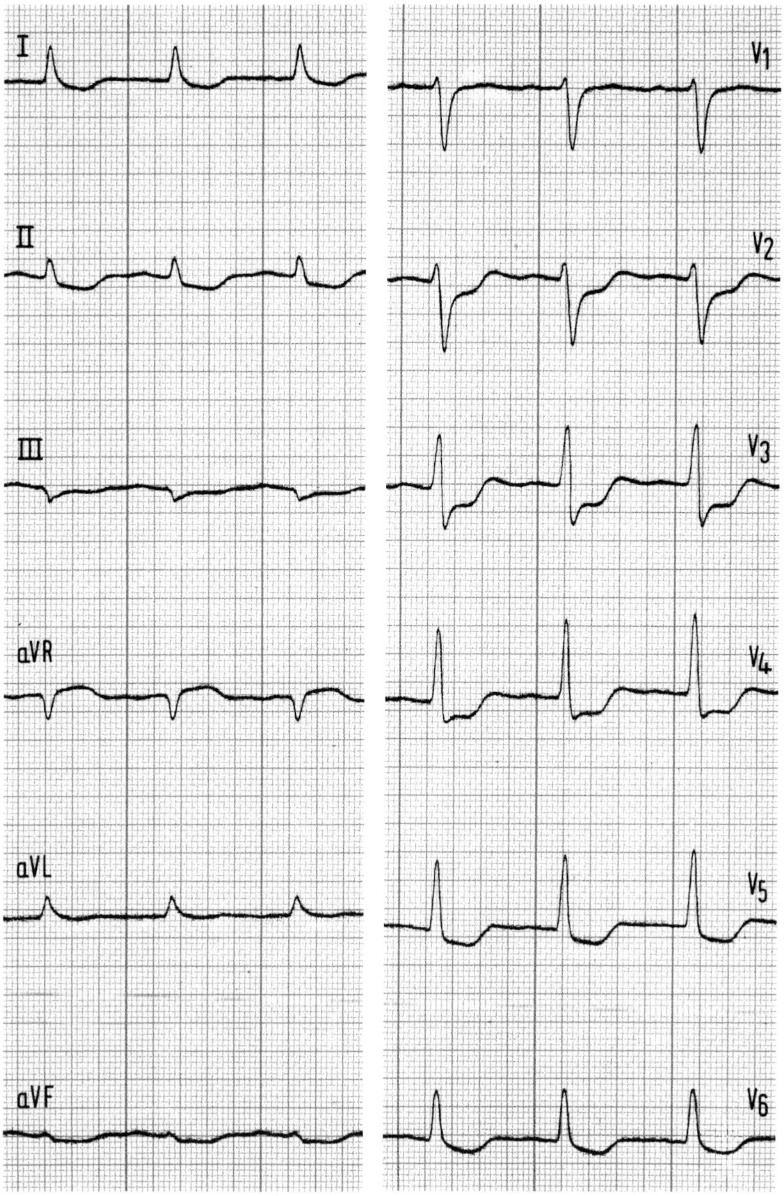

Abb. 107

Klinische Diagnose:
Schwere Angina pectoris.

EKG-Befund:
Sinustachykardie mit einer Ventrikelfrequenz von 130/min. Linkstyp. Deutliche ST-Senkung und negative T-Zacken in I, II, aVF sowie V_5 und V_6. Leichte ST-Senkung und leicht negatives T in III. Leichte ST-Senkung und abgeflachtes T in aVL. Deutliche horizontale ST-Senkung und terminal leicht positive T-Zacken in V_2 bis V_4.

Beurteilung:
Sinustachykardie mit einer Ventrikelfrequenz von 130/min. Linkstyp. Erhebliche Erregungsrückbildungsstörung vorwiegend in den links-präkordialen Ableitungen als Zeichen einer schweren koronaren Herzkrankheit.

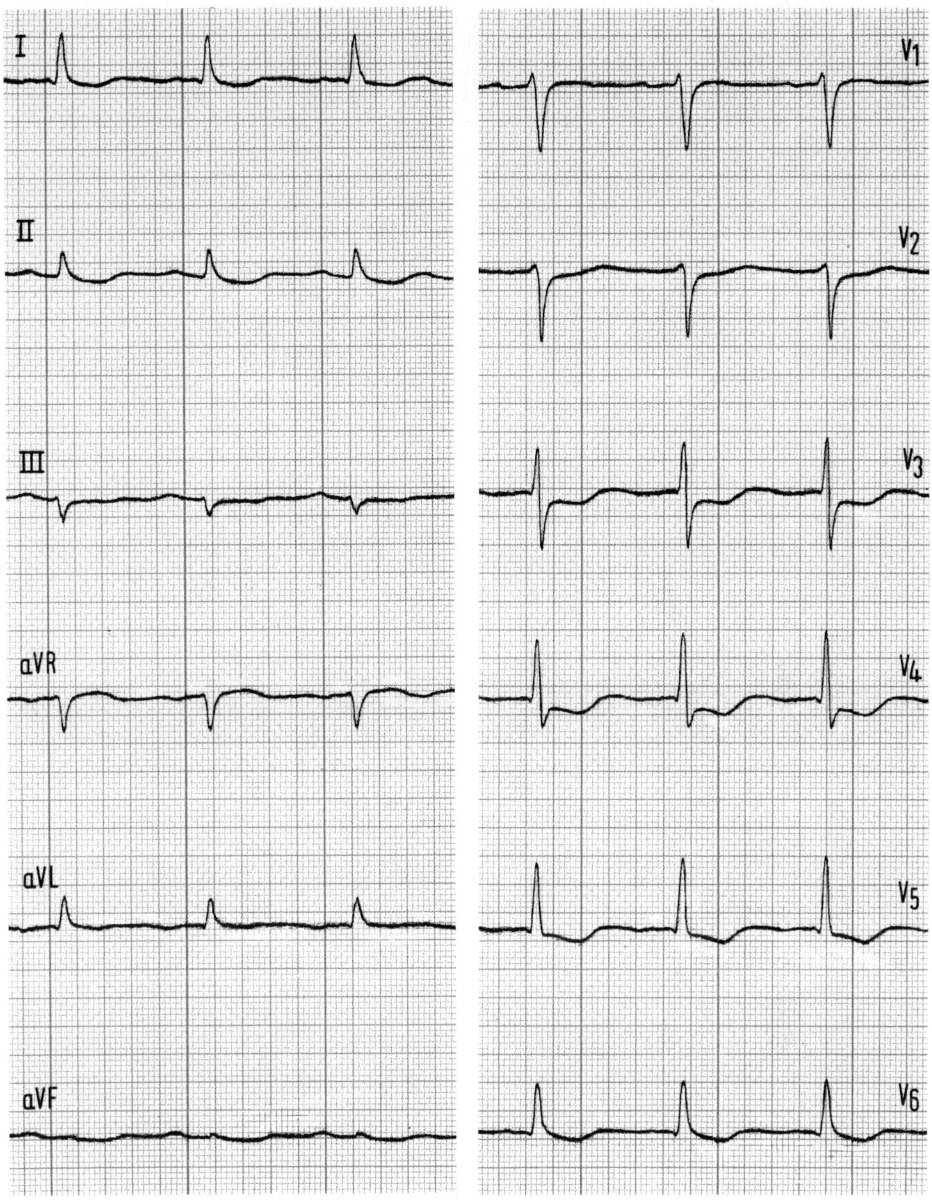

Abb. 108

Klinische Diagnose:
Derselbe Patient wie in Abbildung 107. Klinisch deutliche Besserung.

EKG-Befund:
Sinustachykardie mit einer Ventrikelfrequenz von 113/min. Linkstyp. Noch deutliche ST-Senkung und negative T-Zacken in I, II, aVF sowie V_3 bis V_6. ST-Senkung in V_2 noch leicht nachweisbar. T in aVL abgeflacht.

Beurteilung:
Sinustachykardie mit einer Ventrikelfrequenz von 113/min. Linkstyp. Die früher vorhandene ausgeprägte Erregungsrückbildungsstörung hat sich jetzt deutlich zurückgebildet. Besserung des Befundes.

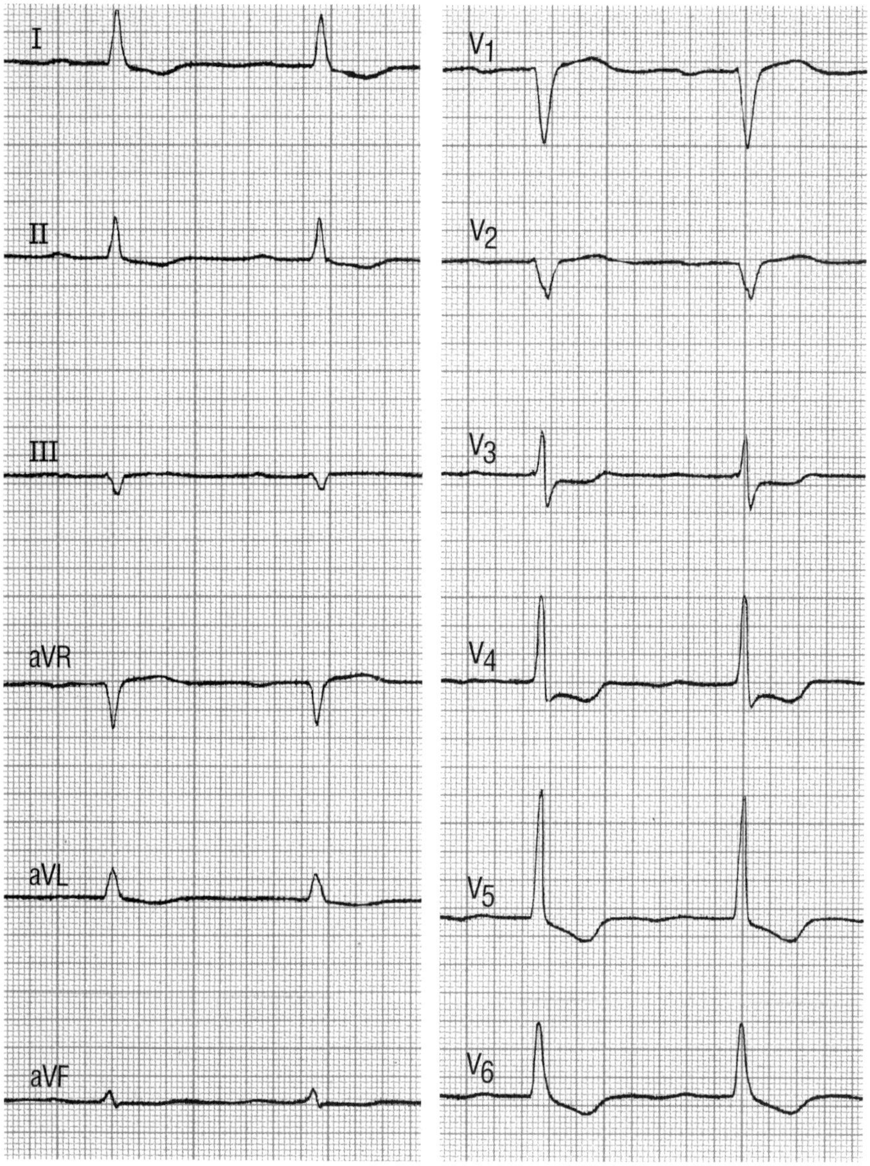

Abb. 109

Klinische Diagnose:
Koronare Herzkrankheit. Arterielle Hypertonie.

EKG-Befund:
Sinusrhythmus. Ventrikelfrequenz 80/min. Linkstyp. P-Zacken normal. Die PQ-Zeit ist mit 0,22 sec gering verlängert. Der QRS-Komplex ist normal und nicht verbreitert. Deutliche ST-Senkung und negative T-Zacken in I, II, aVL sowie V_4 bis V_6, vor allem in V_4 und V_5. Geringe ST-Senkung und biphasisches T in aVF und V_3. R in V_2 kaum nachweisbar, aber in V_5 mit 2,2 mV relativ hoch.

Beurteilung:
AV-Block I. Grades. Ventrikelfrequenz 80/min. Linkstyp. Deutliche Störung der Erregungsrückbildung als Zeichen einer koronaren Herzkrankheit. Verdacht auf linksventrikuläre Hypertrophie und alten Vorderwandinfarkt.

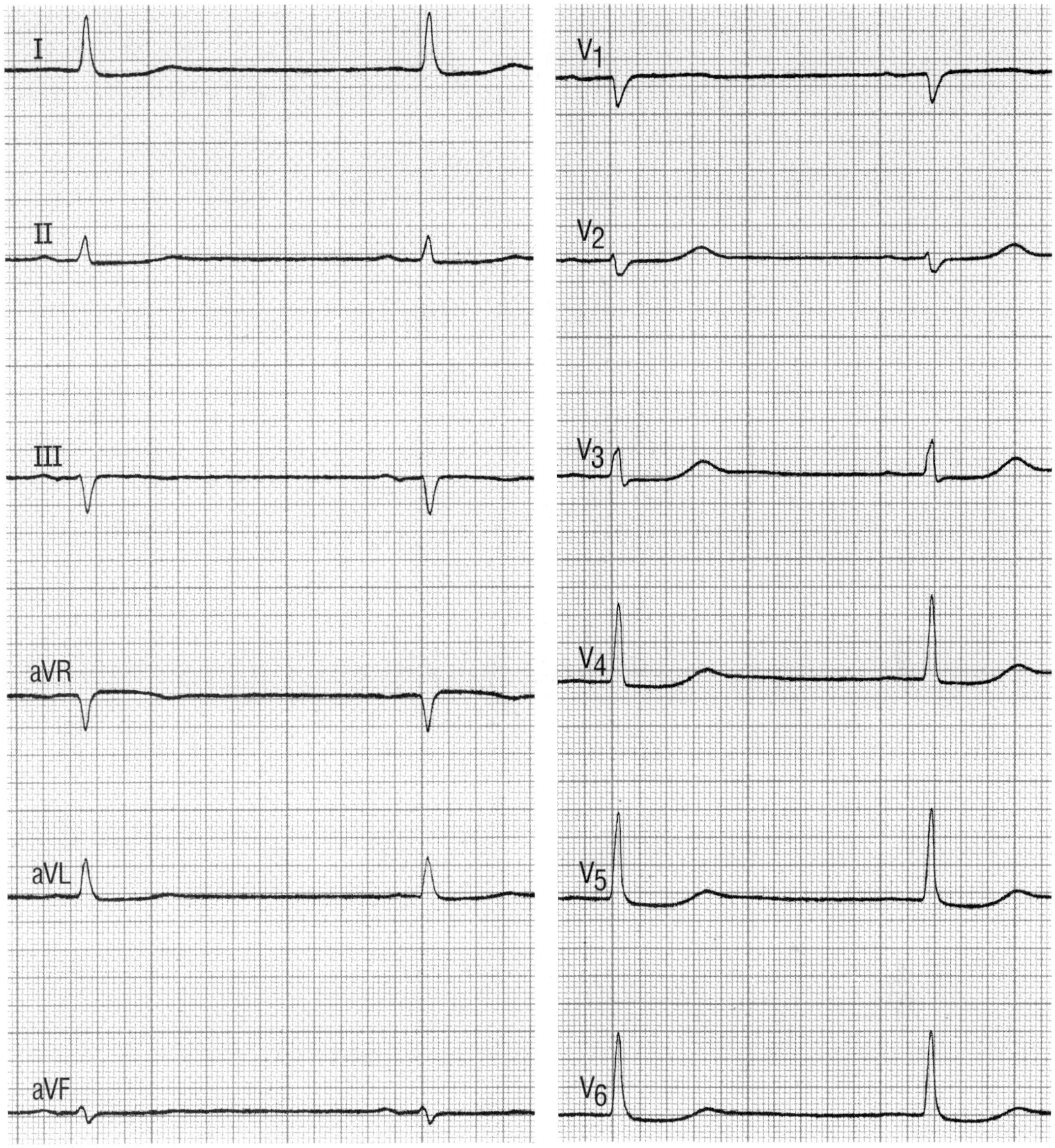

Abb. 110

Klinische Diagnose:
Globale Herzinsuffizienz.

EKG-Befund:
Sinusrhythmus. Ventrikelfrequenz 47/min. Linkstyp. P und PQ-Zeit normal. QRS-Komplex nicht verbreitert und R-Zacke nicht überhöht. Horizontale ST-Senkung und abgeflachte T-Welle in I, II und aVL sowie aVF. Leichte horizontale ST-Senkung in V_3. Leichte, jedoch deutlich muldenförmige ST-Senkung in V_4 bis V_6. Die T-Zacken sind in V_3 bis V_6 terminal positiv.

Beurteilung:
Sinusbradykardie. Ventrikelfrequenz von 47/min. Linkstyp. Leichte muldenförmige ST-Senkung, wahrscheinlich infolge Digitalisierung.

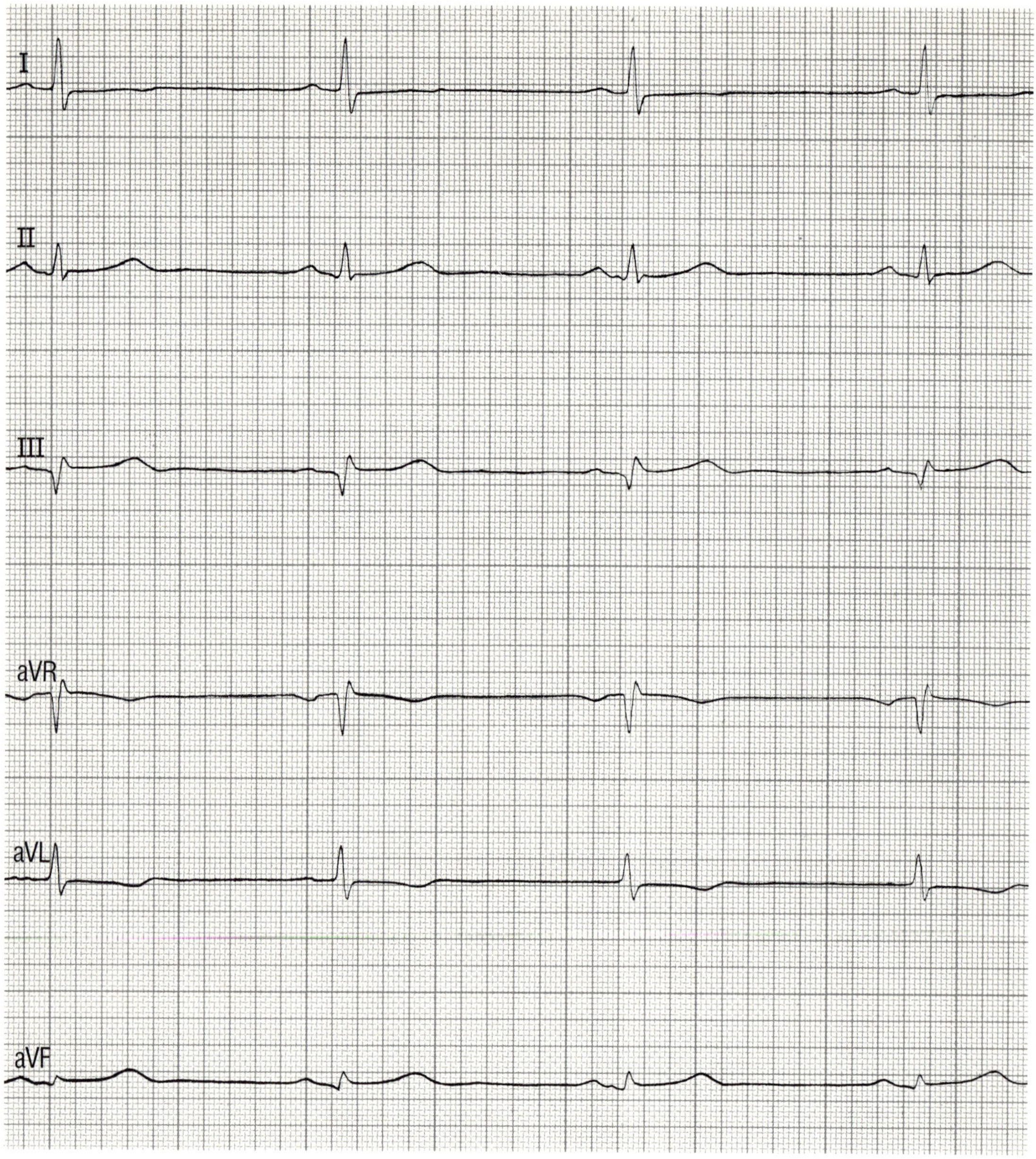

Abb. 111

Klinische Diagnose:

Subjektiv keine Beschwerden.

EKG-Befund:

Sinusrhythmus. Ventrikelfrequenz 54/min. S_I-Q_{III}-Typ. P und PQ-Zeit normal, QRS-Komplex nicht verbreitert. Deutliche S-Zacke in I und tiefe, jedoch nicht breite Q-Zacke in III. Breite und tiefe Q-Zacke, ST-Hebung und terminal negatives T in V_2 und V_3. In V_3 ist ein embryonales bzw. ein versenktes R zu sehen. Kleines Q, leichte ST-Hebung und terminal negative T-Zacken in V_4 bis V_6.

Beurteilung:

Sinusbradykardie. Ventrikelfrequenz 54/min. S_I-Q_{III}-Typ. Das EKG spricht für einen alten Vorderwandinfarkt (anteroseptaler Infarkt, Zwischenstadium). Koronarangiographisch wurden bei dem Patienten eine 90%ige proximale Stenose des Ramus interventricularis anterior und eine diffuse Koronarsklerose nachgewiesen. So kann in diesem Fall eine sogenannte stumme Ischämie angenommen werden.

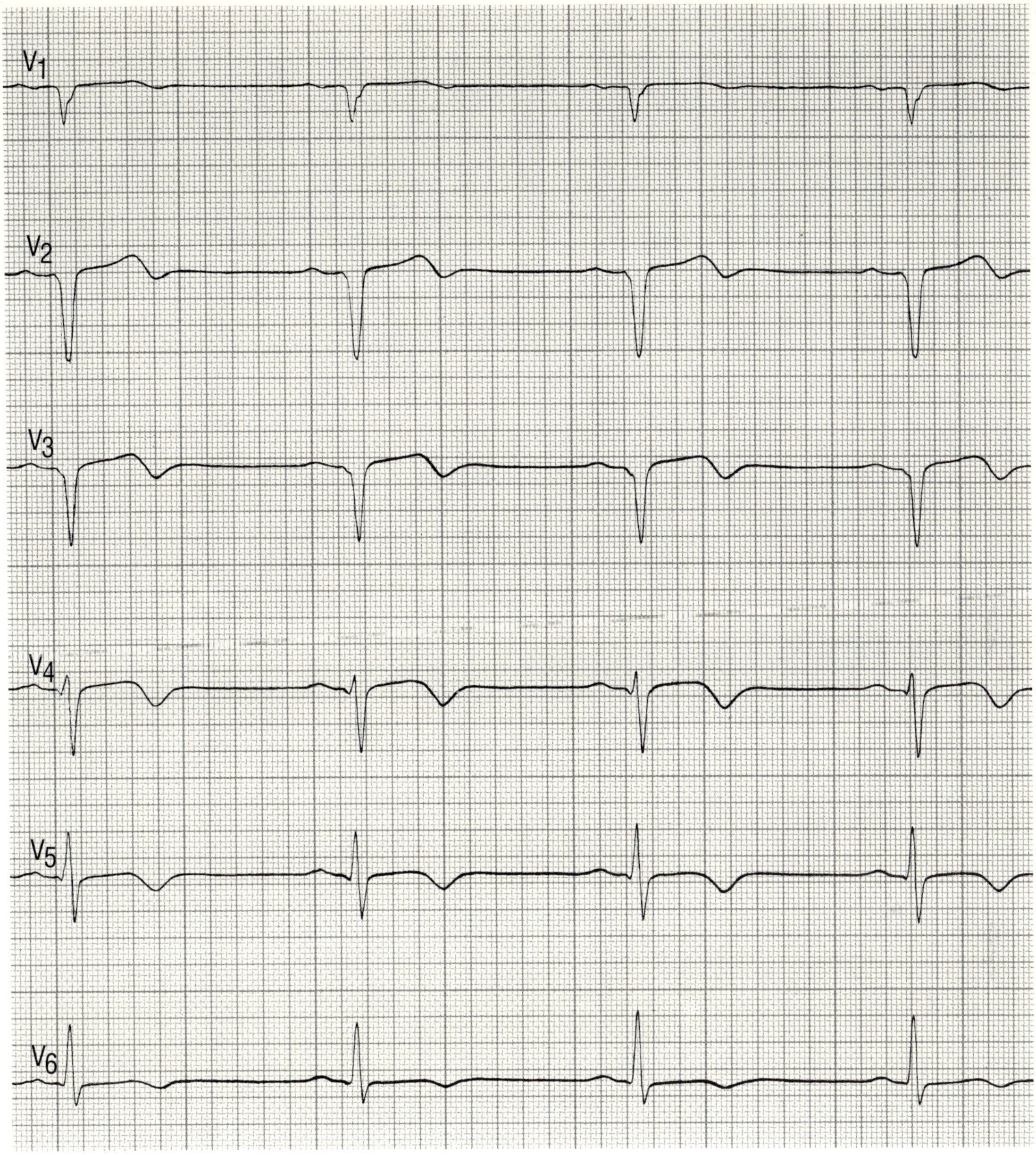
V1
V2
V3
V4
V5
V6

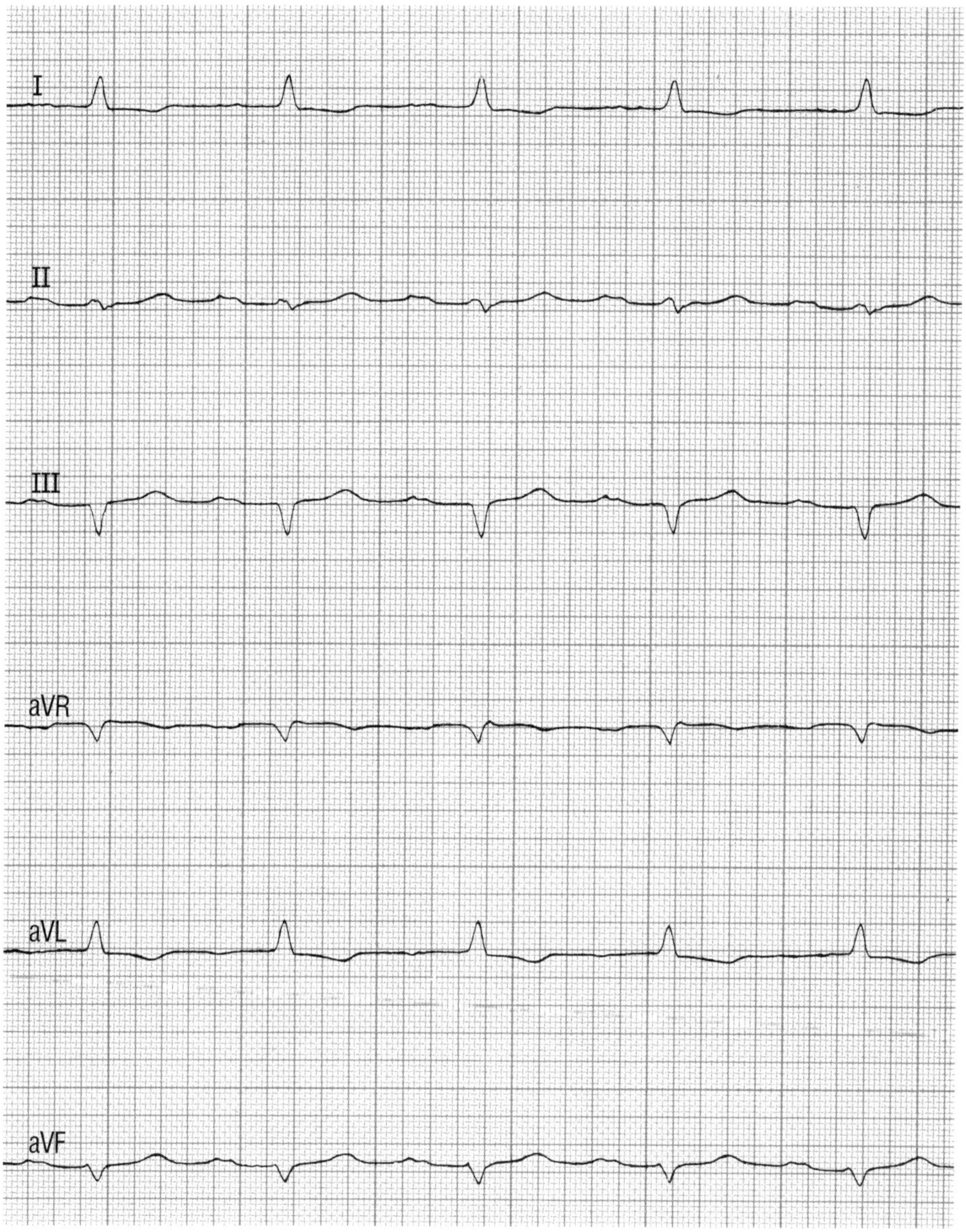

Abb. 112

Klinische Diagnose:

Subjektiv keine Beschwerden.

EKG-Befund:

Sinusrhythmus. Ventrikelfrequenz 85/min. Linkstyp. P in I und II doppelgipflig und gering verbreitert (P-Breite in II beträgt 0,12 sec). Die PQ-Zeit ist mit 0,23 sec verlängert. QRS-Komplex nicht verbreitert. ST-Senkung und negatives T in I und aVL sowie V_5 und V_6. Deutlich verbreiterte und tiefe Q-Zacken in V_1 bis V_4, in diesen Ableitungen ist eine leichte ST-Hebung und positive T-Zacke nachweisbar.

Beurteilung:

AV-Block I. Grades. Ventrikelfrequenz 85/min. Linkstyp. P-sinistro-atriale. Alter Vorderwandinfarkt (anteroseptaler Infarkt, Stadium III). Nachdem der Patient keinerlei Beschwerden hatte, kann hier eine stumme Ischämie angenommen werden.

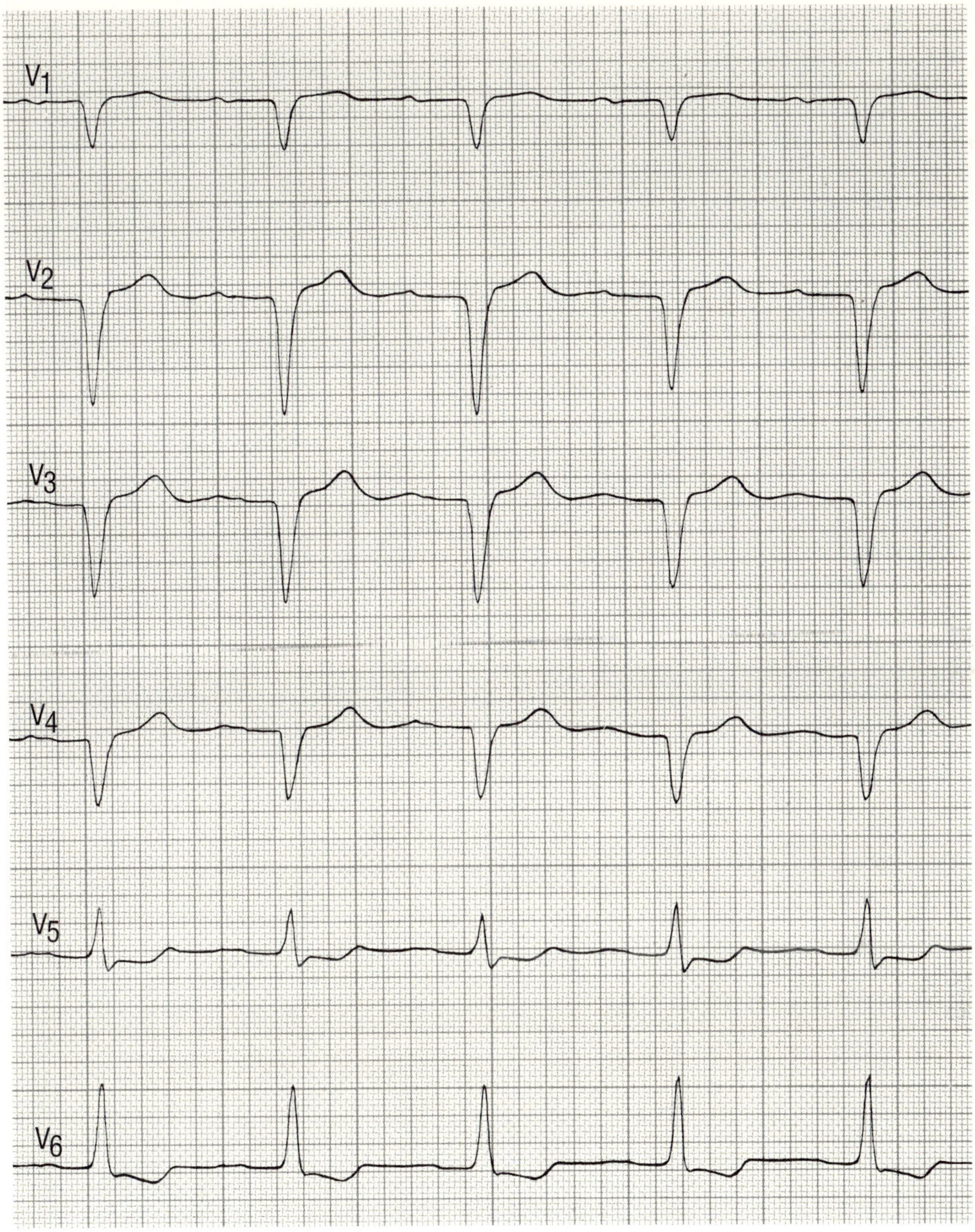
V1
V2
V3
V4
V5
V6

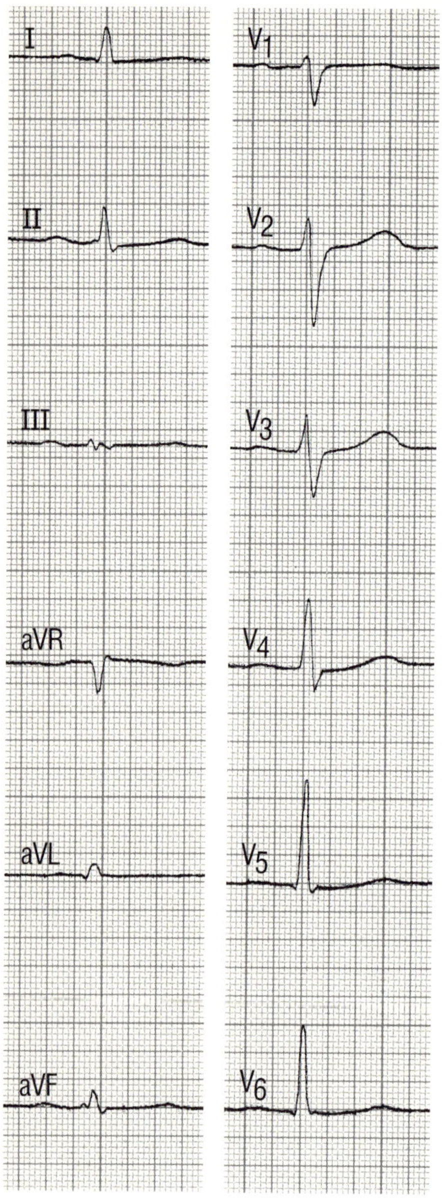

Abb. 113 a
Ruhe-EKG

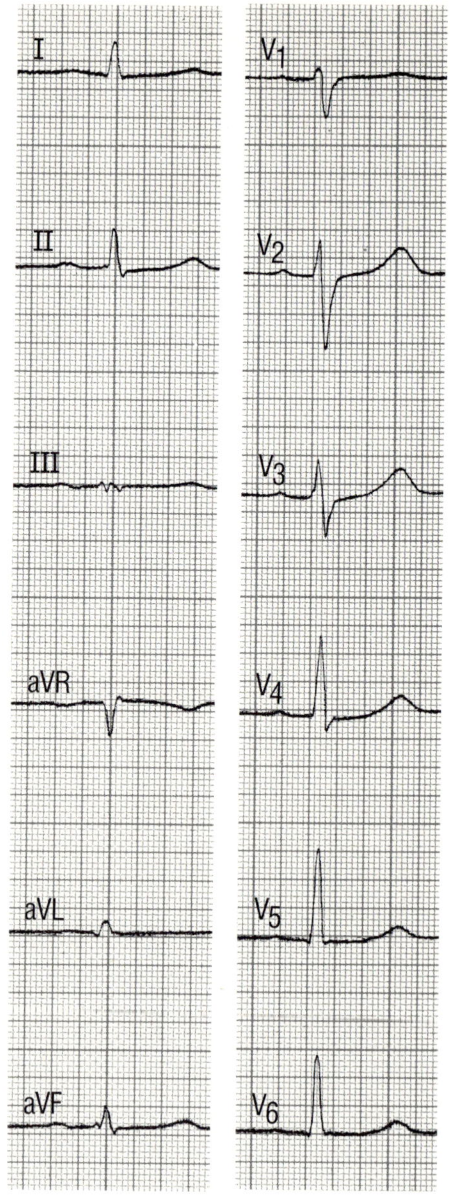

Abb. 113 b
nach Kalium-Gabe

Abb. 113

Klinische Diagnose:
Uncharakteristische Herzschmerzen.

EKG-Befund (Abb. 113 a):
Sinusrhythmus. Linkstyp. P und PQ-Zeit normal. QRS-Komplex nicht verbreitert. Leichte aszendierende ST-Senkung und abgeflachtes T in I, II und aVL sowie in V_5 und V_6.

Beurteilung:
Sinusrhythmus. Geringe Störung der Erregungsrückbildung.

EKG-Befund (Abb. 113 b):
1 Std. nach oraler Kalium-Gabe (56 mval). Die Erregungsrückbildungsstörung ist jetzt nicht mehr nachweisbar. Normaler EKG-Kurvenverlauf. So kann die vorher vorhandene Erregungsrückbildungsstörung als funktionell gedeutet werden.

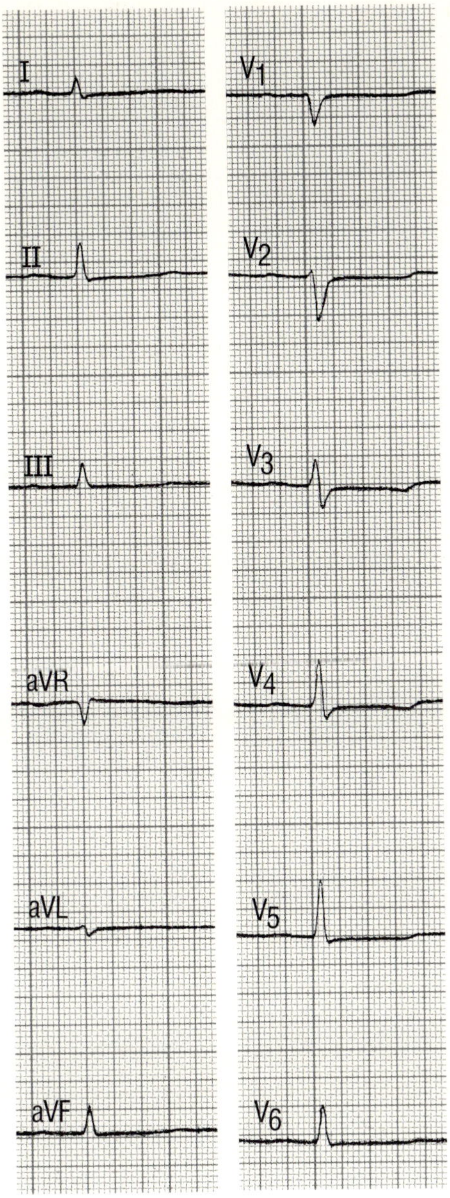

Abb. 114 a
Nüchtern-EKG

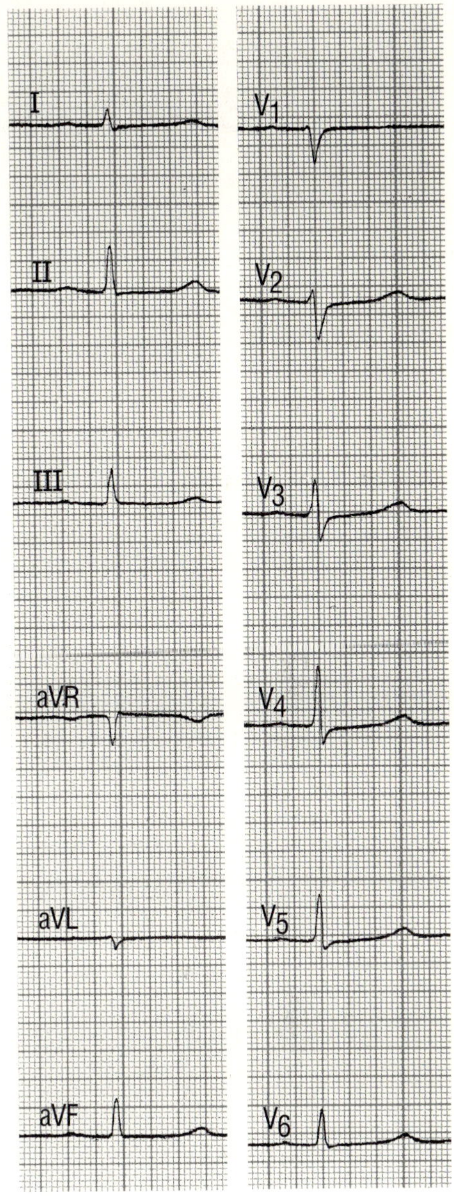

Abb. 114 b
nach Kalium-Gabe

Abb. 114

Klinische Diagnose:
Uncharakteristische Herzschmerzen.

EKG-Befund (Abb. 114 a):
Sinusrhythmus. Leicht aszendierende ST-Senkung und isoelektrisches T in I. Leichte aszendierende ST-Senkung und abgeflachtes T in II, III und aVF. T in aVL isoelektrisch. Leichte deszendierende ST-Senkung und negative T-Zacken in V_1 bis V_6.

Beurteilung:
Sinusrhythmus. Leichte Störung des Erregungsrückgangs. Dieser Befund soll weiter abgeklärt werden.

EKG-Befund (Abb. 114 b):
1 Std. nach oraler Kalium-Gabe (56 mval). Die Störung der Erregungsrückbildung ist jetzt nicht mehr nachweisbar. Der EKG-Kurvenverlauf ist normal. So ist die früher vorhandene Erregungsrückbildungsstörung als funktionell zu deuten.

Anmerkung: Koronarangiographisch kein krankhafter Befund.

I Belastungs-EKG

Wichtige Hinweise bei der Beurteilung des Belastungs-EKGs

Belastungs-EKG

1. EKG-Merkmale:

- aszendierende ST-Senkung: nicht pathologisch
- horizontale oder deszendierende ST-Senkung mit negativem T: pathologisch;
  d. h. horizontale oder deszendierende ST-Senkung 80 msec nach J-Punkt
  > 0,2 mV (2 mm) in den linkspräkordialen Ableitungen ($V_4 - V_6$)
  > 0,1 mV (1 mm) in den Extremitäten-Ableitungen (I und II)
- ST-Hebung und positives T (monophasische Deformierung): pathologisch
- spät-negative U-Welle: pathologisch
- Auftreten von Rhythmusstörungen und eines Schenkelblocks: pathologisch
- T-Negativität allein: nicht sicher pathologisch

2. Methode:

- dosierte Belastung mit Fahrrad-Ergometer (Standardmethode)
- submaximale Belastung: Herzfrequenz = 200/min – Lebensalter
- grobe Orientierung bei Belastung: bei Männern 125 ~ 150 Watt
  bei Frauen 100 ~ 125 Watt
- EKG-Ableitungen: gewöhnlich I, II und III sowie V_2, V_4 und V_6

3. Sonstiges:

- RR > 200 mmHg bei 100 Watt: Belastungshypertonie

Abb. 115

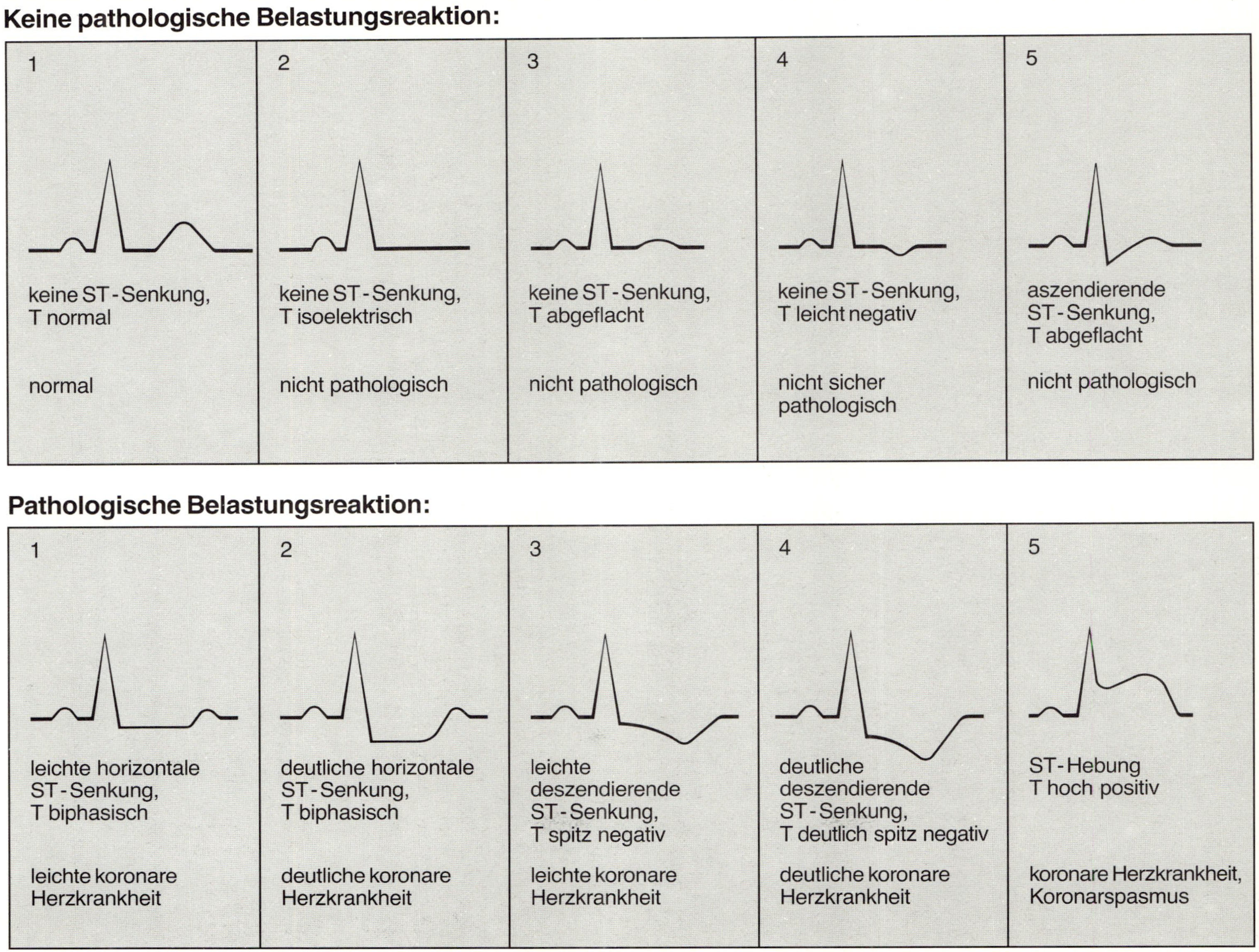
Keine pathologische Belastungsreaktion:
1
keine ST-Senkung, T normal
normal
2
keine ST-Senkung, T isoelektrisch
nicht pathologisch
3
keine ST-Senkung, T abgeflacht
nicht pathologisch
4
keine ST-Senkung, T leicht negativ
nicht sicher pathologisch
5
aszendierende ST-Senkung, T abgeflacht
nicht pathologisch
Pathologische Belastungsreaktion:
1
leichte horizontale ST-Senkung, T biphasisch
leichte koronare Herzkrankheit
2
deutliche horizontale ST-Senkung, T biphasisch
deutliche koronare Herzkrankheit
3
leichte deszendierende ST-Senkung, T spitz negativ
leichte koronare Herzkrankheit
4
deutliche deszendierende ST-Senkung, T deutlich spitz negativ
deutliche koronare Herzkrankheit
5
ST-Hebung T hoch positiv
koronare Herzkrankheit, Koronarspasmus

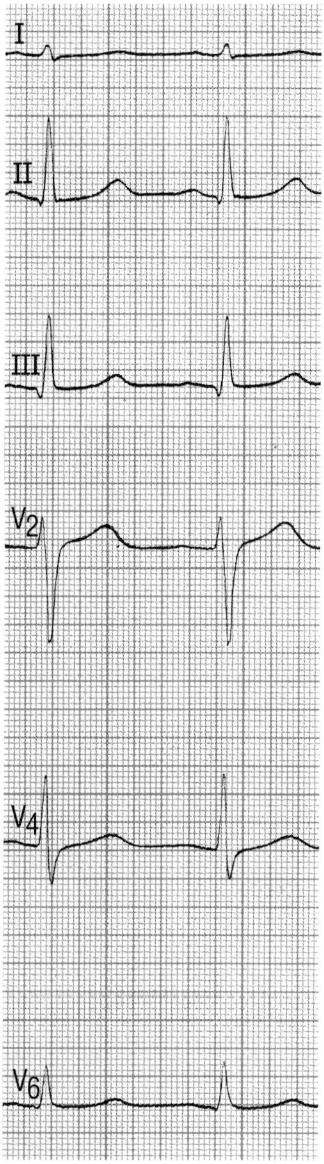

Abb. 116 a
EKG vor Belastung

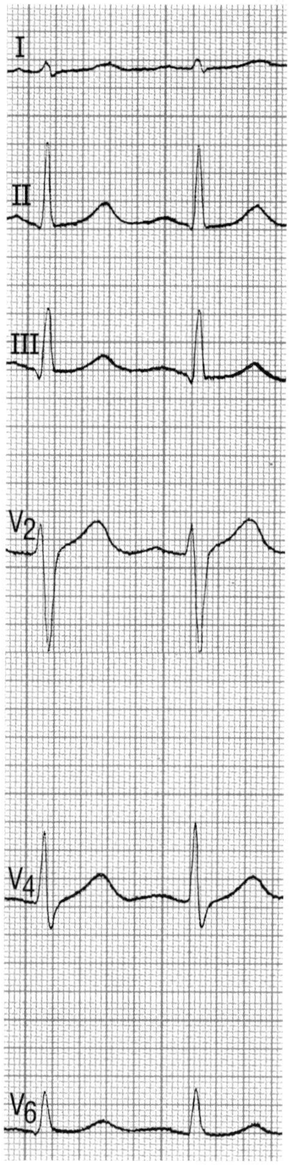

Abb. 116 b
Belastung mit 50 W

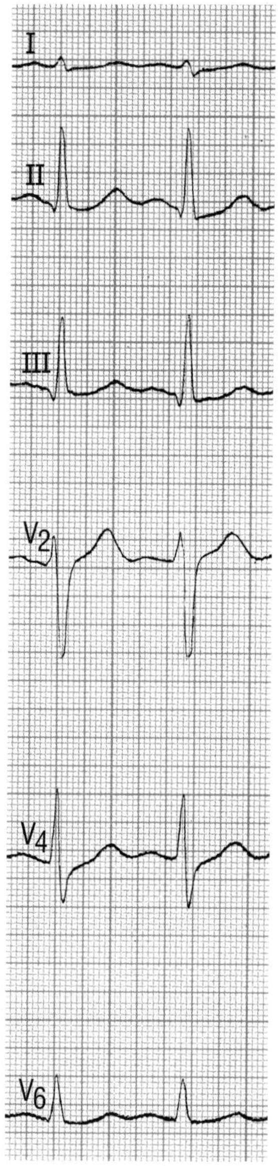

Abb. 116 c
Belastung mit 150 W

Abb. 116

Klinische Diagnose:
Uncharakteristische Herzschmerzen.

EKG-Befund:
Fahrrad-Ergometer-Belastung.

Abb. 116 a) EKG vor Belastung:
Sinusrhythmus, Ventrikelfrequenz 91/min. Normale EKG-Stromkurve.

Abb. 116 b) Fahrrad-Ergometer-Belastung mit 50 Watt:
Ventrikelfrequenz 110/min. Keine pathologische Veränderung.

Abb. 116 c) Fahrrad-Ergometer-Belastung mit 150 Watt:
Geringe aszendierende ST-Senkung in I, II, III, V_4 und V_6. T in V_6 abgeflacht.

Beurteilung:
Keine pathologische Belastungsreaktion. Nach der Fahrrad-Ergometer-Belastung kein Anhalt für eine koronare Herzkrankheit.

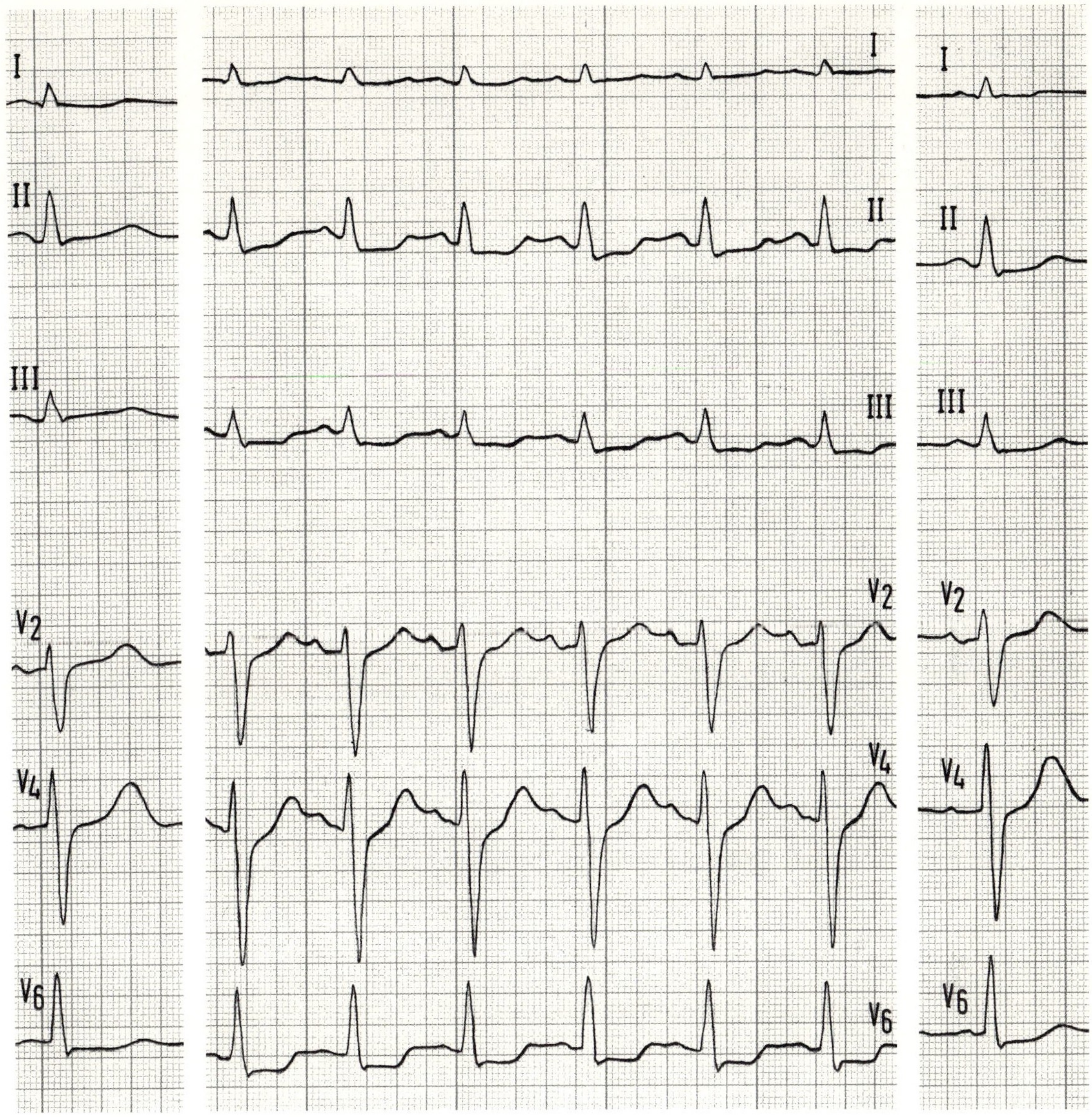

Abb. 117 a
Ruhe-EKG

Abb. 117 b
Belastung mit 100 W (2 min)

Abb. 117 c
nach Belastung
(3 min)

Abb. 117

Klinische Diagnose:
Angina pectoris.

EKG-Befund:

Abb. 117 a) EKG vor Fahrrad-Ergometer-Belastung:
Sinusrhythmus. Geringe horizontale ST-Senkung und biphasisches T in I und V_6.

Abb. 117 b) Fahrrad-Ergometer-Belastung mit 100 Watt (nach 2 min):
Frequenz 153/min. Deutliche horizontale ST-Senkung in II, III und V_6. Die horizontale ST-Senkung in V_6 beträgt 0,25 mV.

Abb. 117 c) Nach Fahrrad-Ergometer-Belastung (3 min):
Die ST-Senkung beträgt in V_6 noch 0,15 mV.

Beurteilung:
Deutliche horizontale ST-Senkung in II, III und V_6 bei Fahrrad-Ergometer-Belastung mit 100 Watt als Zeichen einer koronaren Herzkrankheit.

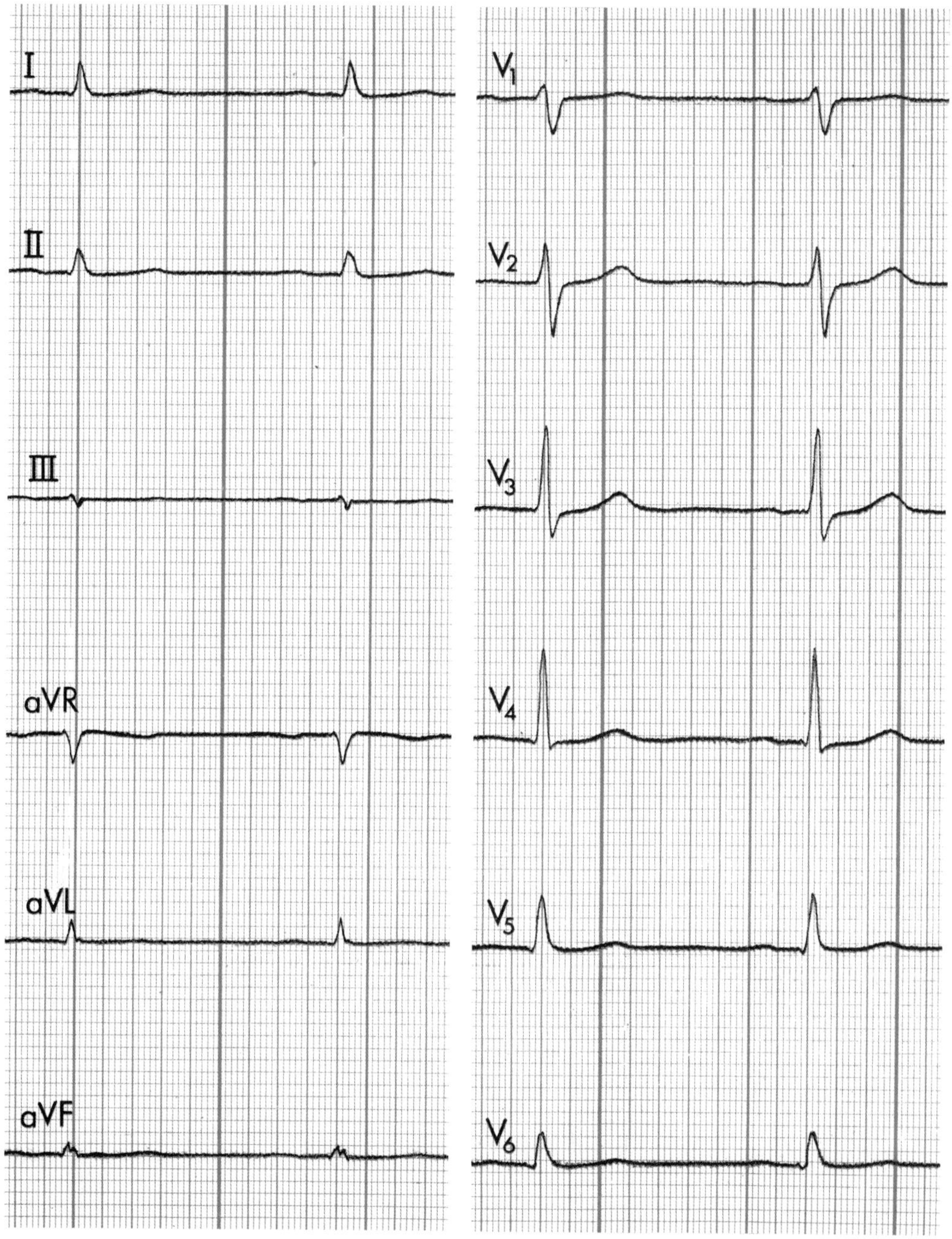

Abb. 118 a
Ruhe EKG

Abb. 118 a
Klinische Diagnose:
Verdacht auf koronare Herzkrankheit.

EKG-Befund:
Abb. 118 a) Ruhe-EKG:
Sinusrhythmus. Ventrikelfrequenz 65/min. Linkstyp, P und PQ-Zeit normal. Keine patholgoische ST-Senkung. Allenfalls ist die T-Zacke in I, II, aVL, aVF sowie V_5 und V_6 abgeflacht.

Beurteilung:
Geringe Erregungsrückbildungsstörung, kein sicherer Anhalt für eine koronare Herzkrankheit im Ruhe-EKG.

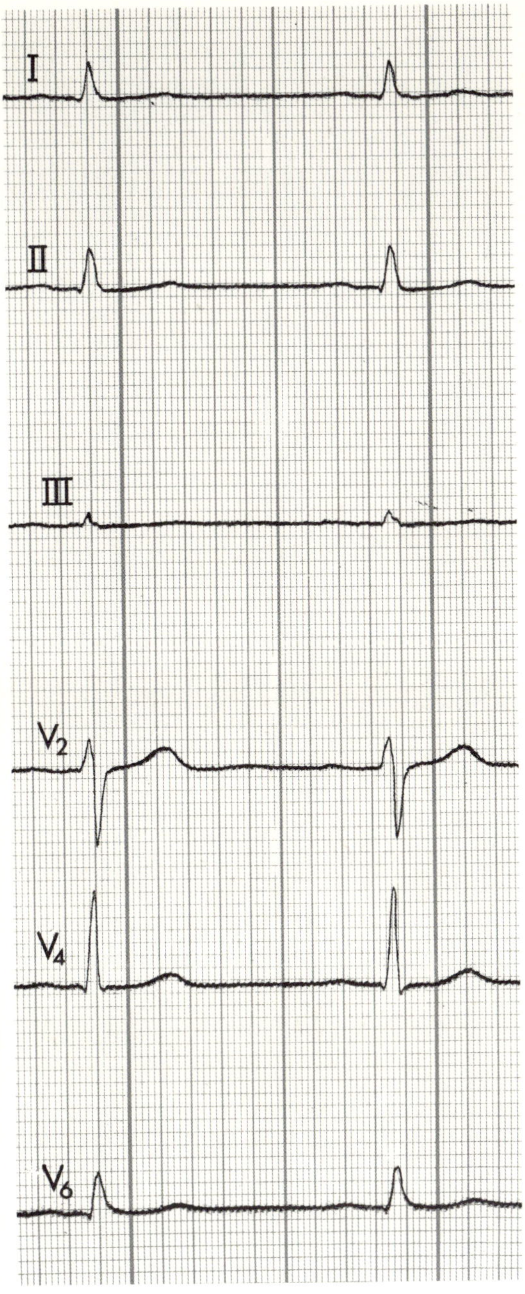

Abb. 118 b
vor Belastung

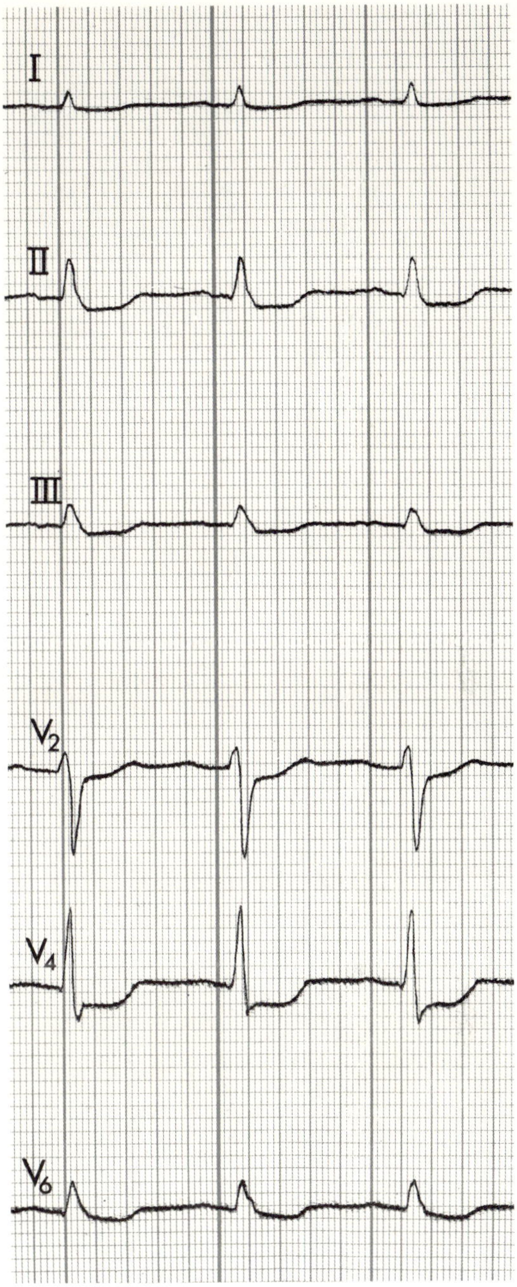

Abb. 118 c
Belastung 75 W

Abb. 118 b und c
Klinische Diagnose:
Derselbe Patient wie in Abbildung 118 a.

EKG-Befund:
Abb. 118 b) Vor Fahrrad-Ergometer-Belastung:
Keine pathologische ST-Senkung, T-Zacke in I, II, III und V_6 gering abgeflacht.
Abb. 118 c) Fahrrad-Ergometer-Belastung mit 75 Watt:
Ventrikelfrequenz 107/min. Deutliche horizontale ST-Senkung und negative T-Zacken in II, III, V_4 und V_6. Die ST-Senkung in V_4 beträgt 0,3 mV.

Beurteilung:
Deutliche horizontale ST-Senkung als Zeichen einer schweren koronaren Herzkrankheit.

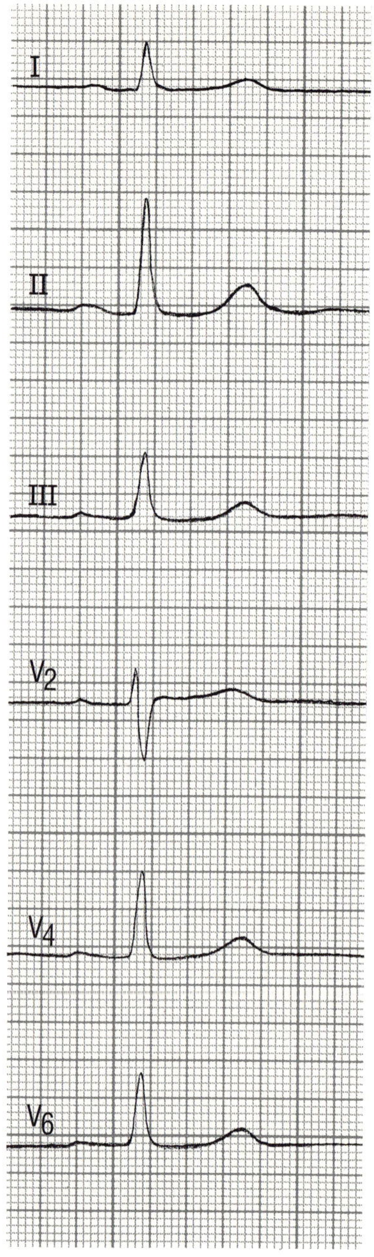

Abb. 119 a
Ruhe EKG

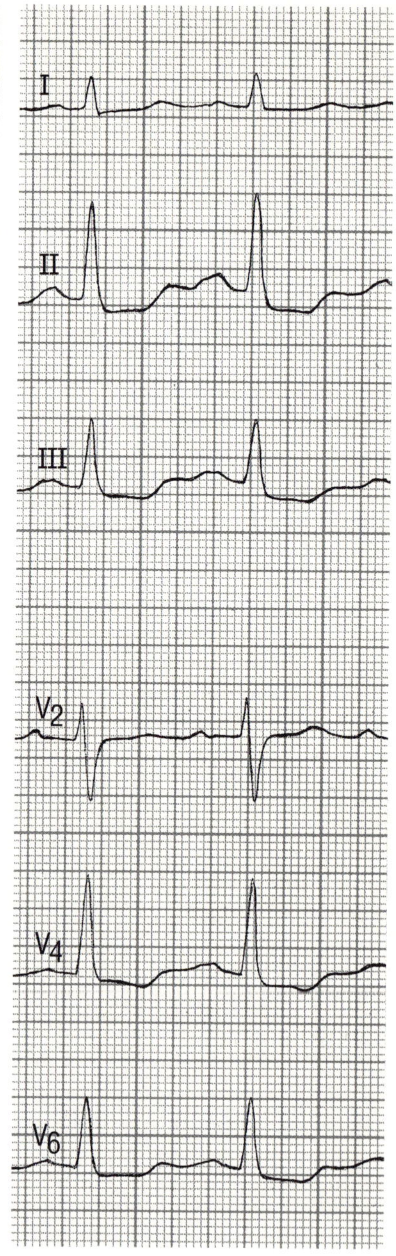

Abb. 119 b
Belastung mit 75 W, nach 2 min

Abb. 119
Klinische Diagnose:
Koronare Herzkrankheit.

EKG-Befund:
Abb. 119 a) Ruhe-EKG:
Sinusrhythmus. Keine ST-Senkung, keine T-Negativität.

Abb. 119 b) Fahrrad-Ergometer-Belastung mit 75 Watt (nach 2 min):
Deutliche horizontale ST-Senkung mit T-Negativität in II und V_6. Deszendierende ST-Senkung mit deutlich negativen T-Zacken in III und V_4. Die ST-Senkung in II beträgt 0,25 mV.

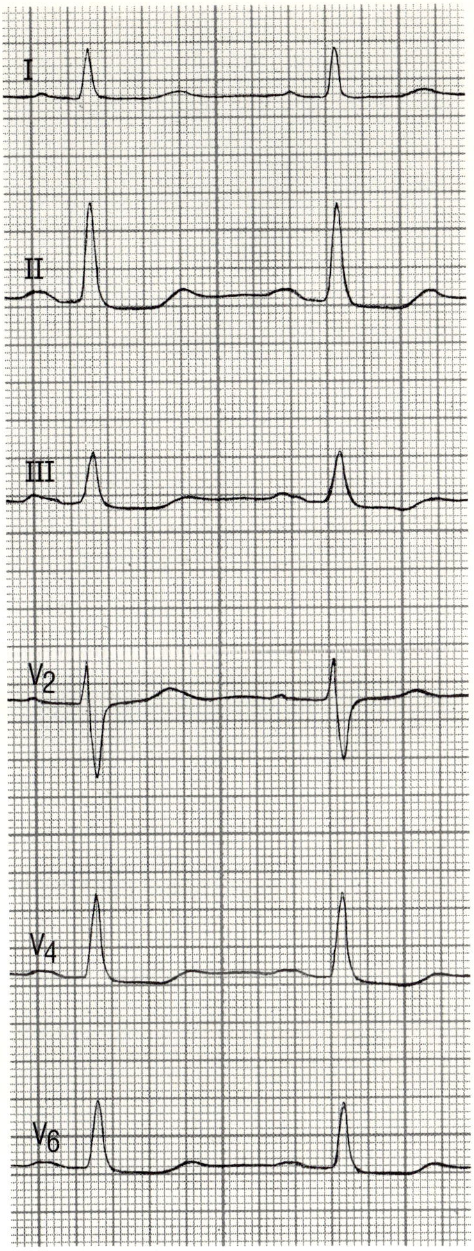

Abb. 119 c
nach Belastung (sofort)

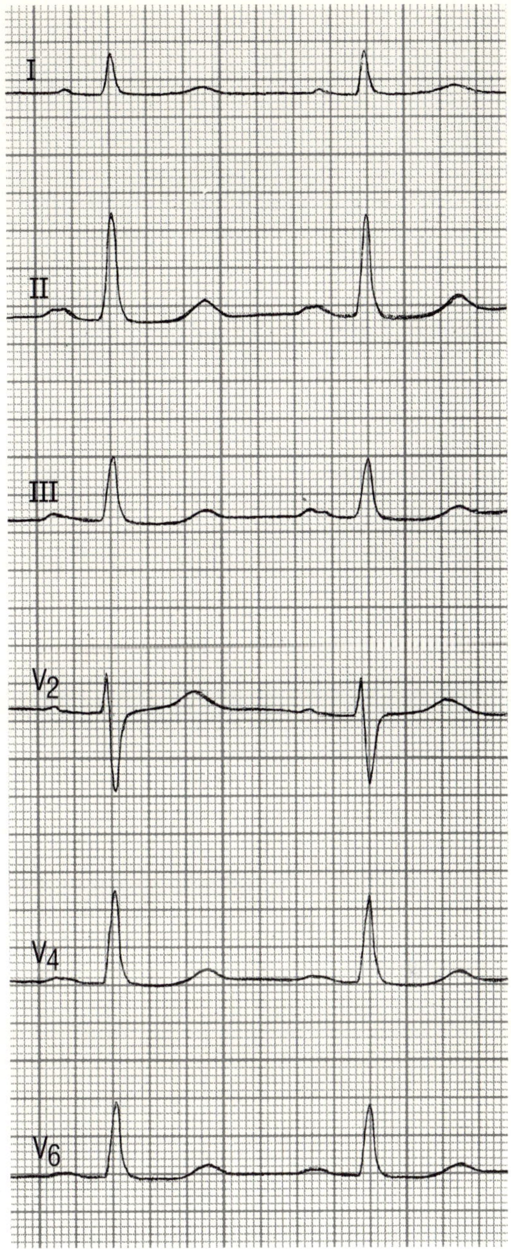

Abb. 119 d
nach Belastung (3 min)

Abb. 119 c) EKG nach Belastung (sofort):
Noch leichte ST-Senkung in II, III, V_4 und V_6. Die T-Zacke ist dabei in Ableitung V_4 leicht präterminal negativ.

Abb. 119 d) Nach Fahrrad-Ergometer-Belastung (3 min):
Nur angedeutete ST-Senkung in II, III, V_4 und V_6. T-Zacken sind normal.

Beurteilung:
Bei Fahrrad-Ergometer-Belastung mit 75 Watt deutliche Erregungsrückbildungsstörung als Zeichen einer koronaren Herzkrankheit.

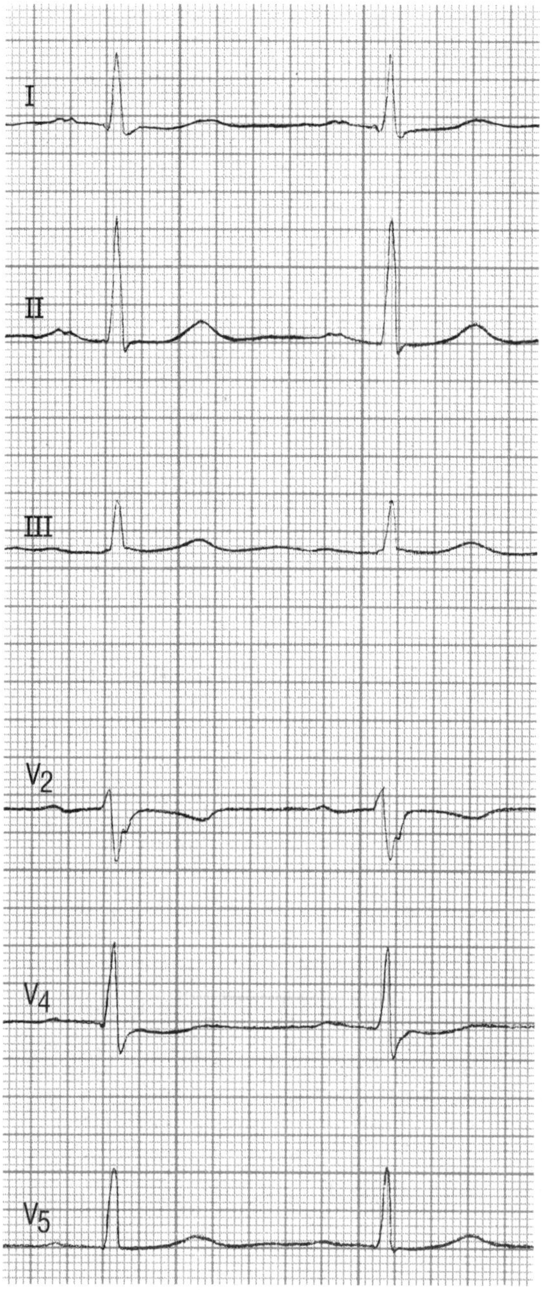

Abb. 120 a
Ruhe EKG

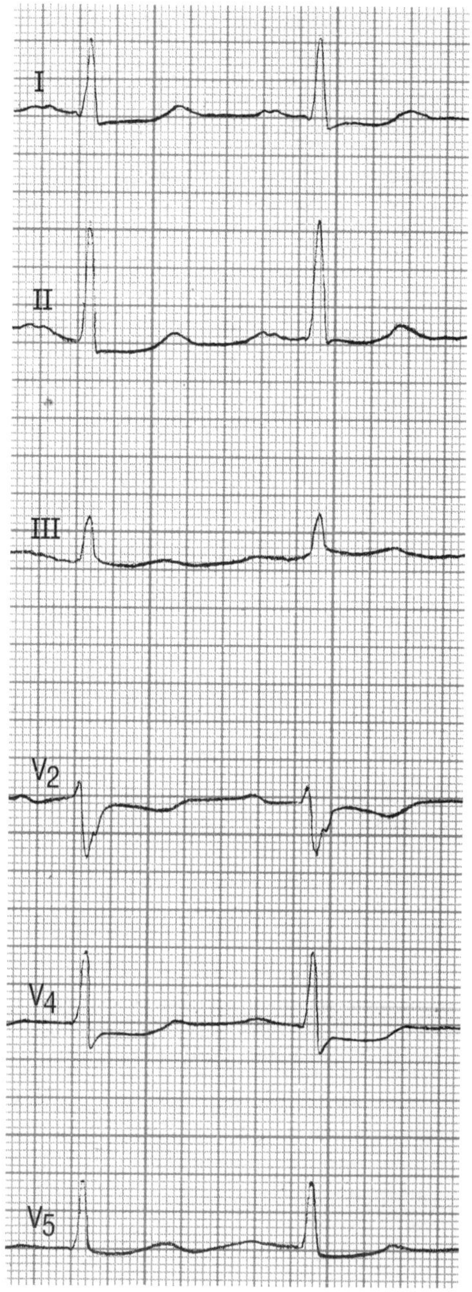

Abb. 120 b
nach Belastung mit 50 W (1 min)

Abb. 120

Klinische Diagnose:
Koronare Herzkrankheit.

Abb. 120 a) EKG vor Belastung:
Sinusrhythmus. Geringe ST-Senkung mit fast isoelektrischem T in V_4.

Abb. 120 b) EKG nach Fahrrad-Ergometer-Belastung mit 50 Watt (1 min):
Leichtere horizontale ST-Senkung in I, II, V_2, V_4 und V_5 als vor der Belastung.

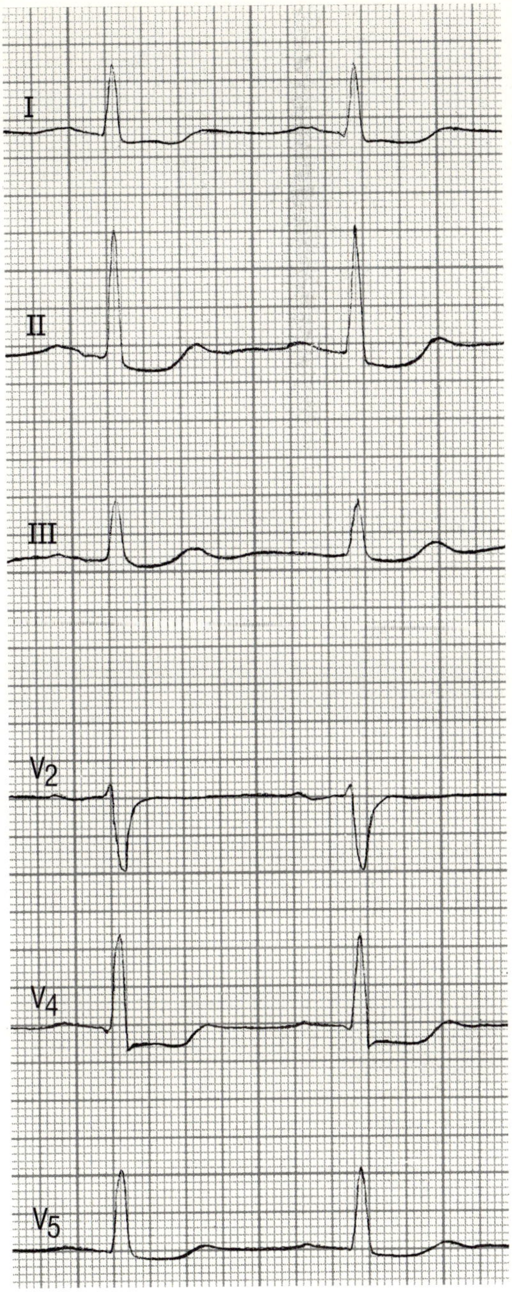

Abb. 120 c
Belastung mit 50 W (nach 3 min)

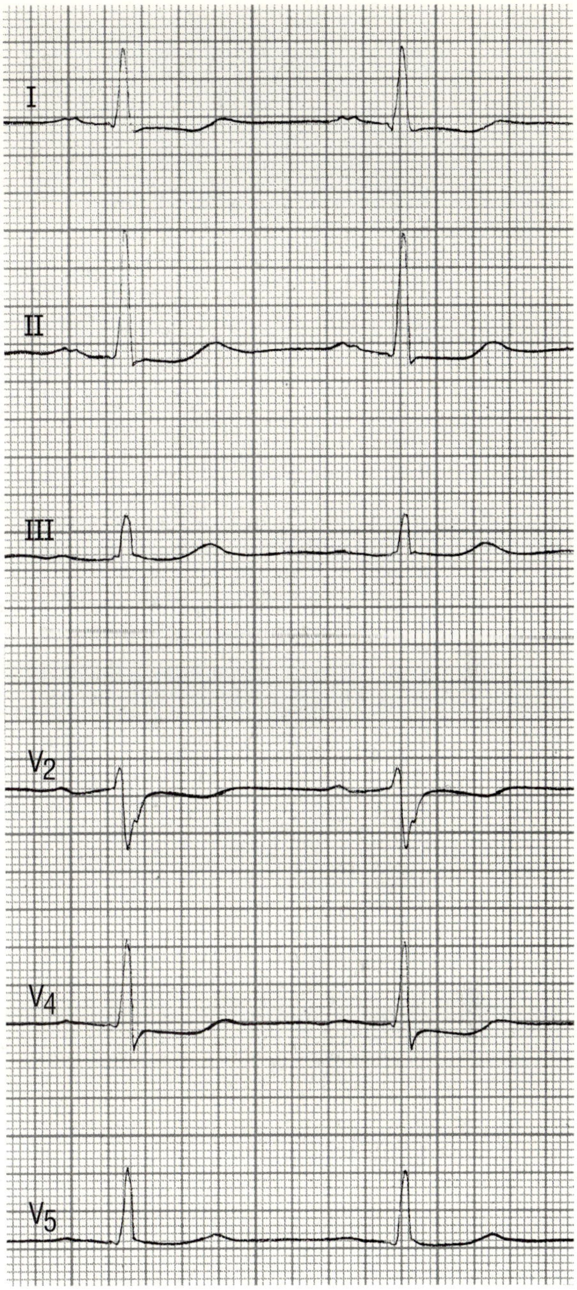

Abb. 120 d
nach Belastung (2 min)

Abb. 120 c) Fahrrad-Ergometer-Belastung mit 50 Watt (nach 3 min):
Deutliche horizontale bis leicht deszendierende ST-Senkung in I, II, V_4 und V_6. Die ST-Senkung in V_4 beträgt 0,25 mV.

Abb. 120 d) Das EKG nach Belastung (2 min):
Rückgang der ST-Senkung, jedoch ist die ST-Senkung in I, II, und V_4 noch nachweisbar.

Beurteilung:
Deutliche horizontal bis leicht deszendierende ST-Senkung in den links-präkordialen Ableitungen als Zeichen einer koronaren Herzkrankheit.

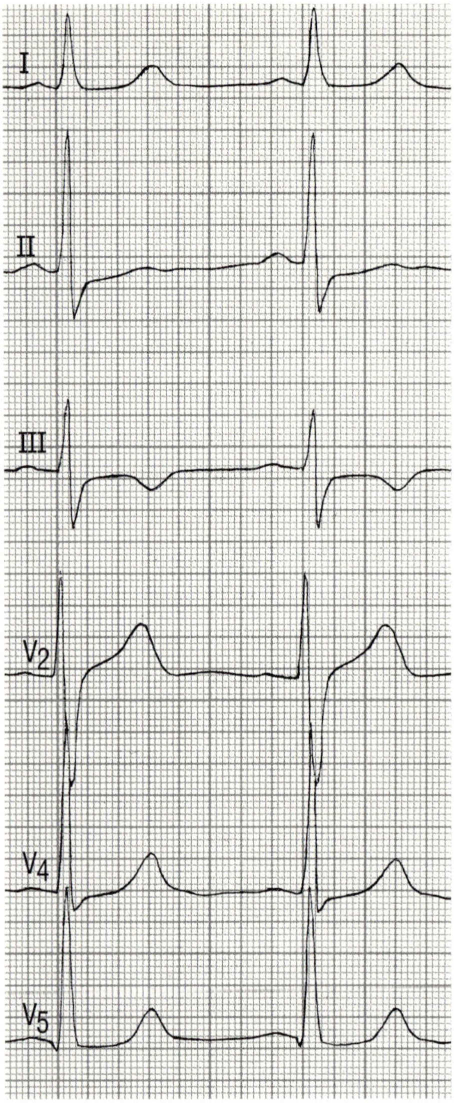

Abb. 121 a
Ruhe EKG

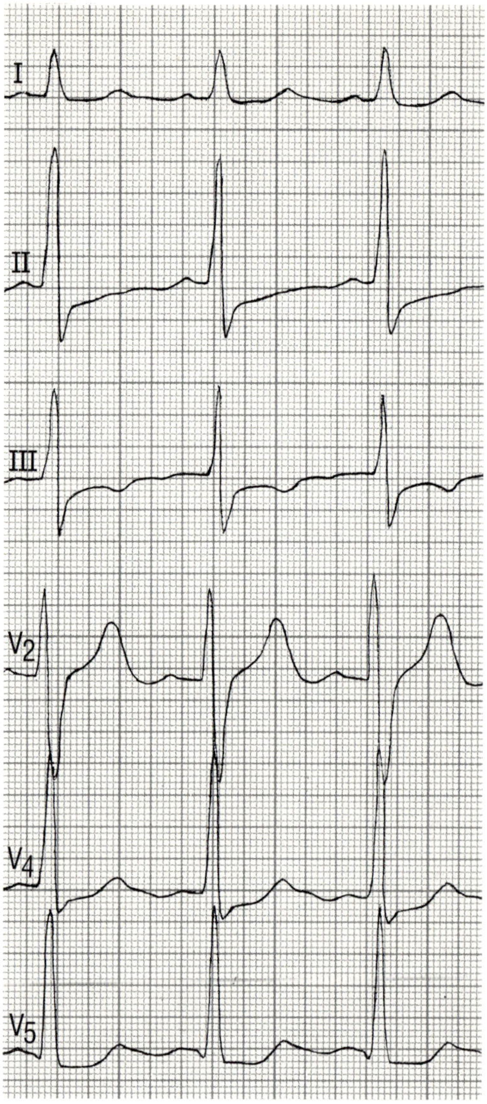

Abb. 121 b
Belastung 75 W (nach 1 min)

Abb. 121

Klinische Diagnose:
Angina pectoris.

EKG-Befund:

Abb. 121 a) EKG vor Belastung:
Sinusrhythmus. Ventrikelfrequenz 74/min. Aszendierende ST-Senkung und deutlich abgeflachtes T in II. Deszendierende ST-Senkung und negative T-Zacke in III.

Abb. 121 b) Fahrrad-Ergometer-Belastung mit 75 Watt (nach 1 min):
Deutliche aszendierende bis horizontale ST-Senkung und terminal positives T in V_4 und V_5.

Abb. 121 c) Fahrrad-Ergometer-Belastung mit 75 Watt (nach 6 min):
Ventrikelfrequenz 115/min. Deutliche horizontale bis deszendierende ST-Senkung und negative T-Zacken in II, III, V_4 und V_5. Die ST-Senkung in V_5 beträgt 0,3 mV. Zusätzlich finden sich ventrikuläre Extrasystolen.

Beurteilung:
Deutliche Erregungsrückbildungsstörung (horizontale ST-Senkung) und ventrikuläre Extrasystolie als Zeichen einer koronaren Herzkrankheit.

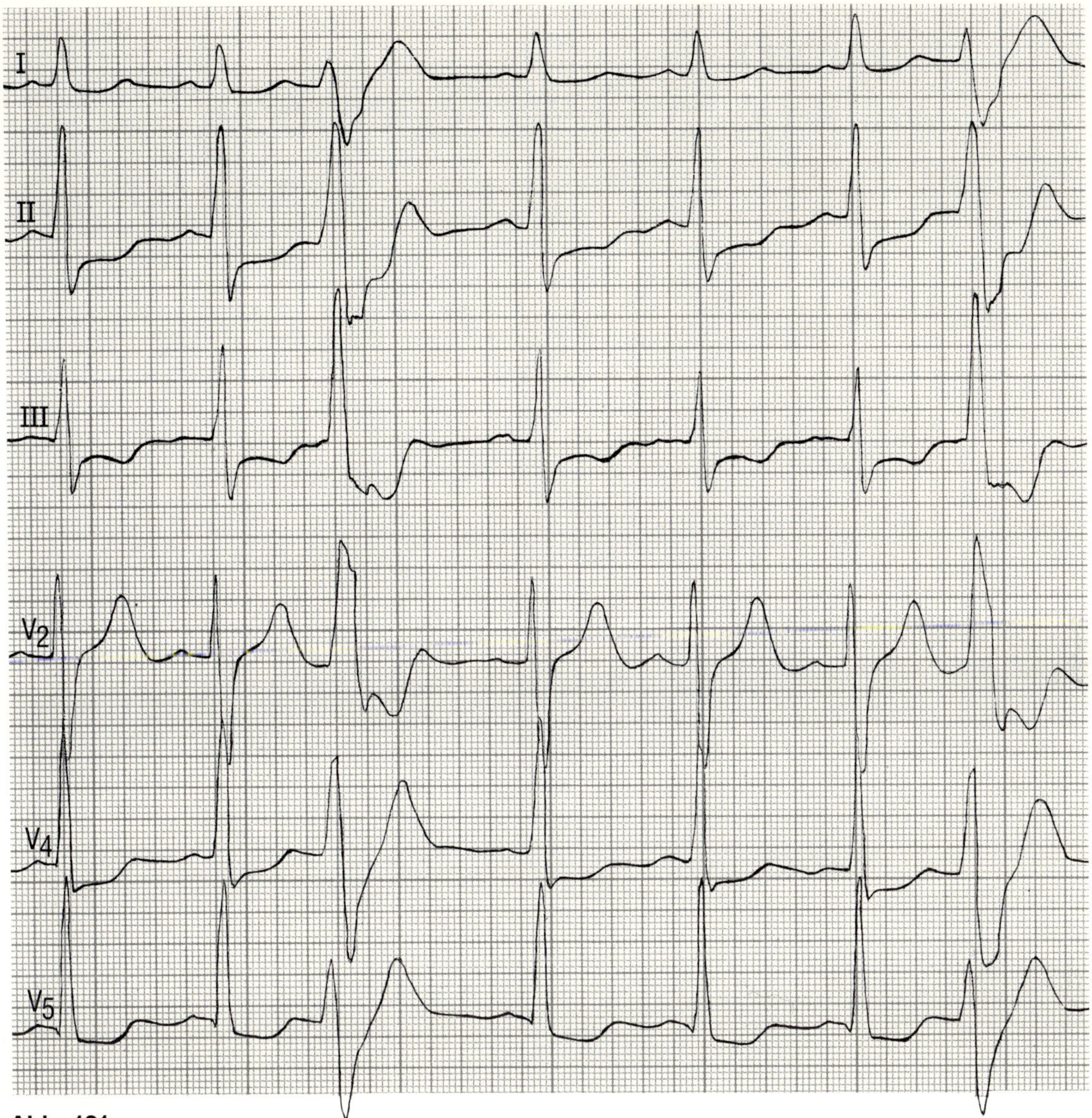

Abb. 121 c
Belastung 75 W (nach 6 min)

J Klinisch wichtige EKG-Veränderungen

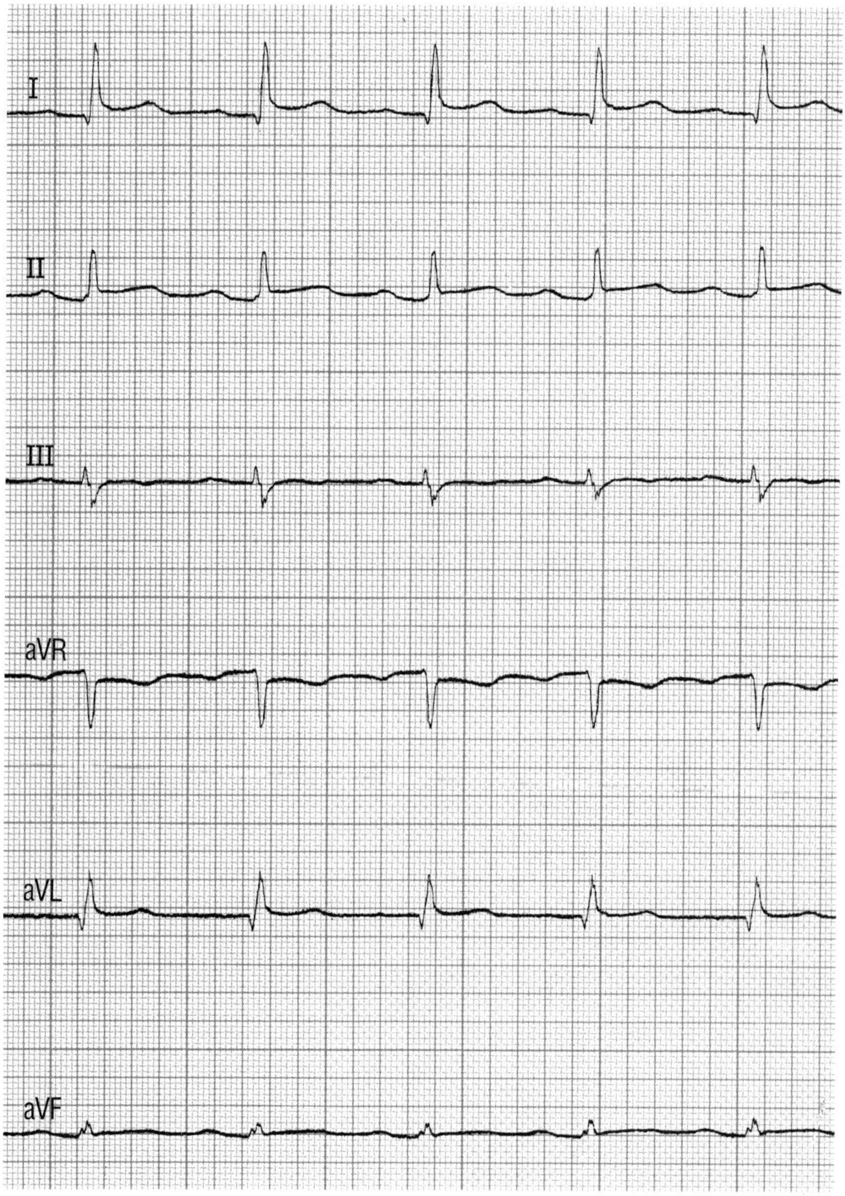

Abb. 122

Klinische Diagnose:
Akute Perikarditis.

EKG-Befund:
Sinusrhythmus. Ventrikelfrequenz von 95/min. Linkstyp. P-Welle normal. Die PQ-Zeit ist mit 0,20 sec relativ lang. QRS-Komplex nicht verbreitert. Leichte ST-Hebung und positive T-Zacken in I, II, aVL und aVF sowie V_2 bis V_6. Die ST-Hebung ist in V_2 bis V_3 deutlich ausgeprägt, die ST-Strecke geht dabei vom aufsteigenden Schenkel der S-Zacke ab.

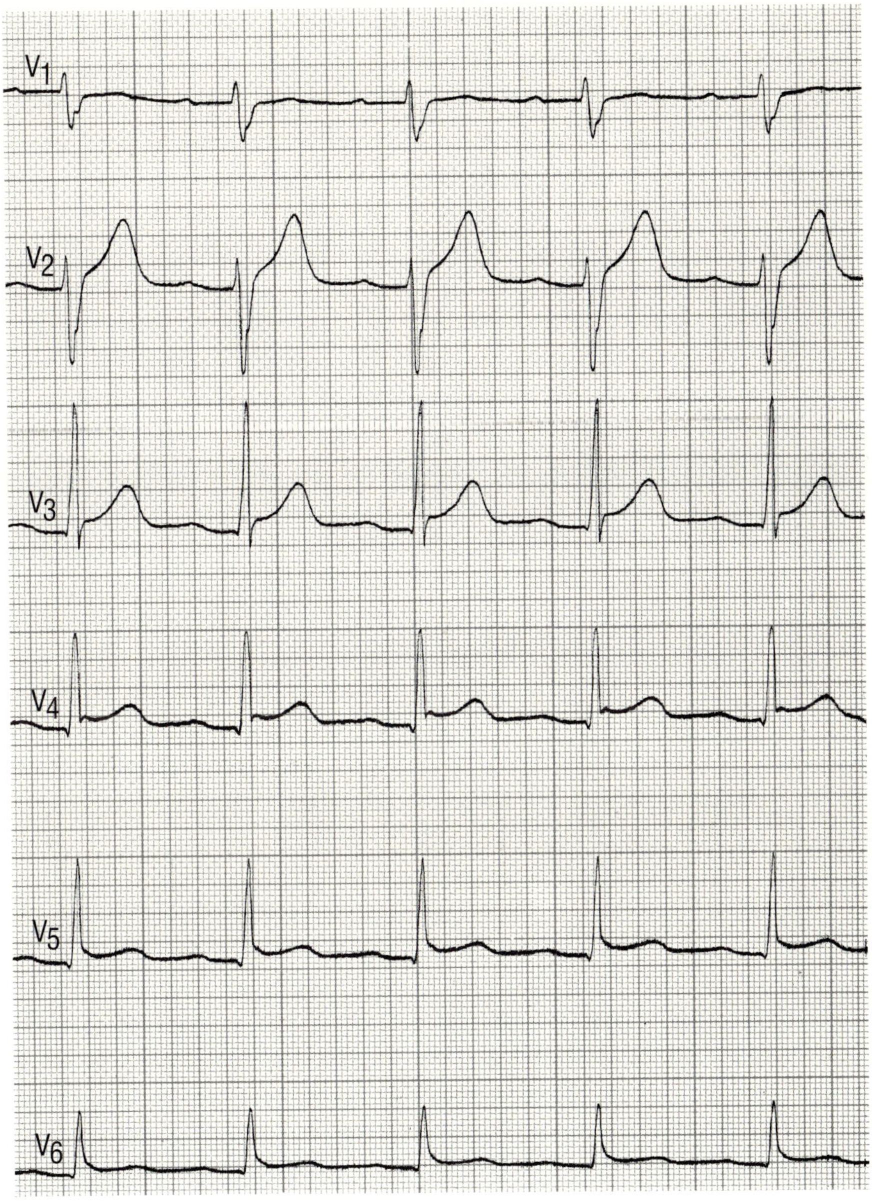

Beurteilung:
Sinusrhythmus. Ventrikelfrequenz 95/min. Linkstyp. Relativ lange PQ-Zeit. Akute Perikarditis. Dafür spricht die ST-Hebung in den Thoraxableitungen, die vom aufsteigenden Schenkel der S-Zacke abgeht. Dieser Befund ist charakteristisch für die akute Perikarditis.

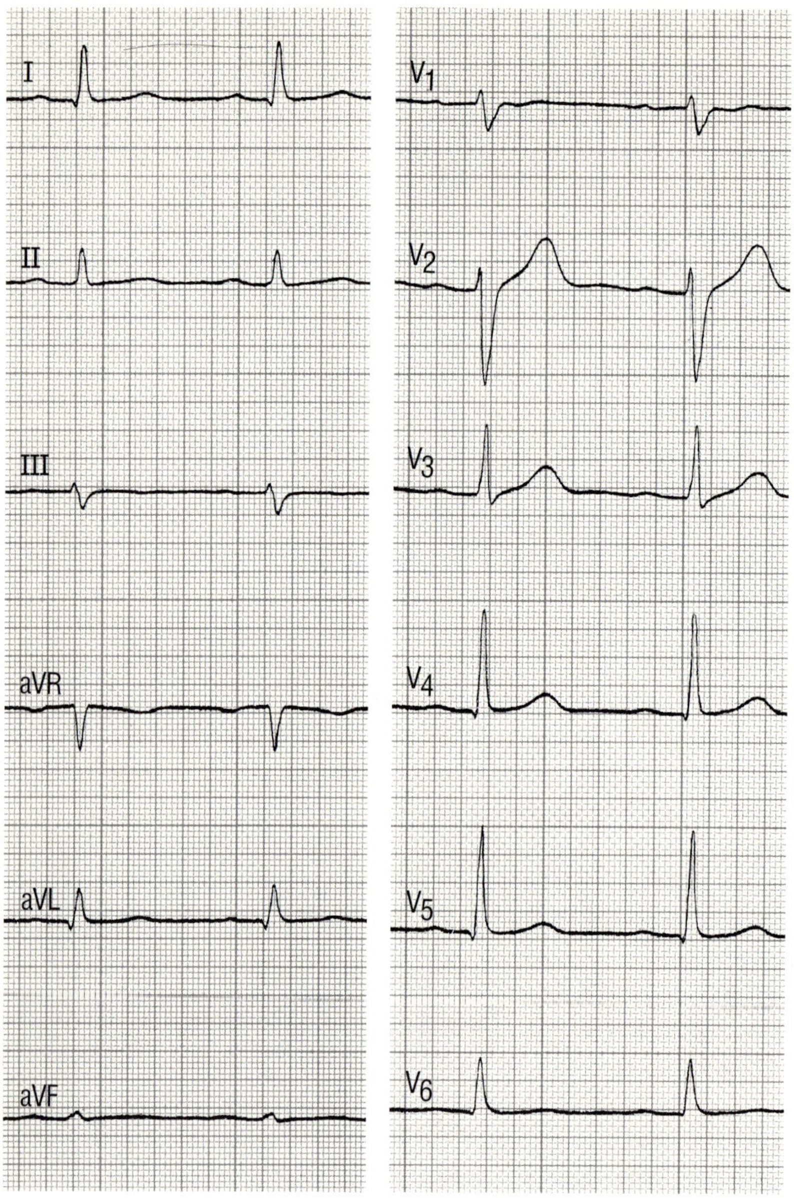

Abb. 123

Klinische Diagnose:
Derselbe Patient wie in Abbildung 122. Kontrolle nach 3 Wochen.

EKG-Befund:
Sinusrhythmus. Ventrikelfrequenz von 78/min. Linkstyp. P und PQ-Zeit normal. QRS-Komplex nicht verbreitert. Keine ST-Hebung mehr. T-Wellen normal, nur in II, aVL, aVF und V_6 abgeflacht.

Beurteilung:
Sinusrhythmus. Keine Zeichen für eine Perkarditis nachweisbar. Nur angedeutete Störung der Erregungsrückbildung.

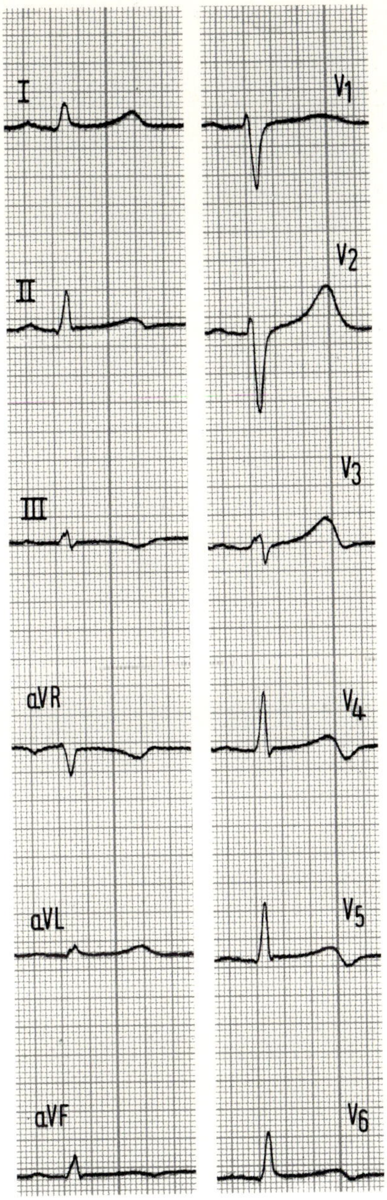

Abb. 124 a
Aufnahme-EKG

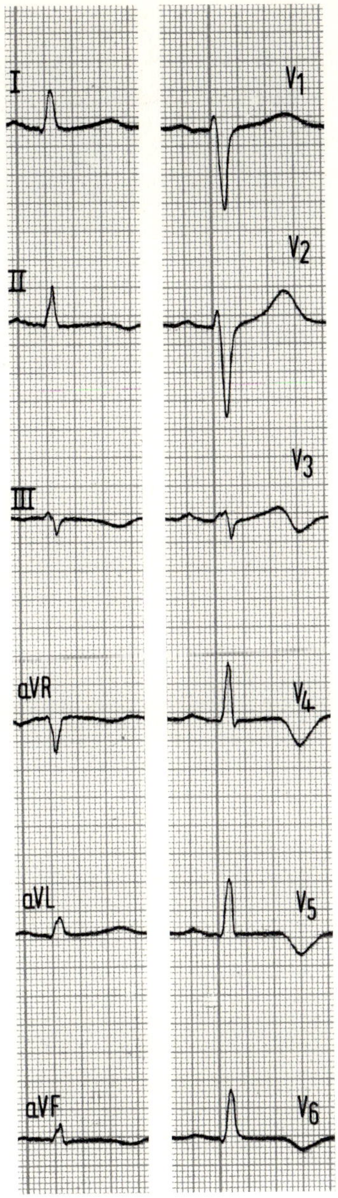

Abb. 124 b
Kontrolle nach 1 Woche

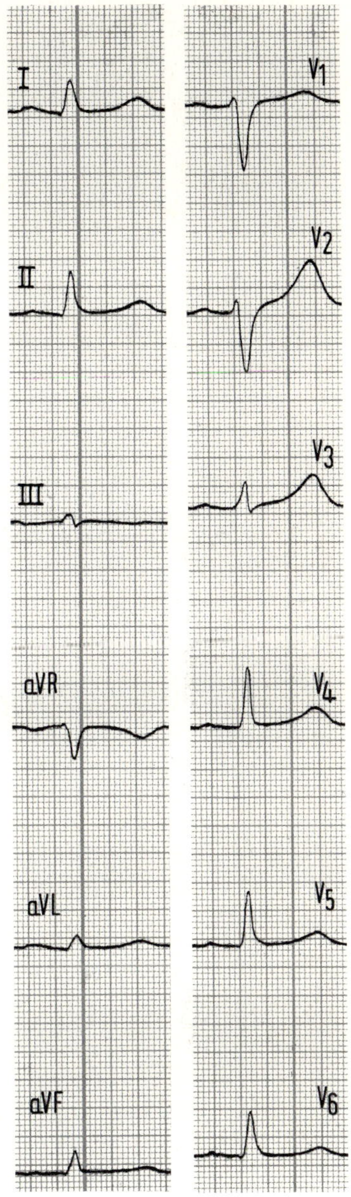

Abb. 124 c
Kontrolle nach 1 Monat

Abb. 124

Klinische Diagnose:
Beschwerden: Abgeschlagenheit, keine Herzschmerzen, 26jährige Frau.

EKG-Befund:
Abb. 124 a) Aufnahme-EKG: Sinusrhythmus. Leichte ST-Hebung und leicht terminal-negatives T in II, aVF und V_3 bis V_6, vor allem in V_4 bis V_6. Die ST-Hebung in II und aVF, vor allem in V_4 bis V_5, geht vom aufsteigenden Schenkel der S-Zacke ab.
Abb. 124 b) Kontrolle nach 1 Woche: ST-Hebung nur geringgradig in V_3 nachweisbar; dagegen ist die T-Zacke in II, III, aVF leicht und in V_3 bis V_6 tief negativ.
Abb. 124 c) Kontrolle nach 1 Monat: Normaler EKG-Kurvenverlauf. Keine ST-Hebung, keine T-Abflachung.

Beurteilung: Das 1. EKG (a) zeigt einen typischen Befund bei akuter Perikarditis (Zwischenstadium). Im 2. EKG (b) findet sich eine chronische Perikarditis (Stadium II). Das 3. EKG (c) zeigt einen völlig normalen EKG-Kurvenverlauf.

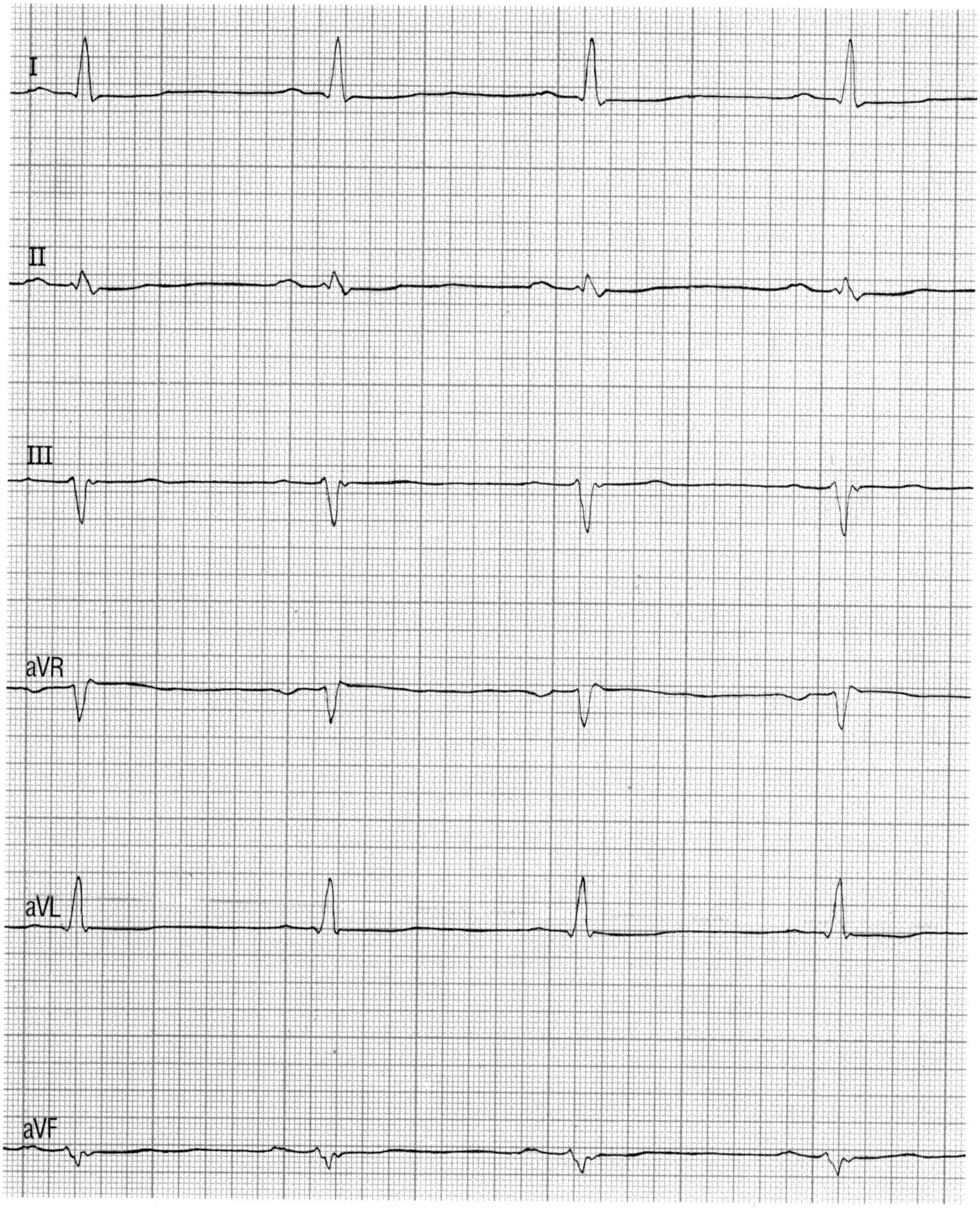

Abb. 125

Klinische Diagnose:
Myokarditis. Coxsackie-Viren nachgewiesen. 20jähriger Patient.

EKG-Befund:
Sinusrhythmus. Ventrikelfrequenz 83/min. Linkstyp. P-Zacken und PQ-Zeit normal. QRS-Komplex nicht verbreitert. ST-Strecken-Senkung und isoelektrisches T in I, II, aVL und aVF. Deszendierende ST-Strecken-Senkung und negative T-Zacken in V_1 bis V_6.

Beurteilung:
Sinusrhythmus. Ventrikelfrequenz 83/min. Linkstyp. Deutliche Erregungsrückbildungsstörungen. Zusammen mit dem klinischen Befund kann der EKG-Befund für die Myokarditis sprechen.

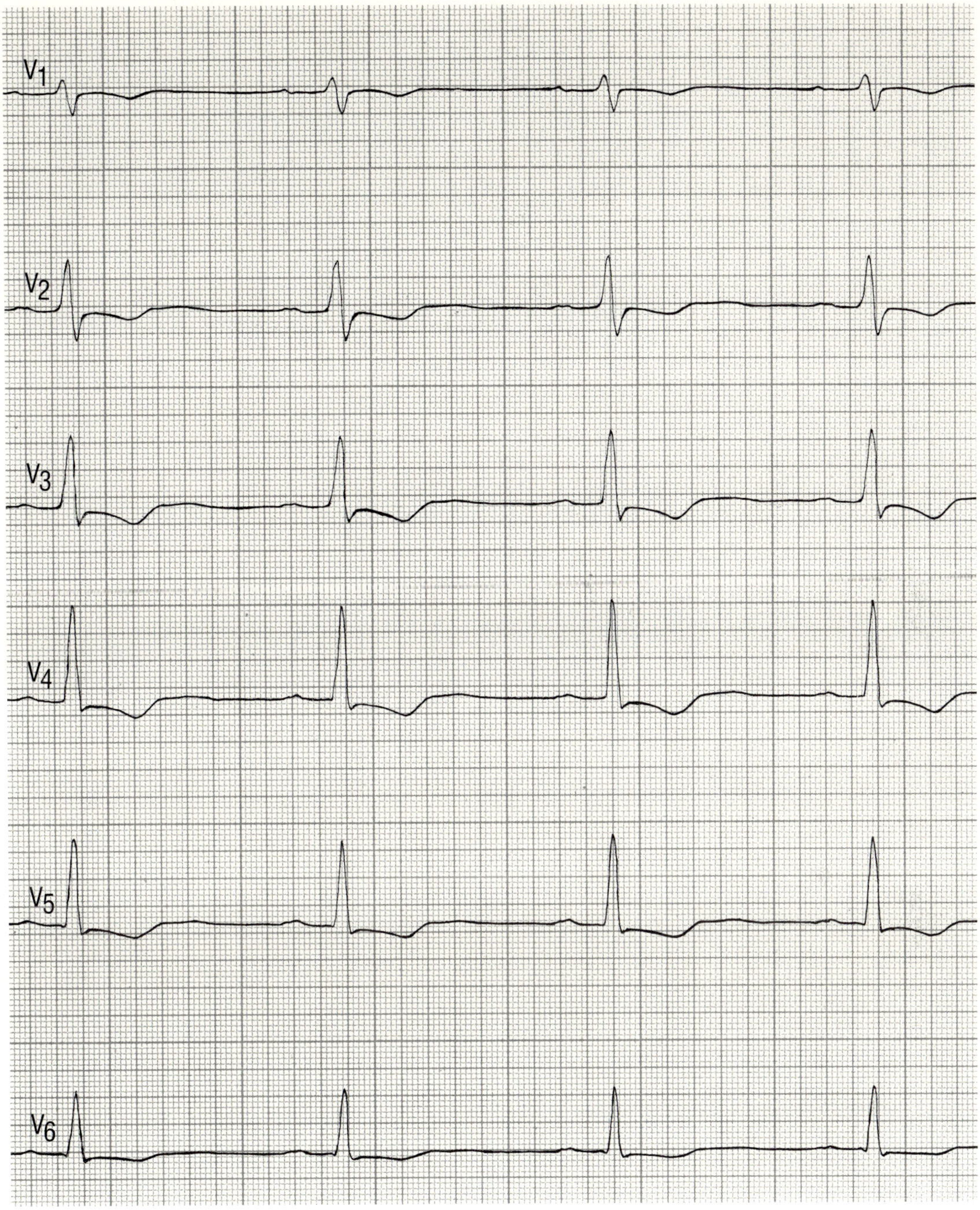
V1
V2
V3
V4
V5
V6

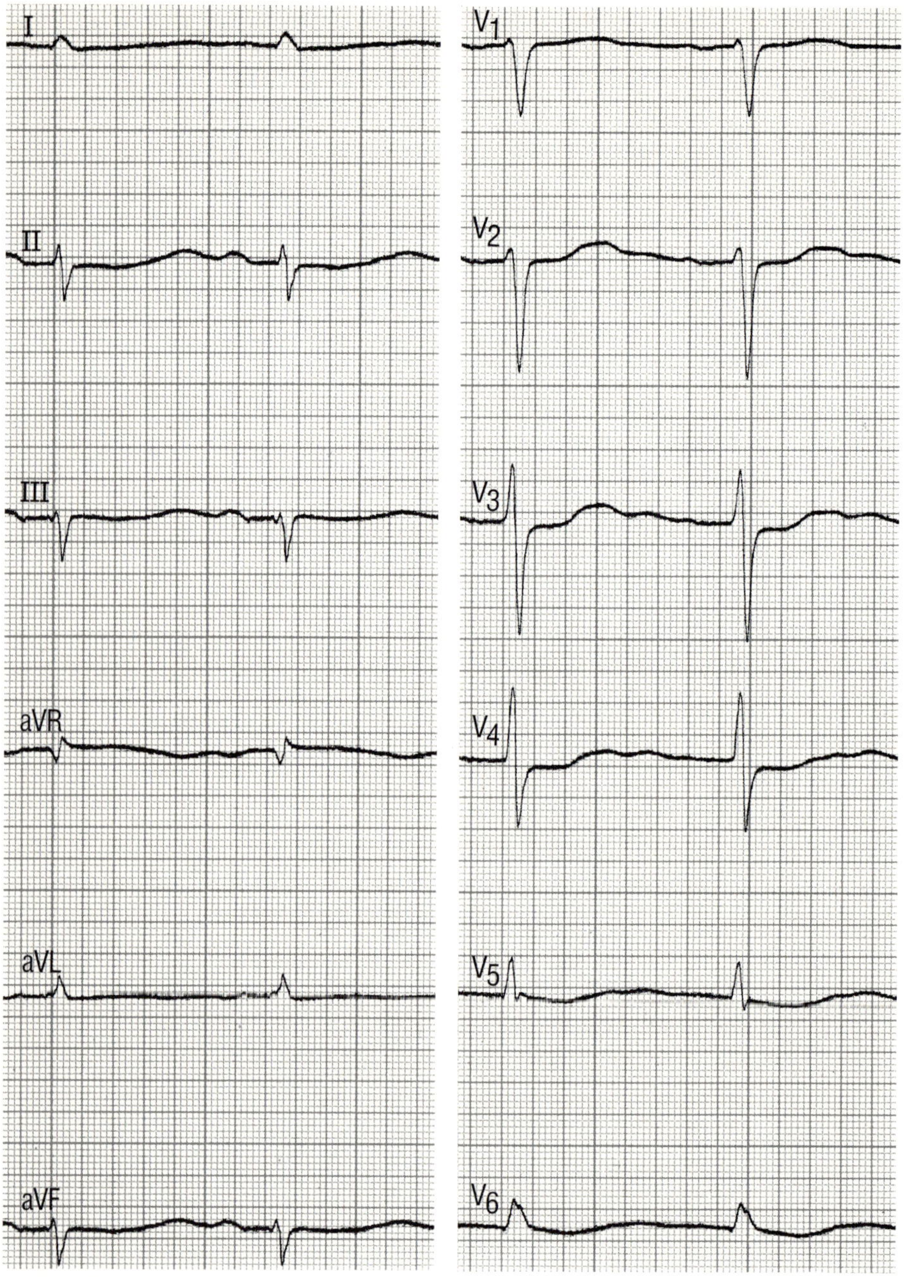

Abb. 126

Klinische Diagnose:
Akute Gastroenteritis.

EKG-Befund:
Sinusrhythmus. Ventrikelfrequenz 83/min. Überdrehter Linkstyp. Tiefes S in II, III und aVF. ST-Senkung und isoelektrische T-Zacke in I. Deszendierende ST-Senkung und negative T-Zacken in II, III und aVF sowie in V_4 bis V_6. ST-Senkung und biphasische T-Zacke in V_2 bis V_3. Deutlich positive U-Welle in II, III, aVF und V_3 bis V_5. Die QT-Zeit ist mit 0,39 sec (V_4) nicht verlängert. TU-Verschmelzung in II, III, aVF und V_6.

Beurteilung:
Sinusrhythmus. Ventrikelfrequenz 83/min. Überdrehter Linkstyp. Die ST-Senkung mit den negativen T-Zacken und vor allem die hohen U-Wellen sprechen für eine Hypokaliämie im EKG.

Anmerkung:
S-Kalium-Wert 3,3 mmol/l.

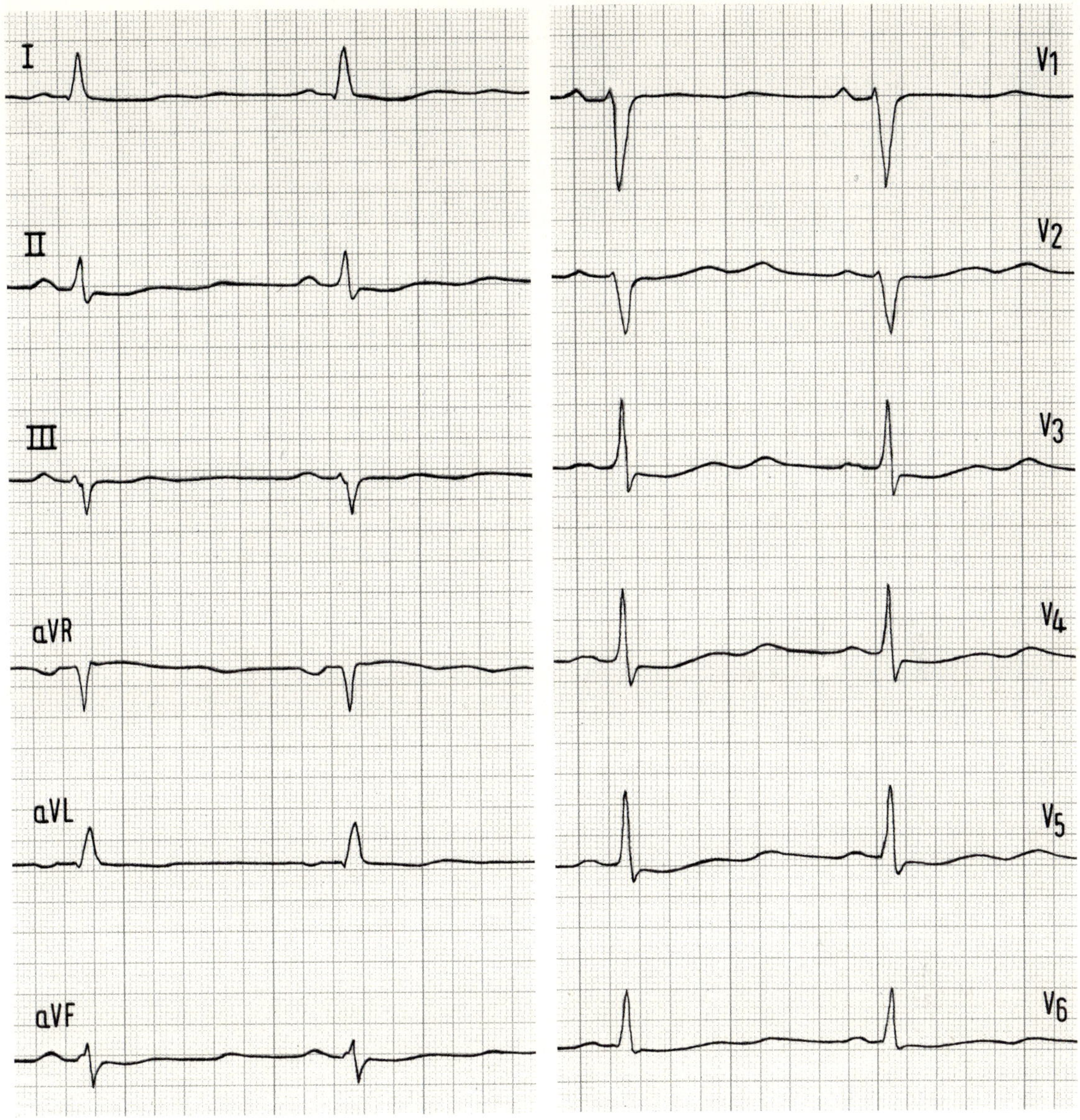

Abb. 127

Klinische Diagnose:
Akute Gastroenteritis.

EKG-Befund:
Sinusrhythmus. Ventrikelfrequenz von 76/min. Linkstyp. Deszendierende ST-Senkung und negative T-Zacken in I und aVL, außerdem in V_3 und V_4. Leichte horizontale ST-Senkung und fast isoelektrisches T in II, aVF sowie in V_5 und V_6. Deutliche U-Wellen in II, aVF sowie V_2 bis V_6, vor allem in II, V_2 bis V_5.

Beurteilung:
Sinusrhythmus. Ventrikelfrequenz 76/min. Linkstyp. Deutliche Hypokaliämiezeichen.

Anmerkung:
S-Kalium-Wert 3,0 mmol/l.

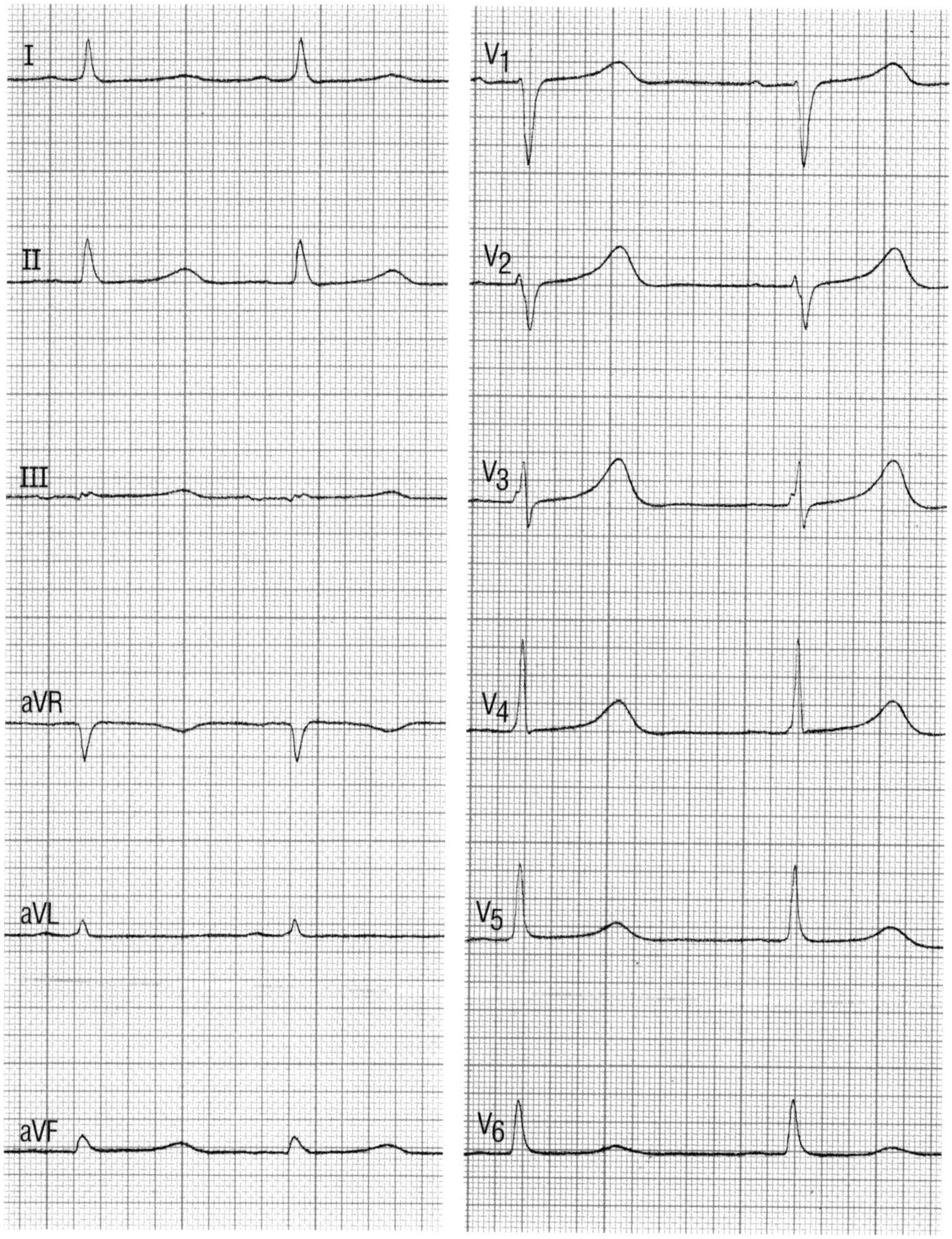

Abb. 128

Klinische Diagnose:
Tetanie.

EKG-Befund:
Sinusrhythmus. Ventrikelfrequenz von 76/min. Linkstyp. P-Zacke in I und II deutlich abgeflacht, jedoch nicht verbreitert. Die PQ-Zeit ist normal. Der QRS-Komplex ist nicht verbreitert. T in I und aVL abgeflacht, in V_1 bis V_6 normal positiv, dabei T-Zacke in V_1 größer als T in V_6. Die QT-Zeit ist mit 0,48 sec (V_4) deutlich verlängert.

Beurteilung:
Sinusrhythmus. Geringe Störung des Erregungsrückgangs. Deutliche Verlängerung der QT-Zeit als Zeichen einer Hypokalzämie.

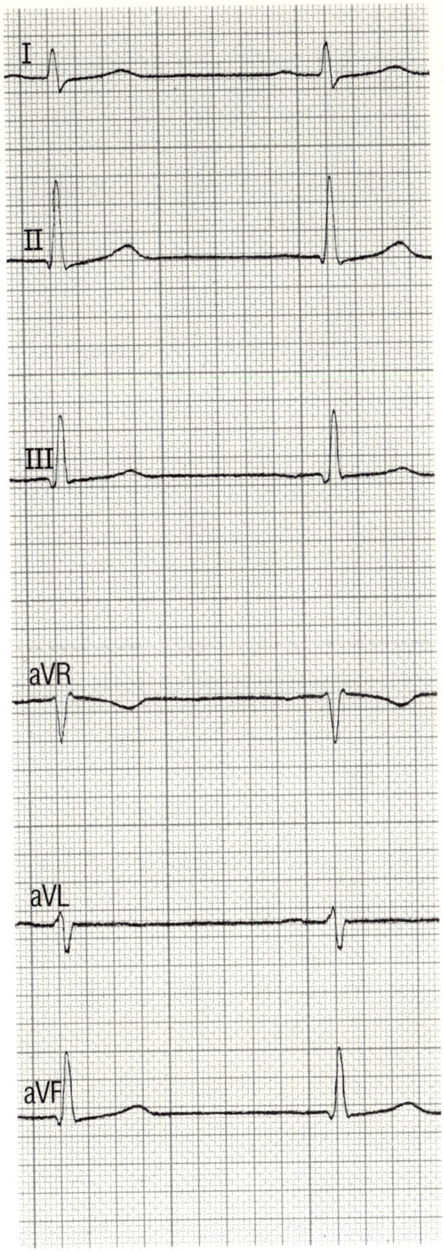

Abb. 129 a
im Liegen

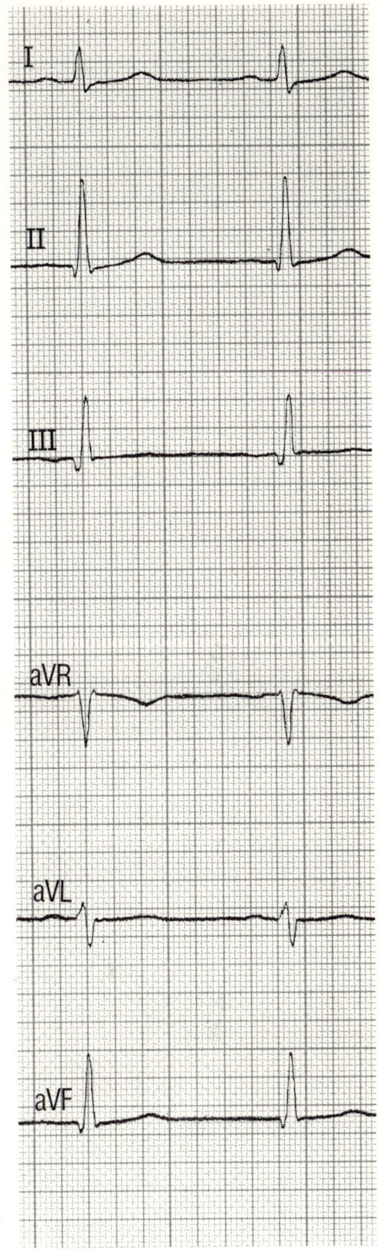

Abb. 129 b
im Stehen

Abb. 129
Klinische Diagnose:
Vegetative Dystonie.

EKG-Befund:
Abb. 129 a) EKG im Liegen:
Sinusrhythmus. Ventrikelfrequenz von 61/min. Keine ST-Senkung, normale T-Welle.
Abb. 129 b) EKG im Stehen:
Sinusrhythmus. Ventrikelfrequenz von 81/min. T-Welle im Vergleich zum EKG im Liegen in II, III und aVF etwas abgeflacht.

Beurteilung:
Sinusrhythmus. Normale Orthostasereaktion.

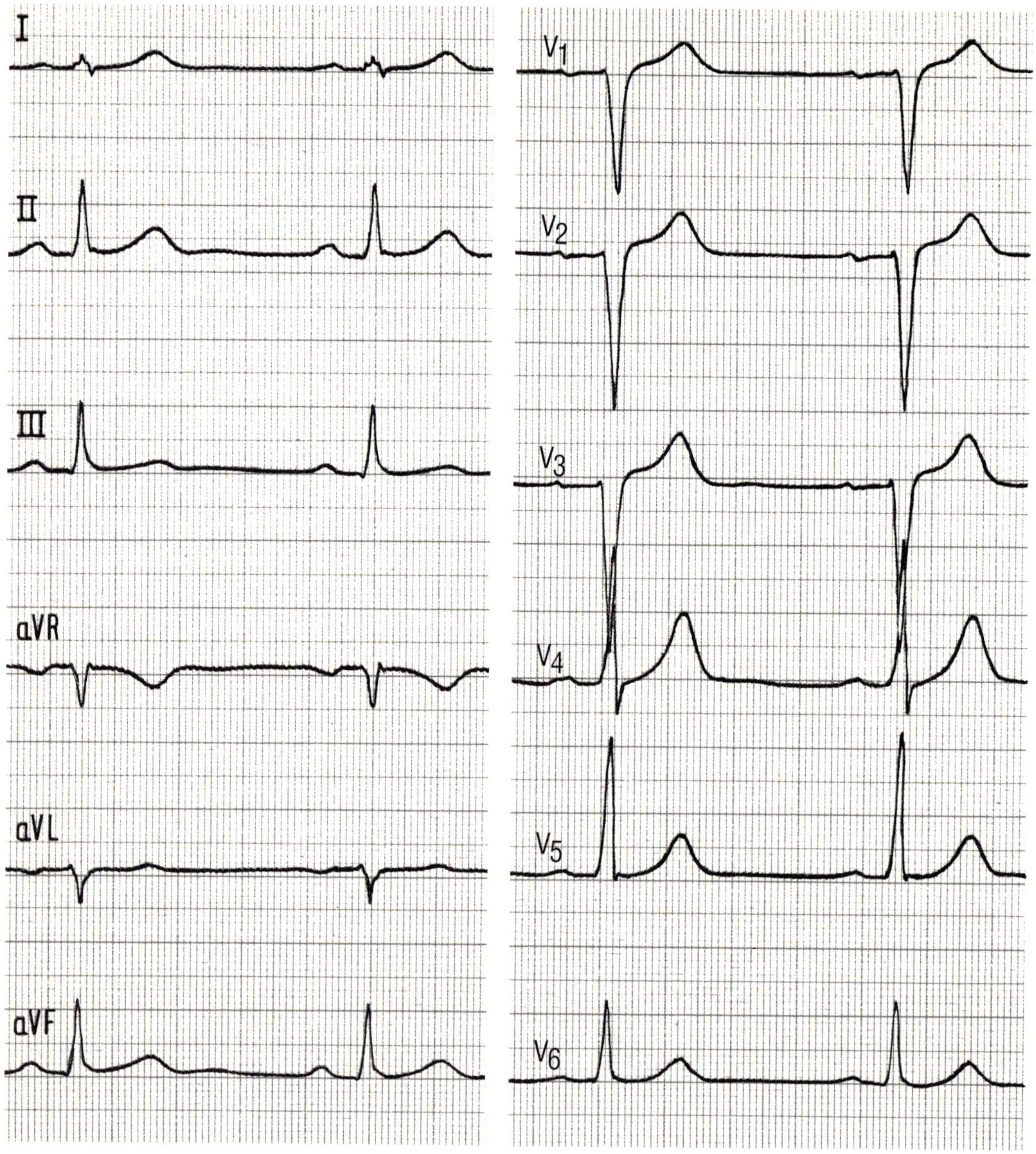

EKG im Liegen

Abb. 130

Klinische Diagnose:
Deutliche vegetative Dystonie mit orthostatischen Kreislauf-Regulationsstörungen. Schlanke Person.

EKG-Befund:
Sinusrhythmus. Ventrikelfrequenz von 66/min. Steiltyp. P und PQ-Zeit normal. QRS-Komplex nicht verbreitert. Kleine R-Zacken und tiefe S-Zacken in V_1 bis V_3. Hohe T-Wellen in I, II, aVF und V_1 bis V_6.

Beurteilung:
Sinusrhythmus. Ventrikelfrequenz 66/min. Steiltyp. Normaler EKG-Kurvenverlauf. Kleine R-Zacken und tiefe S-Zacken in V_1 bis V_3 könnten durch den Habitus (schlanke Person) bedingt sein. Hohe T-Wellen können als Zeichen einer vegetativen Dystonie gedeutet werden.

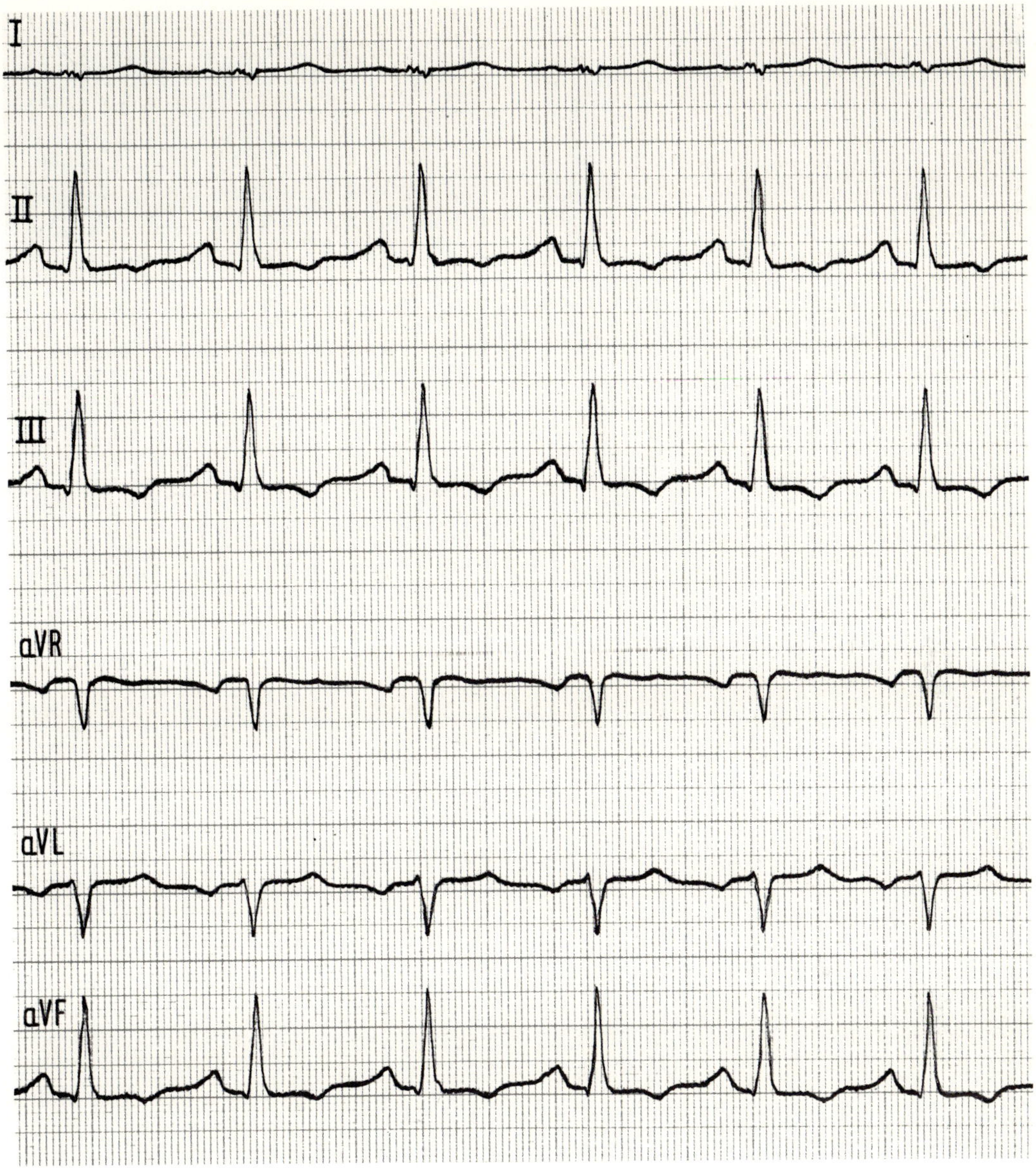

EKG im Stehen

Abb. 131

Klinische Diagnose:
Dieselbe Patientin wie in Abbildung 130.

EKG-Befund: Im Stehen:
Sinusrhythmus. Ventrikelfrequenz von 115/min. Die Herzachse ist mehr nach rechts gedreht. Die P-Zacken sind in II, III und aVF deutlich positiv, außerdem sind eine ST-Senkung und eine negative T-Zacke in diesen Ableitungen neu aufgetreten.

Beurteilung:
Deutliche Orthostasereaktion (Frequenzzunahme, deutliches sympathikotones P und deutliche Erregungsrückbildungsstörung).

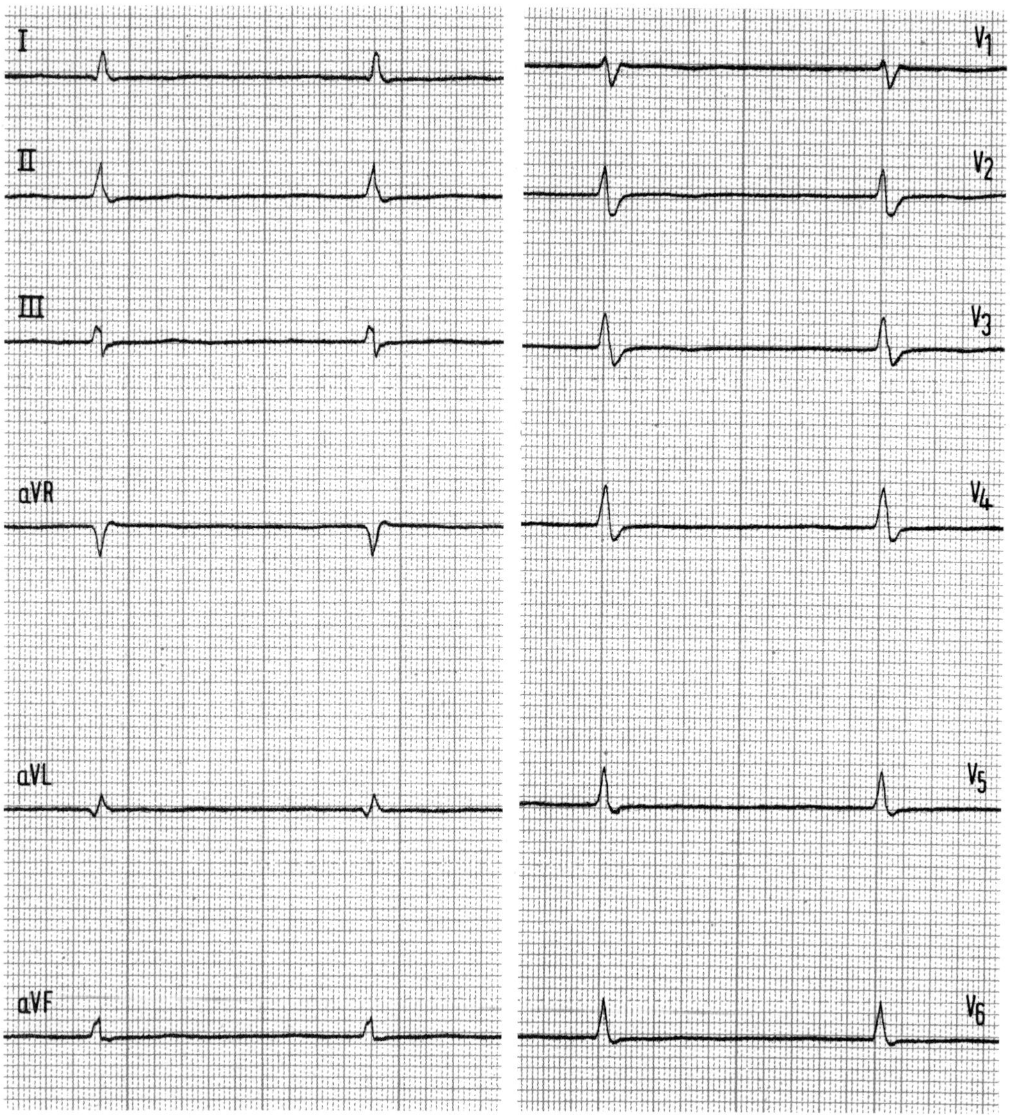

Vor der Behandlung

Abb. 132

Klinische Diagnose:
Myxödem.

EKG-Befund:
Sinusrhythmus. Ventrikelfrequenz von 60/min. Angedeuteter Linkstyp. Kleine Amplitude des QRS-Komplexes, vor allem in den Extremitätenableitungen. Deutlich abgeflachte P-Wellen. Die PQ-Zeit ist mit 0,26 sec verlängert. Geringe ST-Senkung und fast isoelektrische T-Welle in I, II, III, aVR, aVL, aVF sowie V_4 bis V_6. Die T-Wellen sind in V_2 und V_3 gering negativ.

Beurteilung:
Sinusrhythmus. Angedeuteter Linkstyp. Ventrikelfrequenz von 60/min. Niedervoltage. AV-Block I. Grades. Leichte Erregungsrückbildungsstörung.

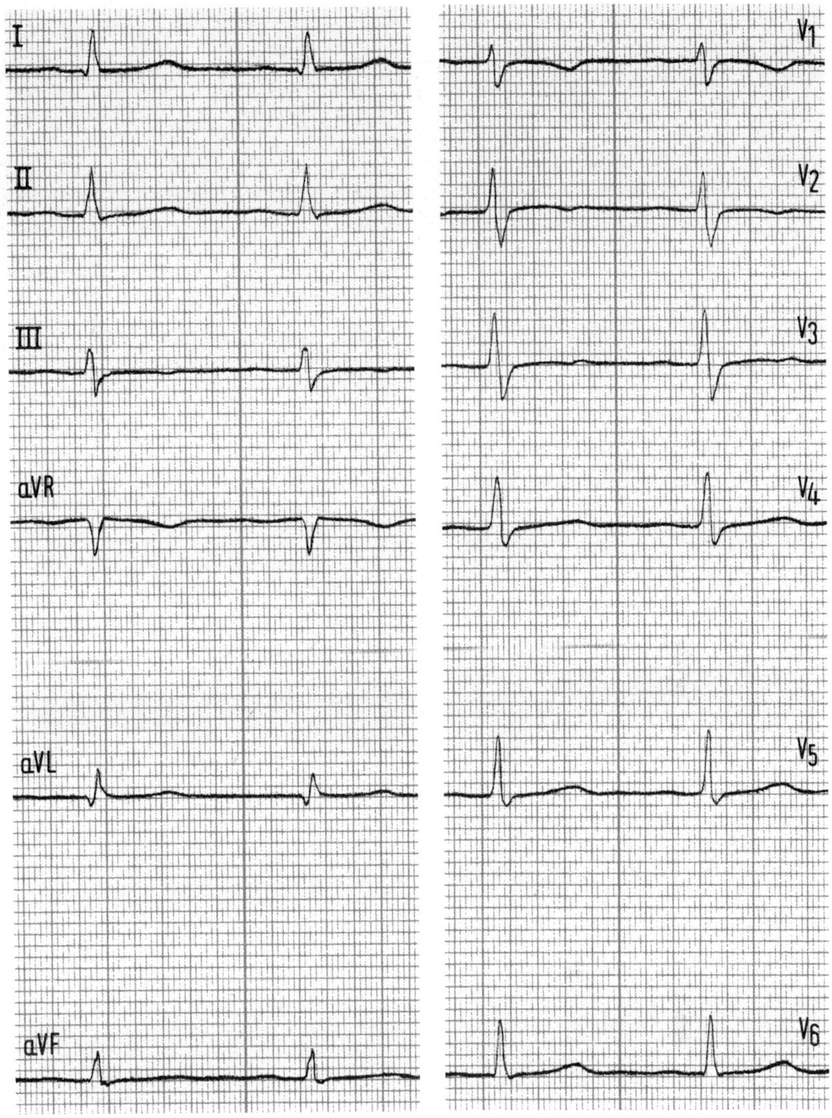

Nach der Behandlung

Abb. 133

Klinische Diagnose:

Dieselbe Patientin wie in Abbildung 132.

Kontroll-EKG nach Substitution mit Schilddrüsenhormonen:

EKG-Befund:

Sinusrhythmus. Ventrikelfrequenz von 78/min. Linkstyp. Die P-Zacken sind noch flach, jedoch höher als vorher. Die PQ-Zeit ist jetzt normal. Die Amplitude des QRS-Komplexes ist jetzt größer. Keine ST-Senkung und keine pathologischen T-Veränderungen mehr.

Beurteilung:

Deutliche Besserung des Befundes. Die P-Wellen sind flach, aber jetzt deutlich vorhanden. Die PQ-Zeit ist normal. Der QRS-Komplex ist jetzt größer, die Frequenz ist angestiegen, und die Erregungsrückbildungsstörung ist jetzt praktisch nicht mehr nachweisbar.

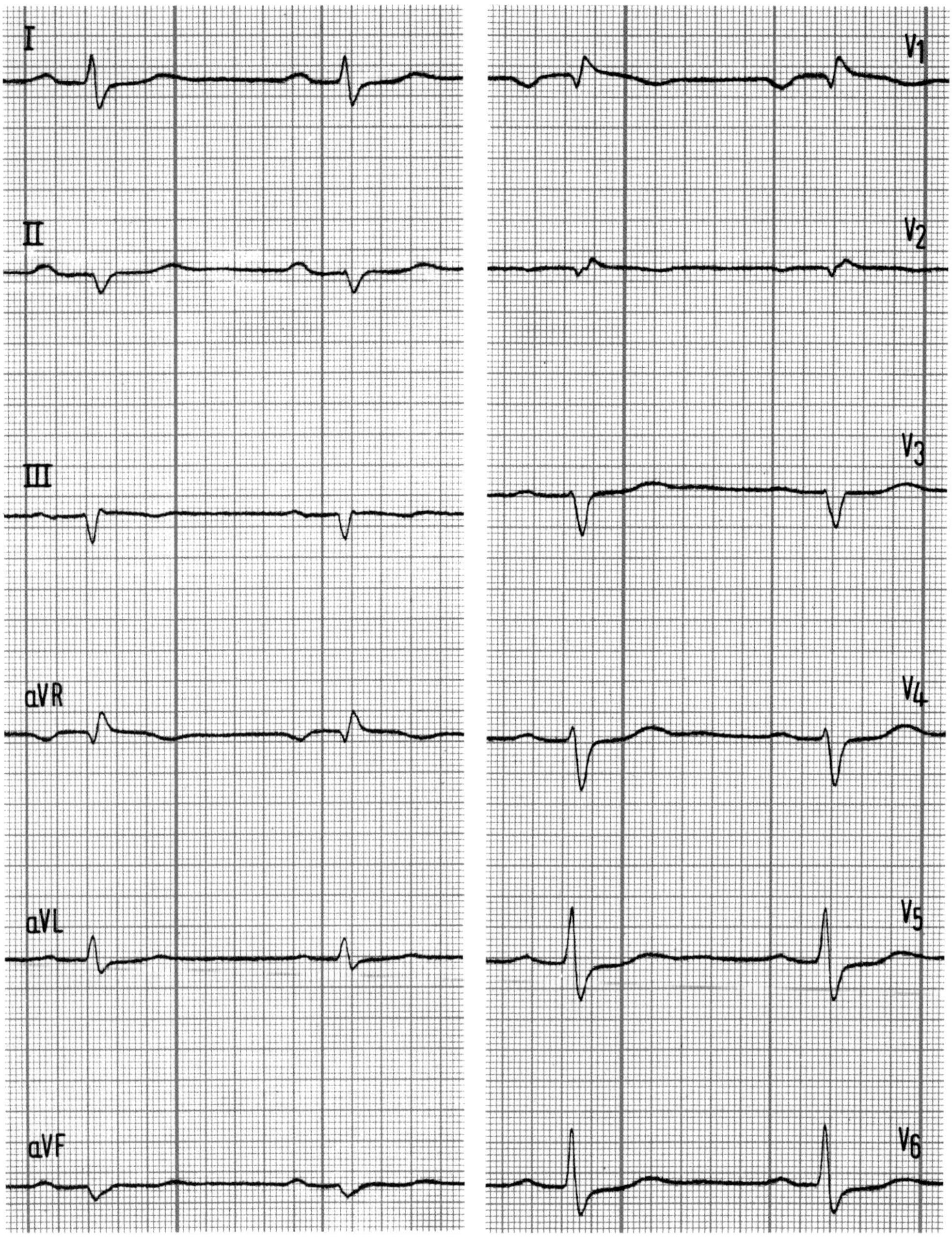

Abb. 134

Klinische Diagnose:

Ausgeprägte Trichterbrust.

EKG-Befund:

Sinusrhythmus. Ventrikelfrequenz von 70/min. Sagittaltyp (S_I-S_{II}-S_{III}-Typ). Die P-Zacken und PQ-Zeit sind normal. S-Zacke in I, II, III, aVF sowie V_5 und V_6 tief. Breites und tief negatives P in V_1, außerdem ist der QRS-Komplex in aVR, V_1 und V_2 aufgesplittert, so ist die R-Zacke verspätet und erhöht. Geringe ST-Senkung in I, aVL, V_5 und V_6. Die T-Zacken sind in aVL und V_5 sowie V_6 abgeflacht.

Beurteilung:

Sinusrhythmus. Sagittaltyp. Ventrikelfrequenz 70/min. P-sinistro-atriale. Unvollständiger Rechtsschenkelblock (Typ II). Tiefe S-Zacken in V_5 und V_6. Dieser Befund kommt öfters bei Trichterbrust vor.

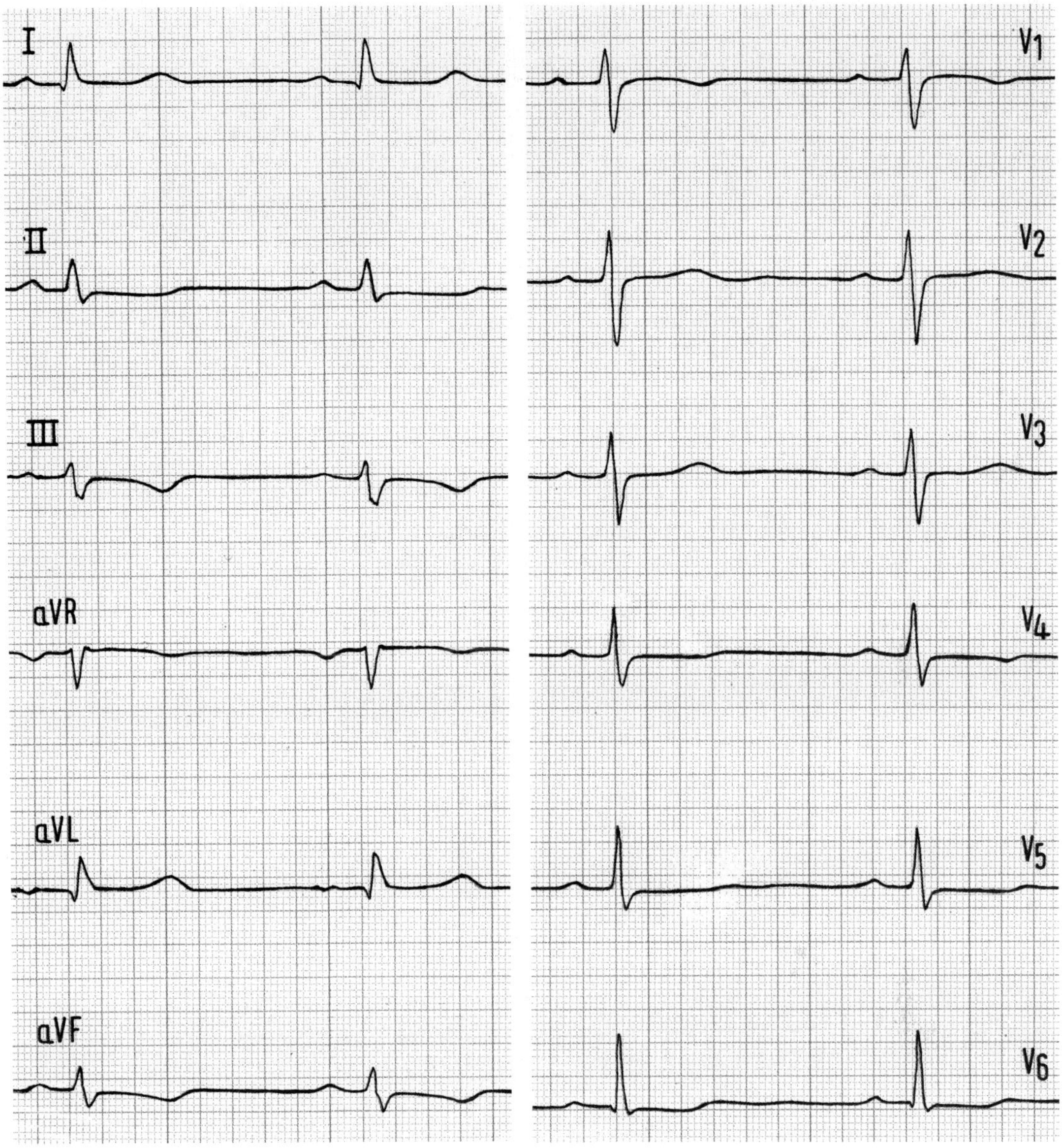

Abb. 135

Klinische Diagnose:
Mitralklappenprolapssyndrom.

EKG-Befund:
Sinusrhythmus. Ventrikelfrequenz 66/min. Linkstyp. Die P-Zacken und PQ-Zeit sind normal. Der QRS-Komplex ist nicht verbreitert. Leichte horizontale ST-Senkung und negative T-Zacken in II, V_4 bis V_6. Deutliche deszendierende ST-Senkung und negative T-Zacke in III und aVF.

Beurteilung:
Sinusrhythmus. Ventrikelfrequenz von 66/min. Linkstyp. Erregungsrückbildungsstörung im Bereich der inferioren Wand und des anterolateralen Bereichs. Dieser Befund kommt bei Mitralklappenprolapssyndrom vor.

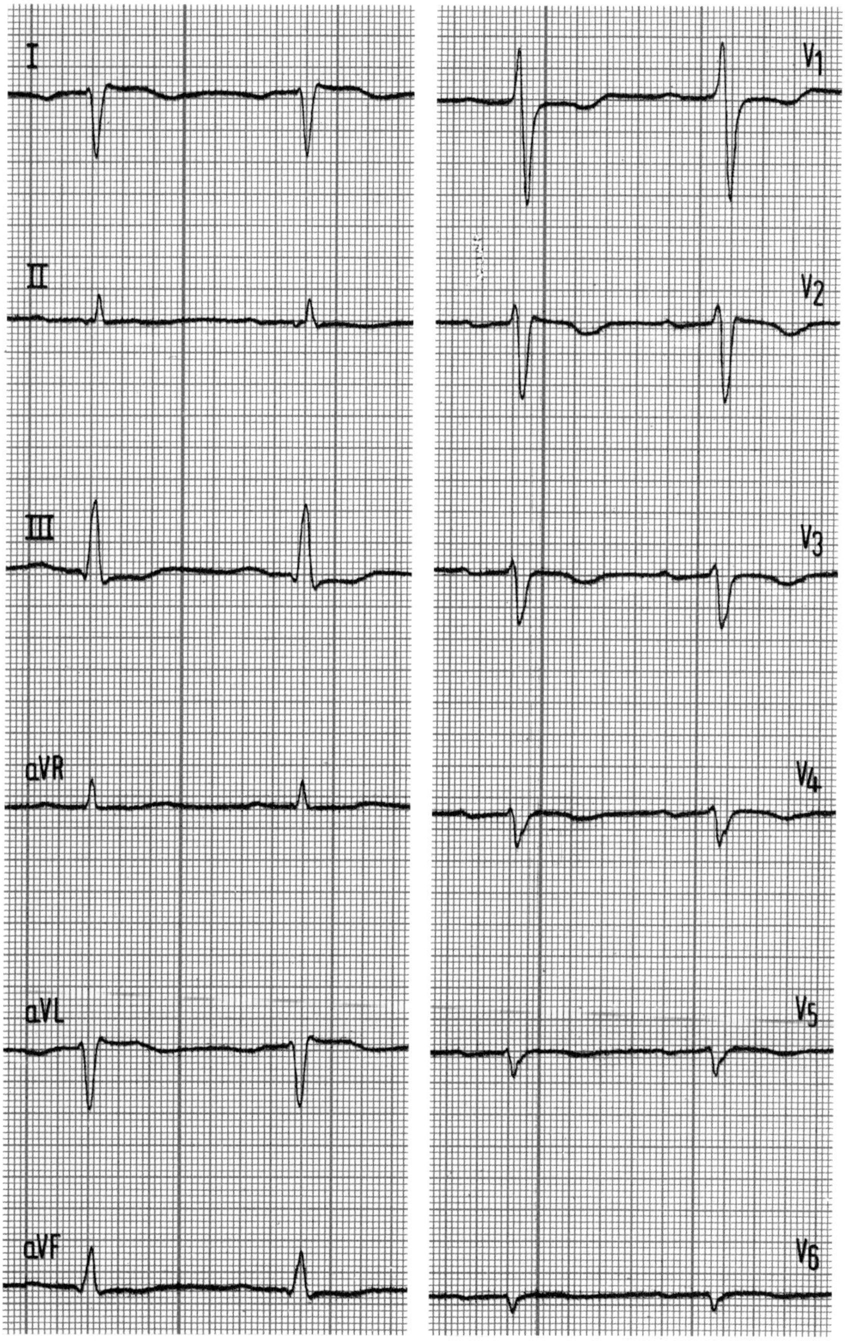

Abb. 136

Klinische Diagnose:
Koronare Herzkrankheit.

EKG-Befund:
Sinusrhythmus. Rechtstyp. Ventrikelfrequenz von 91/min. Negative P-Welle, kleine r-Zacke, tiefe S-Zacke und kleine r'-Zacke, leichte ST-Hebung und leicht terminal-negative T-Zacke in I. Leicht negative T-Zacke in II. Leichte horizontale ST-Senkung in III und aVF. Hohe und schmale R-Zacke in aVR. Relativ hohe R-Zacke in V_1, die R-Zacke von V_1 bis V_6 kleiner werdend. Tiefe S-Zacken bei kleinem QRS-Komplex in V_4 bis V_6.

Beurteilung:
Sinusrhythmus. Rechtstyp. Ventrikelfrequenz 91/min. Negative P-Zacke und rSr'-Form in I, hohe R-Zacke in aVR und kleiner werdende R-Zacke von V_1 bis V_6 bei kleinem QRS-Komplex sprechen für einen Situs inversus.

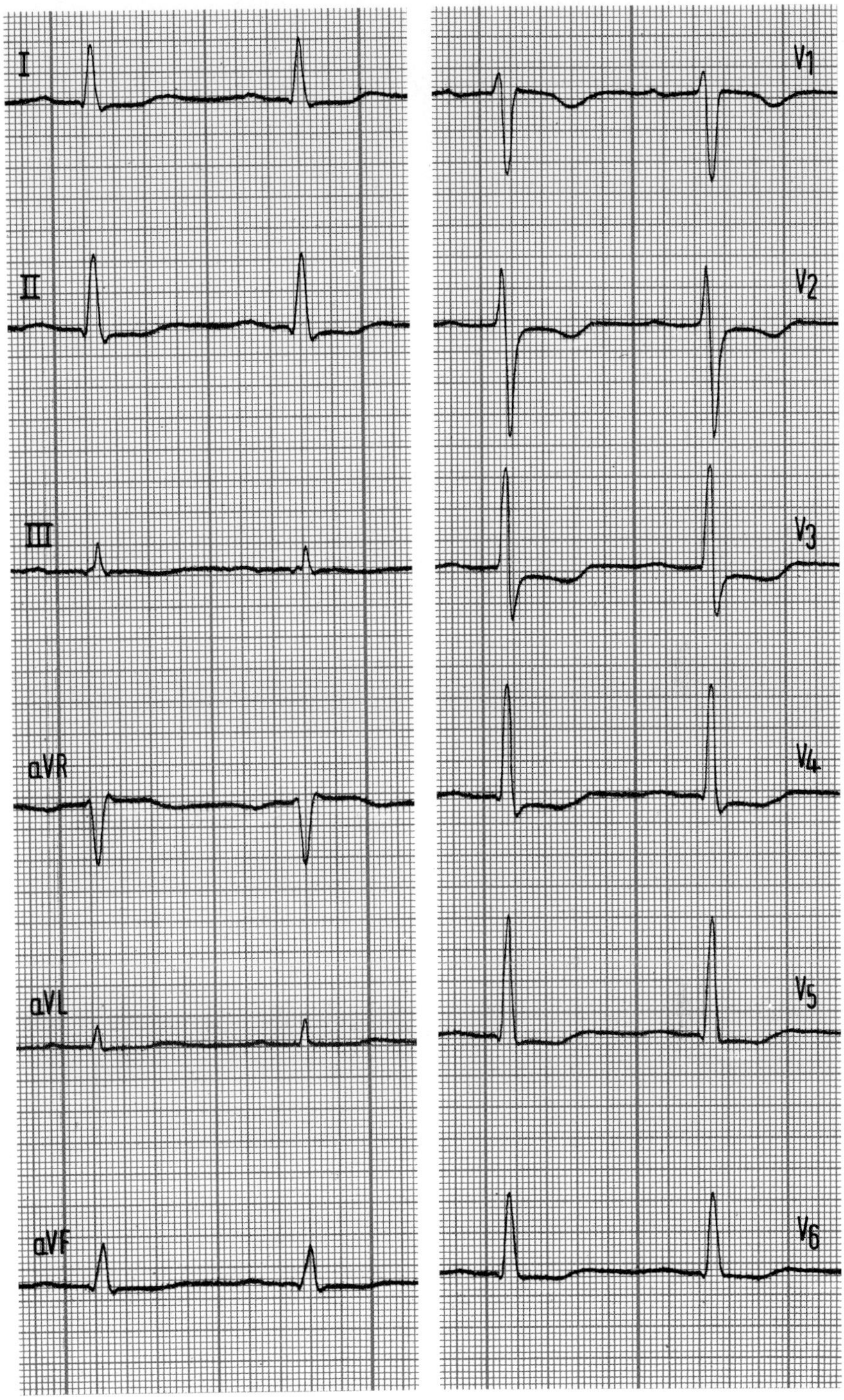

Abb. 137

Klinische Diagnose:

Derselbe Patient wie in Abbildung 136.

Die Elektroden am Arm wurden vertauscht und die Thoraxableitungen nach rechts abgeleitet. So entspricht bildmäßig V_1 der Ableitung V_2, V_2 der Ableitung V_1 und V_6 der Ableitung V_{r6}.

EKG-Befund:

Das EKG zeigt jetzt normale P-Zacken, einen normalen QRS-Komplex, jedoch eine deutliche Störung des Erregungsrückgangs vor allem im Bereich des linken Ventrikels. So kann hier eine koronare Herzkrankheit beim Situs inversus angenommen werden.

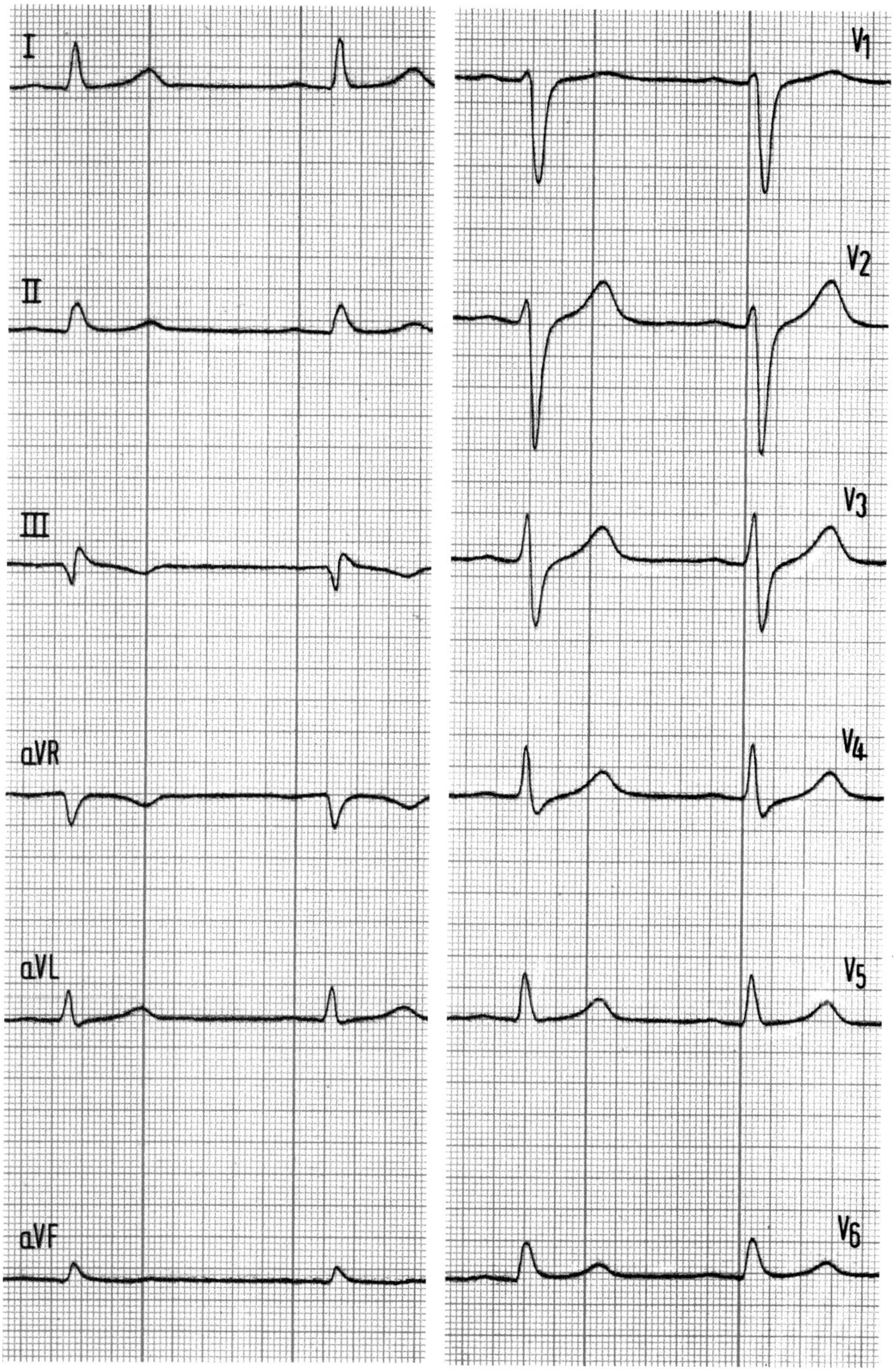

Abb. 138

Klinische Diagnose:
Adipositas.

EKG-Befund:
Sinusrhythmus. Ventrikelfrequenz von 69/min. Linkstyp. Die P-Wellen und die PQ-Zeit sind normal. Die Q-Zacke in III breit (0,04 sec) und tief (Q-Zacke größer als R-Zacke). Die T-Zacke ist in III negativ und in aVF abgeflacht. Relativ kleine R-Zacke in V_5 und V_6. Die T-Zacken sind in V_1 bis V_6 positiv.

Beurteilung:
Sinusrhythmus. Ventrikelfrequenz 69/min. Linkstyp. Auffällig große Q-Zacke in III.

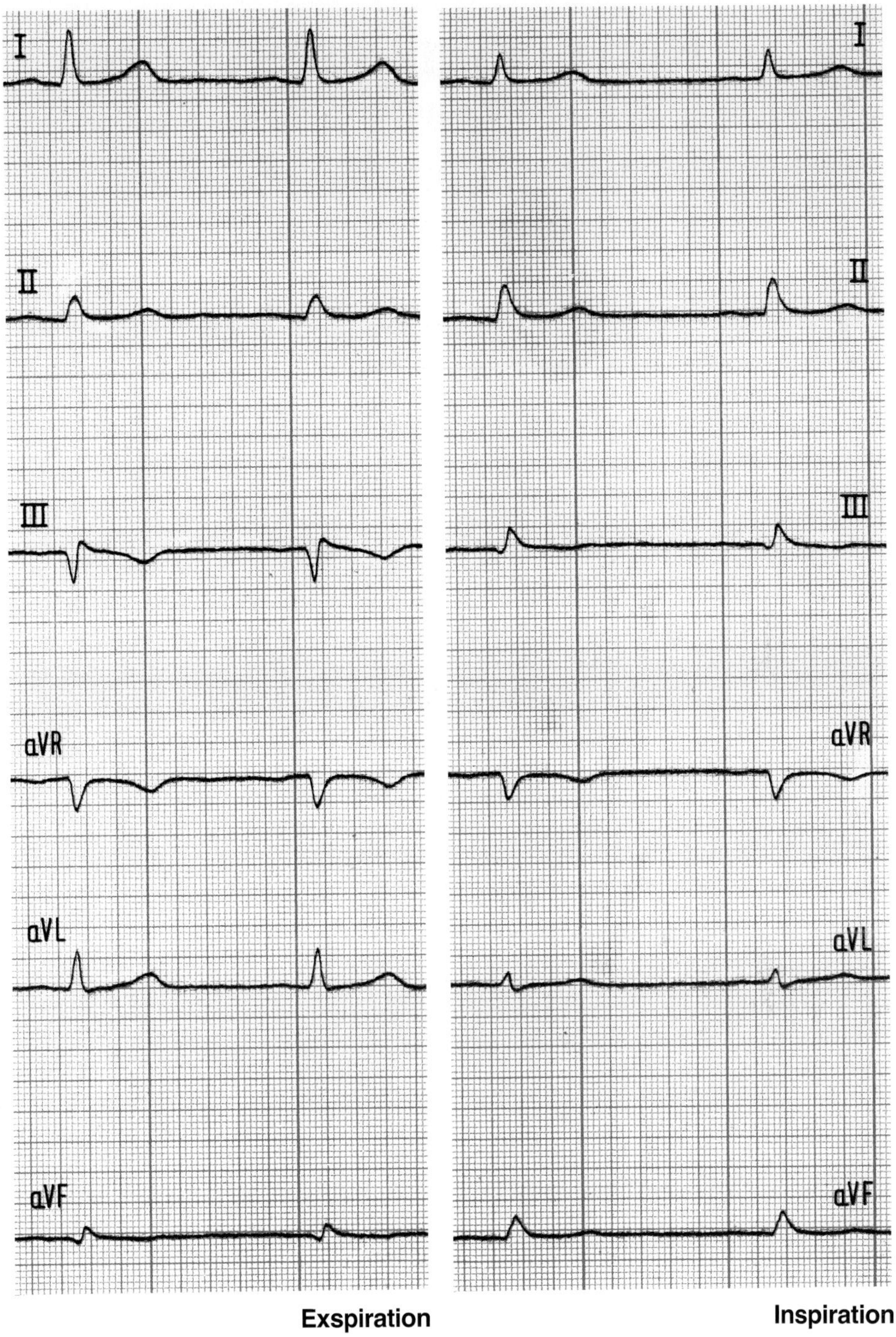

Abb. 139

Klinische Diagnose:
Derselbe Patient wie in Abbildung 138.

EKG-Befund:
EKG bei tiefer Exspiration: Durch Querstellung des Herzens wird die tiefe Q-Zacke in III noch tiefer als vorher. Die Q-Zacke in aVF ist deutlicher sichtbar. Die T-Zacke in Ableitung III ist tiefer negativ.

EKG bei tiefer Inspiration: Durch vertikale Stellung des Herzens wird die tiefe Q-Zacke in Ableitung III und aVF jetzt kaum nachweisbar, die T-Zacken sind weniger negativ als vorher.

Beurteilung:
Die große Q-Zacke in Ableitung III ist lagebedingt. Keine Zeichen eines Hinterwandinfarkts.

K Herzrhythmusstörungen

a) Reizbildungsstörungen

1. Vorhofrhythmusstörungen

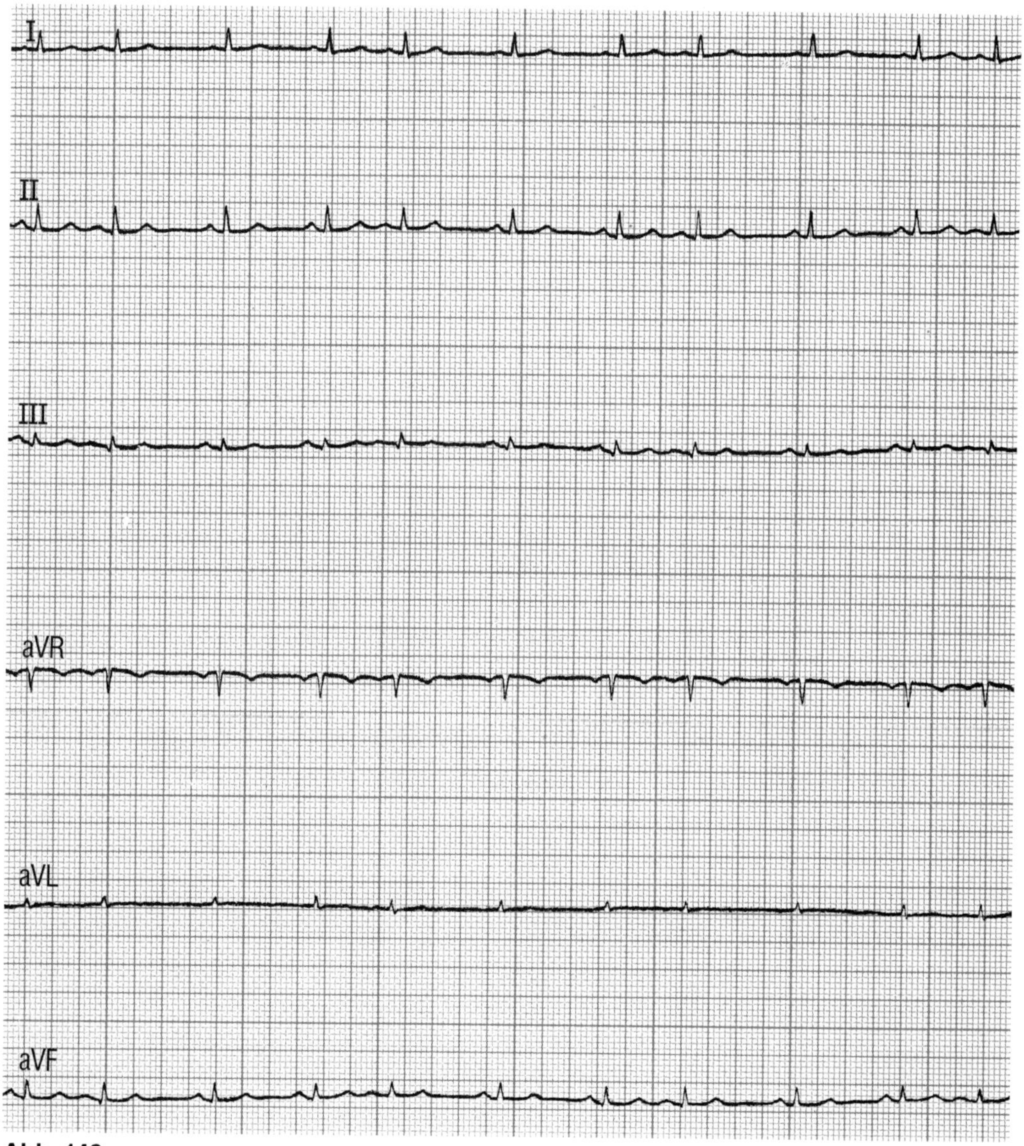

Abb. 140

Klinische Diagnose:
Koronare Herzkrankheit.

EKG-Befund:
Vorzeitig einfallende deformierte P-Welle (P-Welle in II und aVF flach). Diese P-Wellen-Veränderungen sind im 2., 5., 8. und 11. Ausschlag nachweisbar. Abstände zwischen normalen P-Wellen vor und nach diesen pathologischen Vorhofwellen (Vorhofextrasystolie) kleiner als 2 normale PP-Abstände. QRS-Komplex normal konfiguriert. Keine ST-T-Veränderungen.

Beurteilung: Vorhofextrasystolie. **Anmerkung:** Papiergeschwindigkeit 25 mm/sec.

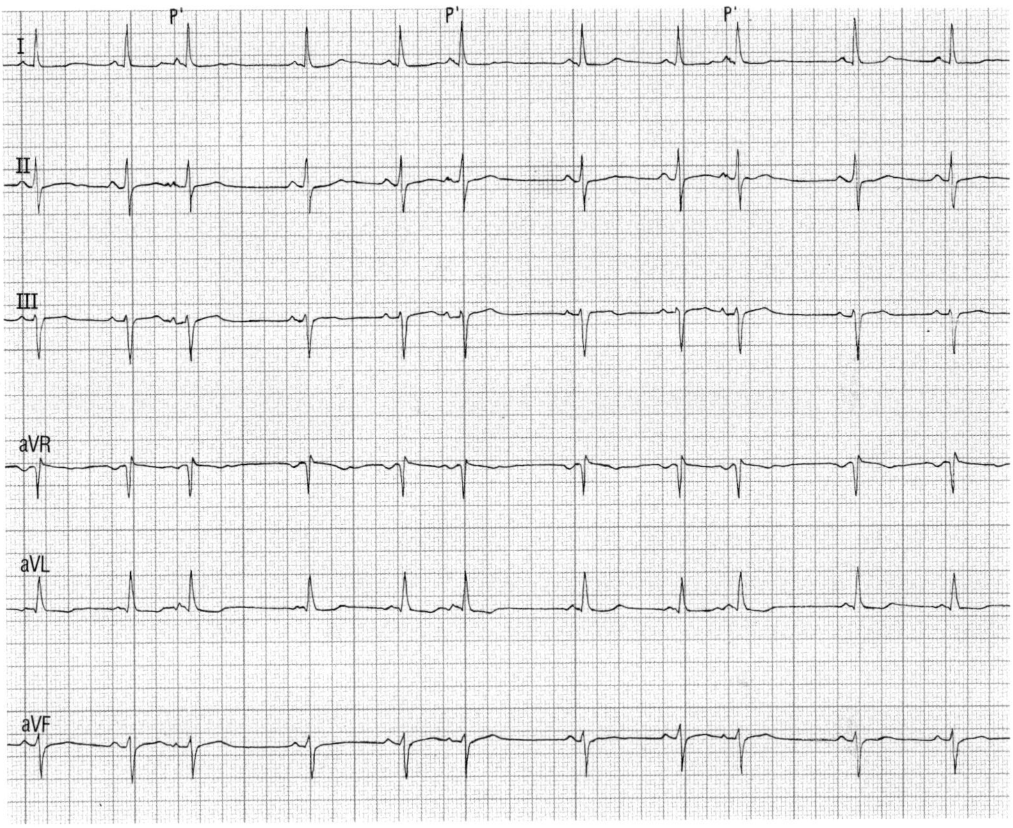

Abb. 141

Klinische Diagnose:
Unklare Rhythmusstörungen.

EKG-Befund:
Gehäufte, vorzeitig einfallende, deformierte P-Wellen, vor allem in I, II und III nachweisbar (siehe P'). Die P-Wellen sind dabei deutlich aufgesplittert. Der QRS-Komplex ist normal konfiguriert. Leichte ST-Senkung und biphasisches T in I, leichte deszendierende ST-Senkung und negative T-Welle in aVL.

Beurteilung:
Gehäufte Vorhofextrasystolie. **Anmerkung:** Papiergeschwindigkeit 25 mm/sec.

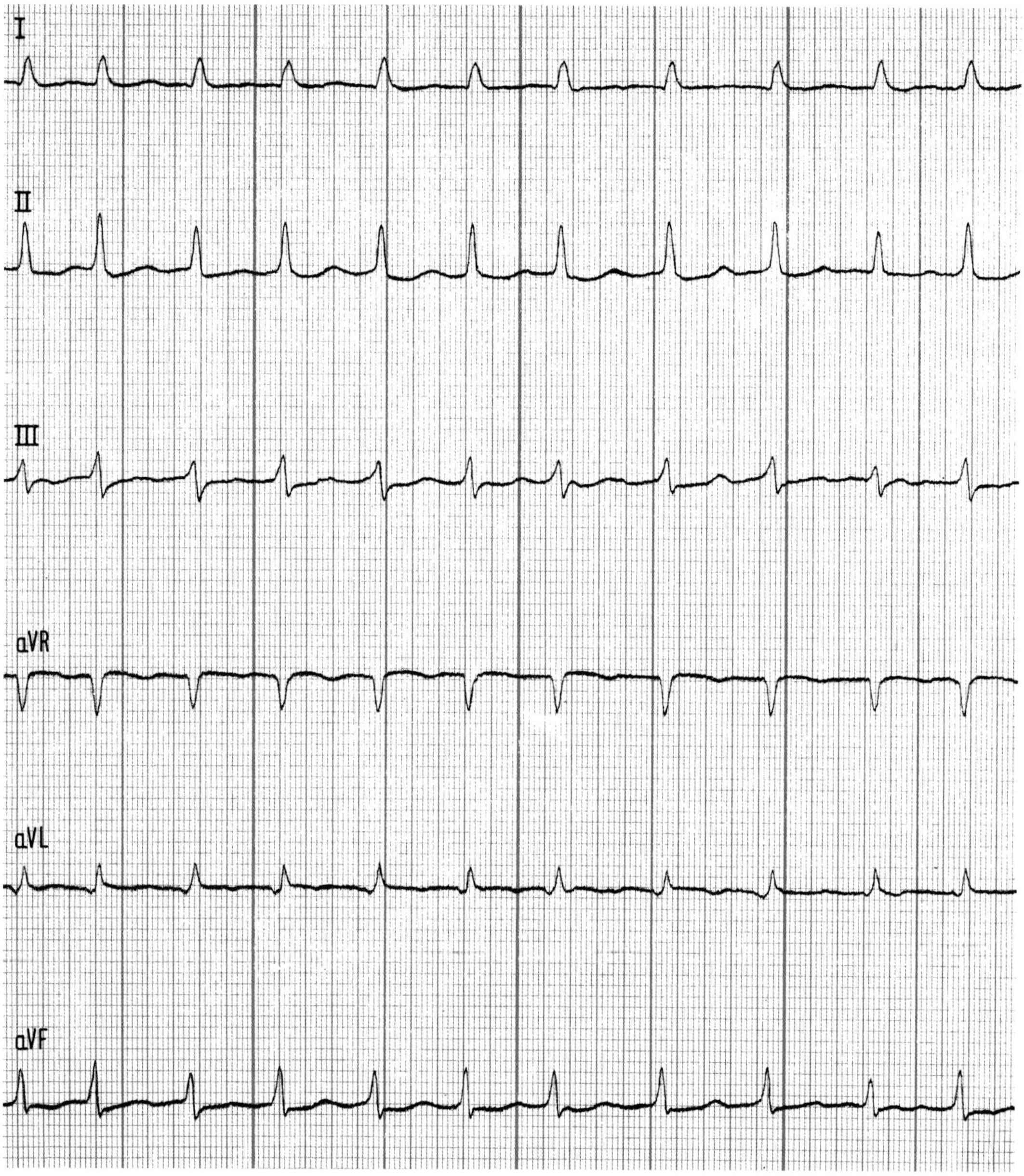

Abb. 142

Klinische Diagnose:
Mitralstenose.

EKG-Befund:
Vorhofflimmern. Wegen der schnellen Ventrikelfrequenz sind die Flimmerwellen nicht gut zu erkennen (siehe V_1). Ventrikelfrequenz ca. 180/min. Normaltyp. ST-Senkung und abgeflachte T-Wellen in I, II, III, aVF sowie V_4 bis V_6. T in aVL abgeflacht bzw. leicht negativ.

Beurteilung:
Tachyarrhythmie bei Vorhofflimmern. Ventrikelfrequenz ca. 180/min. Normaltyp. Leichte Störung des Erregungsrückgangs.

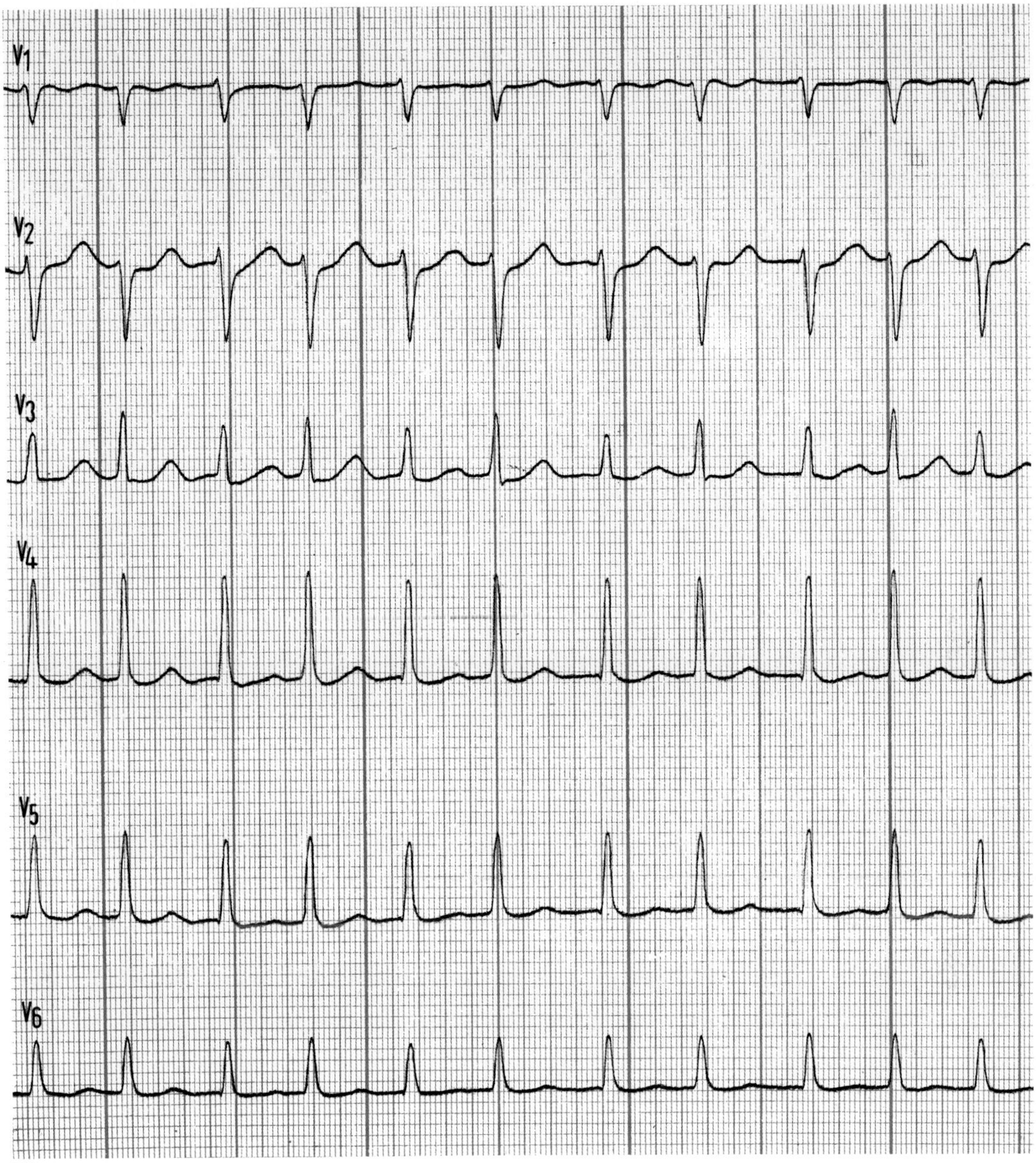
V1
V2
V3
V4
V5
V6

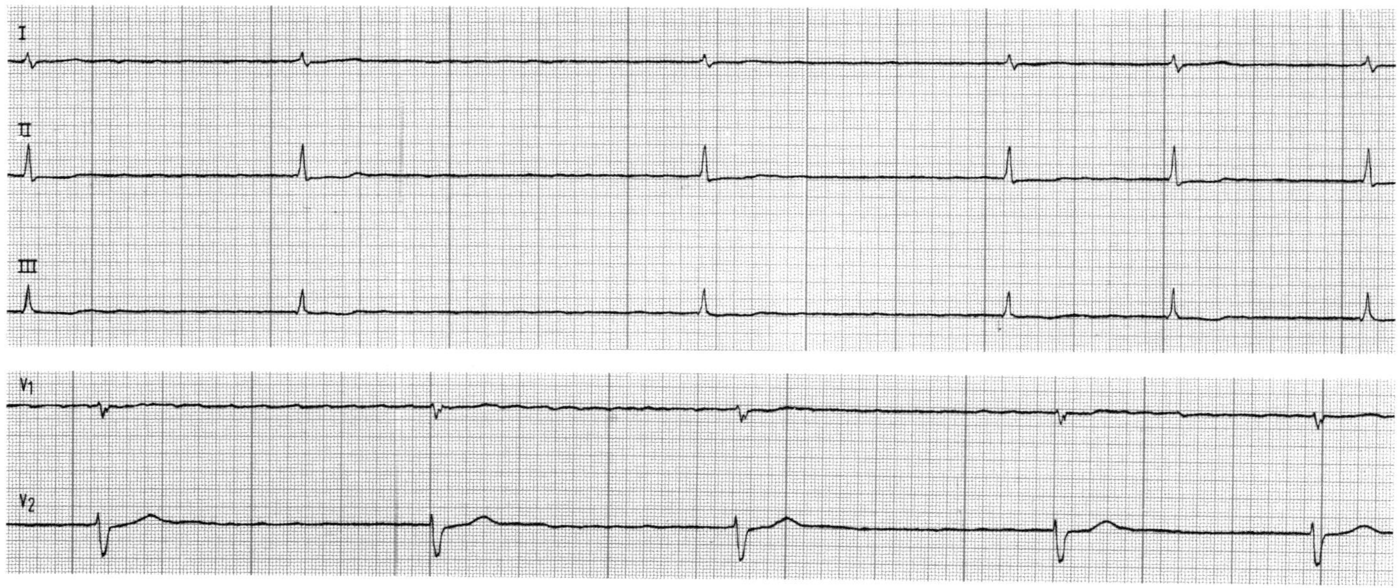

Abb. 143

Klinische Diagnose:
Mitralstenose.

EKG-Befund:
Langsame Form des Vorhofflimmerns. Vorhofflimmerwellen deutlich in V_1 zu sehen. Ventrikelfrequenz von ca. 45/min. Rechtstyp. Der QRS-Komplex ist in V_1 aufgesplittert. (rSr'). ST-Senkung und abgeflachte T-Wellen in II und III.

Beurteilung:
Bradyarrhythmie bei Vorhofflimmern. Ventrikelfrequenz von etwa 45/min. Rechtstyp. Rechtsventrikuläre Erregungsausbreitungsstörung. Rechtsventrikuläre Belastung möglich. Erregungsrückbildungsstörung.

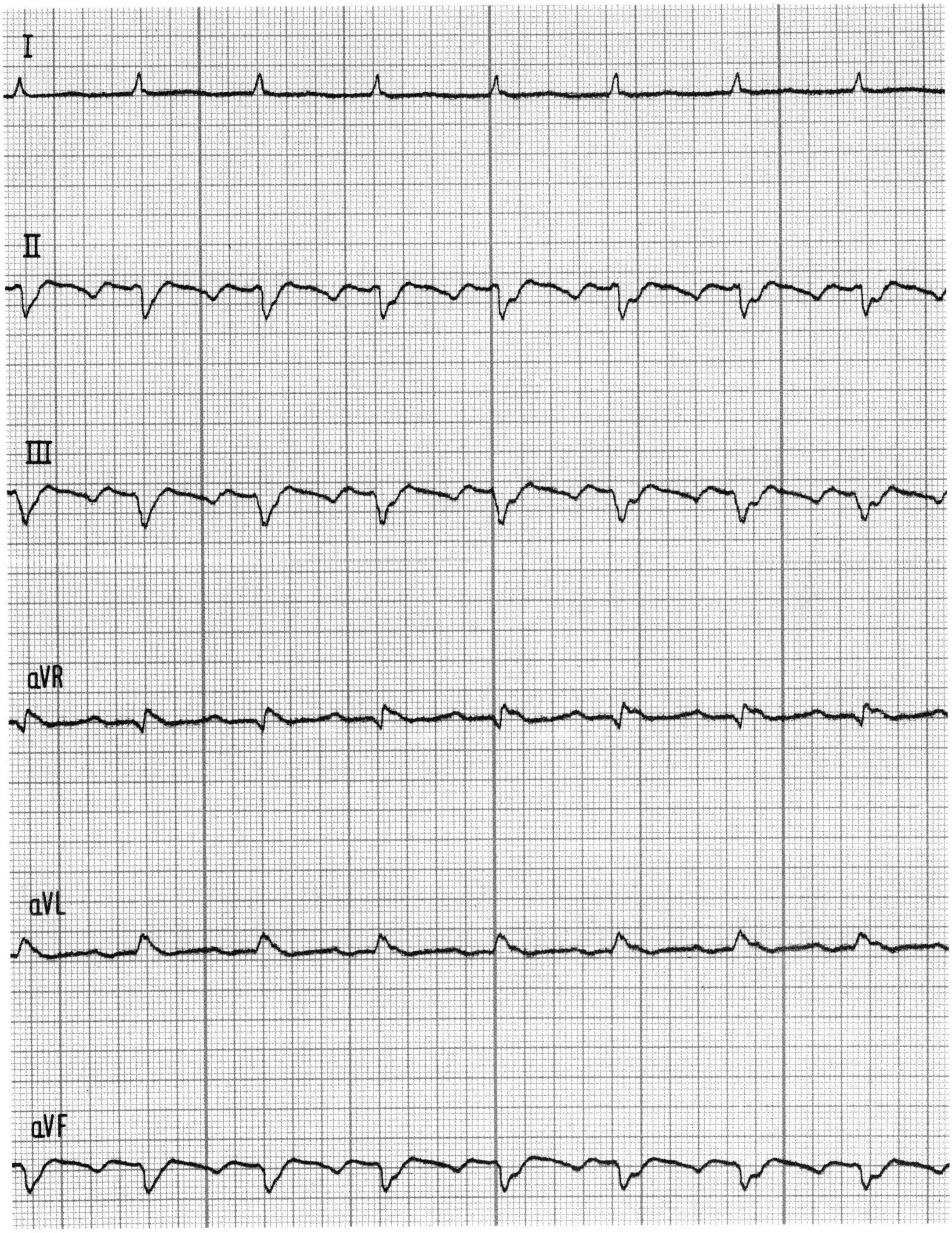

Abb. 144

Klinische Diagnose:

Koronare Herzkrankheit.

EKG-Befund:

Vorhoffrequenz ca. 290/min. Die P-Wellen sind atypisch konfiguriert und sägezahnähnlich geformt (siehe II, III und aVF). Jede 2. Vorhofwelle (Vorhofflatterwelle) wird zur Kammer übergeleitet. Ventrikelfrequenz 145/min.

Beurteilung:

Vorhofflattern mit 2:1 AV-Überleitung.

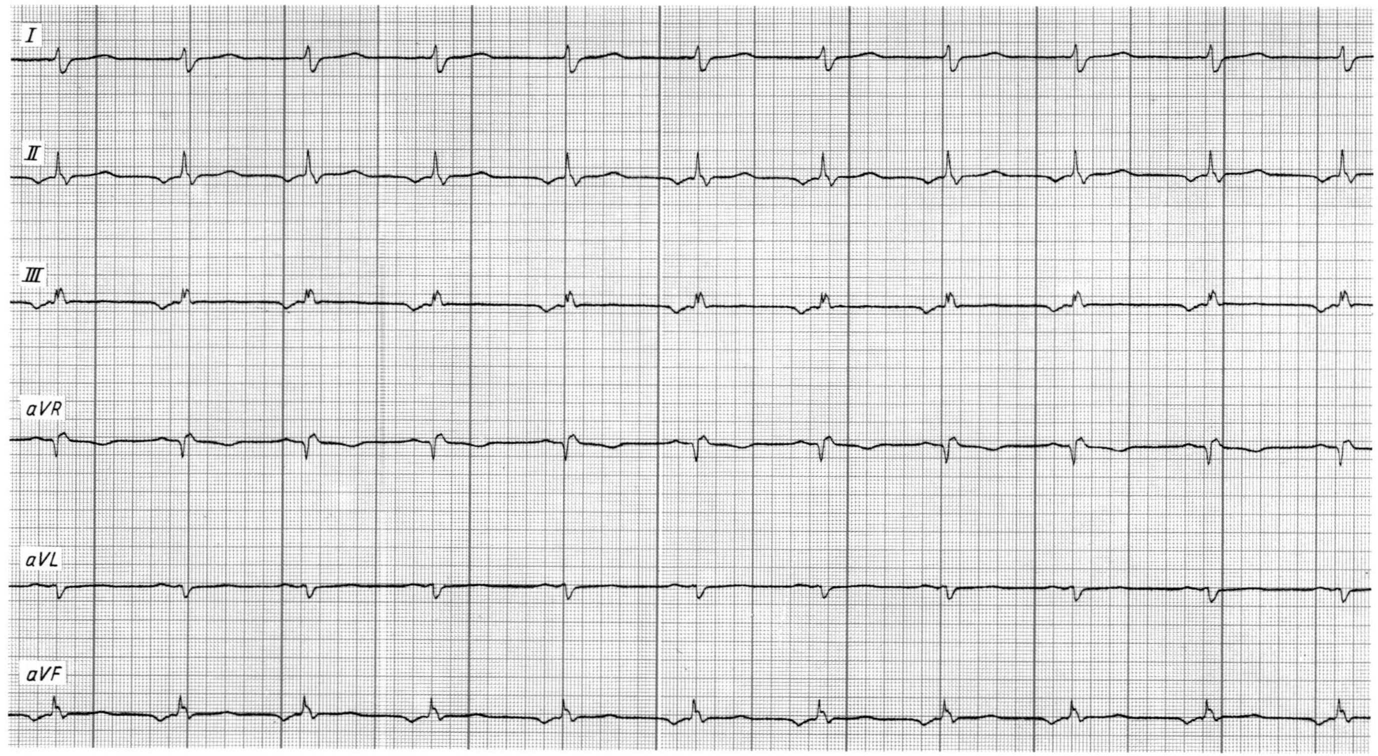

Abb. 145

Klinische Diagnose:
Vegetative Dystonie.

EKG-Befund:
Ventrikelfrequenz 87/min. Rechtstyp. P-Welle in II, III und aVF negativ. Die PQ-Zeit ist mit 0,12 sec kurz.

Beurteilung:
Oberer AV-Rhythmus.

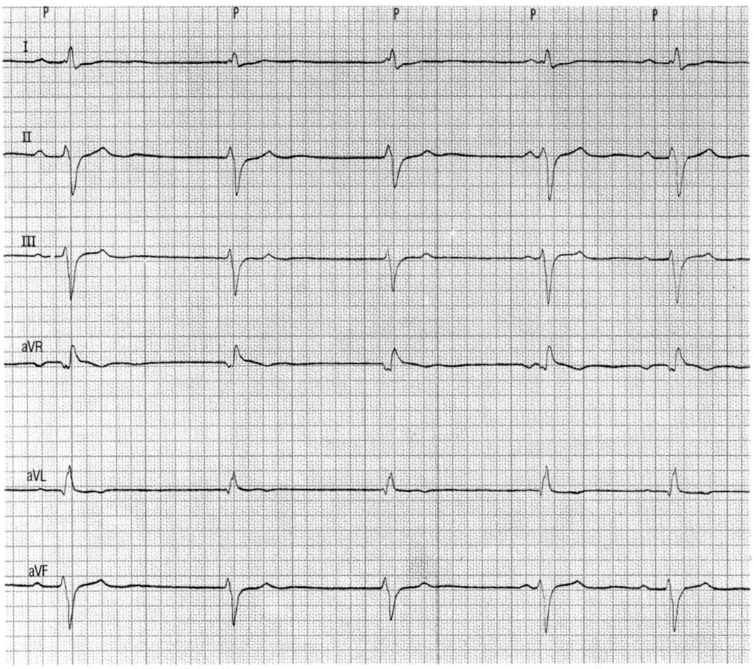

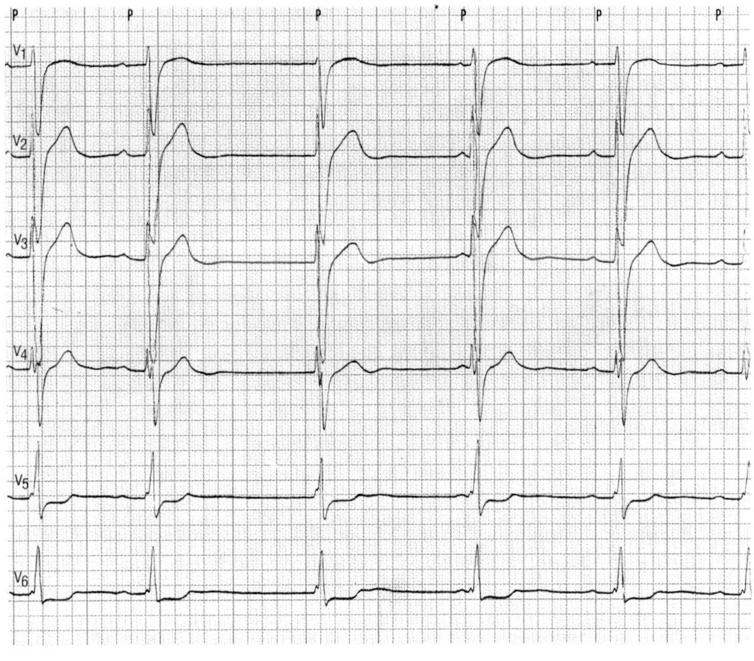

Abb. 146

Klinische Diagnose:
Aortenstenose.

EKG-Befund:
Ventrikelfrequenz 55/min. Überdrehter Linkstyp. Tiefe S-Zacken in II, III und aVF. Zunächst Sinusrhythmus. Beim Absinken der Sinusfrequenz übernimmt der AV-Knoten (AV-Region) die Schrittmacherfunktion. So sind die 2. und 3. Vorhofwelle in den Extremitätenableitungen und die 3. und 4. Vorhofwelle in den Thoraxableitungen nicht zur Kammer übergeleitet. Der QRS-Komplex ist mit 0,12 sec verbreitert und deformiert. Hohe und verspätete R-Zacken in aVR. Breite und tiefe S-Zacken in V_1 und V_2. Relativ tiefe horizontale ST-Senkung und negative T-Wellen in V_5 und V_6.

Beurteilung:
Einfache gleichfrequente inkomplette AV-Dissoziation. Überdrehter Linkstyp. Atypischer Linksschenkelblock. Linksventrikuläre Belastung möglich. Deutliche Erregungsrückbildungsstörung.

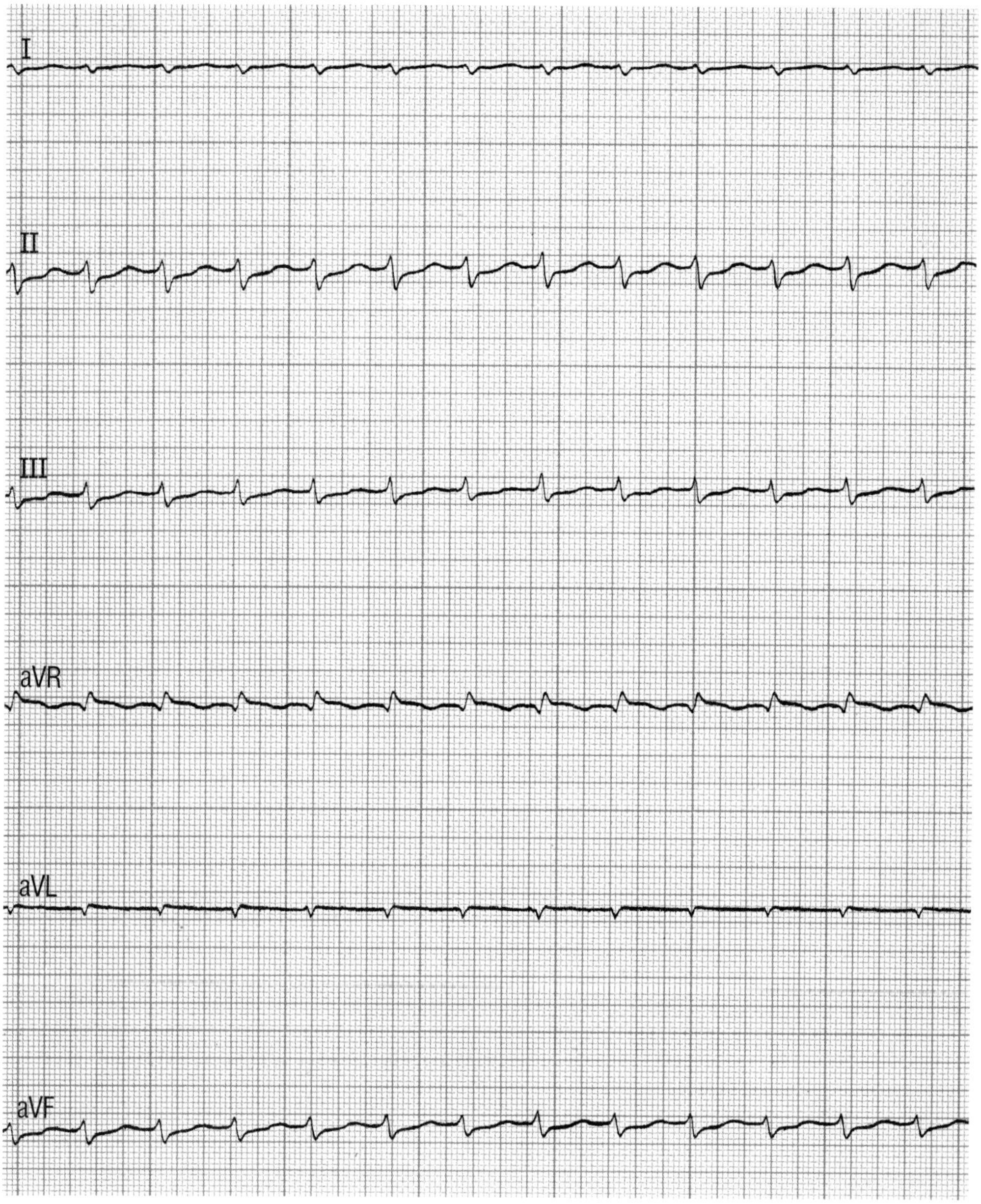

Abb. 147

Klinische Diagnose:
Paroxysmale Tachykardie.

EKG-Befund:
Ventrikelfrequenz von 212/min. S_I-S_{II}-S_{III}-Typ. Die P-Wellen sind sehr wahrscheinlich mit den vorhergehenden T-Wellen verschmolzen. ST-Senkung in II, III und aVF sowie V_2 bis V_6. Der QRS-Komplex ist schmal. Die R-Zacke in aVR ist verspätet und relativ hoch.

Beurteilung:
Supraventrikuläre Tachykardie mit einer Ventrikelfrequenz von 212/min. S_I-S_{II}-S_{III}-Typ. Geringe Erregungsrückbildungsstörung.

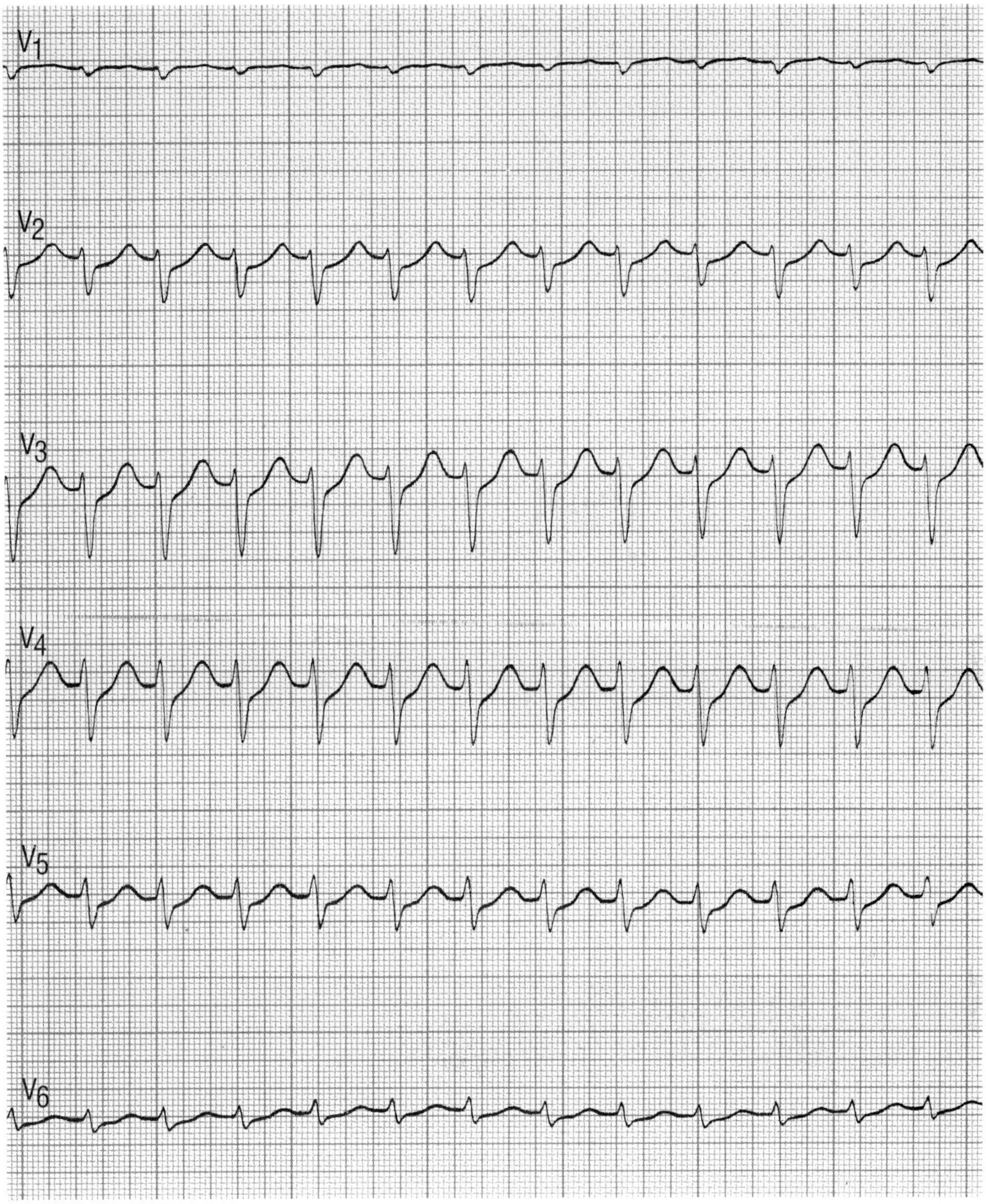
V1
V2
V3
V4
V5
V6

K Herzrhythmusstörungen

a) Reizbildungsstörungen

2. Ventrikuläre Rhythmusstörungen

Abb. 148
Klinische Diagnose:
Extrasystolie.

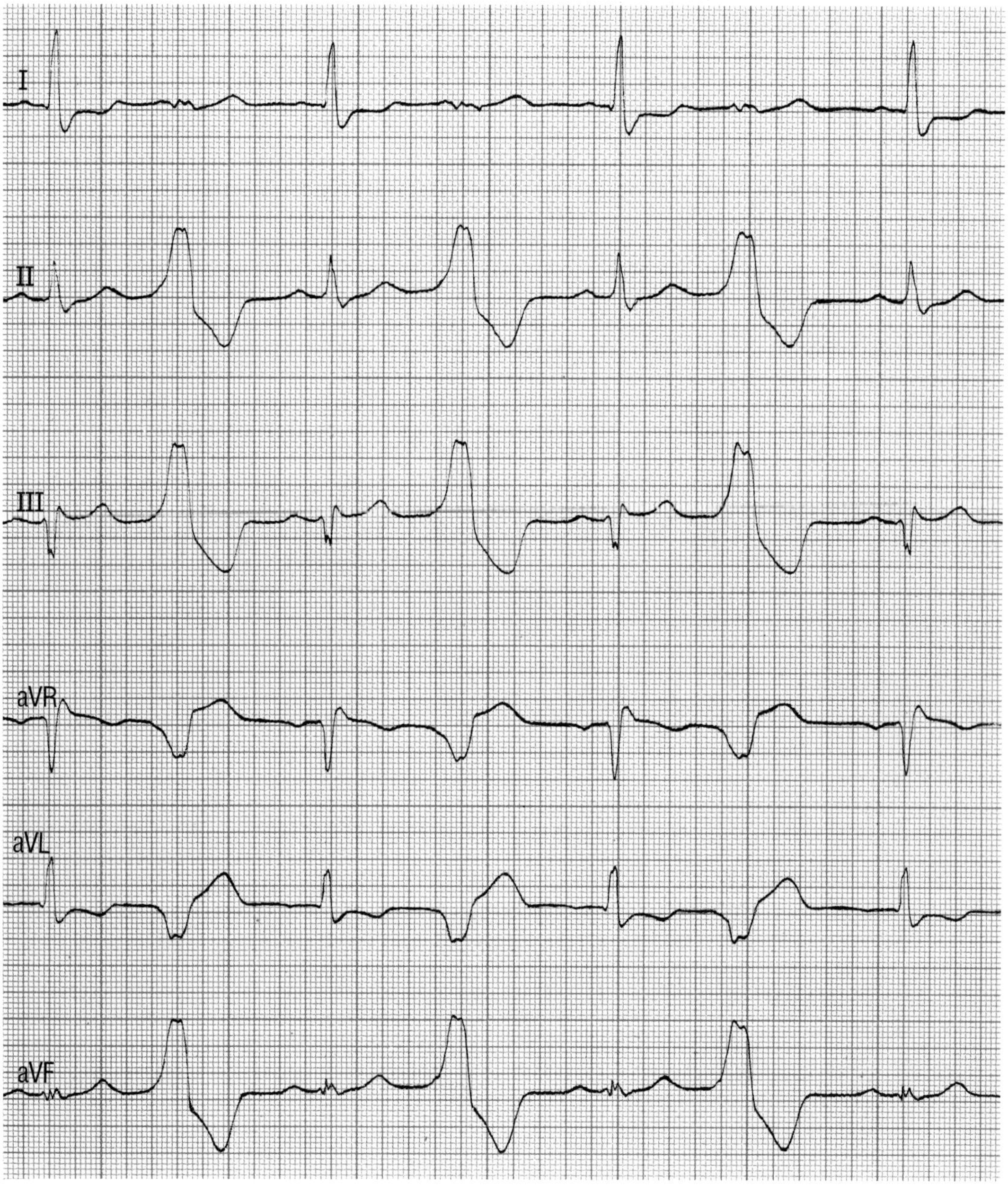

EKG-Befund:
Sinusrhythmus. Ventrikelfrequenz 55/min. S_I-S_{II}-S_{III}-Typ. P und PQ-Zeit normal. Der QRS-Komplex ist mit 0,11 sec im oberen Normbereich. Die S-Zacken sind in I, III und aVL relativ tief. Kleine S-Zacke außerdem in II, V_5 und V_6 nachweisbar. Der QRS-Komplex ist in V_1 aufgesplittert und zeigt eine rSr'-Form. Deutliche horizontale ST-Senkung und terminal leicht positive T-Zacken in I, V_4 und V_5. Leichte ST-Senkung und abgeflachte T-Zacke in V_6. Deszendierende ST-Senkung und negative T-Zacken in aVL sowie in V_1 bis V_3. Zwischen den zwei QRS-Komplexen ist regelmäßig ein Ausschlag mit einem breiten QRS-Komplex (0,16 sec) nachweisbar. Hier ist keine P-Welle zu sehen, dabei zeigt der QRS-Komplex in den Extremitätenableitungen eine rechtsschenkelblockähnliche Form und in den Thoraxableitungen eine linksschenkelblockähnliche Deformierung.

Beurteilung:
Sinusrhythmus. Ventrikelfrequenz 55/min. S_I-S_{II}-S_{III}-Typ. Gehäufte ventrikuläre Extrasystolen in Form einer ventrikulären Bigemini (interponierte ventrikuläre Extrasystolie). Mittelgradige Erregungsrückbildungsstörung.

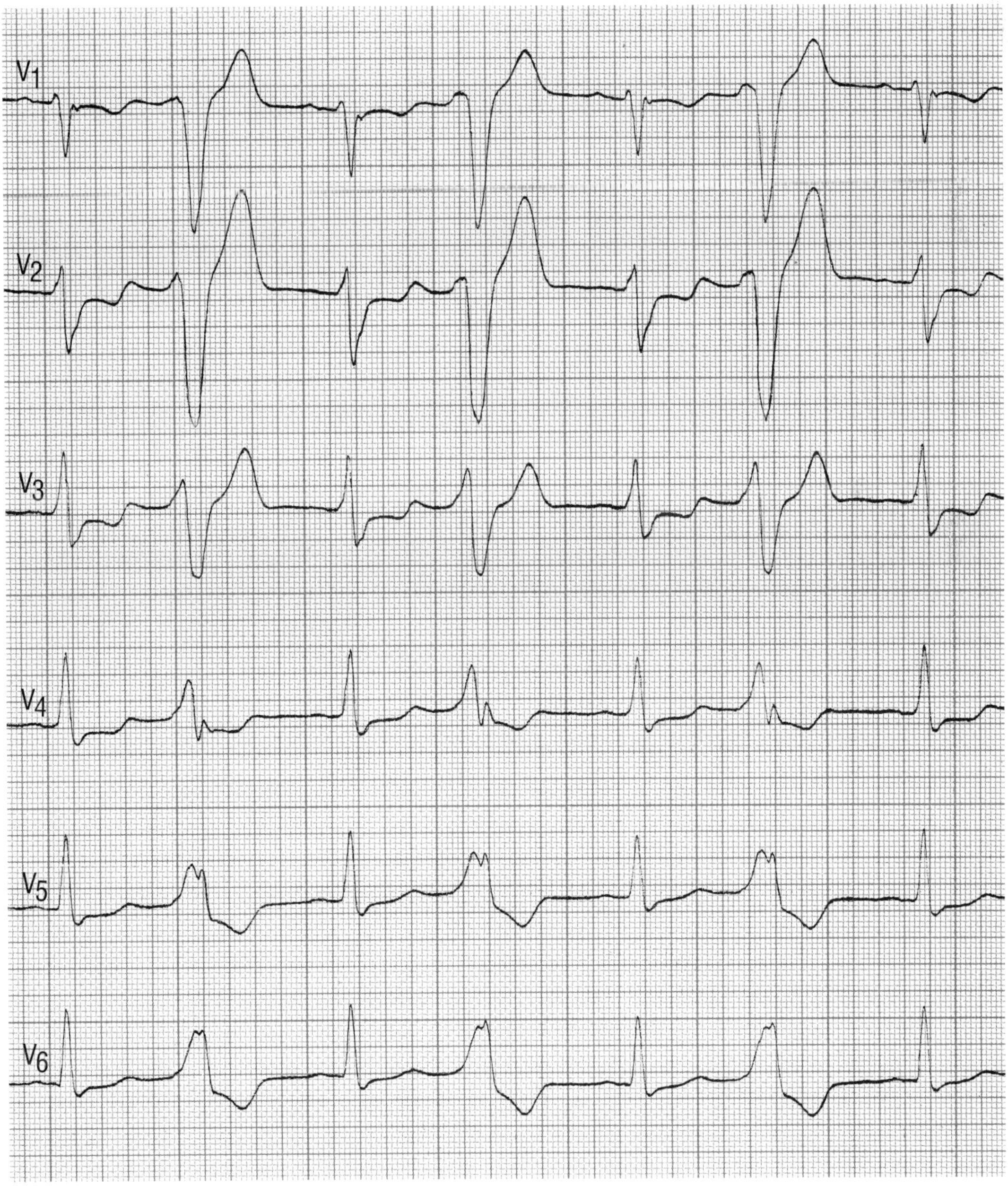

Abb. 149

Klinische Diagnose:
Koronare Herzkrankheit.

EKG-Befund:
Vorhofflimmern. Mittlere Ventrikelfrequenz etwa 60/min. Überdrehter Linkstyp. Tiefe S-Zacke in II, III und aVF. Die S-Zacke in II ist größer als die R-Zacke. Der QRS-Komplex ist nicht verbreitert. Deszendierende ST-Senkung und abgeflachte T-Wellen in I, II und aVL. Deutliche deszendierende ST-Senkung und negative T-Zacken in V_4 bis V_6. Zahlreiche links- und rechtsschenkelblockähnlich konfigurierte, teilweise hintereinander, salvenartige ventrikuläre Extrasystolen (bis 4 Extrasystolen hintereinander nachweisbar). Kleine R-Zacken in V_1 bis V_3.

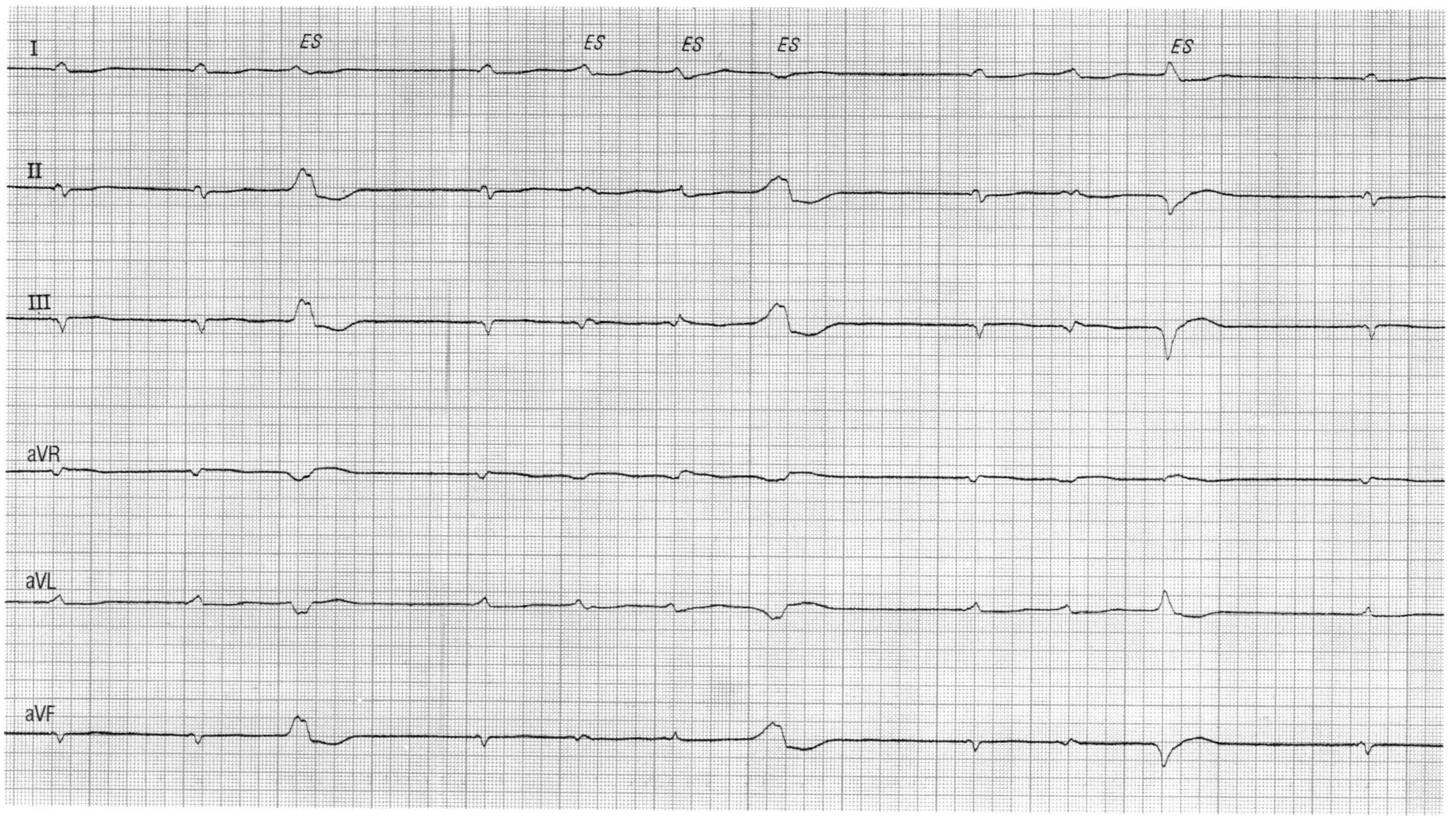

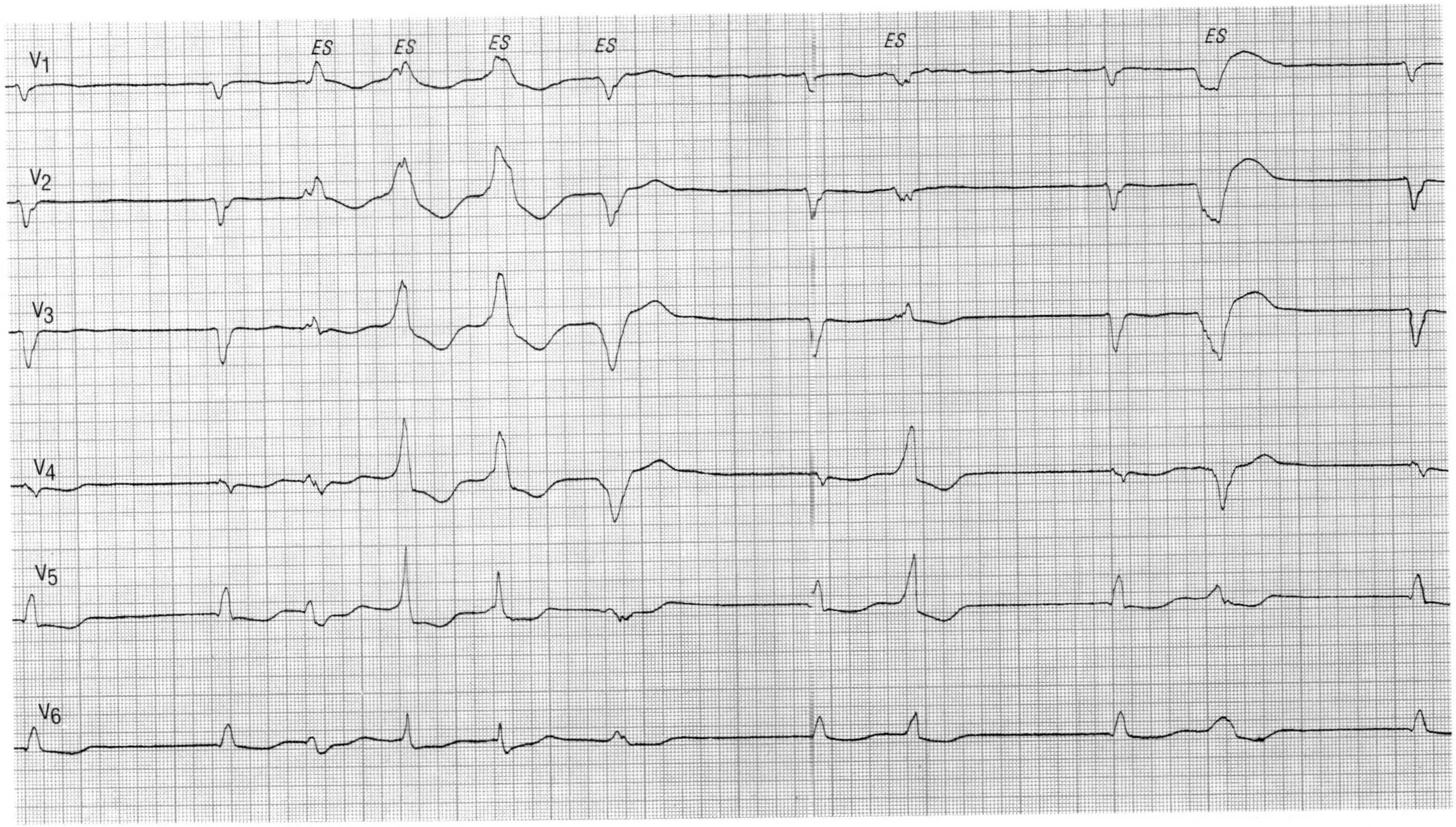

Beurteilung:
Vorhofflimmern. Ventrikelfrequenz ca. 60/min. Überdrehter Linkstyp. Gehäufte salvenartige heterotope ventrikuläre Extrasystolen, Lown-Klasse IVb. Deutliche Störung des Erregungsrückgangs.

Abb. 150

Klinische Diagnose:
Alter Herzinfarkt.

EKG-Befund:
Sinusrhythmus. Ventrikelfrequenz etwa 30/min bei Sinusschlägen und 130/min bei Extrasystolen. Steiltyp. Leicht aszendierende ST-Senkung und isoelektrisches T in I. Kleine Q-Zacke, jedoch deutliche deszendierende ST-Senkung und negative T-Zacke in II und aVF. Breite und tiefe Q-Zacke und deszendierende ST-Senkung und negative T-Zacke in III. Deszendierende ST-Senkung und negative T-Zacken in V_4 bis V_6. Nach einem Sinusschlag 3 hintereinanderfolgende ventrikuläre Extrasystolen (E) mit Rechtsschenkelblockbild im Thorax-EKG.

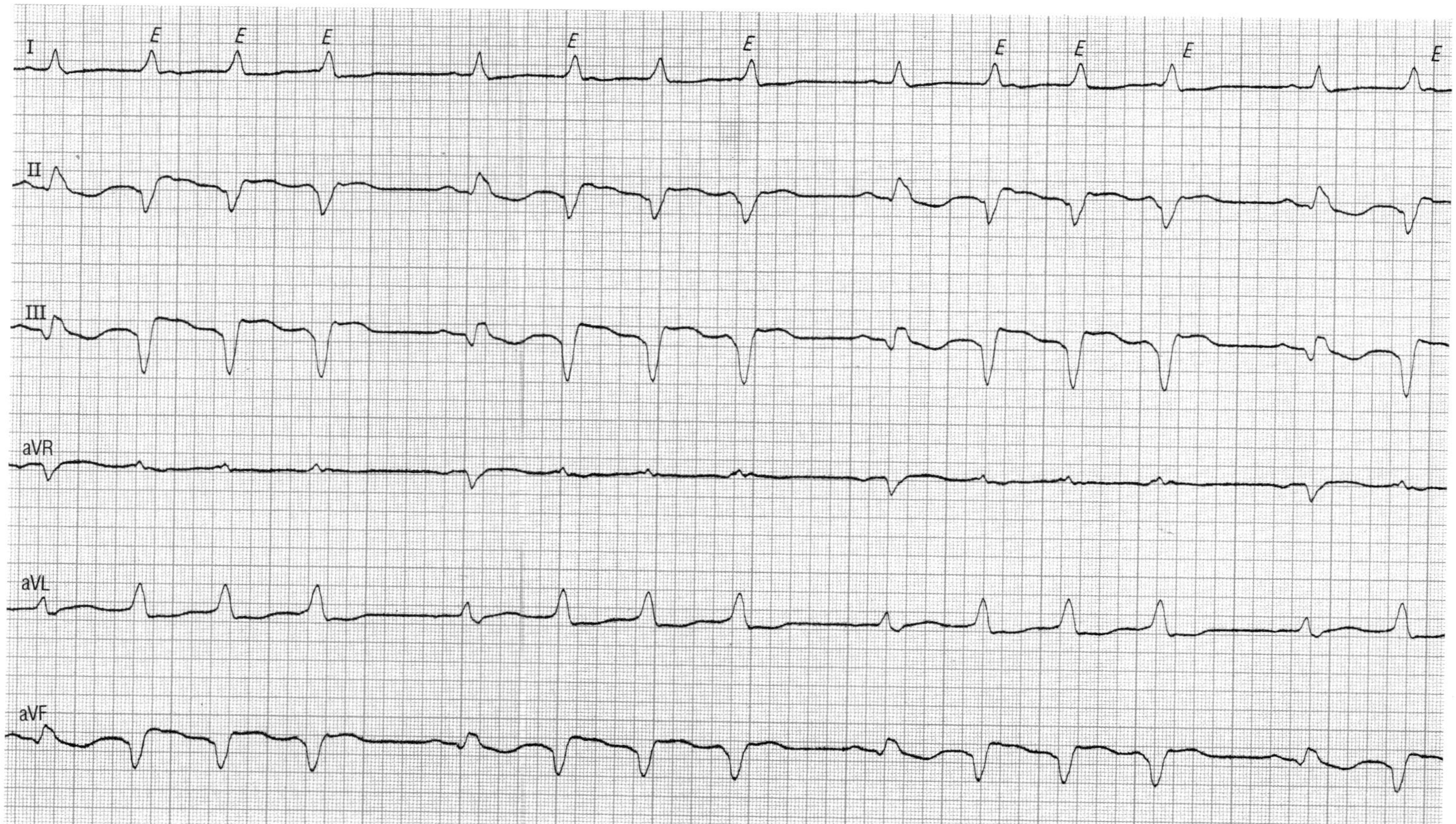

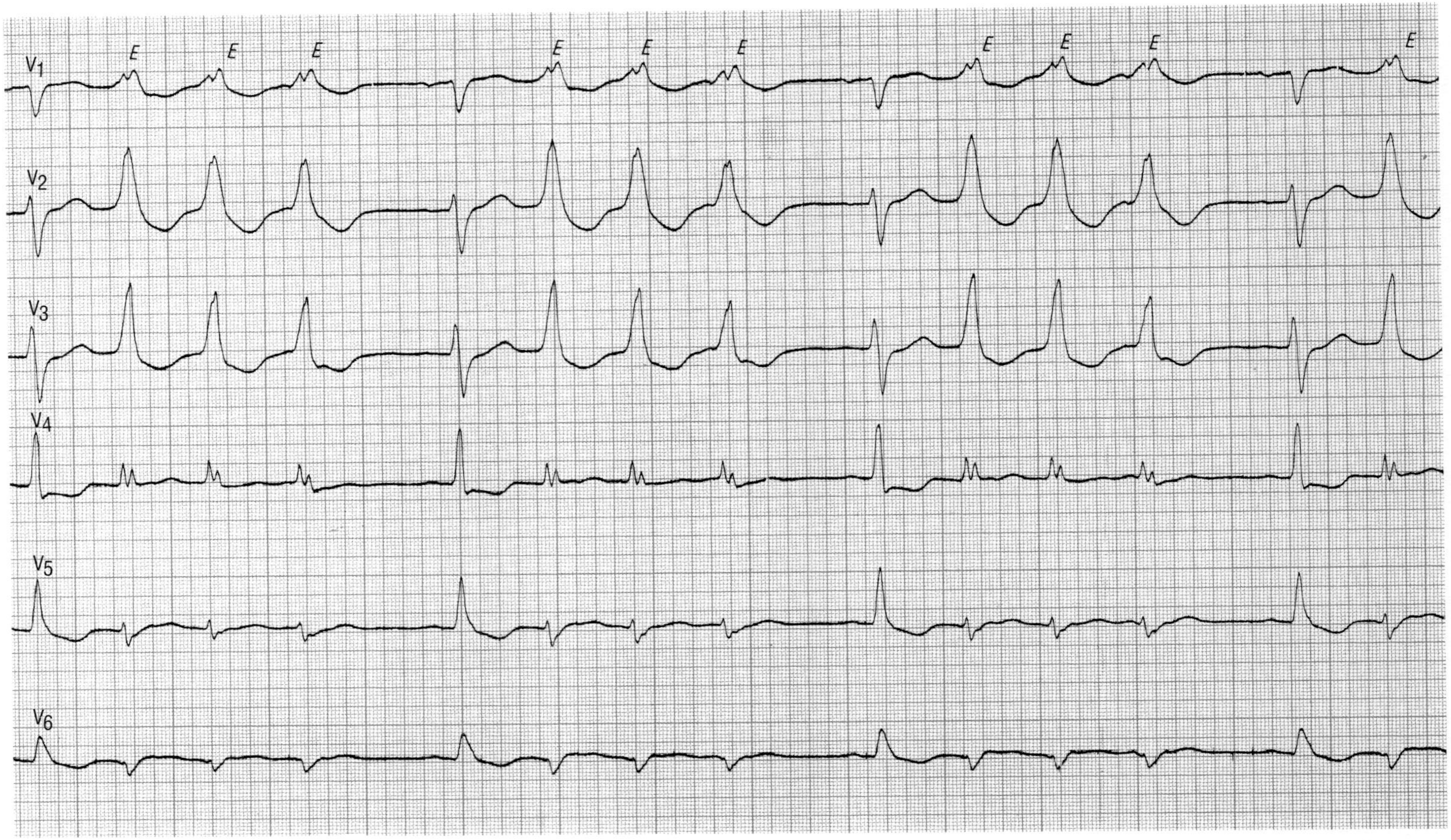

Beurteilung:
Sinusrhythmus. Alter Hinterwandinfarkt (inferiorer Infarkt, Stadium II). Salvenartige ventrikuläre Extrasystolen (Lown-Klasse IVb). Deutliche Erregungsrückbildungsstörung.

Abb. 151

Klinische Diagnose:

Dilatative Kardiomyopathie.

EKG-Befund:

Sinusrhythmus. Linkstyp. Ventrikelfrequenz von 130/min. Die P-Zacken in II und V_1 deutlich spitz positiv und etwas überhöht. Tiefe S-Zacke in V_2. Deutliche deszendierende ST-Senkung und negative T-Zacke in I, aVL sowie V_4 bis V_6.

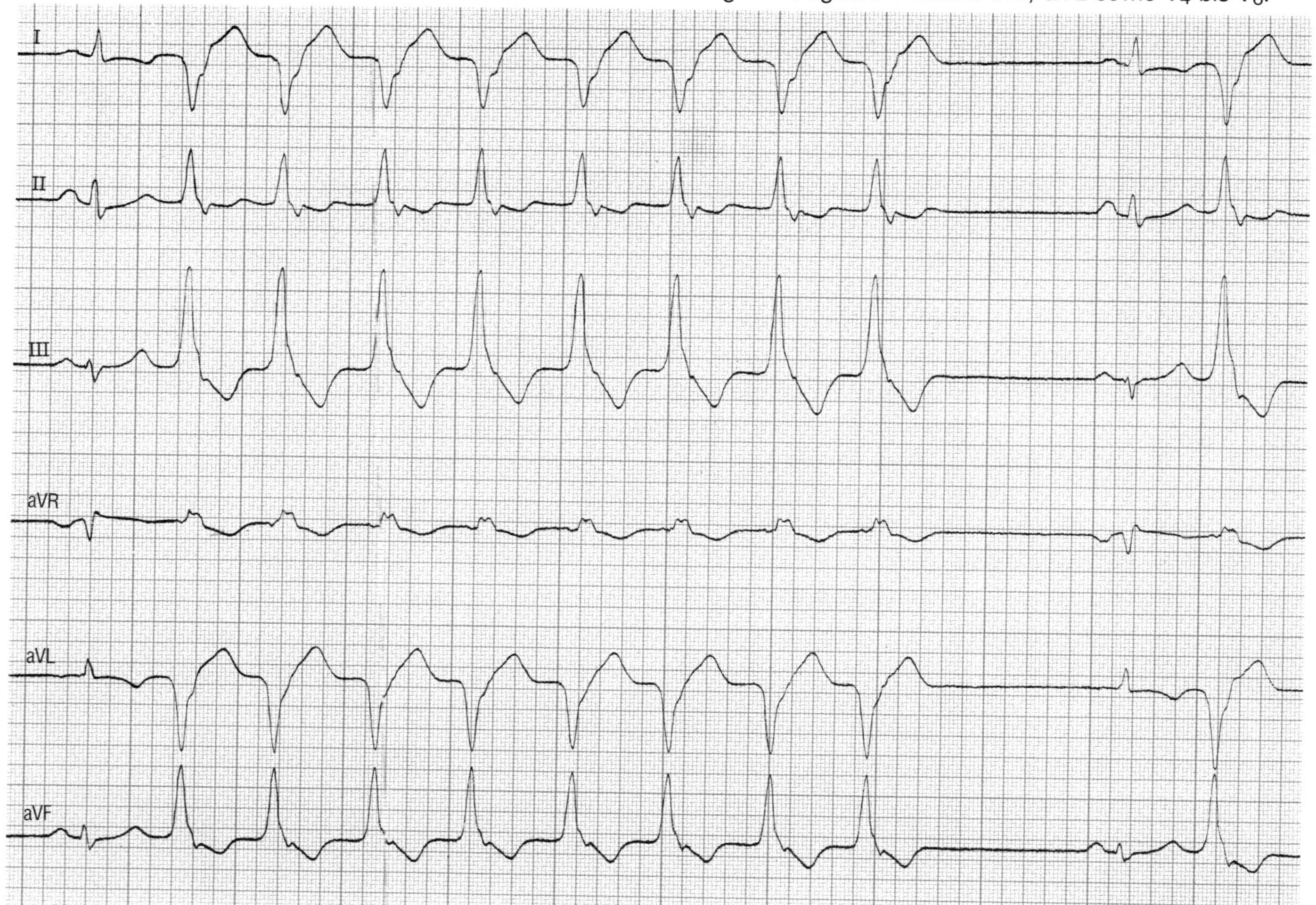

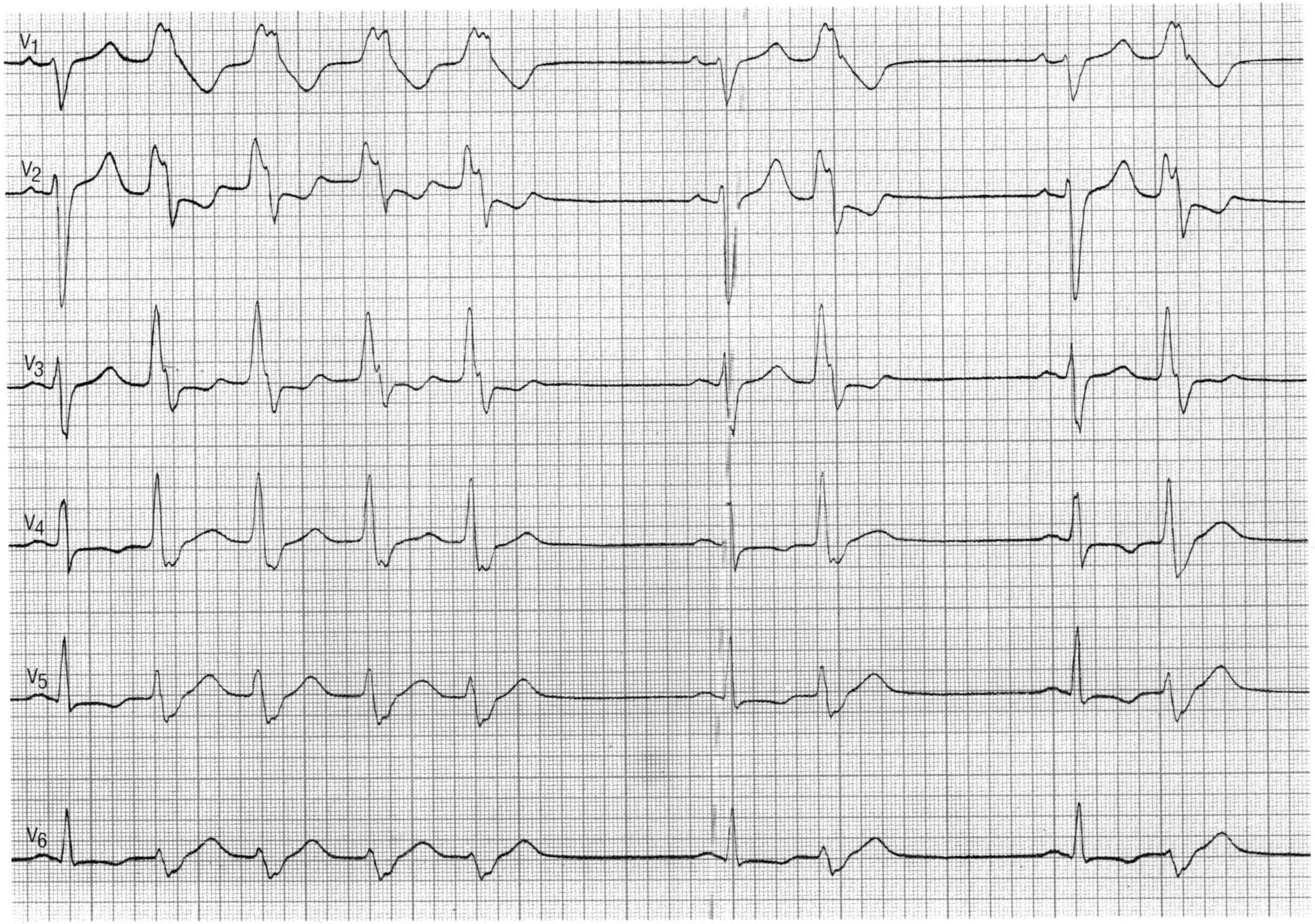

Aszendierende leichte ST-Senkung in II. Spontaner Übergang vom Sinusrhythmus zur kurzfristigen ventrikulären Tachykardie, dann spontanes Verschwinden der ventrikulären Tachykardie. Zusätzlich gehäufte ventrikuläre Extrasystolen, teils in Form einer Salve oder eines Bigeminus.

Beurteilung:
Sinusrhythmus. Kurzfristige ventrikuläre Tachykardie (Lown-Klasse IVb). Zusätzlich gehäufte ventrikuläre Extrasystolen. P-dextro-atriale. Linksventrikuläre Belastung möglich. Deutliche Erregungsrückbildungsstörung.

Abb. 152

Klinische Diagnose:
Alter Herzinfarkt.

EKG-Befund:
Ventrikelfrequenz von 140/min. Überdrehter Linkstyp. Der QRS-Komplex ist rechtsschenkelblockähnlich verbreitert und deformiert, er ist dabei mit 0,20 sec erheblich verbreitert. Erheblich breite und tiefe Q-Zacken in II, III und aVF. S-Zacke in I und V_3 bis V_6 breit und tief. R-Zacke in V_1 und V_2 verbreitert und überhöht. Die P-Welle ist nicht mit Sicherheit nachweisbar.

Beurteilung:
Ventrikuläre Tachykardie (Lown-Klasse IVb) mit Rechtsschenkelblock-Bild. Ventrikelfrequenz 140/min. Überdrehter Linkstyp. Alter Hinterwandinfarkt (inferiorer Infarkt, Stadium III). Deutliche Erregungsrückbildungsstörung.

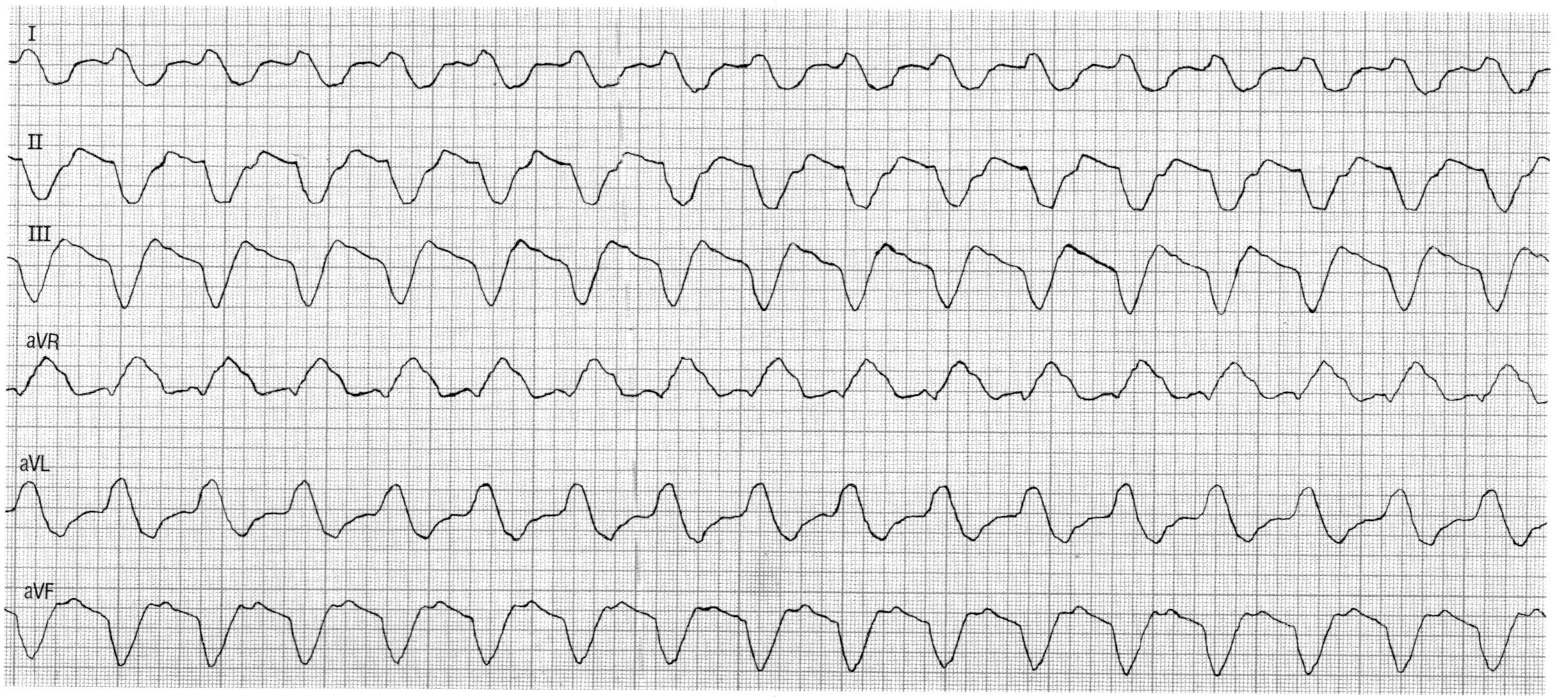

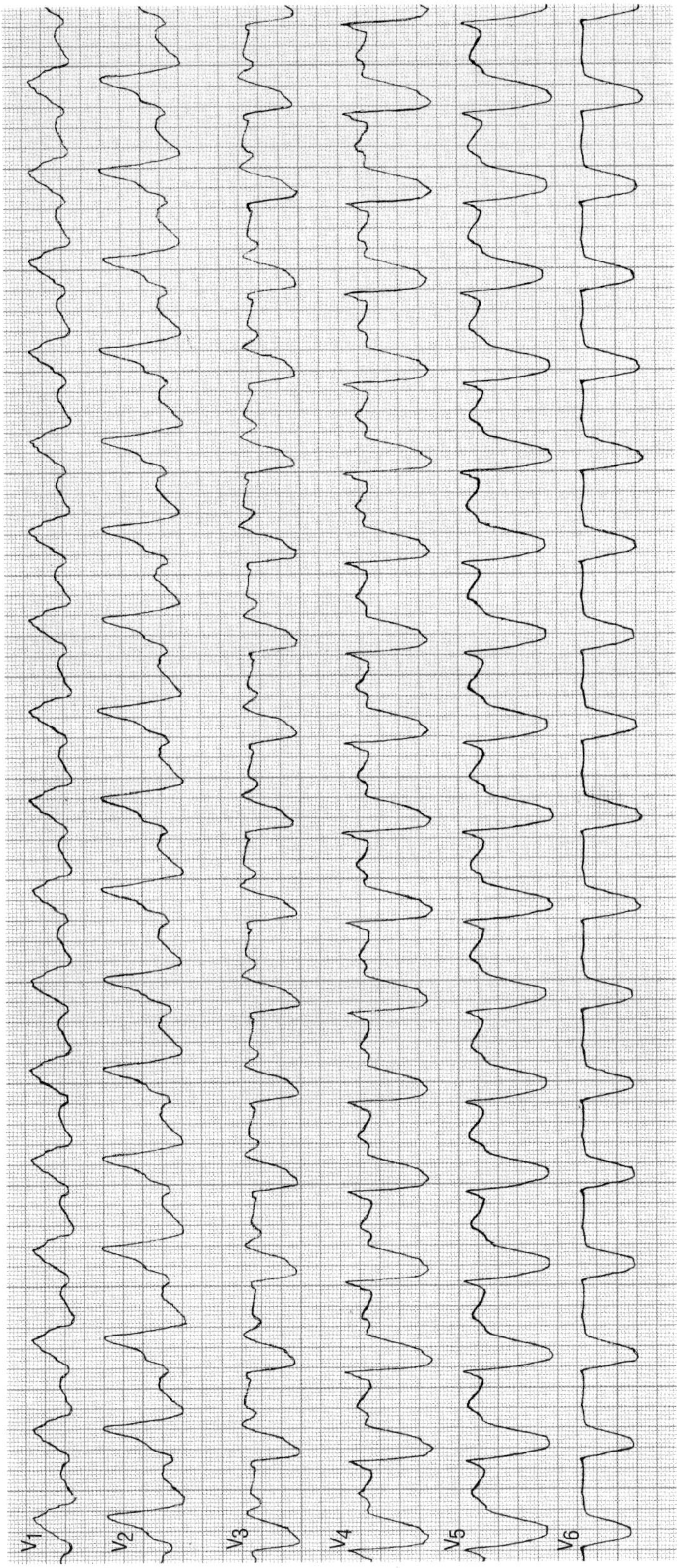
V1
V2
V3
V4
V5
V6

Abb. 153

Klinische Diagnose:
Zustand nach Herzschrittmacherimplantation.

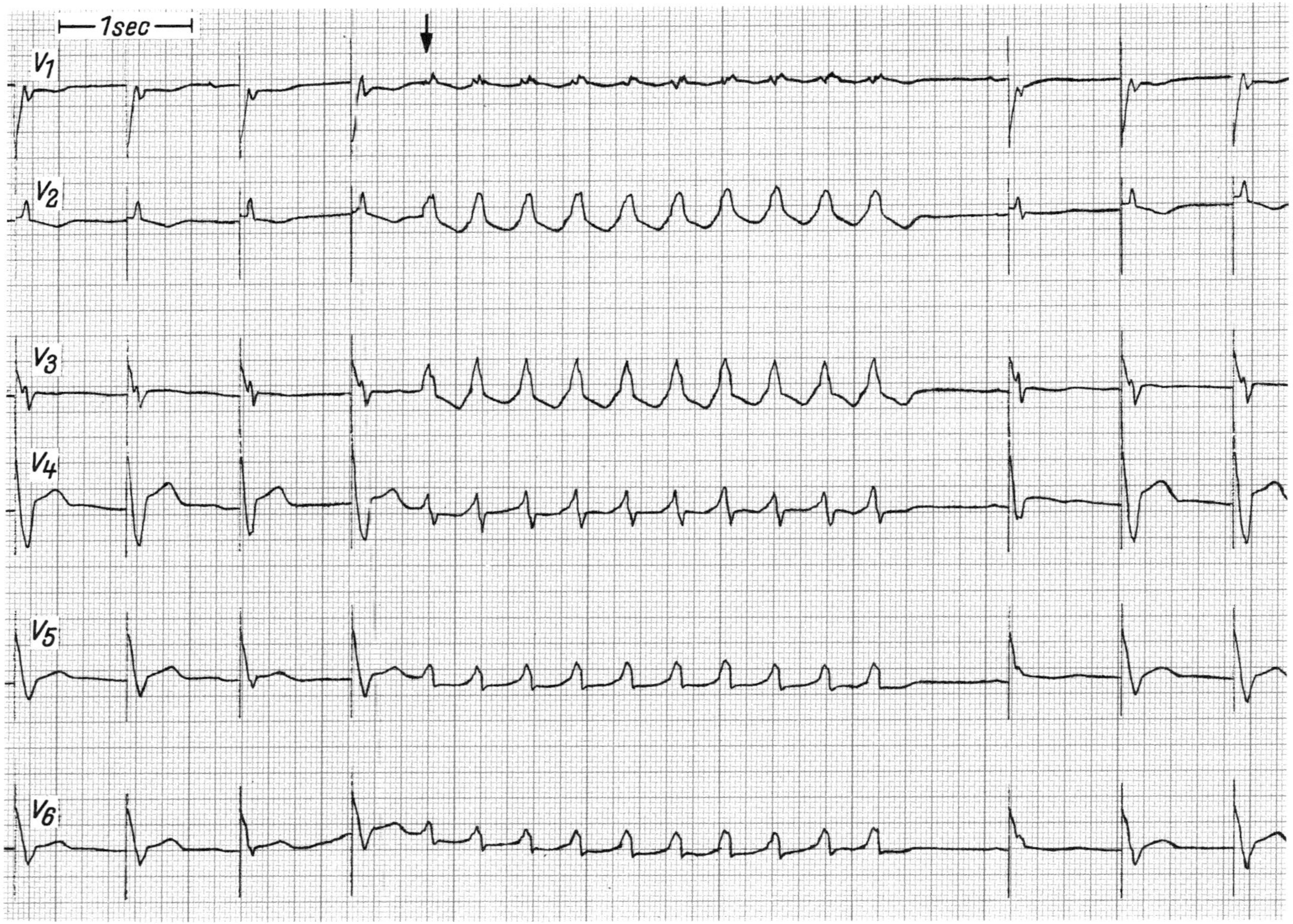

EKG-Befund:
Nach intakten Schrittmacherausschlägen tritt nach dem 4. Schrittmacherausschlag (↓) plötzlich eine kurzfristige Kammertachykardie auf, die dann wieder spontan in einen intakten Schrittmacherrhythmus konvertiert.

Beurteilung:
Trotz intakter Schrittmacherausschläge plötzlich Auftreten einer kurzfristigen Kammertachykardie. Danach spontanes Sistieren der Kammertachykardie. **Anmerkung:** Papiergeschwindigkeit 25 mm/sec.

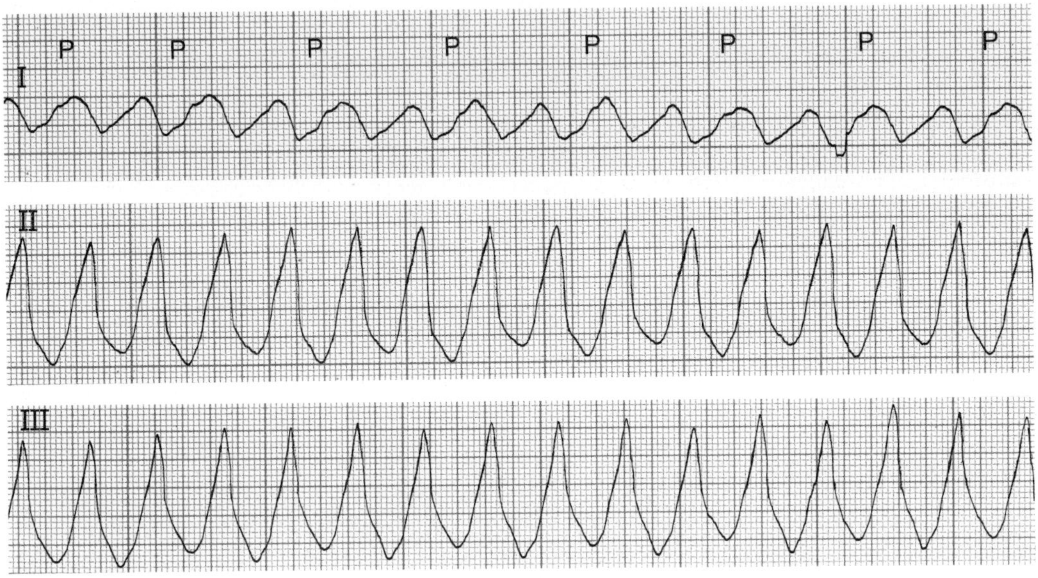

Abb. 154 a

Klinische Diagnose:
Tachykardie.

EKG-Befund:
Ventrikelfrequenz 250/min. Vorhoferregung 125/min (siehe P). QRS-Komplex in regelmäßiger Schlagfolge und rechtsschenkelblockähnlich deformiert und verbreitert. Die QRS-Breite beträgt etwa 0,15 sec. Keine feste Beziehung zwischen P-Wellen und QRS-Komplexen.

Beurteilung: Kammerflattern. **Anmerkung:** Papiergeschwindigkeit 50 mm/sec.

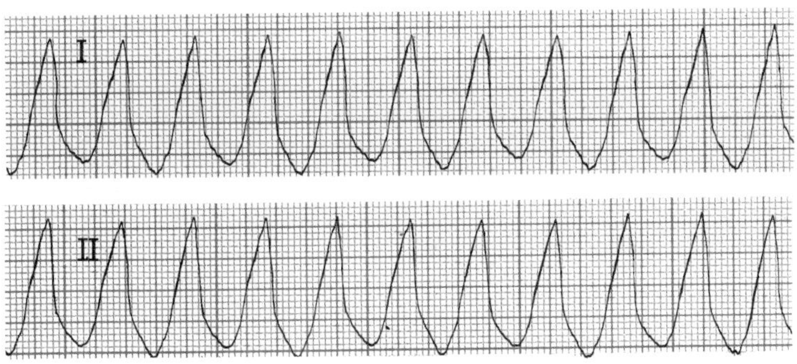

Abb. 154 b
Derselbe Patient wie in Abb. 154 a.
Kammerflattern.
Vor dem Elektroschock.
Papiergeschwindigkeit 50 mm/sec.

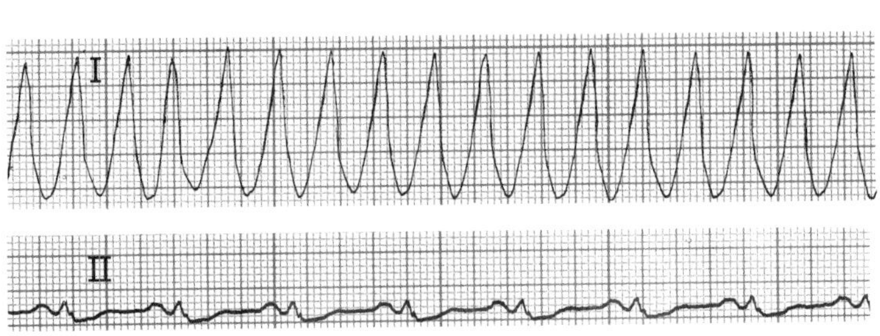

Abb. 154 c
Obere Reihe: Kammerflattern.
EKG vor dem Elektroschock.
Papiergeschwindigkeit 25 mm/sec.
Untere Reihe: Zustand nach Elektroschock mit 200 Wsec.
Sinustachykardie mit einer Ventrikelfrequenz von 175/min.

K Herzrhythmusstörungen

b) Erregungsleitungsstörungen

1. Sinuaurikulärer (SA-)Block

Schematische Darstellung und klinische Deutung des SA-Blocks **Abb. 155**

Bezeichnung	**EKG-Bild**	**Bemerkungen**	**Beurteilung**
1 normales EKG	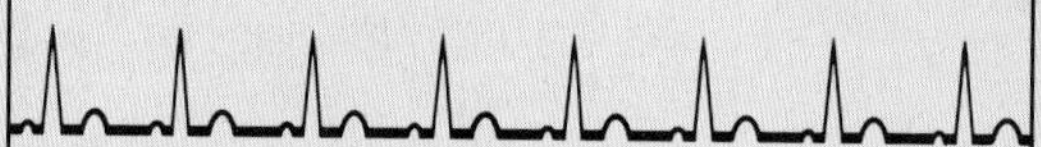	1. normales Bild 2. PP-Intervall regelmäßig	normal
2 SA-Block I. Grades	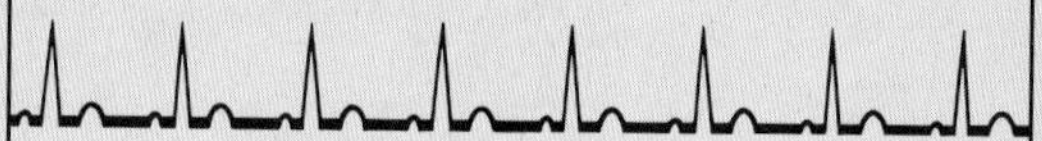	1. SA-Überleitung verlängert, jedoch nicht sichtbar 2. PP-Intervall regelmäßig	funktionell oder organisch
3 SA-Block II. Grades (Typ I) = SA-Wenckebach-Periodik	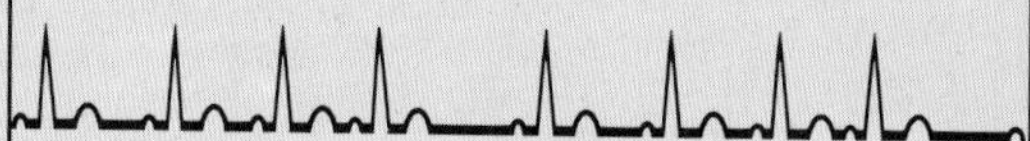	1. Ausfall einer P-Zacke und eines QRS-Komplexes 2. PP-Intervall zunehmend kürzer 3. PP-Pausenintervall kleiner als das Doppelte des PP-Intervalls zuvor	organisch
4 SA-Block II. Grades (Typ II)	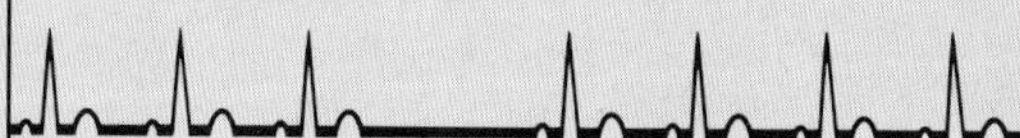	1. Plötzlicher Ausfall einer P-Zacke und eines QRS-Komplexes 2. PP-Pausenintervall entspricht dem Doppelten des PP-Intervalls zuvor 3. mehrere Ausfälle möglich	organisch
5 SA-Block III. Grades = totaler SA-Block		1. Ausfall von mehreren P-Zacken und QRS-Komplexen für längere Zeit 2. Einspringen eines Ersatzrhythmus möglich 3. DD: Sinusarrest	organisch

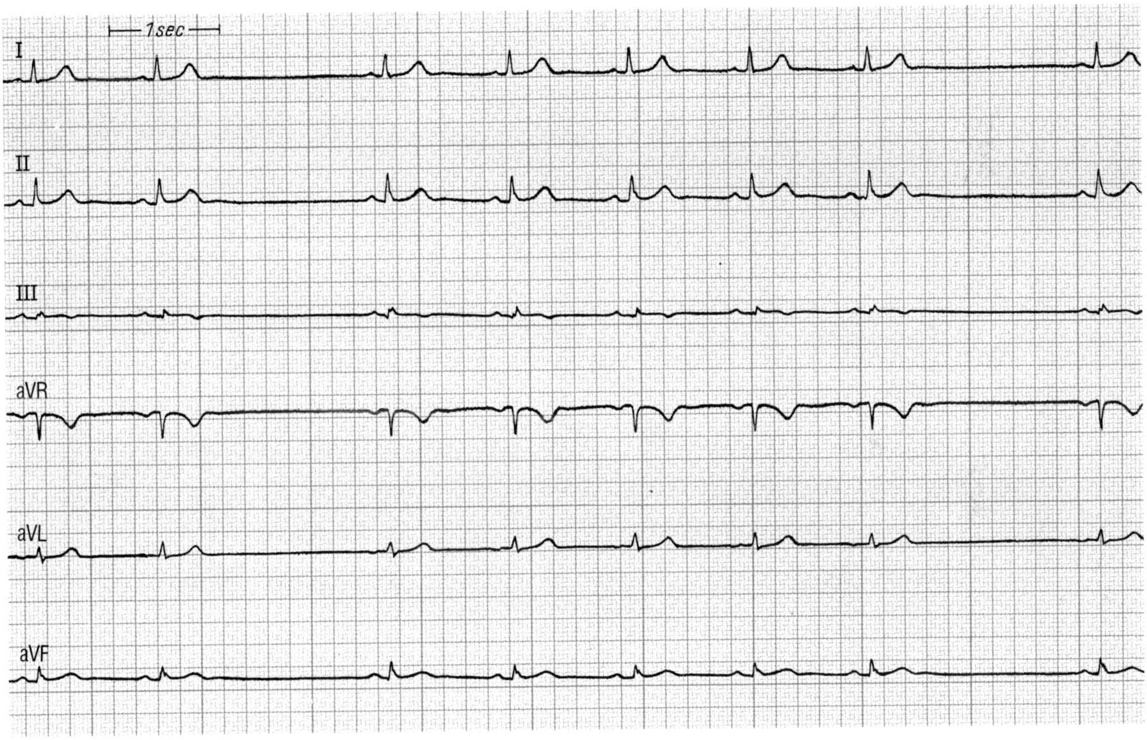

Abb. 156

Klinische Diagnose:
Bradykardie.

EKG-Befund:
Die ersten 2 Ausschläge sind Sinusrhythmus, dann einmal Ausfall eines Vorhof-Kammerausschlags, danach wieder Sinusrhythmus. Nach dem 7. Kammerausschlag fällt wieder ein Vorhof-Kammerausschlag aus. Sonst QRS-Komplex und ST-T-Verlauf unauffällig.

Beurteilung: SA-Block II. Grades, Typ II.

Anmerkung: Papiergeschwindigkeit 25 mm/sec.

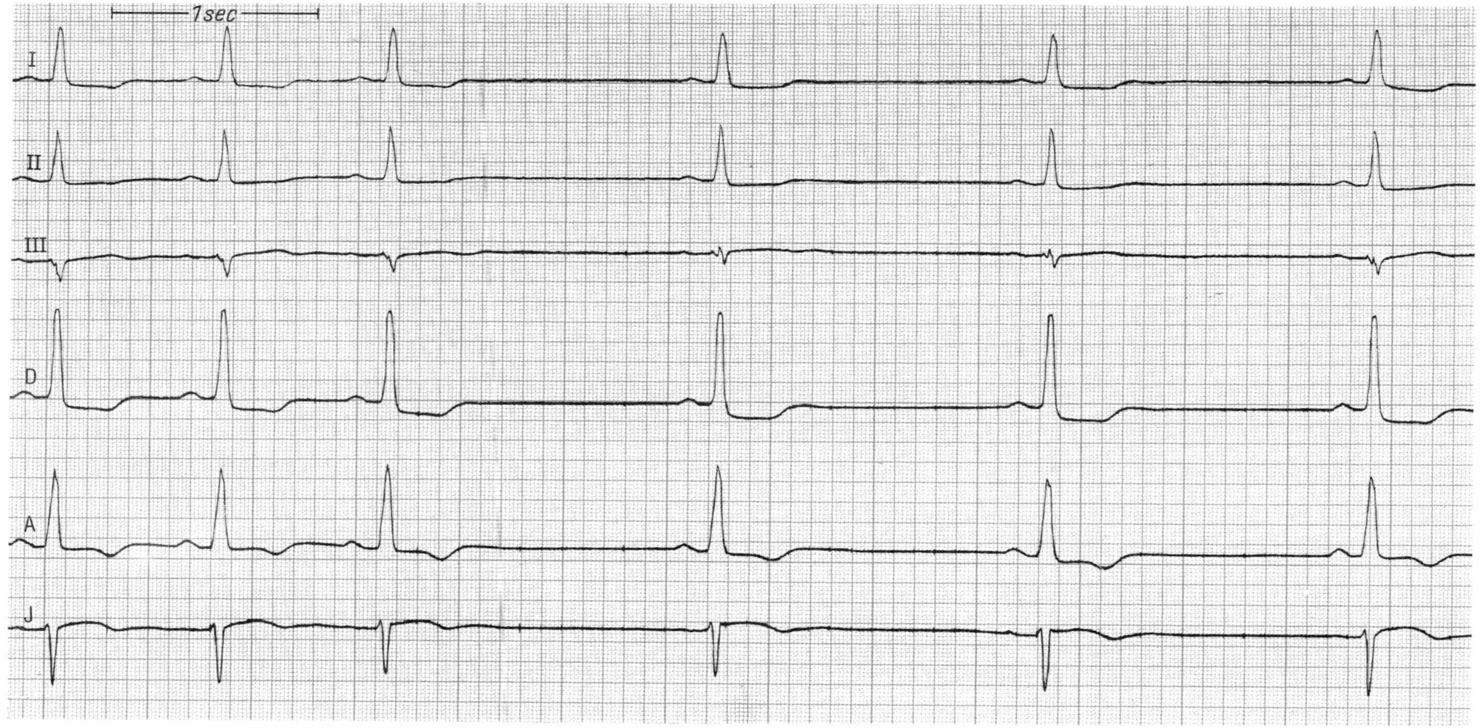

Abb. 157

Klinische Diagnose:
Hypertonie.

EKG-Befund:
Zunächst Sinusrhythmus. Nach dem dritten Ausschlag fällt regelmäßig immer wieder eine Vorhofkammeraktion aus. Dadurch entsteht eine Bradykardie, wobei sich die Kammerfrequenz von 75/min auf 38/min halbiert. Deutliche deszendierende ST-Senkung und negatives T in I, D und A der Nehbschen Ableitungen. Leichte ST-Senkung und leicht negative T-Welle in Ableitung II.

Beurteilung:
SA-Block II. Grades, Typ II. Deutliche Erregungsrückbildungsstörung.

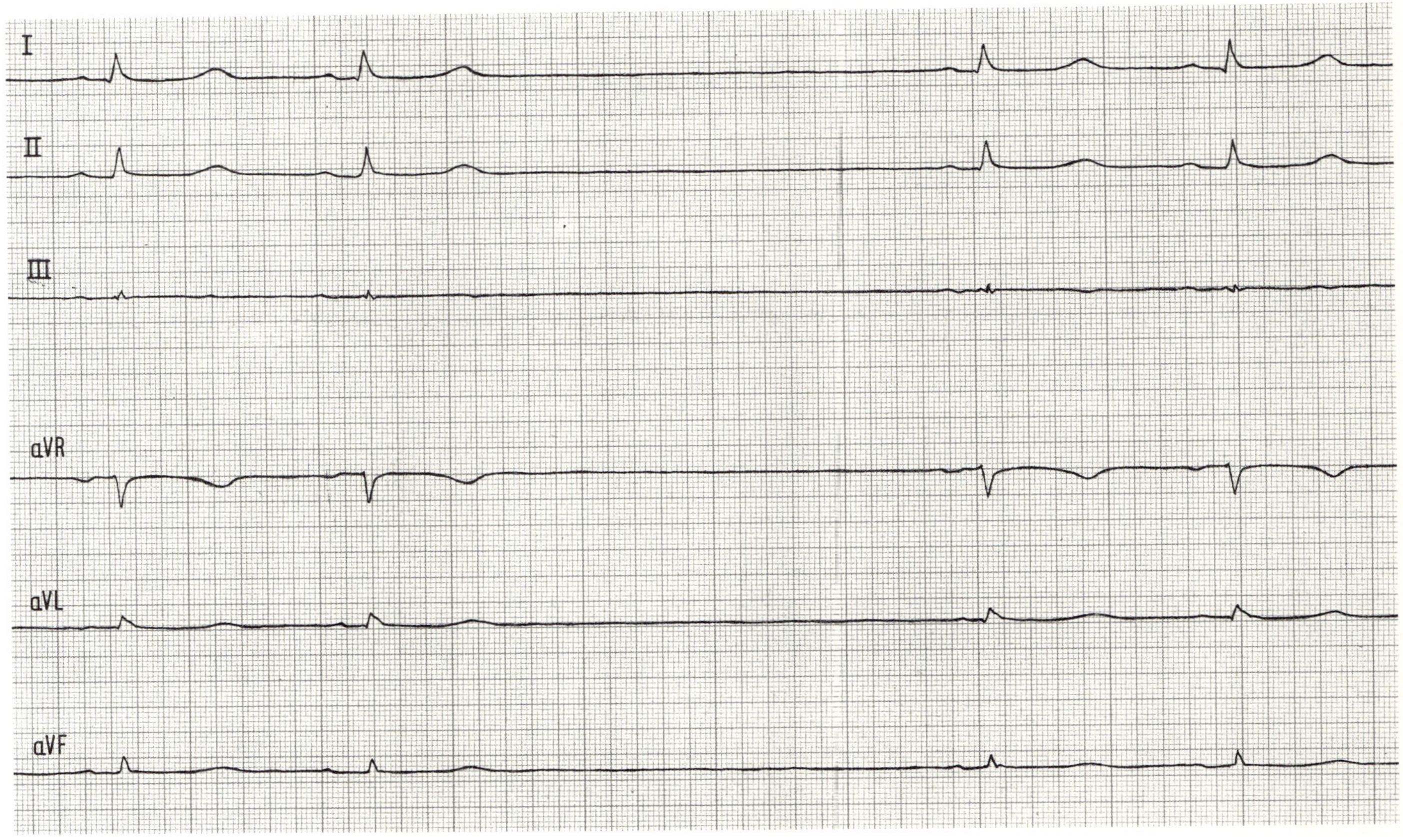

Abb. 158

Klinische Diagnose:
Adams-Stokes-Anfall.

EKG-Befund:
Die ersten beiden Ausschläge sind Sinusrhythmus, dann tritt plötzlich eine lange Asystoliepause von 2,36 sec auf, danach wieder ein spontanes Auftreten des Sinusrhythmus.

Beurteilung:
DD: Sinusarrest, totaler SA-Block.

K

Herzrhythmusstörungen

b) Erregungsleitungsstörungen

2. Atrioventrikulärer (AV-)Block

Schematische Darstellung und klinische Deutung des AV-Blocks **Abb. 159**

	Bezeichnung	EKG-Bild	Vorkommen	Beurteilung
1	normales EKG	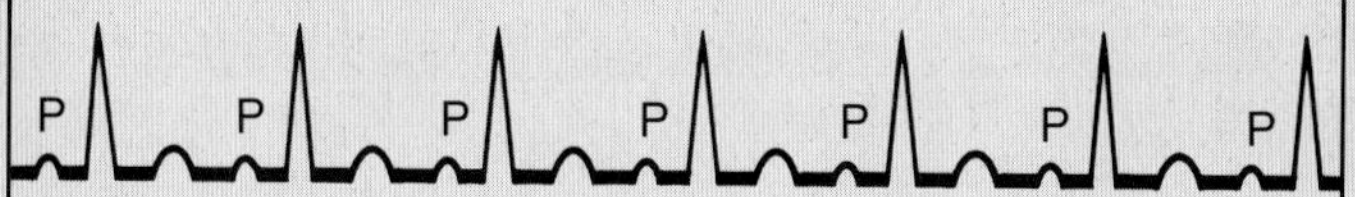	normaler Fall	normal
2	AV-Block I. Grades	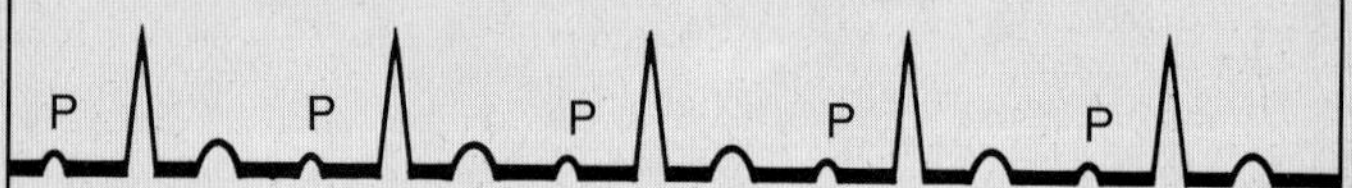	Vagotonie, Sportler, Myokarditis, Herzmuskelschädigung, koronare Herzkrankheit, Digitalisierung, Herzvitium	funktionell oder organisch
3	AV-Block II. Grades (Typ I) = Wenckebach-Periodik	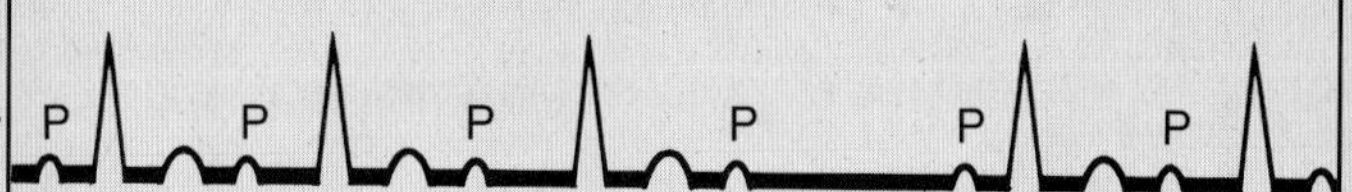	vegetative Dystonie, Herzmuskelschädigung, koronare Herzkrankheit, Überdigitalisierung	eventuell funktionell, meist organisch
4	AV-Block II. Grades (Typ II) = Mobitz-Typ II	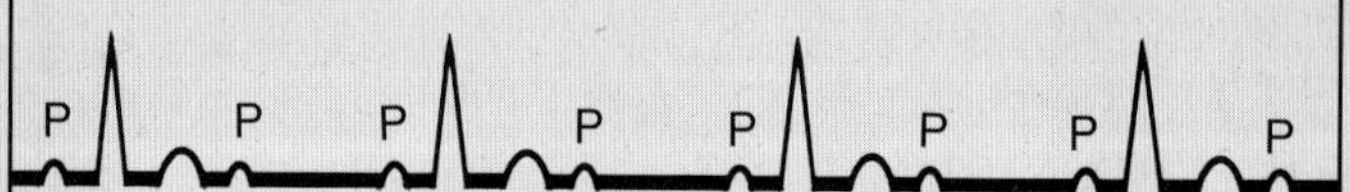	Herzmuskelschädigung, koronare Herzkrankheit	organisch
5	AV-Block III. Grades = totaler AV-Block	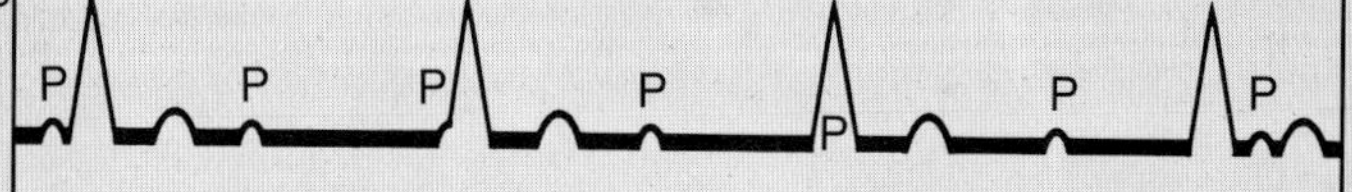	Myokarditis, Herzvitium Herzmuskelschädigung, koronare Herzkrankheit, Herzinfarkt	organisch

Abb. 160

Klinische Diagnose:
Myokarditis.

EKG-Befund:
Sinusrhythmus. Ventrikelfrequenz 86/min. Steiltyp. P-Welle normal konfiguiert, nicht verbreitert. Die PQ-Zeit ist mit 0,35 sec deutlich verlängert. T-Zacken in I, II, III, aVL, aVF sowie in V_4 bis V_6 abgeflacht. QRS-Komplex nicht verbreitert.

Beurteilung:
Sinusrhythmus. AV-Block I. Grades. Geringe Erregungsrückbildungsstörung.

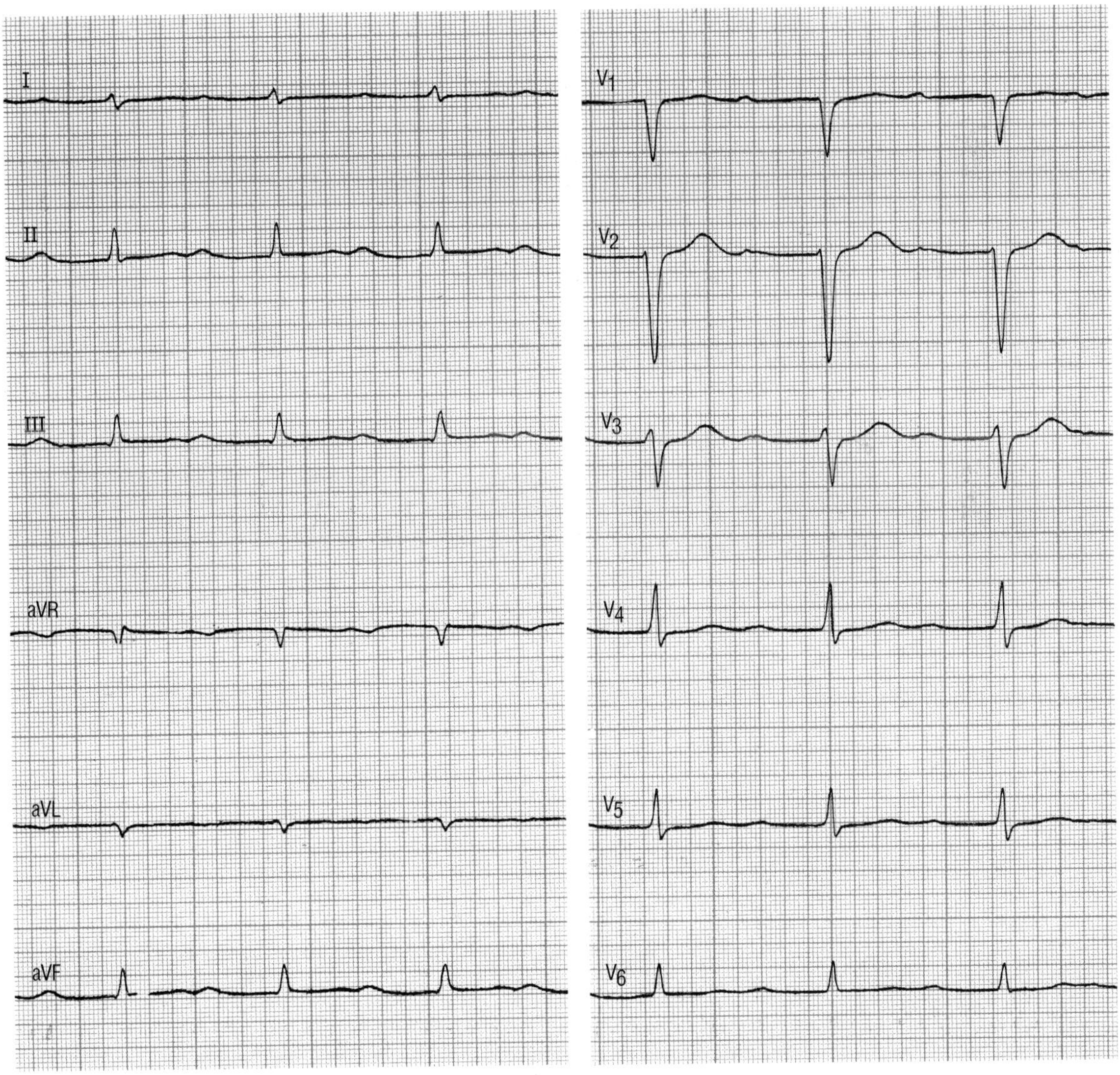

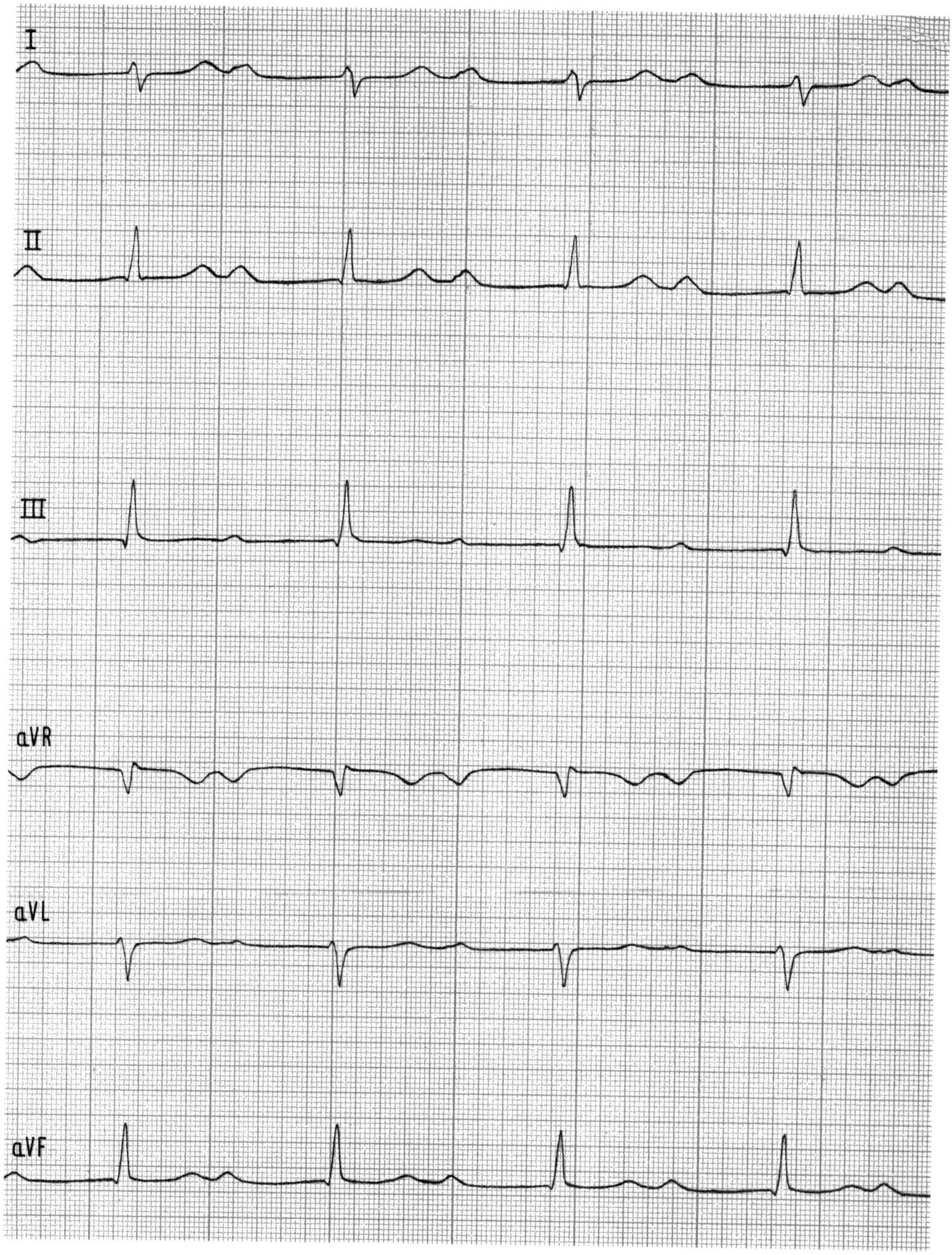

Abb. 161

Klinische Diagnose:

Vegetative Dystonie (14jähriges Mädchen)

EKG-Befund:

Sinusrhythmus. Ventrikelfrequenz von 67/min. Rechtstyp. Die P-Zacken sind gering verbreitert, so beträgt die P-Breite in Ableitung II 0,12 sec. Die PQ-Zeit ist mit 0,46 sec erheblich verlängert. Der QRS-Komplex ist nicht verbreitert. Keine pathologischen ST-T-Veränderungen.

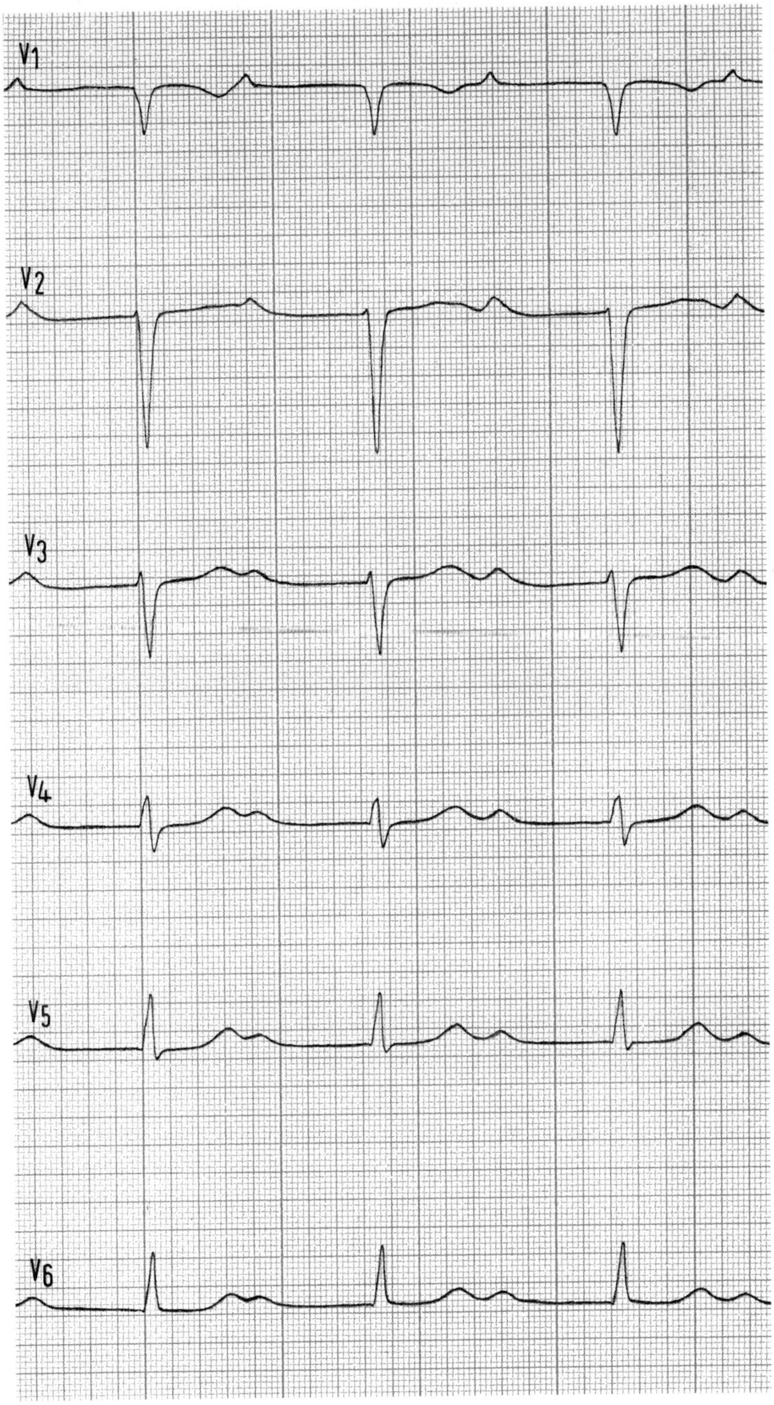

Beurteilung:
AV-Block I. Grades. Rechtstyp. Ventrikelfrequenz 67/min. Angedeutetes P-sinistro-atriale. Abklärungsbedürftiger Befund.

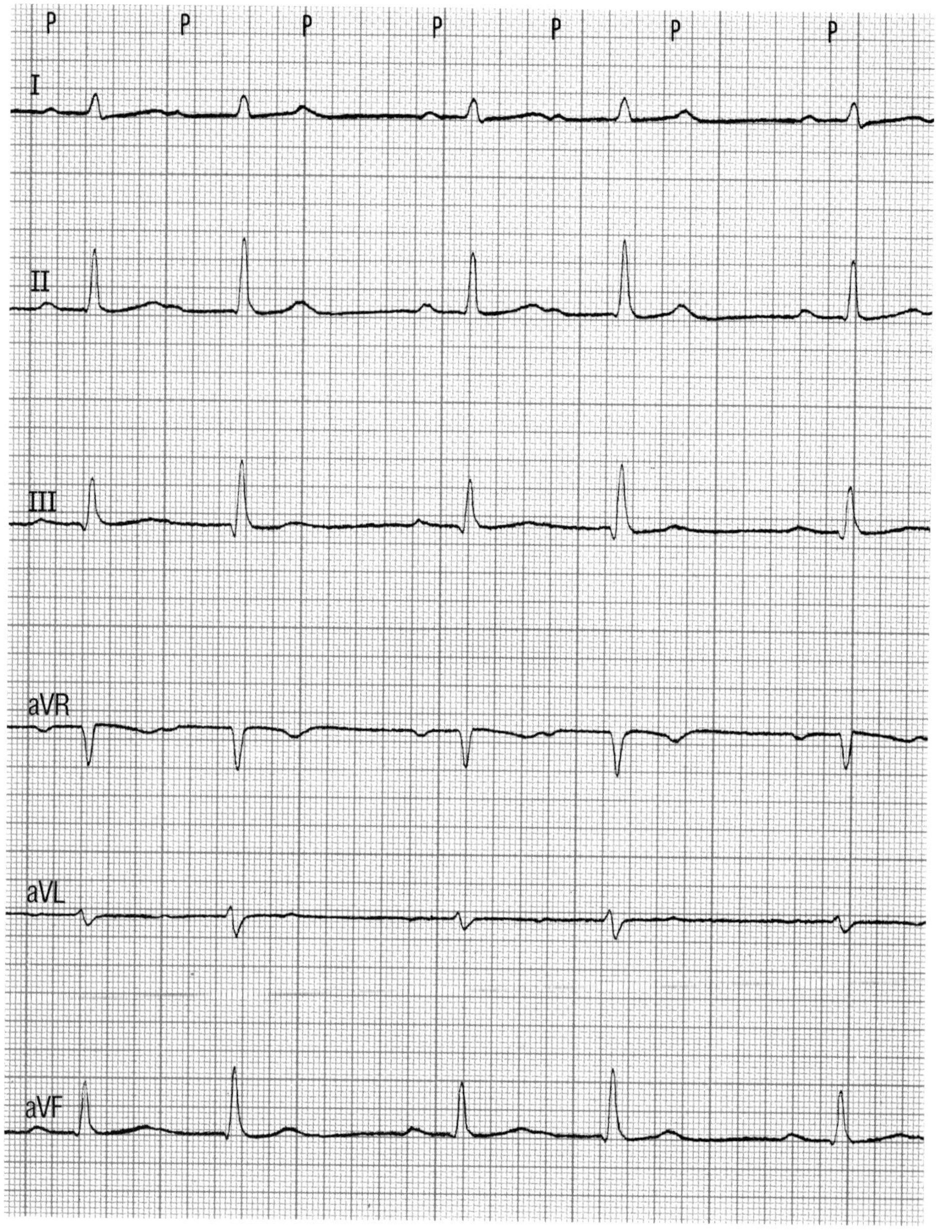

Abb. 162

Klinische Diagnose:

Myokarditis.

EKG-Befund:

Sinusrhythmus. Ventrikelfrequenz von ca. 85/min. Normaltyp. P-Zacken normal breit. Der QRS-Komplex ist nicht verbreitert und nicht deformiert. Die PQ-Zeit ist zunächst normal lang, jedoch verlängert sie sich in den folgenden Ausschlägen zunehmend, und schließlich fällt nach der dritten P-Welle ein Kammerkomplex aus. Dieser Vorgang wiederholt sich. Keine pathologische ST-T-Veränderung.

Beurteilung:

Ventrikelfrequenz ca. 85/min. Normaltyp. AV-Block II. Grades (Typ I) in Form einer Wenckebach-Periodik.

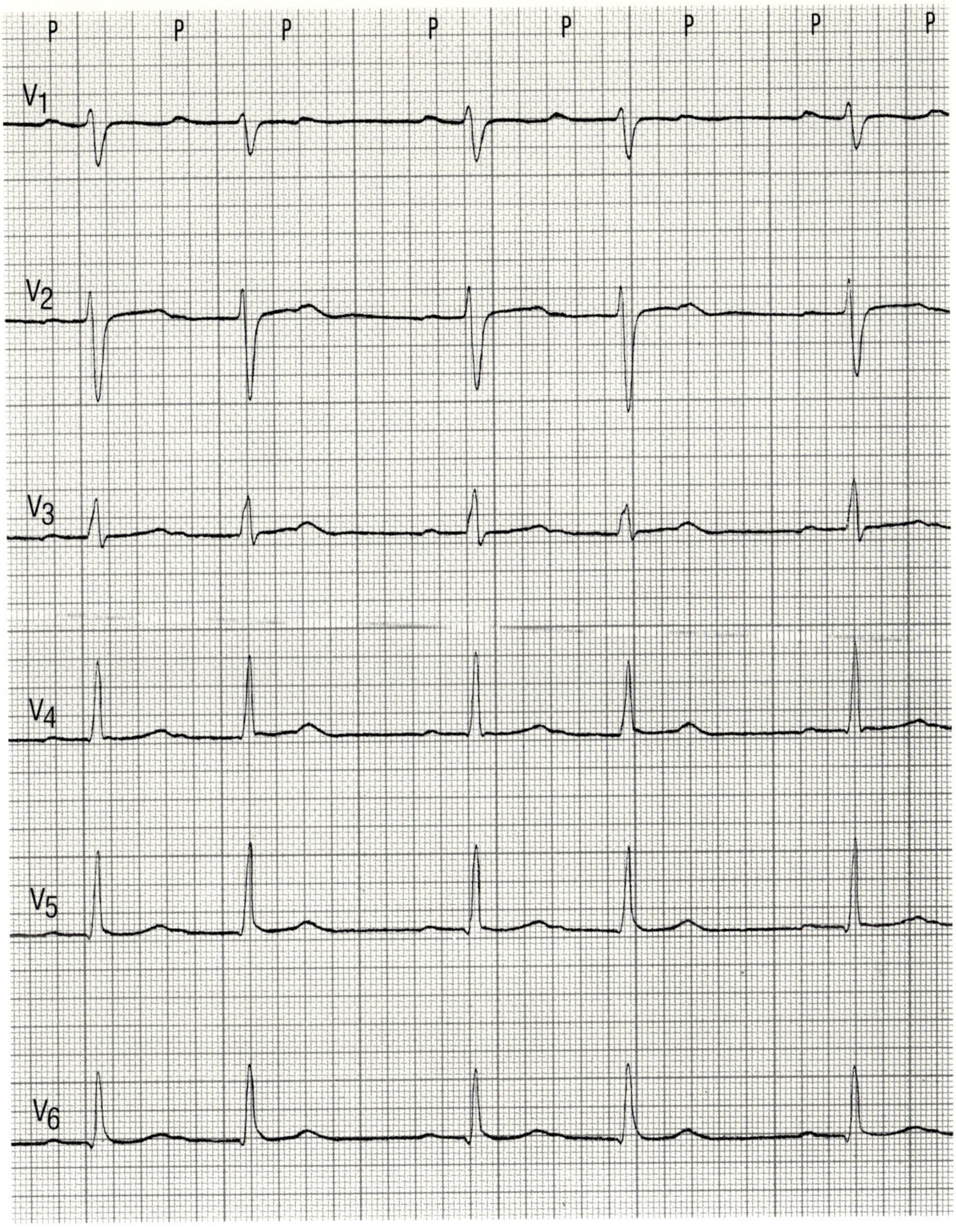
P
P
P
P
P
P
P
P
V1
V2
V3
V4
V5
V6

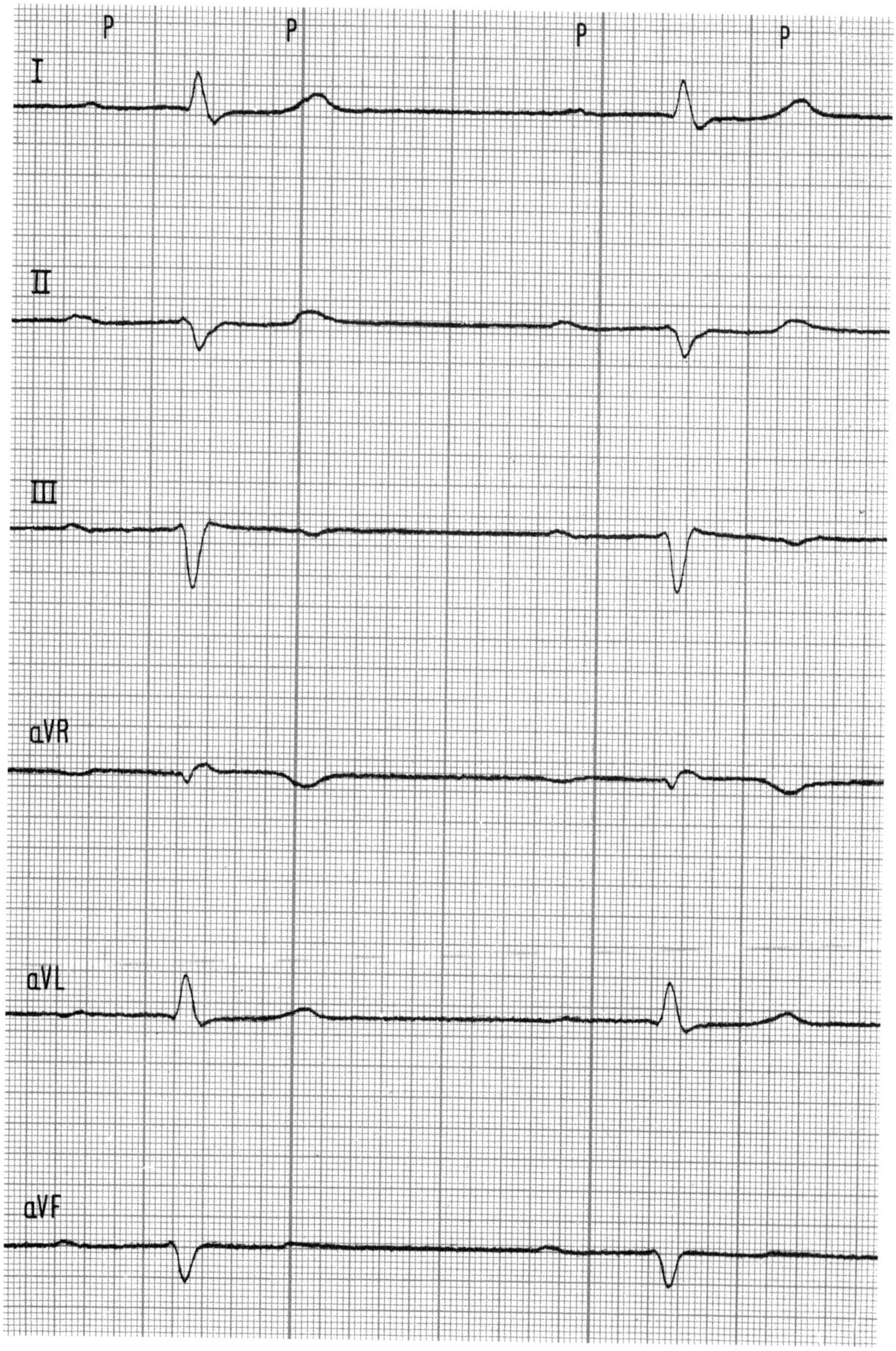

Abb. 163

Klinische Diagnose:

Koronare Herzkrankheit. Bradykardie.

EKG-Befund:

Ventrikelfrequenz 37/min. Überdrehter Linkstyp. Tiefe S-Zacken in II, III und aVF, dabei ist die S-Zacke in II größer als die R-Zacke. P-Breite 0,12 sec. Die PQ-Zeit ist mit 0,29 sec deutlich verlängert. Außerdem wird nur jede zweite P-Welle auf die Kammer übergeleitet. Der QRS-Komplex ist leicht verbreitert (0,12 sec) und in V_1 M-förmig aufgesplittert (rSR'). Leichte ST-Senkung und biphasische T-Welle in II und aVF sowie in V_2 bis V_6. Die erste nicht übergeleitete P-Welle ist mit der T-Welle verschmolzen.

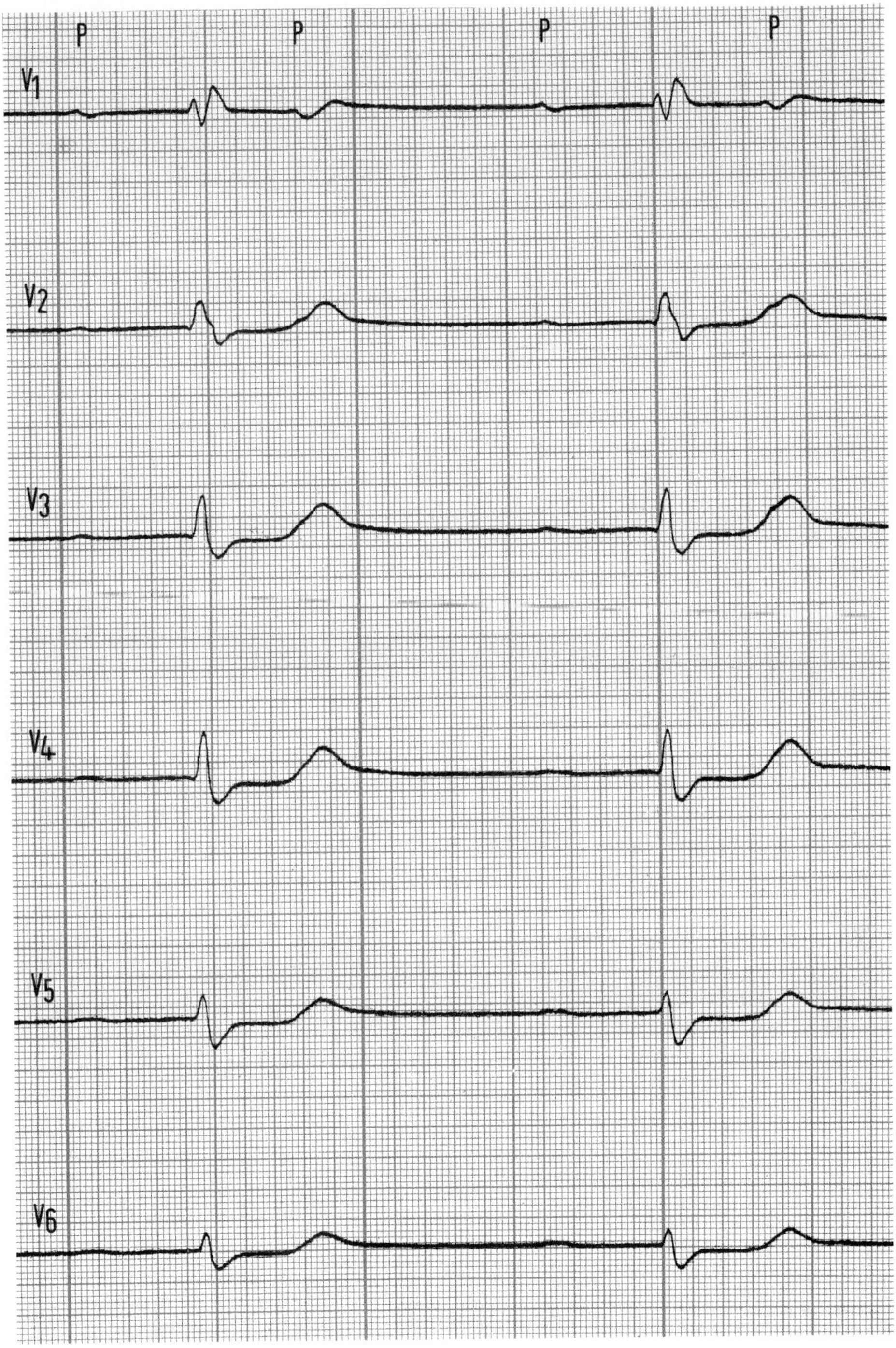

Beurteilung:
AV-Block II. Grades (Mobitz-Typ II) mit einer Bradykardie von 37/min. Links-anteriorer Hemiblock und vollständiger Rechtsschenkelblock als Zeichen eines bifaszikulären Blocks. Erregungsrückbildungsstörung.

Abb. 164

Klinische Diagnose:
Alter Vorderwandinfarkt. Bradykardie.

EKG-Befund:
Ventrikelfrequenz von 40/min. Vorhoffrequenz dabei 100/min. Der QRS-Komplex ist mit 0,13 sec deutlich verbreitert und deformiert. Linkstyp. Keine feste Beziehung zwischen den P-Wellen und den QRS-Komplexen. Breite R-Zacke mit Kerbung im aufsteigenden Schenkel in Ableitung I, II, aVL und V_6. Breite und tiefe QS-Zacke in V_1 bis V_4. Der QRS-Komplex ist in V_5 aufgesplittert. ST-Senkung und negative T-Zacken in I, aVL sowie V_4 bis V_6.

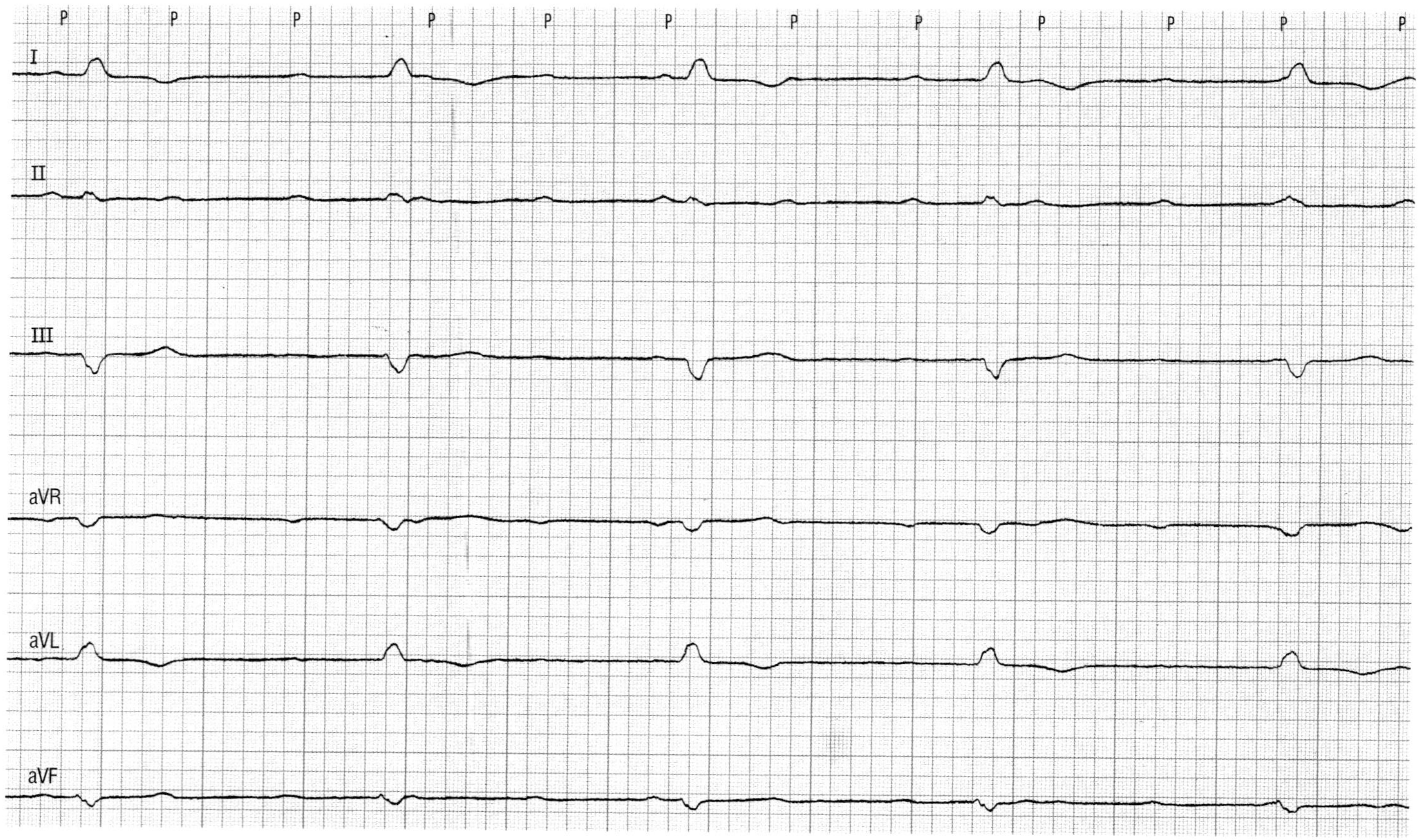

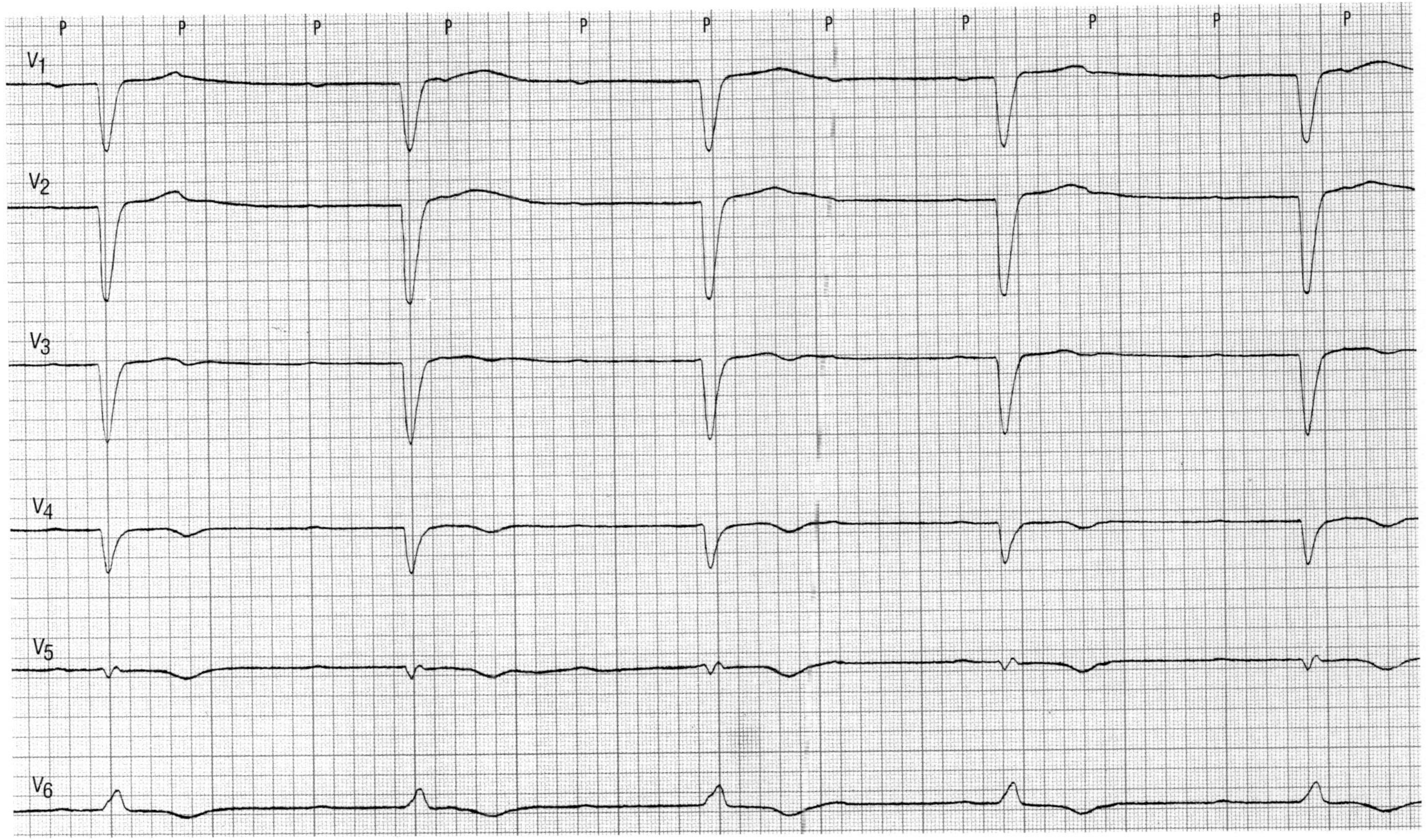

Beurteilung:
Totaler AV-Block (AV-Block III. Grades). Alter Vorderwandinfarkt (anteroseptaler Infarkt, Stadium III). Deutliche Erregungsrückbildungsstörung.

Abb. 165

Klinische Diagnose:

Bradykardie.

EKG-Befund:

Ventrikelfrequenz 35/min, dabei beträgt die Vorhoffrequenz 100/min. Keine feste Beziehung zwichen den P-Wellen und den QRS-Komplexen. Die P-Wellen sind normal konfiguriert. Steiltyp. Der QRS-Komplex ist mit 0,12 bis 0,13 sec verbreitert und deformiert. Die Ableitung V_1 zeigt eine M-förmige Aufsplitterung des QRS-Komplexes (rsR'). Relativ breite S-Zacke in I und aVL, kleine S-Zacke in V_5 und V_6. Geringe ST-Senkung und leicht negative T-Welle in I und aVL, leichte deszendierende ST-Senkung und biphasisches T in II, III und aVF. Deutliche deszendierende ST-Senkung mit negativen T-Wellen in V_1 bis V_6. Zwei hintereinanderfolgende ventrikuläre Extrasystolen in den Thoraxableitungen, dabei fällt die ventrikuläre Extrasystole in die vorhergehende T-Welle ein.

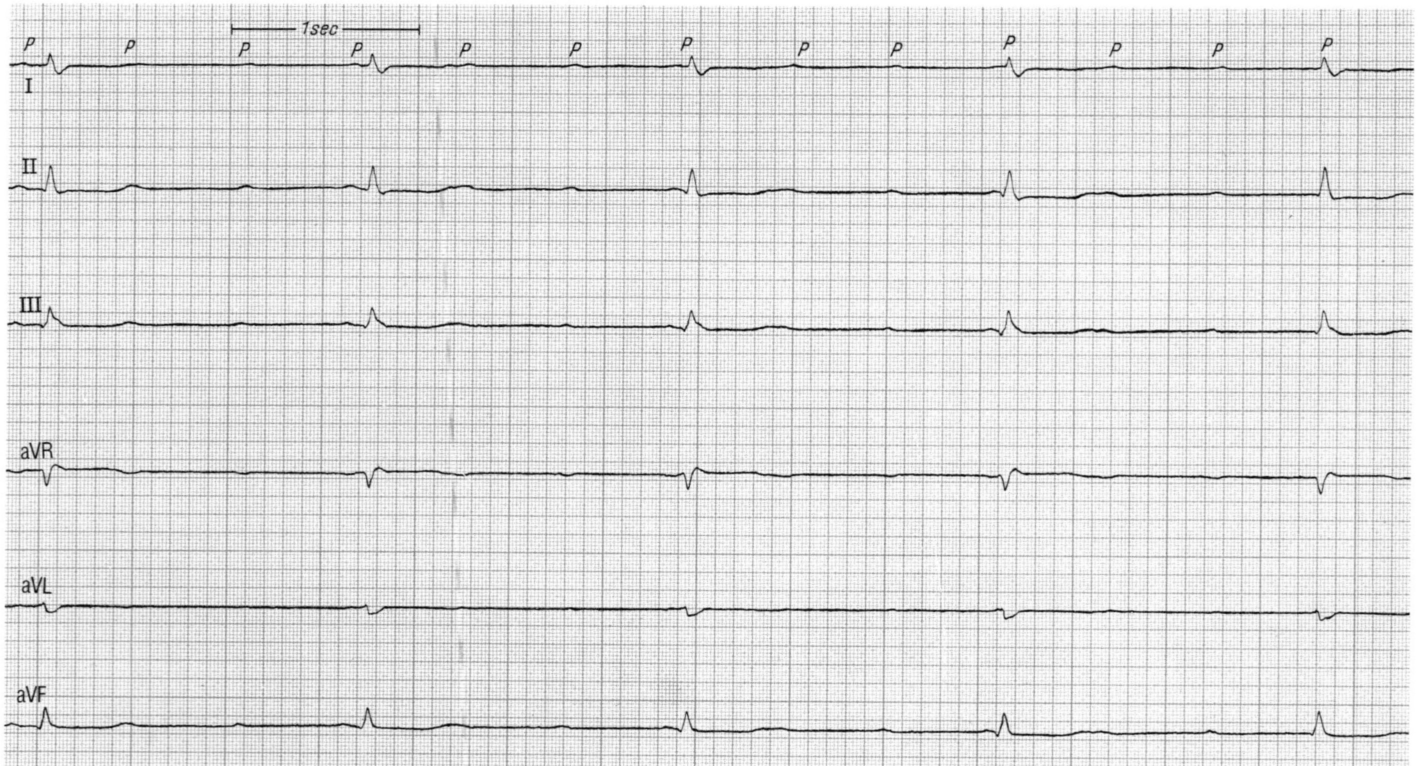

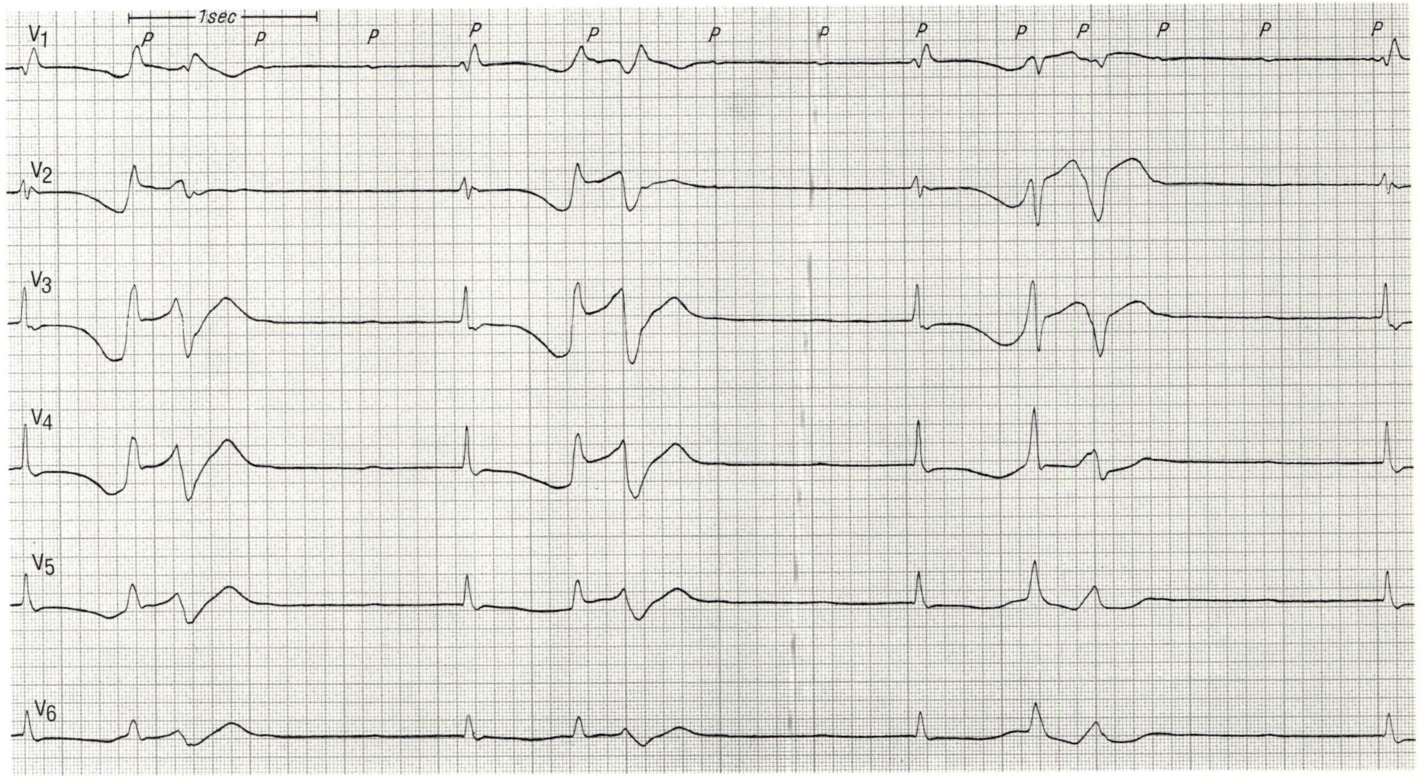

Beurteilung:
Totaler AV-Block (AV-Block III. Grades). Ventrikuläre Extrasystolie in Form einer Trigeminie (Lown-Klasse IVa).
R-auf-T-Phänomen. Erhebliche Erregungsrückbildungsstörung.

L Herzschrittmacher-EKG

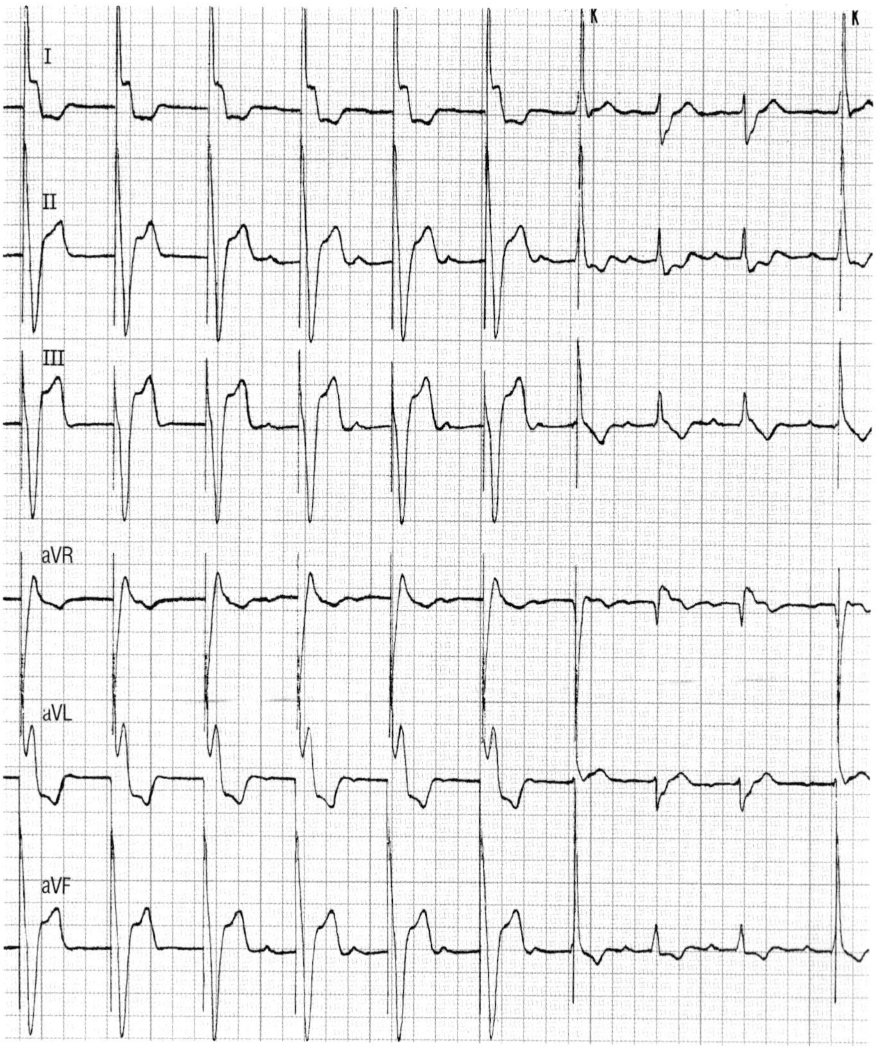

Abb. 166

Klinische Diagnose:
Zustand nach Bedarfs-(Demand-)Schrittmacherimplantation.

EKG-Befund:
Intakter Schrittmacherrhythmus mit einer Schrittmacherfrequenz von 72/min. Nach dem Schrittmacher-Spike linksschenkelblockähnliche Verbreiterung und Deformierung des QRS-Komplexes. Im Schrittmacher-EKG finden sich eine deutliche ST-Senkung und eine negative T-Zacke in I und aVL. Mit K bezeichnete Ausschläge zeigen Kombinationsausschläge. Außerdem ist für zwei Ausschläge Eigenrhythmus noch nachweisbar.

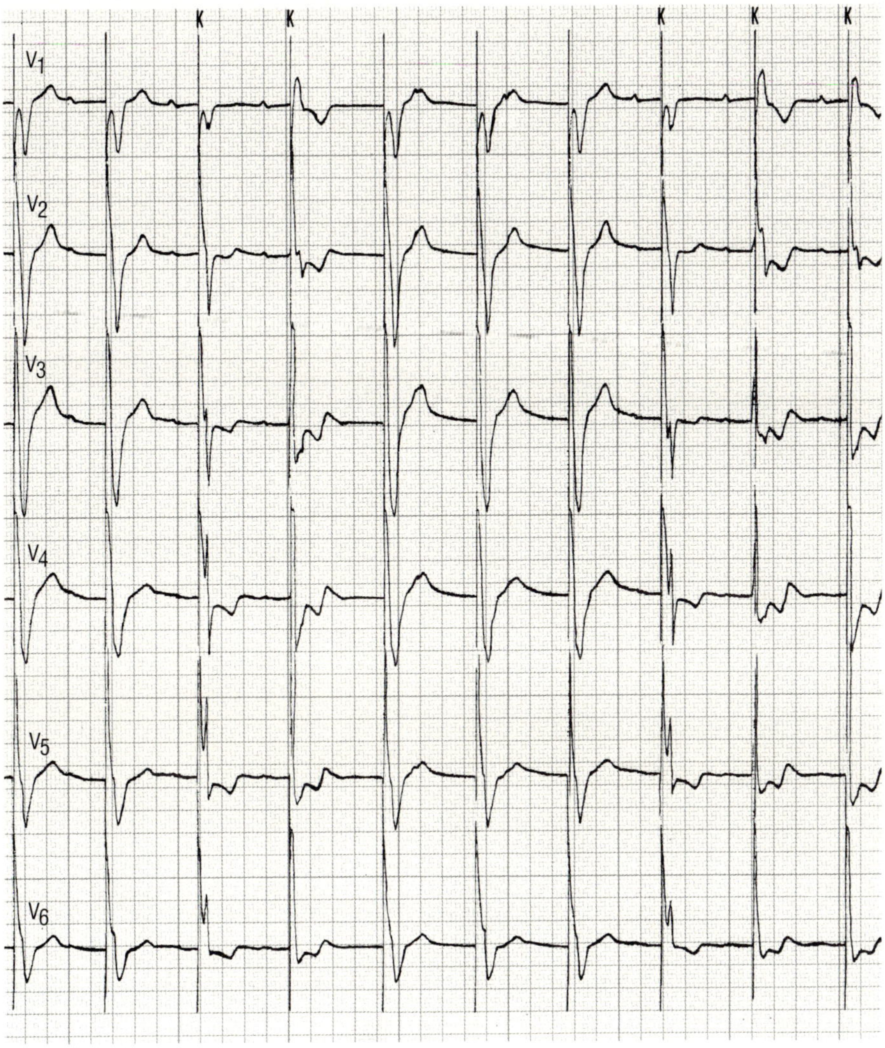

Beurteilung:
Intakter Schrittmacherrhythmus. Die Schrittmachersonde liegt nach dem EKG im rechten Ventrikel. Teilweise Eigenrhythmus, teilweise Kombinationsausschläge nachweisbar.

Anmerkung: Papiergeschwindigkeit 25 mm/sec.

Abb. 167

Klinische Diagnose:
Zustand nach Bedarfs-(Demand-)Schrittmacherimplantation.

EKG-Befund:
Steiltyp. Deszendierende ST-Senkung und negative T-Zacken in II, III und aVF. Geringe ST-Senkung in V_5, geringe ST-Senkung und abgeflachte T-Welle in V_6. Zunächst in den Extremitätenableitungen zwei Schläge Eigenrhythmus. Danach absinkende eigene Ventrikelfrequenz. Daher einsetzender Schrittmacherrhythmus. Dabei beträgt die Schrittmacherfrequenz 73/min. Das “Escape”-Intervall ist größer als das Schrittmacherintervall. In den Thoraxableitungen zunächst wieder zweimal Eigenrhythmus, dann Einsetzen des Schrittmacherrhythmus und danach wieder Eintreten des Eigenrhythmus.

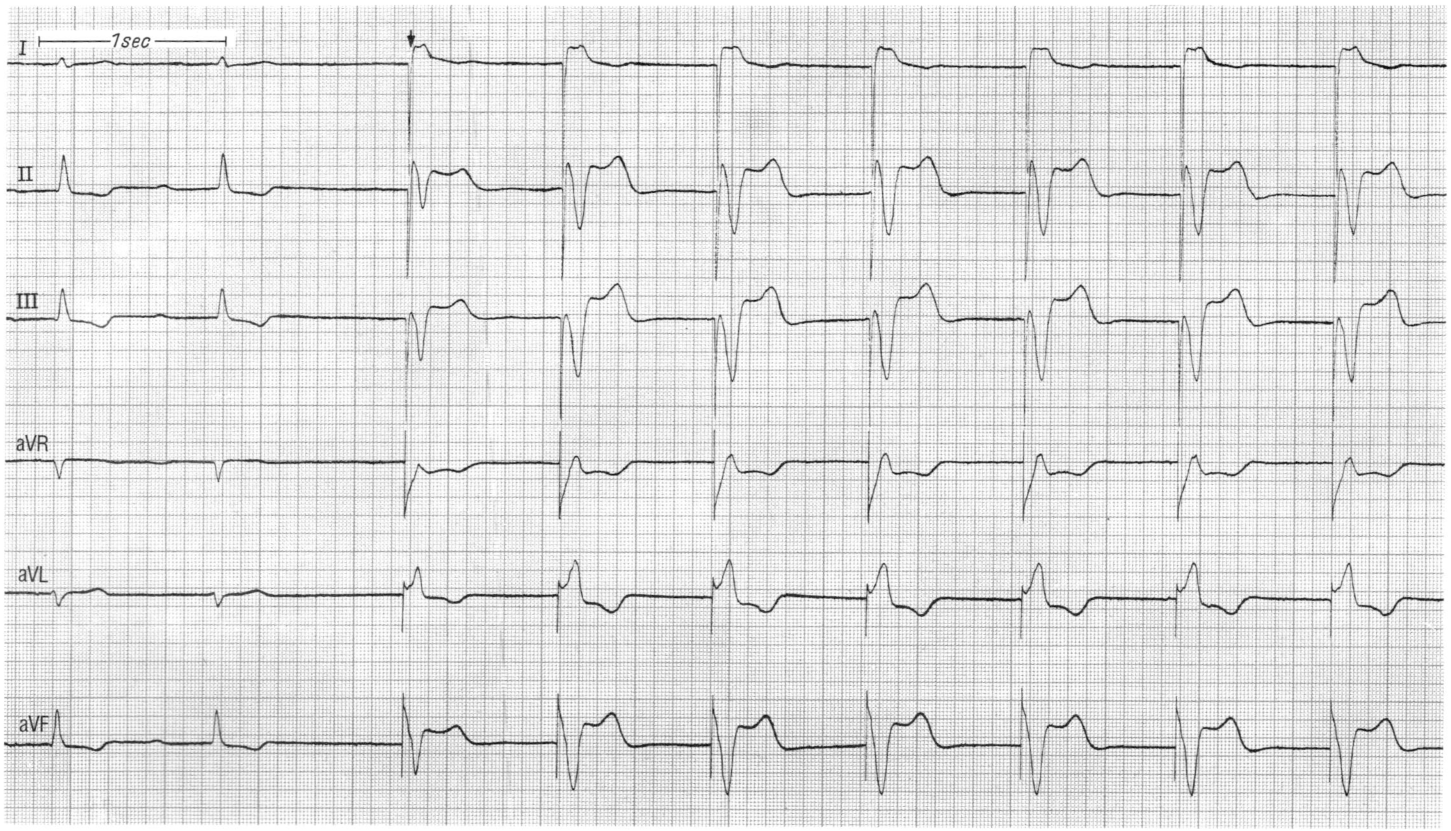

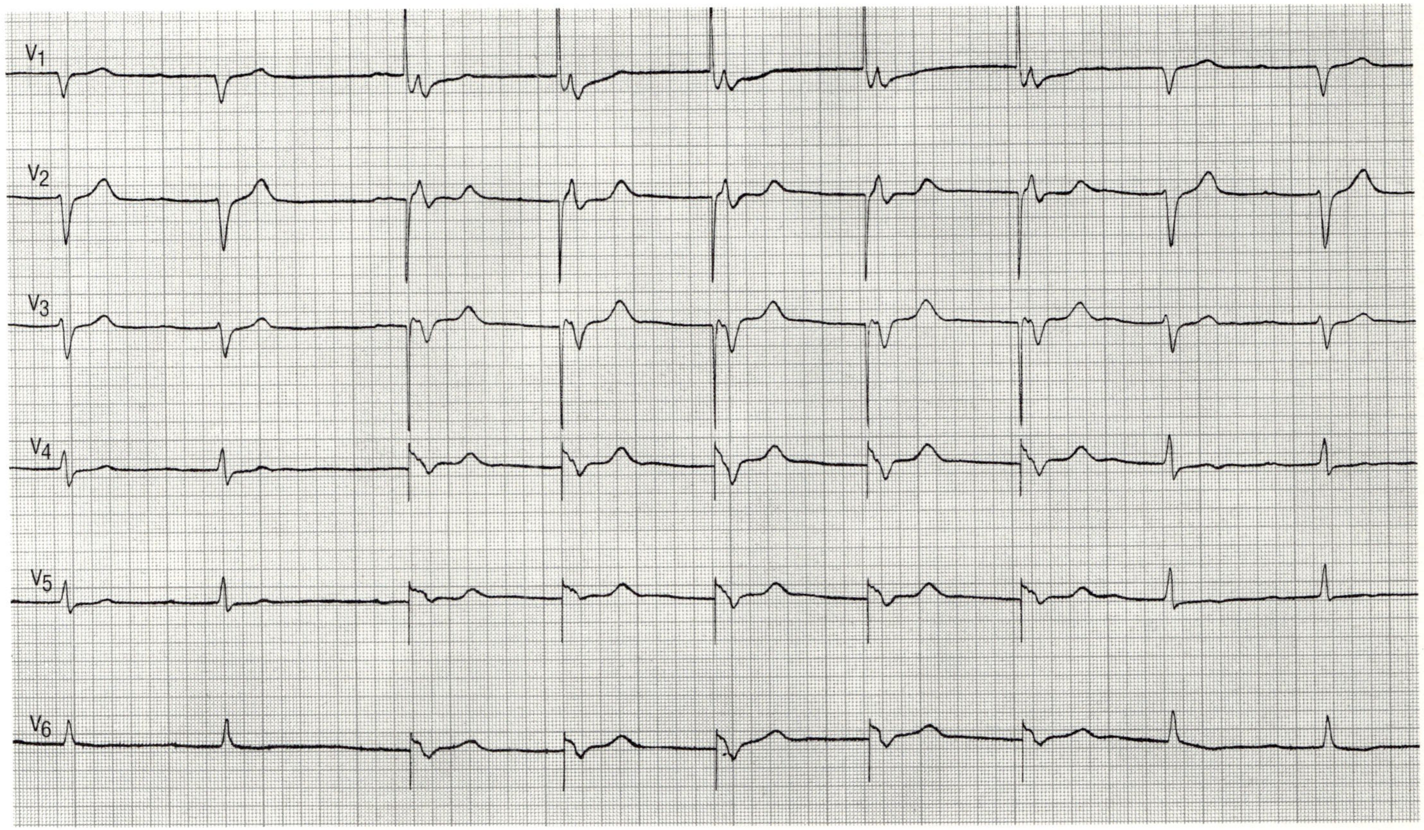

Beurteilung:
Intakter Demand-Schrittmacherrhythmus. Positive Hysterese. Erregungsrückbildungsstörung sowohl im Eigenrhythmus als auch beim Schrittmacher-EKG.

Abb. 168

Klinische Diagnose:
Zustand nach Schrittmacherimplantation.

EKG-Befund:
Reiner Schrittmacherrhythmus. Schrittmacherfrequenz von 71/min. Nach Schrittmacher-Spike linksschenkelblockähnliche Deformierung des QRS-Komplexes. ST-Senkung und negative T-Zacke in I und aVL. T-Welle in V_6 abgeflacht.

Beurteilung:
Intakter Schrittmacherrhythmus. Die Schrittmacherelektrode liegt im rechten Ventrikel, daher linksschenkelblockähnliches Bild.

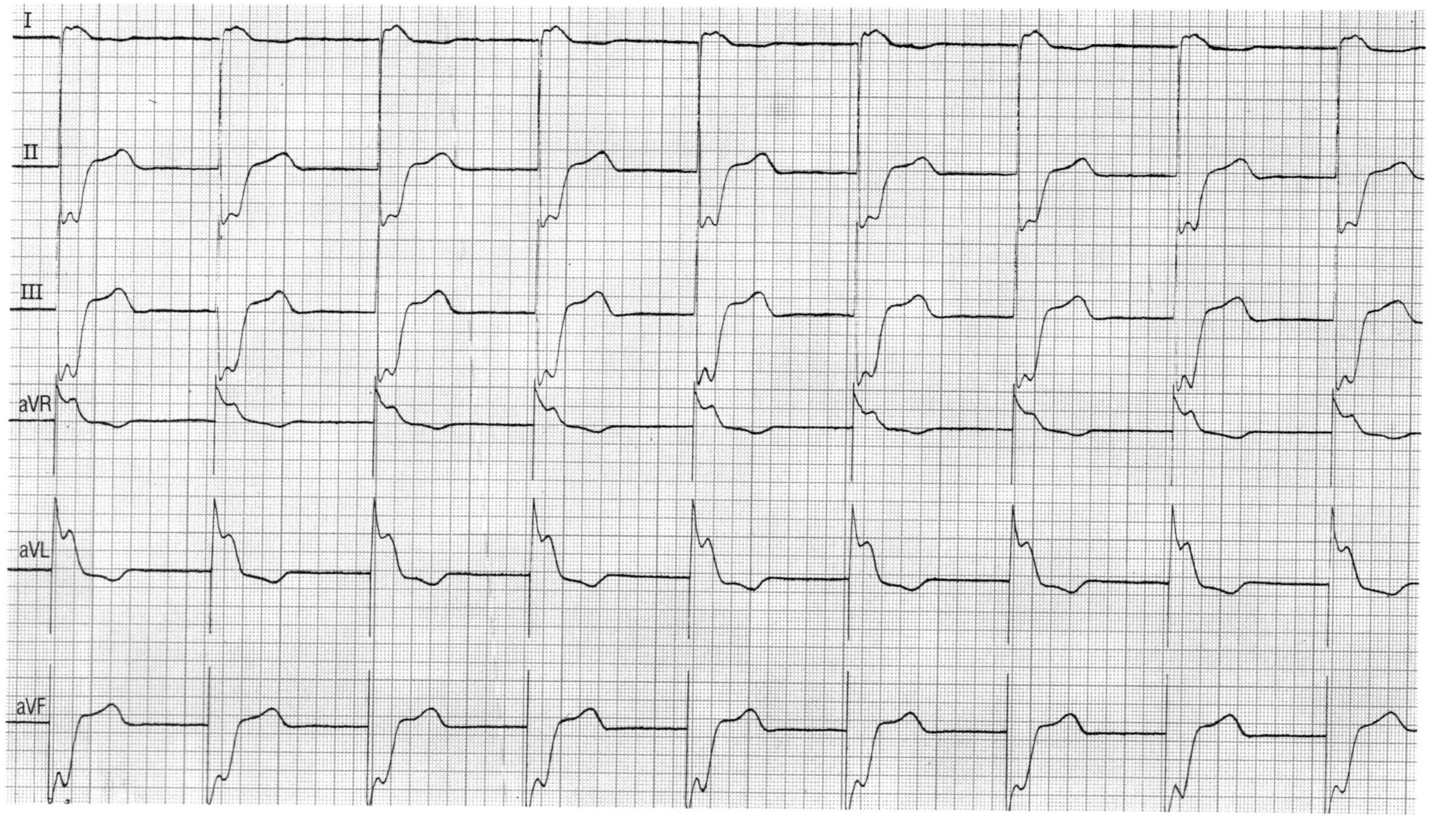

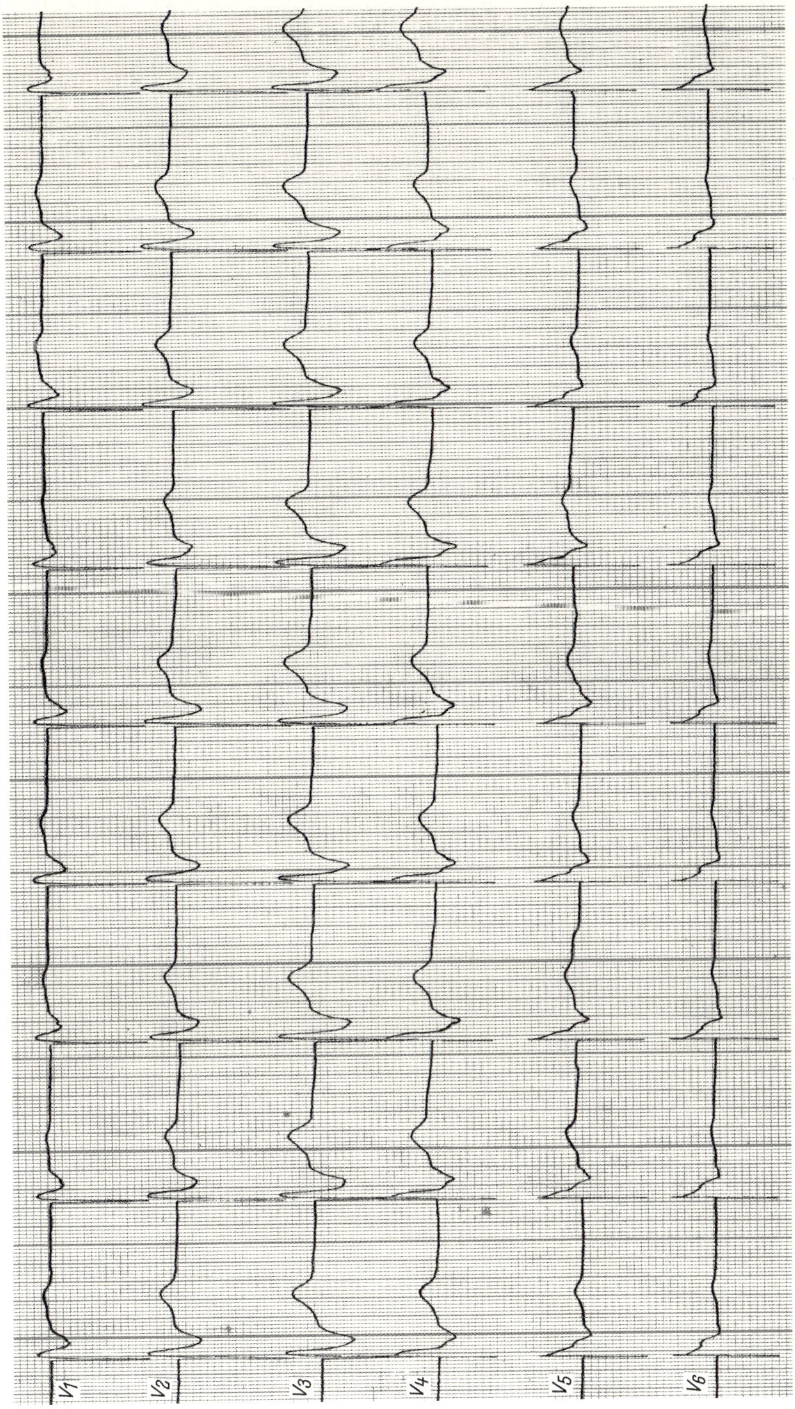
V_1
V_2
V_3
V_4
V_5
V_6

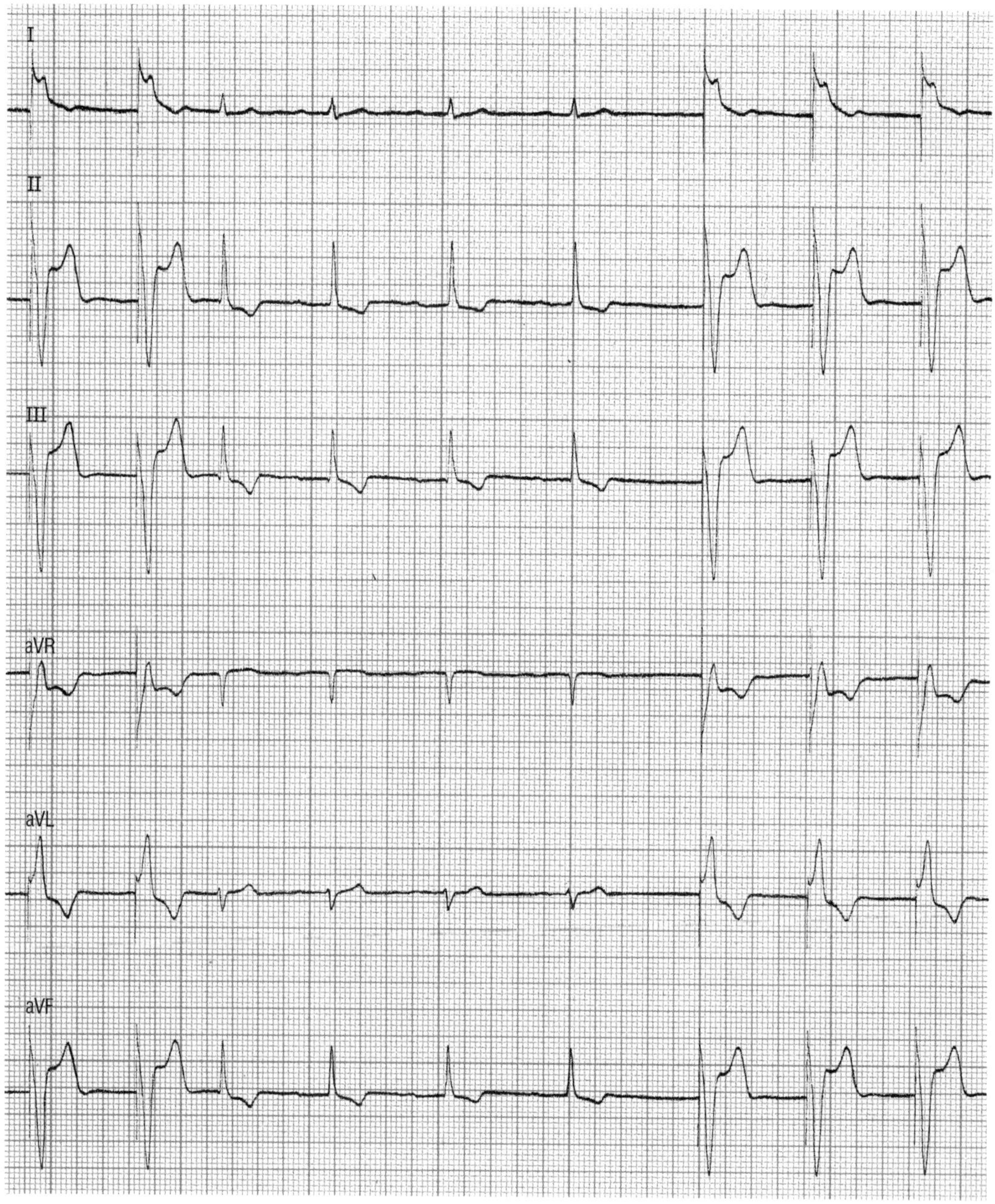

Abb. 169

Klinische Diagnose:
Zustand nach Schrittmacherimplantation.

EKG-Befund:
Nach 2 Schrittmacherausschlägen mit deformiertem und verbreitertem QRS-Komplex folgen 4 Sinusausschläge. Danach zu langes Ausbleiben des nächsten Ausschlags. Daher wieder einspringender Schrittmacherrhythmus. ST-Senkung und tiefe negative T-Wellen in II, III und aVF bei Sinusausschlägen.

Beurteilung:
Intakter Demand-Schrittmacherrhythmus. Deutliche Erregungsrückbildungsstörung.

Anmerkung: Papiergeschwindigkeit 25 mm/sec.

Abb. 170

Klinische Diagnose:
Zustand nach Demand-Schrittmacherimplantation.

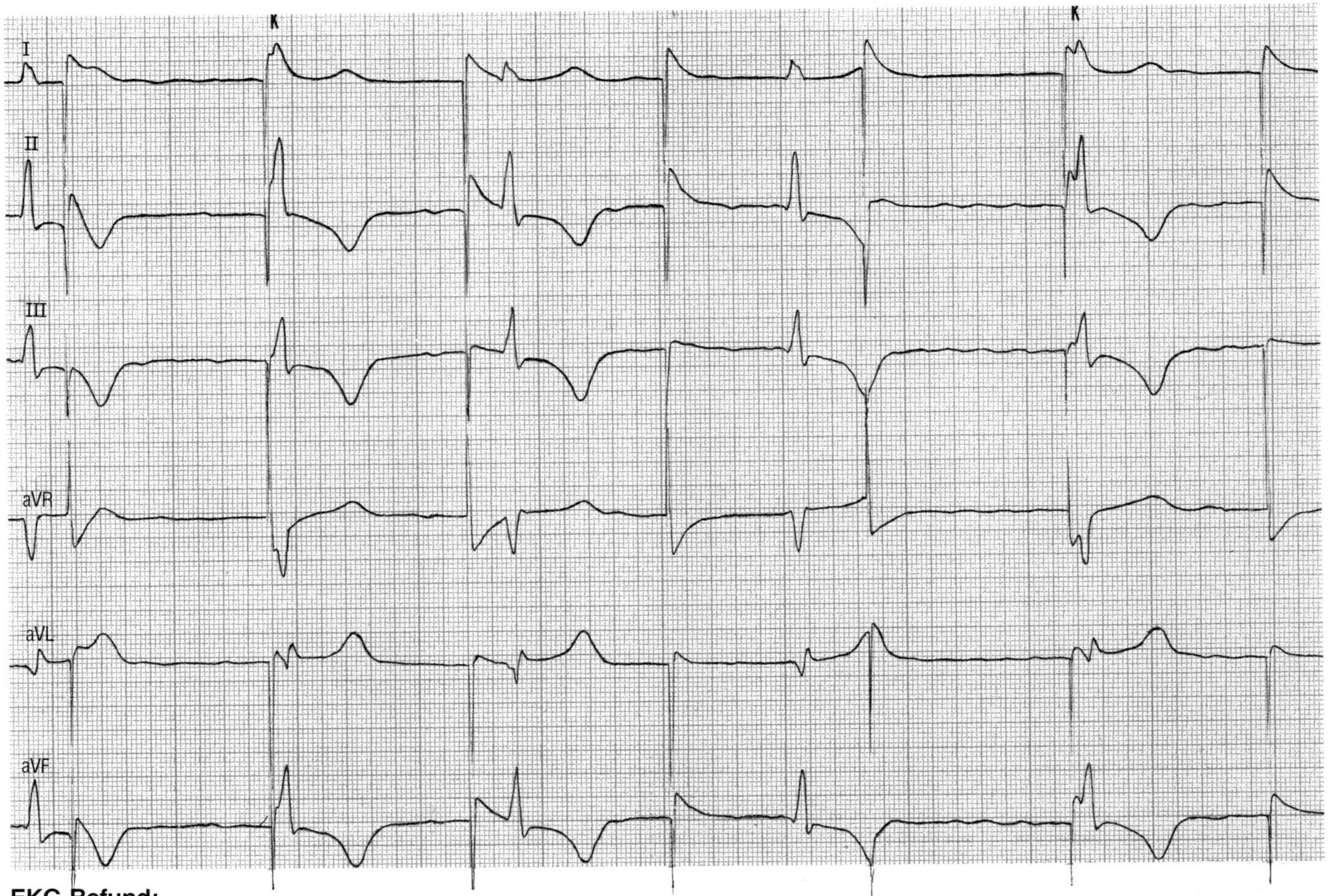

EKG-Befund:
Ineffektive Schrittmacher-Spikes mit einer Schrittmacherfrequenz von 74/min. Schrittmacherfrequenz bei der Implantation 72/min. Nach Schrittmacher-Spikes keine regelrechte Beantwortung durch die Kammer. Zwei zufällig aufgetretene Kombinationsausschläge (K).

Beurteilung:
Nicht intakte Schrittmacherfunktion. Eintrittsblock und Austrittsblock, bedingt durch eine Sondendislokation. Bei der Röntgen-Durchleuchtung liegt die Schrittmachersonde an der Arteria pulmonalis.

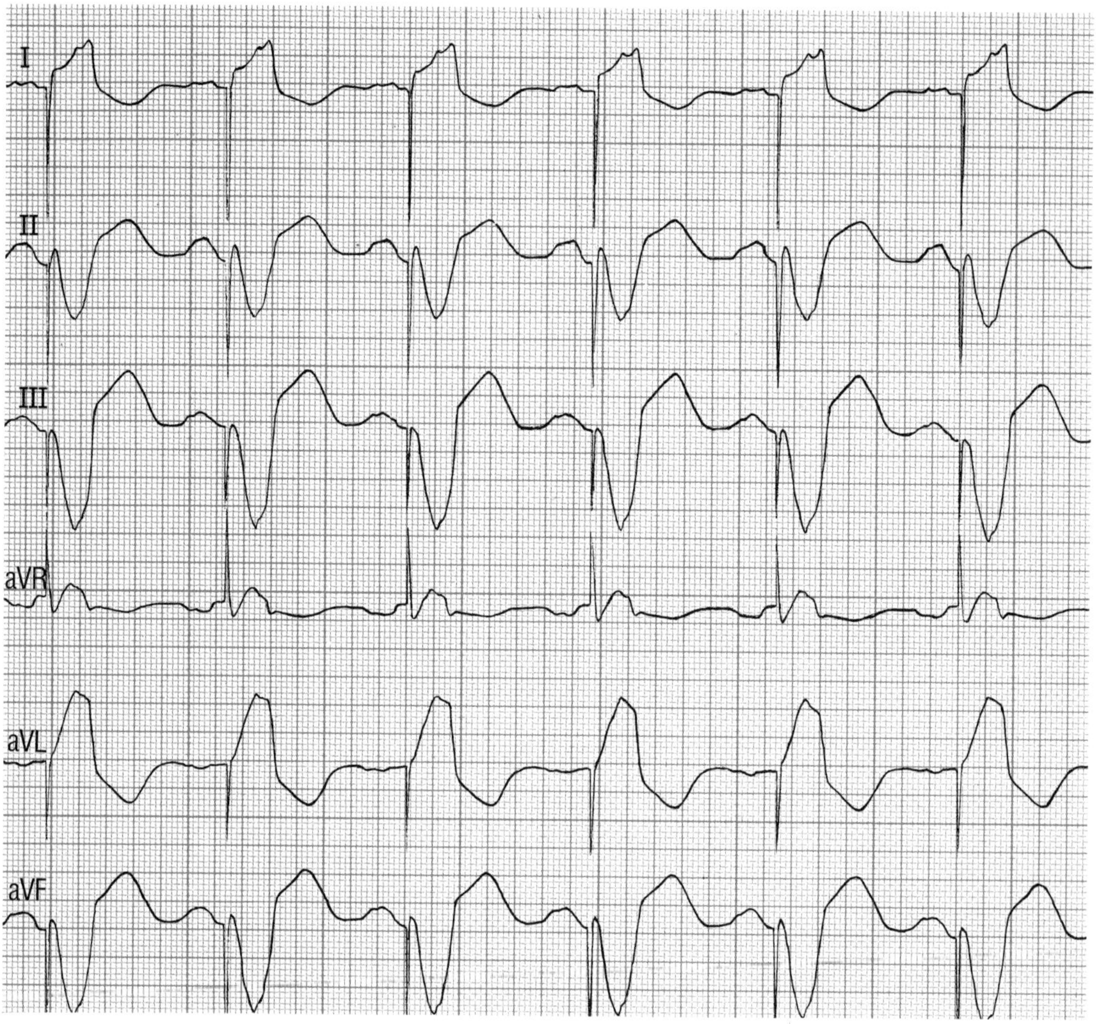

Abb. 171

Klinische Diagnose:

Zustand nach Schrittmacherimplantation.

EKG-Befund:

Jede Vorhoferregung wird zum Schrittmacheraggregat geleitet, danach erfolgt regelrechter Schrittmacherausschlag. P-Wellen in den Ableitungen I, II und III sind verbreitert und erhöht (P-Breite in Ableitung II 0,12 bis 0,13 sec, P-Höhe 0,3 mV). Der negative Anteil von P in V_1 beträgt 0,10 sec und ist 0,25 mV tief. Deutliche deszendierende ST-Senkung und negative T-Zacke in I und aVL.

Beurteilung:

Intakter vorhofgesteuerter Schrittmacherrhythmus.

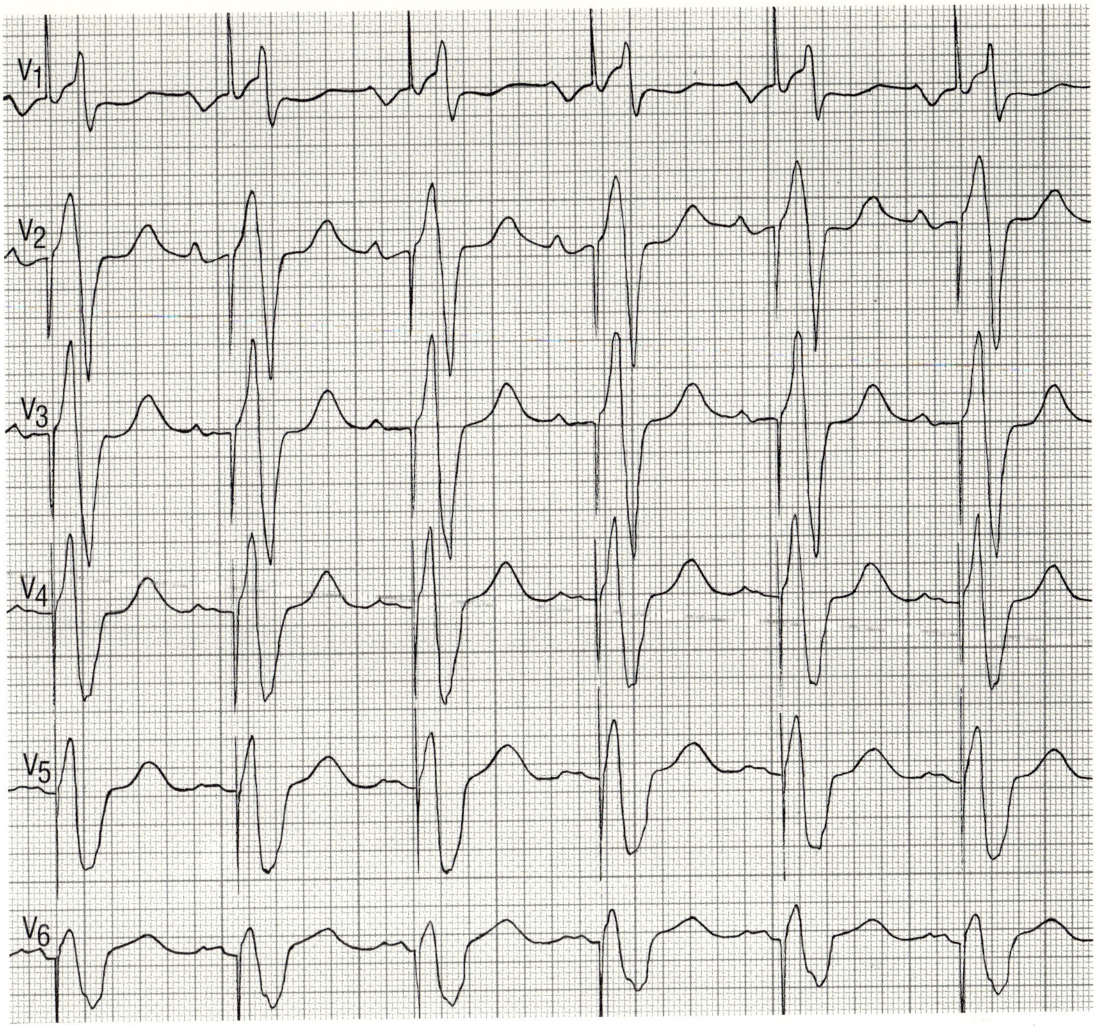
V1
V2
V3
V4
V5
V6

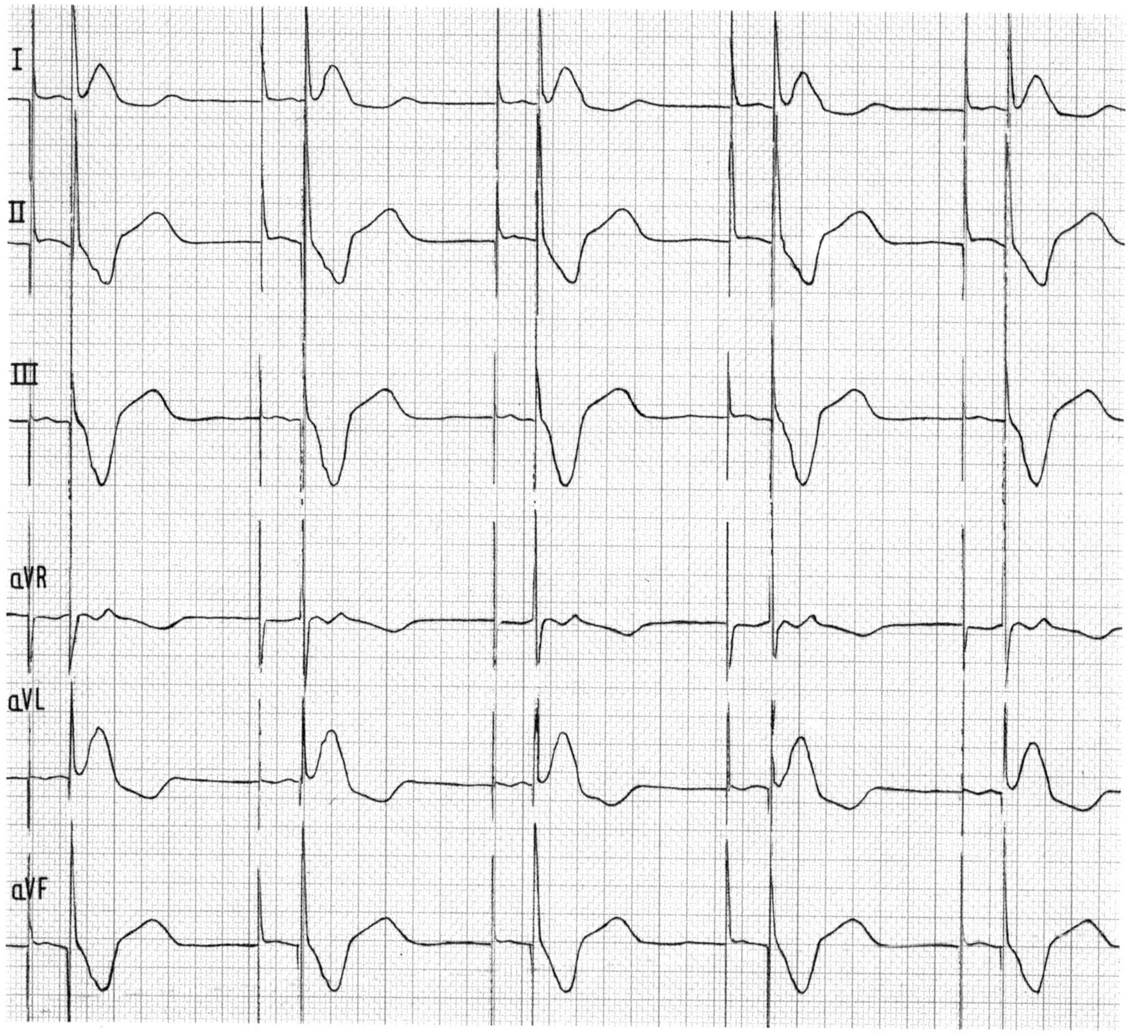

Abb. 172

Klinische Diagnose:

Zustand nach Schrittmacherimplantation.

EKG-Befund:

Vorhof- und Ventrikel-Schrittmacher-Spikes sind deutlich und regelmäßig nachweisbar. 0,16 sec nach dem Vorhof-Schrittmacher-Spike ist ein Ventrikel-Schrittmacher-Spike nachweisbar, dann ist ein linksschenkelblockähnlich deformierter und verbreiterter Kammerkomplex mit Erregungsrückbildungsstörung feststellbar.

Beurteilung:

Intakter Schrittmacherrhythmus beim bifokalen Schrittmacher (DDD).

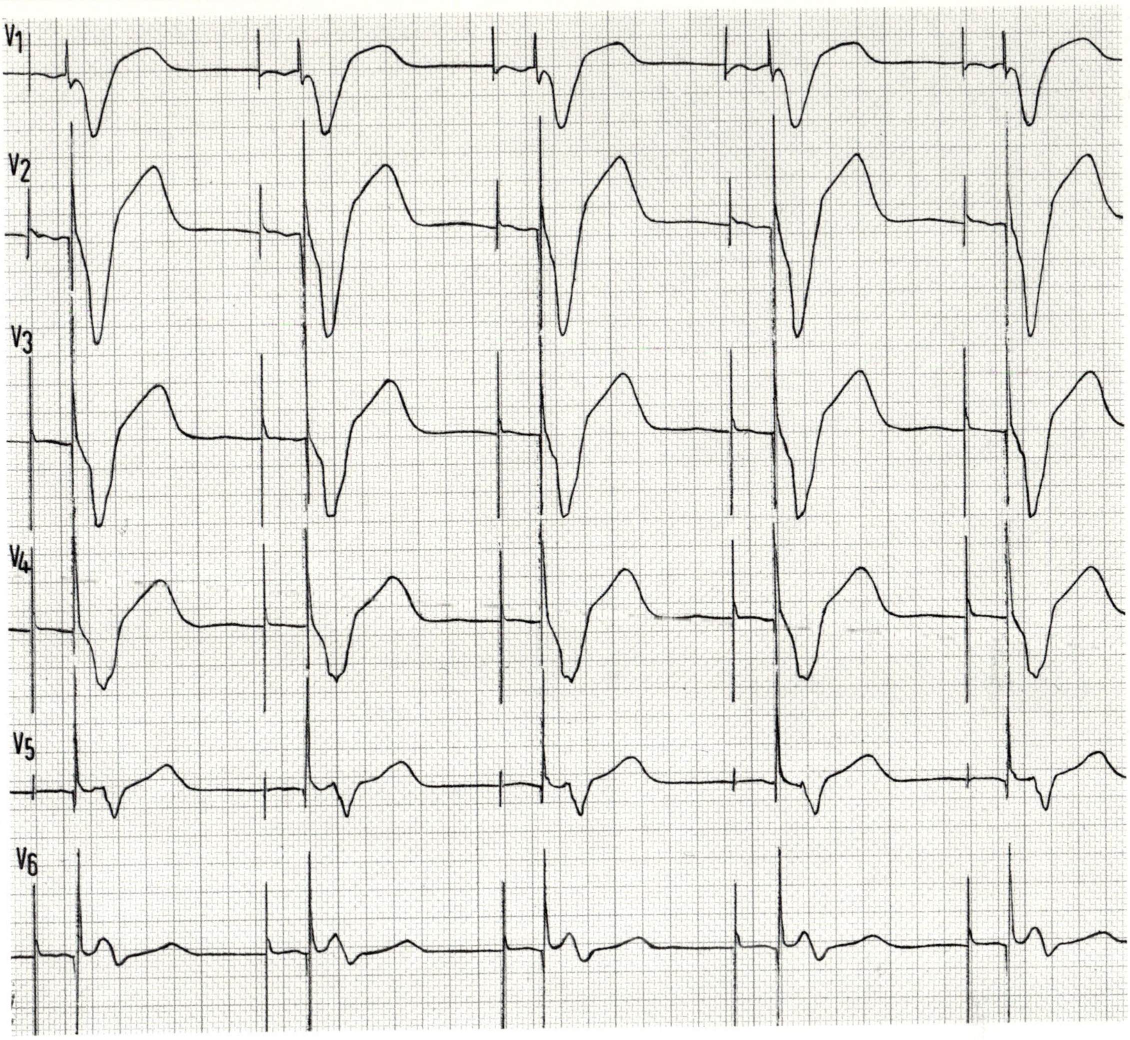
V1
V2
V3
V4
V5
V6

EKG und Röntgen-Thoraxbild nach Schrittmacherimplantation

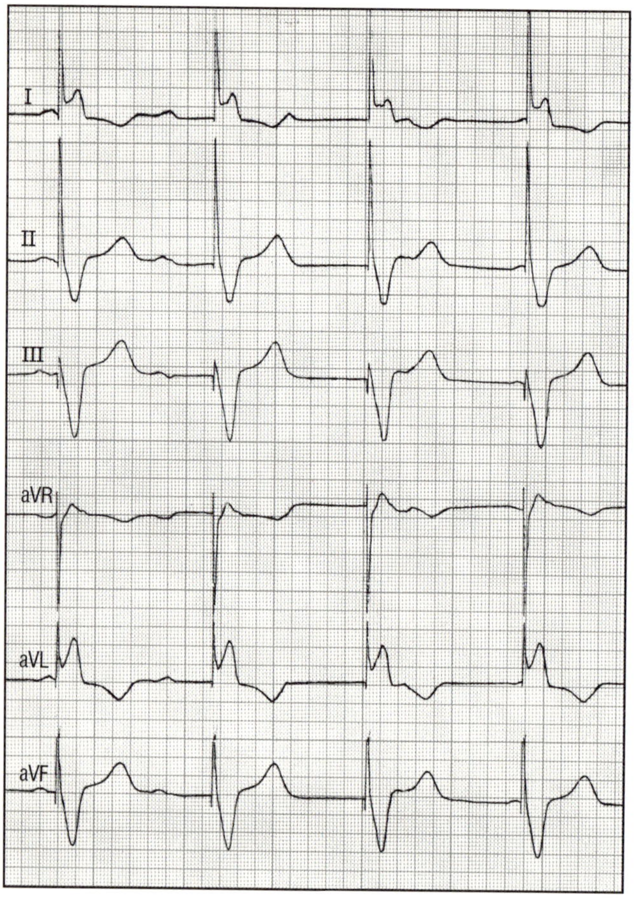

Abb. 173

EKG-Befund:
Schrittmacherfrequenz 70/min.
Nach dem Schrittmacherspike deutlich verbreiterter und deformierter QRS-Komplex.

Beurteilung:
Intakte Schrittmacherstimulation.

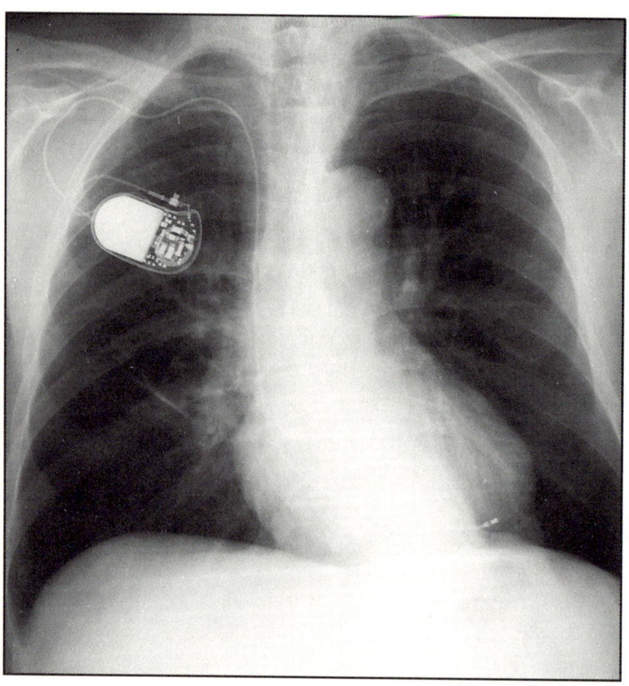

Abb. 174

Röntgen-Thoraxbild:
Schrittmacheraggregat im rechten oberen Thoraxbereich. Schrittmacherelektrode im rechten Ventrikel zu sehen. Plattenatelektase im rechten mittleren Thoraxbereich.

Sachverzeichnis

Die Zahlen verweisen auf Seiten, wichtige Stichwörter sind halbfett gesetzt